U0244571

食管癌临床康复

主　　编　陈俊强　康明强

名誉主编　肖泽芬　杨宇飞

主　　审　廖仲星　叶为民

副 主 编　姚俊涛　吴　瑾　沈文斌　舒　鹏　王奇峰

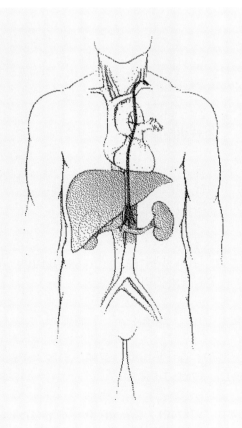

人民卫生出版社

图书在版编目（CIP）数据

食管癌临床康复 / 陈俊强，康明强主编 . —北京：
人民卫生出版社，2019
ISBN 978-7-117-28557-5

Ⅰ.①食… Ⅱ.①陈…②康… Ⅲ.①食管癌 – 康复
Ⅳ.①R735.19

中国版本图书馆 CIP 数据核字（2019）第 102975 号

| 人卫智网 | www.ipmph.com | 医学教育、学术、考试、健康，购书智慧智能综合服务平台 |
| 人卫官网 | www.pmph.com | 人卫官方资讯发布平台 |

食管癌临床康复

主　　编：陈俊强　　康明强
出版发行：人民卫生出版社（中继线 010-59780011）
地　　址：北京市朝阳区潘家园南里 19 号
邮　　编：100021
E - mail：pmph @ pmph.com
购书热线：010-59787592　　010-59787584　　010-65264830
印　　刷：北京画中画印刷有限公司
经　　销：新华书店
开　　本：787×1092　1/16　印张：26　插页：4
字　　数：633 千字
版　　次：2019 年 7 月第 1 版　2019 年 7 月第 1 版第 1 次印刷
标准书号：ISBN 978-7-117-28557-5
定　　价：129.00 元

打击盗版举报电话：**010-59787491**　　**E-mail：WQ @ pmph.com**
（凡属印装质量问题请与本社市场营销中心联系退换）

编委会名单

主　编　陈俊强　康明强

名誉主编　肖泽芬　杨宇飞

主　审　廖仲星　叶为民

副主编　姚俊涛　吴　瑾　沈文斌　舒　鹏　王奇峰

编　委（按姓氏笔画排序）

王　军	河北医科大学第四医院	李宝生	山东省肿瘤医院
王　晖	湖南省肿瘤医院	杨　杰	新疆维吾尔自治区人民医院
王　浩	河南省肿瘤医院	杨宇飞	中国中医科学院西苑医院
王　维	重庆大学附属肿瘤医院	肖泽芬	中国医学科学院肿瘤医院
王　澜	河北医科大学第四医院	吴　瑾	哈尔滨医科大学附属肿瘤医院
王　鑫	中国医学科学院肿瘤医院	何　斌	中国中医科学院西苑医院
王奇峰	四川省肿瘤医院	何志勇	福建医科大学附属肿瘤医院
王晓露	江苏省中医院	况红艳	河南省人民医院
王绿化	中国医学科学院肿瘤医院	沈文斌	河北医科大学第四医院
毛　钧	美国纪念斯隆-凯特琳癌症中心	张海波	广东省中医院
仓顺东	河南省人民医院	陈　明	浙江省肿瘤医院
叶为民	瑞典卡罗林斯卡学院	陈玉超	江苏省中医院
付　强	华中科技大学同济医学院附属同济医院	陈龙奇	四川大学华西医院
		陈奇勋	浙江省肿瘤医院
朱坤寿	福建医科大学附属肿瘤医院	陈明秋	福建医科大学附属肿瘤医院
伊斯刊达尔·阿布力米提	新疆医科大学附属肿瘤医院	陈俊强	福建医科大学附属肿瘤医院
		陈舒晨	福建医科大学附属协和医院
庄　武	福建医科大学附属肿瘤医院	林　宇	福建医科大学附属肿瘤医院
刘　莺	河南省肿瘤医院	林江波	福建医科大学附属协和医院
刘　瑜	陕西省肿瘤医院	周红凤	哈尔滨医科大学附属肿瘤医院
刘孟忠	中山大学肿瘤防治中心	庞青松	天津市肿瘤医院
孙汉治	香港养和医院	郑辉哲	福建医科大学附属肿瘤医院
孙新臣	江苏省人民医院	赵快乐	复旦大学附属肿瘤医院
李　印	中国医学科学院肿瘤医院	胡　毅	中国人民解放军总医院
李　涛	四川省肿瘤医院	柯明耀	厦门医学院附属第二医院

主编简介

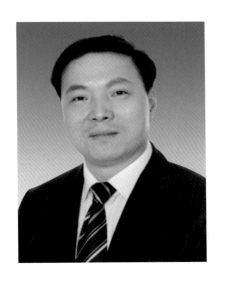

　　陈俊强　主任医师（专业技术3级）、教授、硕士生导师，美国MD安德森癌症中心访问学者，现任福建医科大学附属肿瘤医院18区特需病房负责人。

　　学术任职：中华医学会放射肿瘤治疗学分会食管癌学组委员，中国老年学和老年医学学会肿瘤康复分会副主任委员兼食管癌康复专家委员会主任委员，中国肿瘤临床学会（CSCO）食管癌专家委员会委员，泛京津冀食管癌多中心协作组常务委员，福建省抗癌协会肿瘤康复专业委员会主任委员等。

　　长期从事肿瘤的临床、教学、科研等工作，特别对食管癌的放疗、化疗及康复管理等有丰富的经验。提出并实践"食管癌个体化精准治疗"等先进理念，提高了患者的生存率和生存质量。曾荣获福建医学科技奖一等奖，福建省科学技术进步奖二等奖，中国人民解放军军队医疗成果奖三等奖，福建省紫金科技创新奖，福建省自然科学优秀学术论文奖一等奖等奖项。发表SCI等学术论文80余篇，论文被引用900余次，主编《临床肿瘤康复》（北京：人民卫生出版社，2018）。主持并参与国内外等多项课题研究。

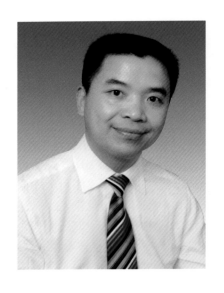

康明强　主任医师、教授、博士生导师、博士后导师，现任福建医科大学附属协和医院胸外二科主任、第十二党支部书记。入选福建省百千万人才（第二层次）、省卫生系统学术带头人、省高校跨世纪优秀人才，创建了省高校"肿瘤个体化诊疗"科技创新团队。

学术任职：国际食管疾病协会委员，中国医师协会胸外科医师分会常务委员，中国老年学和老年医学学会肿瘤康复分会食管癌康复专家委员会副主任委员，福建省抗癌协会肿瘤康复专业委员会副主任委员，创建了福建省海峡医药卫生交流协会胸部肿瘤分会，并担任多家学术期刊编委。

长期致力于食管癌的临床及基础研究。在临床方面，倡导食管癌外科的规范化、微创化、精细化和个体化治疗，提出并实践"全食管系膜切除术"和"食管癌功能性肺保护"等先进理念。在科研方面，主持食管癌蛋白组学及流行病学系列研究，已获国家自然科学基金面上项目、青年基金项目以及省部级科研立项10余项，国内核心期刊发表论文100余篇，在SCI源期刊发表论文70余篇。多次获得福建省科学技术进步奖、福建省医学科技奖，并参编AME出版社出版的《食管癌》。

序

食管癌是世界范围内常见的恶性肿瘤之一，其发病率和死亡率分别居全部恶性肿瘤的第 8 位和第 6 位。中国是食管癌高发区，尽管近些年来我国食管癌的发病率和死亡率呈下降趋势，但该病发病人数和死亡人数仍占全世界一半以上，每年超过 20 万人死于食管癌。国家癌症中心资料表明，1990—2016 年，我国在食管癌早期诊断、外科手术和综合治疗等方面取得了瞩目的成绩，但其远期疗效长期处于平台期，可切除食管癌患者的平均 5 年生存率仍较低，因此，目前食管癌防治工作形势依然严峻。尽管如此，我们仍有理由相信，伴随着早期诊断、外科治疗、规范化综合治疗、分子分型指导下的靶向治疗和免疫治疗、中医治疗等技术的不断发展和提高，我国食管癌的基础和临床研究必将打开新的局面，其诊治水平和疗效也将会进一步提高。

伴随着食管癌临床治疗的飞速发展，患者躯体、心理、社会及职业上的康复需求增加，促进了康复医学的发展。康复医学作为一门新兴的学科，与预防医学、保健医学、临床医学并称为"四大医学"，是一门以消除和减轻人的功能障碍、弥补和重建人的功能缺失、设法改善和提高人的各方面功能的医学学科，也是功能障碍的预防、诊断、评估、治疗、训练和处理的医学学科。食管癌康复是以食管癌患者为主体，以恢复功能、生存质量为主，使有障碍存在的患者最大限度地恢复并回归社会。

习近平总书记在党的十九大报告中指出，"人民健康是民族昌盛和国家富强的重要标志"，这体现了我们党对人民健康重要价值和作用的认识达到了新高度。实施"健康中国"战略，可以更加精准地对接和满足群众多层次、多样化、个性化的健康需求。恶性肿瘤的防治、降低其发病率和死亡率是"健康中国"战略的重要内容，肿瘤患者的康复更是其中重要组成部分，越来越受到重视。本书侧重于食管癌患者的身心康复，在中西医结合的基础上，全面、细致地指导医务工作者改善患者的生活质量、缓解患者的精神压力、使患者"回归自我、回归社会"。

依托中国老年学和老年医学学会肿瘤康复分会食管癌专家委员会，由陈俊强教授、康明强教授组织相关专家编写的《食管癌临床康复》是一部具有我国特色的食管癌康复专著，在中西医结合治疗的基础上，对肿瘤患者的各个时期进行康复指导，涉及心理康复、护理康复、营养康复、运动康复、中药及传统中医康复等内容，建立了一个符合中国特色的食管癌康复理论体系。该书立意深刻、形式多样、内容丰富、结构完善，展示了食管癌领域取得的成果，具有较强的实用性，为肿瘤专科领域同仁、护理工作者提供了一本康复指导的专业工具书。同时，也有助于患者减轻疾病本身及治疗造成的痛苦，改善生存质量，延长生存时间，让他们回归家庭及社会正常生活，是一本有意义的参考书！

赫　捷

2019 年 3 月

前　言

　　食管癌是在世界范围内具有明显地域特点的恶性肿瘤，在我国的发病率明显高于世界平均水平。随着食管癌诊断方法和治疗技术的不断进步，我国食管癌患者的预后有所改善，但患者在治疗时产生的各种不良反应和并发症给身体带来的痛苦。此外，患者及其家庭成员还担负着巨大的精神和经济压力，严重影响患者的临床疗效和生存质量。当今已被广泛接受的生物－心理－社会医学模式促使我们加深了对食管癌的临床诊疗、康复理念和实践的理解，加强对患者在诊疗过程中的全程康复管理，是提高生存率、改善生活质量、疏解精神压力的重要工作。与其他恶性肿瘤研究相似，目前国内外食管癌领域的专著多侧重于诊断和治疗方面，较少涉及临床康复的相关内容，这也正是我们工作的意义所在。我们力求通过本书整合、梳理国内外食管癌康复研究成果和经验，向广大医务工作者、患者及家属提供系统、专业、实用的康复指导，这是我们编撰此专著的初心。

　　为求工作尽善尽美，我们主要依托中国老年学和老年医学学会肿瘤康复分会食管癌专家委员会，广泛邀请了国内外知名食管癌专家一同参与编写。其中，得到了包括美国 MD 安德森癌症中心和纪念斯隆－凯特琳癌症中心、瑞典卡罗林斯卡学院等知名院所相关专家的大力支持。本书围绕食管癌患者康复需求，汇集了同行优秀研究成果和我国传统医学宝贵经验，既是一本针对食管癌临床康复研究的成果总结，也是一部立足临床、颇为实用的指导性专著，还是我国临床肿瘤康复医学大学科框架体系内一个重要组成部分。

　　本书分为总论和各论两个部分，总论概述了食管癌康复的定义与现状、食管癌康复管理策略与模式、食管癌康复计划制定及目的，从心理、护理、营养、运动、中医中药等方面介绍了食管癌康复的方法，同时阐述了食管癌病因、诊断、分期以及治疗规范等，并对当前各种治疗手段的进展进行了综述。各论中，首先介绍了食管癌相关症状和慢性病共病管理的临床康复问题，其后分享了国内外优秀同行对于食管癌手术、放疗、化疗、靶向和免疫治疗相关并发症处理的宝贵经验，还特别阐述了食管癌纵隔/气管瘘康复、老年食管癌康复、食管癌治疗后复发康复、术后快速康复管理等理念，并对食管癌康复的临床实践、治疗后随访指导、食管癌预

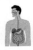

防措施和各种不良反应评判标准等进行了较全面的介绍。相信广大医务工作者经过对本书的系统学习，能进一步树立食管癌临床康复理念，加深对食管癌临床康复问题的思考，提高对食管癌临床康复问题的处理能力，更好地服务于食管癌患者和家属，指导他们共同参与到食管癌临床康复的实践中来。

本书的诸位编者不辞辛劳、拨冗编撰，为本书提供了丰富而珍贵的内容，为国内食管癌临床康复实践的相关问题提供了宝贵的指导和处理经验，对提高食管癌治疗效果、创新和发展我国临床肿瘤康复医学学科建设均具有重要意义。我在此向他们表达诚挚的感谢，并对他们的付出表示崇高的敬意。

由于水平限制且编写时间较为仓促，虽经各位编者不断修正、审校，但仍难以避免不当之处，恳请广大读者、同行不吝指出，以便我们再版时予以探讨和改进。

陈俊强　康明强
2019 年 2 月

目　录

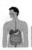

第一部分

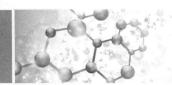

总 论

第一章

食管癌康复概述

第一节　食管癌康复的定义及现状

一、食管癌康复的定义

（一）肿瘤康复医学的中英文名词释义与分析

肿瘤康复医学的英文直译为"cancer rehabilitation"，然而在大多数英语国家中，cancer rehabilitation 这一概念特指以物理治疗为基础的"功能康复"。在美国等西方国家，设有专门的 cancer rehabilitation 服务及学科，即以物理治疗为主要手段，帮助癌症患者恢复因肿瘤及肿瘤治疗所造成的功能损伤，比如头颈外科术后的吞咽、语言功能恢复，肺癌术后的呼吸功能锻炼等。

（二）食管癌康复的概念

1. 广义的肿瘤康复医学　涵盖肿瘤患者在康复过程中的各方面问题。广义的肿瘤康复医学不仅涉及肿瘤幸存者的身体、功能、心理、社会等各方面可能存在的问题，并且从癌症诊断开始贯穿肿瘤康复的全程。肿瘤康复服务的提供者为多学科协作团队，包括西医、中医、护士、物理治疗师、心理治疗师、营养治疗师、音乐治疗师、社会工作者、志愿者等。其目的是帮助癌症幸存者在与肿瘤抗争、共存、康复的过程中获得更好的生活质量与和谐的身心，并且提供必要的人文支持、社会福利保护，以帮助肿瘤患者家庭共渡难关。本书所采用肿瘤康复服务为广义康复概念。

2. 狭义的肿瘤康复医学　是指以物理康复为基础的专业学科。狭义的肿瘤康复医学指以物理治疗与康复手段为基础的专业医学学科分支，其主要参与人员是物理治疗师、康复治疗师等，且基于特定的器械以及非药物疗法手段实现相关的医疗服务，目的是帮助癌症患者实现躯体及生理功能的恢复，一般不涉及综合症状、心理、社会等方面的问题。

3. 本书采用的食管癌康复的定义以及专家共识　基于以上认识与探讨，本书建议将食管癌康复的定义为：基于多学科合作团队，以食管癌患者需求为中心，从诊断开始直至生命结束过程中所提供的一系列身心以及社会支持、医疗与服务，以帮助肿瘤患者回归自我、回归家庭、回归社会。

二、食管癌康复现状

（一）我国食管癌人群数量与需求现状

最新数据显示，食管癌发病率占全球癌症发病率的第 7 位，死亡率在第 6 位，其中男

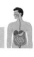

性占 70% 以上。随着治疗手段的不断提高，食管癌患者生存率正逐步改善，这意味着在我国将有越来越多的食管癌患者能够通过肿瘤根治治疗实现长期生存。常规治疗后的随访和康复成为目前的薄弱环节，广大食管癌患者热切需要专业化的康复服务。

针对我国癌症幸存人群需求方面的研究仍然有限。2015 年起，中国中医科学院西苑医院杨宇飞团队在中国老年学和老年医学学会肿瘤康复分会的支持下，基于中美合作平台设计展开了针对我国癌症幸存人群需求的横断面问卷调查。该项在北京抗癌乐园发放了 600 份问卷（实际回收有效问卷 484 份）的调查结果显示，在 7 项不同方面的肿瘤康复需求中，需求比例较高的依次是营养需求（72%）、症状需求（65%）、心理需求（54%）。83% 的患者有 1 项以上的肿瘤康复需求，平均每位患者具有 4 项不同的需求。该研究初步揭示了我国癌症幸存人群的需求分布特点。在此基础上，对于我国癌症幸存人群在肿瘤康复的需求满足情况进行了再次调查，研究结果显示，在 40 项肿瘤康复的具体需求中，我国癌症幸存人群平均存在（20±13）项未满足的需求；在 7 个维度中，以经济问题维度（75%）、健康管理维度（66%）、生活健康维度（59%）方面存在较多未满足的需求。

（二）食管癌康复服务团队

食管癌康复服务团队是提供食管癌康复服务的主体人群，是肿瘤康复服务团队的一个分支。随着治疗手段的不断进步，食管癌患者虽然未能明显治愈，但生存率得到了有效的提高，这些患者在肿瘤诊断、治疗、康复过程中面临着许多实际困扰，包括身体功能下降、不适症状、心理困扰、经济负担等。越来越多的癌症患者以及家属不仅希望肿瘤疾病本身得到控制，更希望能够获得较高的生活质量以及和谐的身心。伴随着肿瘤幸存人群日益强烈的需求，肿瘤康复服务的重要性日益凸显，相应学科和团队应运而生。肿瘤康复服务团队是一个多学科合作的服务提供团队，包括医学专业人士、治疗师、社会工作者、志愿者等，他们的共同任务是帮助患者更好地回归自我、回归家庭、回归社会。

目前，我国肿瘤康复服务团队的建设仍处于起步阶段，相应学科以及服务体系亟待完善与发展。食管癌康复作为肿瘤康复的第一个分支，已在各地陆续成立了康复基地，为我国食管癌康复事业的发展奠定了基础，但总体而言，仍缺乏相对成熟的学科团队协作建设与发展。

中国老年学与老年医学学会肿瘤康复分会（CSGOR）成立于 2015 年 11 月，于 2018 年 7 月建立食管癌康复专家委员会。学会致力于多学科团队合作，联合西医肿瘤专科医师团队、中医肿瘤专科团队、心理治疗团队、营养治疗团队、护理团队、社会工作者团队，基于临床实践与科学研究，创新发展我国食管癌康复治疗，以患者需求为中心，积极建设食管癌康复综合服务团队，打造我国特色的食管癌康复服务模式的核心力量。

（三）中国食管癌康复的任务

1. 明确需求，建立健全服务体系　肿瘤患者对营养、改善症状以及心理康复存在迫切的需求，特别是食管癌患者，长期的吞咽困难导致患者营养缺乏，疼痛明显，严重影响患者的治疗效果及生存质量。针对这些情况，需要进一步构建肿瘤康复评估体系，在全面、综合评估的基础上，完善肿瘤康复服务框架，同时融入中西医结合内容，构建具有中国特色的肿瘤康复服务体系。其中，可选择一些有条件的社区进行合作，依托康复机构建立肿瘤康复实验基地，把一流的专业服务送到患者家庭中去。

2. 建立中国特色的食管癌康复生态系统　食管癌康复生态系统是一系统工程，包括患者及家属、医护及科研人员等人群，医院、康复、相关企业和产业等单位，直面疾病及生死等道德伦理观念……应积极探索中国的食管癌康复医疗服务模式，与肿瘤、护理、心理、营养等多个领域的专家合作，同时发挥中医药在食管癌康复中的作用，为中国特色的食管癌康复事业发展做出贡献。

（陈俊强　杨宇飞　毛　钧　李惜清）

参 考 文 献

1. CHEVILLE A L,MUSTIAN K,WINTERS-STONE K,et al.Cancer rehabilitation：An overview of current need，delivery models，and levels of care［J］.Phys Med Rehabil Clin N Am,2017,28（1）：1-17.
2. BRAY F,FERLAY J,SOERJOMATARAM I,et al.Global cancer statistics 2018：GLOBOCAN estimates of incidence and mortality worldwide for 36 cancers in 185 countries［J］.CA Cancer J Clin,2018,68（6）：394-424.
3. CSGOR.老年肿瘤学与老年肿瘤康复事业的中外对话——兼述中国老年学和老年医学学会肿瘤康复分会成立大会暨第一届学术年会[J].世界科学技术 - 中医药现代化,2015,17（12）：1-9.
4. 孙凌云.基于中国癌症幸存人群需求与国外实践经验的中医药肿瘤康复服务模式研究[D].北京：中国中医科学院,2017：89-125.
5. HEWITT M,GREENFIELD S,STOVALL E.From cancer patient to cancer survivor：lost in transition-an American Society of Clinical Oncology and Institute of Medicine Symposium［M］.Washington,D.C.：National Academies Press,2006.

第二节　食管癌康复管理策略与模式

一、食管癌康复全程管理理念

（一）食管癌康复全程管理定义

在食管癌患者的康复中，全程管理是一种新的理念和治疗策略，从预防到终末期的姑息治疗，贯穿着康复的全程，从简单的患者管理上升为疾病管理，转变为健康管理。食管癌康复全程管理是指对患者从早期诊断、综合治疗、康复随访到临终关怀的一系列疾病发展过程的介入、干预和指导管理模式。食管癌康复全程管理的根本目的是为患者制定一整套基于循证医学的个体化诊疗方案，以期使患者从疾病诊断到疾病终结获得综合、有效的治疗和监管。

（二）食管癌康复全程管理现状

20 世纪 40 年代，英、美等国家就开始对癌症患者的生活质量康复需求进行了调查，随着人们对癌症患者康复需求的日益重视，许多国家逐步开展癌症康复的研究和服务。2006 年，世界卫生组织（World Health Organization，WHO）正式把肿瘤确定为慢性可控制的疾病，随着肿瘤患者的生存期不断延长，在癌症各时期的康复需求日趋突显，各国的肿瘤康复管理逐渐形成分支。欧美国家的肿瘤康复管理目前多以"患者管理"的模式为主，呈多元化发展趋势，主要涉及癌症早期筛查管理、癌症治疗相关不良反应的管理、癌症幸存者的随访与监测、癌症相关症状的管理（包括心理康复和职业康复的管理）、晚期肿瘤患者的姑息治疗管理。但目前均以临床研究居多，尚未形成系统的癌症幸存者康复管理理论体系及实践模式。

我国食管癌康复事业发展较为滞后，起步较晚，近年来由于治疗手段的进步以及医学模式的转变，食管癌患者的康复需求及康复意愿不断提高，为了适应这一形势，各地区不同性质及规模的肿瘤康复组织逐渐兴起，成为我国食管癌康复发展的主要动力，促进我国食管癌康复事业的发展。在2000年全国肿瘤学术年会上，第一次有学者提出"肿瘤全程管理"的理念，这也是我国肿瘤康复全程管理理念的发展基石。在我国，肿瘤康复全程管理具有以下特点：重治疗，轻预防及康复，肿瘤的全程康复意识较弱，缺乏肿瘤康复全程管理的意识。

二、食管癌康复全程管理模式

（一）阶段式管理模式

食管癌康复作为肿瘤康复医学的一个分支，贯穿于食管癌治疗的始终，包括癌前病变期、诊断期、治疗期、终末期以及患者死亡后的家庭支持，涉及生理、心理以及社会功能的各个方面。在食管癌康复全程管理的过程中，既要坚持"全程管理"的理念，又要"突出重点，分清主次"，结合患者的具体状况以及食管癌治疗所处的不同时期，采取不同的管理模式，即阶段式管理模式。

1. 诊断期康复管理 肿瘤诊断期的康复应以心理康复和健康教育为主。食管癌是一种与心理、生理、社会因素密切相关的疾病，一旦被确诊，患者将不可避免的产生抑郁、悲观、绝望、焦虑等心理障碍。在癌症确诊的前后，往往出现较大的心理波动，有的患者出现否认、淡漠等异常表现，处于心理障碍的冲突期和休克期。此阶段的心理问题如果不能得到及时、有效的处理，会出现延误治疗或不能配合治疗及康复的情况，给癌症的治疗带来严重的不良影响。

此期的康复管理核心要点有：

（1）健康教育：让患者及家属了解食管癌的基本知识，包括主要的症状、体征，主要的治疗方法及预后，以及治疗过程中可能出现的并发症等；同时，动员患者家属积极配合医务人员。

（2）进行积极的心理介入：针对患者出现的心理问题进行分析、疏导，使患者能够正确认识疾病，积极配合治疗。另外，应对患者家属进行心理健康指导，协助患者尽快进入适应期。

（3）生活指导：应对患者和家属给予饮食指导、生活方式指导和运动指导，促使患者纠正既往不规律的生活、饮食习惯，形成正确、健康的生活习惯。

2. 治疗期的康复管理 食管癌治疗期所涉及的康复问题主要是放化疗的不良反应、手术及放疗造成的功能障碍及并发症、癌性疼痛（简称癌痛）等。另外，还存在心理障碍及职业功能障碍等问题。针对治疗期的康复管理，主要以治疗相关的不良反应管理为主（症状管理），其管理要点主要在于预防，针对不同的治疗方法，又各有其特殊性。

（1）围术期：手术是食管癌主要治疗方法之一，手术造成的障碍主要有局部功能障碍、外形损毁、术后疼痛及较为严重的心理刺激，直接影响手术的成功和术后康复；围术期的康复主要围绕心理康复、躯体功能康复和术后疼痛进行。通过术前访视和心理康复，可显著缓解患者的焦虑抑郁状态，利于术后恢复。针对术后不同的功能障碍，采取不同的躯体功能康复，主要包括经胃肠道或肠外的营养康复、根据全身状况进行适合的运动疗法、对日常生活能力进行训练的作业疗法等。

（2）围放化疗期：化疗期间的主要近期不良反应是恶心、呕吐以及骨髓抑制，在化疗中应预防性的使用一些药物防止不良反应的发生，同时积极予以对症治疗及营养支持治疗，减轻化疗过程中的不良反应。主要远期不良反应是对性腺功能的损害及致癌作用，治疗前应向患者说明化疗可能出现的远期不良反应，特别是对女性生育功能、男性性功能的影响以及化疗药物存在导致其他肿瘤的可能，取得患者的知情同意，在治疗的过程中应该采取积极的预防措施。当这些远期不良反应出现时积极应对，给予相应的处理及替代治疗。放疗期间的不良反应主要包括局部皮肤黏膜炎症、食管黏膜反应、局部器官功能损伤等，针对不同部位的功能障碍，采取相应的治疗措施。做好此期的康复管理，有利于化疗和放疗过程的顺利进行，可提高生存质量和生存率。

3. 随访期的康复管理 食管癌的康复治疗并未随着手术或者放化疗的结束而结束，在治疗结束后，还应进行长期的康复计划，此期的康复管理要点在于协助患者制订一个长期康复计划并进行随访监测。

长期的康复计划主要包括两部分：

（1）对食管癌本身的随访监测：根据食管癌的部位、分期、病理类型以及治疗方法的不同，基于疾病治疗指南，结合患者自身情况，帮助患者建立长期随访监测计划，并进行监督提醒。

（2）对治疗不良反应的监测随访：包括躯体功能、心理状况等进行随访监测，以帮助患者恢复日常生活和促进健康的生活方式。另外，还可以对患者进行自我监测培训，使其学会自查监测力量、水肿、疼痛等指标的变化。

4. 复发期的康复管理 了解食管癌的复发对患者身体及心理的影响，明确其对社会职业功能带来的改变，要在新的临床状态和背景下，重新对患者进行各种指标的监测，调整康复计划，保证其在适当程度的康复过程中能够恢复机体功能或防止功能衰退，从而协助患者维持生命活动和生活质量。

5. 终末期的康复管理 终末期食管癌的定义是指不能再接受积极抗食管癌治疗（手术、放化疗以及靶向治疗）的进展性的、预期生命在6个月以内的晚期食管癌。绝大多数的食管癌患者经过诊断、治疗、复发、再治疗后最终进入终末阶段，部分患者初诊时即为晚期甚至终末阶段，此期患者各系统功能明显衰减，出现恶病质状态，并伴随各种并发症。在这个时期，康复管理的要点在于癌痛康复、营养康复、心理康复。康复医护人员应引领患者及家属掌握辅助设备的使用，使患者尽量保持良好的身体力学功能，帮助患者使用除药物治疗之外的方法控制疼痛、减轻症状，努力使患者保持人格独立和生活质量，与患者家属一同做好临终关怀工作。

（二）主动与被动管理模式

在我国，医护人员在食管癌康复管理中扮演着主要角色，需从心理康复、癌痛康复、躯体功能康复、营养康复等多个维度对食管癌康复进行全程管理，多在医院内完成，包括：

1. 心理康复管理 情绪是影响健康的首要因素，良好的情绪和心态对癌细胞有强大的杀伤力，是药物所不能替代的。食管癌患者中，90%以上有心理病变，如忽略心理引导和治疗，易出现恐惧、焦虑、抑郁等不良情绪。心理康复的方法主要有：①支持性心理疗法：包括倾听患者的叙述，观察其表现，帮助分析，予以安慰、鼓励；②行为疗法：针对患者的病态心理、异常行为，通过强化良好行为、抑制不良行为，建立正确行为；③其他康复治疗：对有躯体功能障碍、癌痛及形象缺陷者进行针对性康复，减轻痛苦，改善躯体功能和外观形象，可使患者在心理上得到新的适应与平衡。

2. 癌痛的康复 食管癌生长压迫神经、血管、内脏，食管癌浸润周围组织或手术、放疗、化疗引起神经等组织损伤均可引起疼痛，疼痛既可以是躯体内脏或器官神经病理性的，也可以是心理的，常伴有焦虑、恐惧等不良情绪反应。癌痛的康复尤为重要，目前癌痛的康复方法主要有：

（1）药物疗法：是最常用的镇痛措施，根据三级阶梯治疗方案，采用非阿片类镇痛剂、弱阿片类镇痛剂与强阿片类镇痛剂，并辅以非甾体类消炎镇痛剂、三环类抗抑郁剂、抗组胺剂、抗痉挛剂、肌肉松弛剂以及破坏神经的药物和激素药物，联合用药可增强镇痛效果，减少麻醉性镇痛剂的级别和剂量。

（2）放射疗法：对于癌症尤其是骨转移患者的癌性疼痛有较好的止痛效果，可在数日内缓解疼痛，同时还有控制癌痛的作用。

（3）物理疗法：高频电热、毫米波、冰袋冷敷、经皮神经电刺激、制动固定等对癌痛有一定的效果。

（4）中医疗法：针刺远隔相关穴位有一定的镇痛效果。

（5）介入疗法及手术疗法：采用神经阻滞或进行病灶切除术、神经松解术、神经阻断术等可缓解癌痛。

（6）心理疗法：对患者进行引导，解除忧虑，可降低痛阈和疼痛敏感性，生物反馈疗法、催眠疗法等均有效，对极端疼痛者要关怀备至，给予充分精神支持。

3. 躯体功能的康复 食管癌患者在患病后及手术、放疗、化疗后，身体健康损耗，全身各系统器官功能衰减，需要适时进行躯体功能康复。目前躯体功能康复措施主要有：

（1）康复护理：对于长期卧床的患者，需要定期翻身，保持适当体位，防止皮肤受压，做好皮肤卫生。

（2）运动疗法：应进行适于患者全身情况的运动，体质较弱的卧床患者可进行床上呼吸体操、肢体躯干活动，防止坠积性肺炎、肌肉萎缩等并发症。

（3）造血功能的康复：放疗、化疗后骨髓造血功能受抑制，白细胞计数下降者，可在营养疗法、药物疗法的同时进行针刺大椎、血海、膈俞等穴位刺激或口服中药，促进造血功能的恢复。

（4）职业康复：对于处于就业年龄、癌症病情稳定、全身情况良好的患者，可根据其功能状况和劳动能力进行职业技能训练，恢复原来工作或更换新的工作。

（5）形象康复：癌症治疗后因组织器官缺损形象受损而形成心理障碍者，应及时安装假体或整形、整容以尽可能补偿，有利其心理与功能的康复，回归社会。

4. 营养康复 食管癌患者的营养消耗大于正常人，良好的营养支持可提高和巩固疗效。营养不良在食管癌患者的发生率比其他任何疾病都高，在严重的情形下，由于肿瘤引起的体重减轻可导致恶病质综合征（一般表现为食欲减退、骨骼肌肉萎缩、组织消耗及器官功能衰退等）。营养因素在食管癌的发展及康复过程中同样起着重要作用。在选择食物

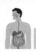

时，优先选择具有防癌、抗癌的食品，有研究发现与防治癌症有关的食物，如灵芝、香菇、黑木耳以及含有多糖类物质的蘑菇等，可提高免疫功能，并有抑制肿瘤生长的作用；一些蔬菜如胡萝卜、旅菜、葛笋等含有人体必需的营养成分、维生素和微量元素，可提高网状系统及白细胞的吞噬功能，从而提高机体的免疫功能；洋葱、大蒜等所含的挥发油能有效抑制致癌物质亚硝胺的生成。

（陈俊强　毛　钧　杨宇飞　李惜清）

参 考 文 献

1. 黄晓琳，燕铁斌. 康复医学［M］.5 版. 北京：人民卫生出版社，2013.
2. 李改兰，贺莉，侯玲君. 肿瘤全程管理在肿瘤学学生临床教学中的应用［J］. 山西医药杂志，2015，44（13）：1561-1562.
3. 刘越，屈中玉，万里新. 肿瘤患者全程管理在临床教学中的意义［J］. 中国卫生产业，2016（22）：124-126.
4. IZSAK F C，MEDALIE J H.Comprehensive follow-up of carcinoma patients ［J］.J Chronic Dis，1971，24（2）：179-191.
5. PERGOLOTTI M，CUTCHIN M P，MUSS H B.Predicting participation in meaningful activity for older adults with cancer ［J］.Qual Life Res，2015，24（5）：1-6.
6. 叶颖，陈娇花，王杰宁. 癌症康复研究现状［J］. 医学研究杂志，2016，45（4）：14-16.
7. 孙凌云，杨宇飞. 中国老年肿瘤康复的任务和展望［J］. 世界科学技术 - 中医药现代化，2015，17（12）：2466-2469.
8. 魏赞道. 中国癌症康复事业的回顾与发展途径探讨［J］. 中国康复医学杂志，2007，22（8）：744-745.

第三节　食管癌康复计划制定及目的

一、食管癌康复计划的重要性和必要性

作为一种疾病，食管癌的病程提醒我们，其死亡率往往出乎意料，它经常会损害患者的生命力，给家庭、朋友、其他重要的人、社区和社会资源造极大的负担。对于食管癌，除了要加强预防、早期准确诊断、针对性治疗和姑息治疗，康复治疗也是迫在眉睫的。

食管癌康复可以被定义为一个帮助患者获得最大限度的身体、社会、心理和职业功能恢复的过程。食管癌的全程康复治疗，主要包括心理社会支持、物理功能优化、职业辅导和社会功能优化 4 类，结合康复的多学科方法，探讨食管癌康复中常见的问题。通过对食管癌患者的全面评估，根据需求制定康复和治疗计划。

康复计划的制定是食管癌患者康复的关键点，理论上即是在患者诊断为食管癌患者的第一天开始，在肿瘤团队的共同计划下安排患者康复的全面步骤，直至患者痊愈或死亡。食管癌康复计划以纲带网，紧密联系每一位食管癌患者和相关医务人员、多学科康复人员以及肿瘤政策制定者和经济金融者等。同时，食管癌康复计划也根据患者的不同情况，每个阶段可能会有不同的计划。下面将详细地介绍食管癌康复计划的目的、所需条件、计划书内容、各个阶段的执行信息、计划前的全面评估、评估的方法和实施，以及食管癌康复计划制定的现实意义。

二、食管癌康复计划的整体评估需求和护理规划

（一）整体评估在肿瘤计划中的重要性

健康和幸福的整体论是一种哲学，认为人有生理、社会、财经、心理和精神方面的生活，全面地评估即对一个人上述所有方面的需求的整体评估。因此，英国对肿瘤患者康复的全面评估包括身体、心理、社会、精神和经济 5 个方面。在执行评估时，评估者从以上 5 个方面施行主观评估，根据患者的需要可以运用以上个别的或综合的客观量表对患者完成整体评估。事实上，这也是食管癌患者护理康复的 5 个途径。2007 年，英国对肿瘤患者的康复全面评估启动，现已作为每一个癌症患者康复治疗的一部分。中国的肿瘤康复尚处于起步阶段，下面通过介绍英国对肿瘤患者康复的全面评估，希望在制定中国的食管癌康复指南和政策时有所参考。

英国对肿瘤康复的全面评估始于 2007 年，通过全面主观和客观的评估，能确定需要帮助的人，提供他们有用的信息，与他们的医疗保健专业人士制定一个康复治疗计划，更好地满足这些患者的需求。同时，在评估的过程中，潜在地给予被评估者"心理教育"，帮助他们从心理上认识事情的本质，帮助他们意识到他们的关注是值得考虑的，使他们能够更充分地参与他们的康复，更好地控制所发生的事情，从而能够每天自我管理，这有助于最大限度地减少风险，可能避免任何紧急或计划外的住院。而且，通过适当和明智的评估决策，可以针对性地帮助患者制定更有效、个性化的康复治疗计划，使康复治疗能够迅速识别和解决患者的问题，改善患者的整个疾病过程和结果，提高了患者的生活质量。

（二）制定食管癌康复计划的全面评估的实施

1. 参与评估者需要的知识和技能　食管癌评估者应为医务人员，比如护士、医生和专职医疗人员。对食管癌康复全面评估的过程被称为是人类真正的接触，要求以尊重、礼貌、开诚和善良的状态与患者交流。因此，良好的沟通能力，特别是听力技巧，是与患者直接接触的任何医疗保健专业人士的一个关键要求。在对食管癌患者进行全面评估时，因为谈话交流可能会涉及患者的敏感事宜，还会透露非常个人化或私下的细节，所以沟通能力尤为重要，要求承担评估的医务人员已经过交流谈话和心理二级的训练。可以通过在线对话交流进行训练，也可以一对一实践训练（演员参与）。根据英国 2011NICE 指南的心理 4 级分级，2 级心理技能是所有进行评估人员的核心要求，他们应精通心理困扰的筛选、心理教育和解决问题的技巧。如果患者正在接受治疗，评估者应该很好地了解他们当前的情况及治疗、护理的历史。评估者除了应具备医学、心理和交流的知识和技巧，还要了解能够帮助患者的有关信息资源。

评估者根据肿瘤患者的评估结果给予患者相关的建议，比如福利、社会关怀、就业、康复、财务建议、公民咨询机构援助、心理支持、对精神需求的支持（如咨询服务和其他宗教领袖）、患者互助组以及补充疗法。除了做全面的评估，评估者还有权在必要时安排患者转诊。

2. 主观评价和主观评价前的准备　主观是指人的意识、精神，客观指人的意识以外的物质世界，或指认识以外的一切对象。主观评价是从个人的角度去评价，带有个人色彩，有时是片面甚至武断的；而客观的测量是实事求是的，是公正的。作为食管癌康复的全面评估者，为避免主观评估带有个人色彩，在评估开始前需要做到：

（1）与团队讨论对患者的康复评估计划，也使得团队每个人都理解全面评估的理念，以及为什么需要做。

（2）查看患者的康复历史，避免做重复工作。

（3）查看 IT 系统是否支持所查看患者的病例且适应你做的评估记录和分析结果。

（4）根据食管癌患者的康复史和评估计划，找出评估者的最好人选。

（5）合理安排时间：对患者的全面康复评估是从最初诊断开始，伴随整个治疗、复诊直至患者完全康复或终止生命的过程。

（6）决定使用哪种工具来支持这个患者的评估。

（7）取得多学科团队（MDT）支持。

3. 评估计划书　交流对话本身是一种高影响力的干预，应该具有治疗价值。康复计划应该表达患者的真实的需求，并且需要征得患者的知情同意。确保评估能够提供足够的信息以避免其他人重复工作。虽然康复计划没有硬性的结构，但在评估患者的康复计划中至少应该包含：

（1）患者的姓名和辨别身份信息。

（2）评估日期和评估者的姓名。

（3）描述患者的关键问题所在或患者的需求。

（4）同意解决关键问题需要的方式（这里可能包括原有的康复和治疗）。

（5）记述患者已知的获得帮助的联系信息。

（6）特别要记录患者是否同意评估信息与其他健康和社会护理人员分享。

4. 支持客观测量过程的工具　使用评估测量工具是全面评估的重要组成部分，需尽量保持主观和客观的一致性。有许多测量工具满足全面评估需求。英国国家肿瘤计划建议使用谢菲尔德的档案评估及转介服务（SPARC）、痛苦测量（distress thermometer，DT）和百事可乐的备忘录（Pepsi-Cola aide-memoire）工具，但不是强制的；评估者和团体也可以根据肿瘤患者的需求自选评估测量工具。

（1）谢菲尔德的档案评估及转介服务（SPARC）：是英国设菲尔德大学开发的唯一版本，用于筛选、普查、帮助重症患者转诊和缓解特殊症状的。SPARC 包含 45 个问题，涉及七个领域。对于大多数问题，患者选择回答从 0 到 3（0：根本没有；1：一点；2：相当一点；3：非常），以表示在过去的 1 个月里使他们苦恼或困扰的症状或问题。一般在就诊和评估前邮寄给患者做自我评估。这种方法的优点是使评估谈话能更快速地关注最关心的问题。需要注意的是，必须确保患者理解工具的目的，工具和报告都应是可理解和可读的。

（2）痛苦测量（distress thermometer，DT）：痛苦测量是由美国国家综合癌症网络（NCCN）开发的，在英国癌症网络也有许多版本。在一个能够反映总痛苦水平的包含问题/关注的核对表上，患者被要求并按轻重顺序选择，使用"温度计"来描述他们关注的程度。这个工具是自我评估工具，一般在第一次与患者面对面的谈话中介绍给他们。会谈后邮寄给患者，让他们在几个关键点完成测量以用于下一次谈话评估。

（3）百事可乐的备忘录（Pepsi-Cola aide-memoire）：由黄金标准框架中心许可改编使用，是临终关怀支持系统的一个最佳方法。"百事可乐"是基于以下英文单词首字母组成的缩写，包括物理、情感、个性、社会支持、信息沟通、控制、下班时、带病生存、生活

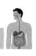

护理，覆盖评估中考虑的所有点。它还可以包括简短的信息资源和转诊途径。注意该工具是一个备忘录，患者不能自我完成。

5. 食管癌全面评估信息的分享和衡量评估的有效性　征得被评估患者的同意后，全面评估信息可与患者的家庭医生、地区护士、社会关怀团队、医院专家、相关的康复团队、有关健康人员、临终关怀团队、社区姑息治疗团队、社会工作者以及福利权益顾问等分享。全面评估的有效性往往通过审查患者的问卷和反馈来评估。

了解食管癌患者重要需求的评估已被公认为是优秀的指南。但食管癌康复全面评估不是一次性的过程，这个人性化、个性化并与医疗团队和其他学科合作的全面评估应伴随患者整个生命旅程，直至他们的康复或者生命结束。

中国食管癌康复的全面评估可参考当前其他国家已成熟的经验和有关政策，根据中国人本身的身体素质、文化、社会和经济环境而制定出具有中国特色的食管癌全面评估的政策和具体实施条例。中国独特的中医也将在肿瘤康复中起到重要作用，不但能为中国的食管癌患者服务，也能为世界食管癌患者的预防、治疗和康复服务。

三、食管癌康复计划制定的现实意义

1. 实施食管癌康复计划有可能减少肿瘤的复发率、死亡率，提高生存率　众所周知，在中国，每年新增食管癌患者是个巨大的数字。数据证明，在最初的治疗后，很多食管癌存活者没有得到所需要的支持和管理，而缺少肿瘤康复系统的管理会浪费更多的医疗资源，增加医疗花费和社会的负担。随着食管癌患者的增多，治疗的发展使患者生存期相应延长，人们对食管癌康复的要求不断提高。通过食管癌康复计划，可以记录在案所有患者，各期康复全过程的数据可以分享、再研究，可以分析总结患者的病因、治疗、不同患者的特殊需要和相应的康复手段等，分析哪些干预有可能减少食管癌的复发率、死亡率和提高生存率和生活质量。

2. 食管癌康复计划的在中国实施的文化挑战　在中国，由于缺乏对食管癌康复的知识和理解，往往以关怀患者为前提使很多患者诊断时自己不知情，而其家庭和周围的朋友已明了。在如此状况下，患者得不到及时的教育，较难配合治疗和自我管理，因此，康复计划的实施是对中国民情的挑战，除了医疗康复人员的参与外，还需社会、政策和媒体的宣传和支持。

3. 建立较为完善食管癌康复系统和食管癌康复计划　中国的食管癌康复系统管理刚起步，在学习外国已有经验的同时，需要根据本国的国情、民情、经济政策和卫生系统的条件创造一套适合自己的康复系统和康复计划，来为患者提供服务，从而产生患者效应、临床效应、经济效应和社会效应。

英国自 2007 年起以国家卫生服务（National Health Service）为主建立了肿瘤的系统管理。近 10 年的临床和理论实施已取得了较为坚实的基础。虽然现有的系统康复管理仍没有完全满足肿瘤康复患者的需要，仍需不断地探索研究、修正和更新，以求更好的肿瘤康复服务，但他们较为成熟的康复体系和经验是可以借鉴的。

4. 执行食管癌康复计划和发现需要并研究解决问题　食管癌康复计划通过搜集、识别和改进所需的信息，及时总结工作，提供数据和开发服务，以支持和使肿瘤幸存者有健康和良好的生活质量并尽可能延长生命；比较不同肿瘤服务人员提供的生存结果，以丰富我们对癌症群体的理解，更好地了解患者所遵循的临床路径，为食管癌患者、规划者和决策者提供及时和准确的信息；运用改进的循证讨论，支持服务开发人员可以更好地了解当地食管癌人群，重新设计康复计划，并根据患者的健康要求调整患者的康复；医疗保健专业人员可以更好地了解患者，更准确地预测可能的结果，并与患者共享风险和信息，在需要时可以同其他医疗服务机构分享信息。

　　关键的干预包括患者全面需求评估、治疗总结、患者的教育支持和患者的体力活动和健康体重，可以产生明显的不同的结果。通过康复计划可以获得个体患者的需要，并可以对不同基本层次的需要进行分类（诊断、治疗、恢复调整、监测、疾病进展和临终关怀）。

（杨宇飞　陈俊强　毛　钧　刘小红）

参 考 文 献

1. DIETZ J H.Rehabilitation Oncology［M］.New York：John Wiley & Sons，1981.

2. LEHMANN J F，DELISA J A，WARREN C G，et al.Cancer rehabilitation：assessment of need，development，and evaluation of a model of care［J］.Arch Phys Med Rehabil，1978，59（9）：410-419

3. National Cancer Action Team.Holistic needs assessment for people with cancer［M］.London：National Cancer Action Team，2011.

4. Department of Health.Cancer reform strategy［R］.London，2007.

5. Department of Health.Improving Outcomes：A Strategy for Cancer［R］.London，2011.

6. ARMES J，CROWE M，COLBOURNE L，et al.Patients'supportive care needs beyond the end of cancer treatment：a prospective，longitudinal survey［J］.J Clin Oncol，2009，27（36）：6172-6179.

第二章

食管癌康复方法

第一节 心理康复

一、食管癌患者心理状态概述

食管癌在我国恶性肿瘤的发病率居第 5 位，死亡率居第 4 位。根据全球癌症状况最新数据估计，我国新发病例占据世界新发病例的 50% 以上。晚期食管癌患者由于肿瘤压迫食管、全身转移以及合并症的出现，会引起除躯体症状外的一系列心理问题，包括恐惧、焦虑、紧张、抑郁、绝望等不良心理。据研究报道，食管癌合并心理障碍患者的比例为 20%~60%，晚期患者的比例可高达 70%。不良情绪对癌症的发生、发展和结果有很大的影响，甚至加速癌症的恶化。同时，手术、放疗以及化疗等针对食管癌的治疗方法常引起各种不适症状，会进一步加重患者的上述心理问题。心理压力过大常引发免疫及内分泌功能障碍，推动病情继续发展，甚至导致患者死亡。因此，加强心理治疗、缓解心理压力对于提高患者免疫及内分泌功能、改善患者预后具有重要作用。

二、食管癌患者不同时期的心理变化

食管癌患者的心理特点在疾病的各个阶段并不是一成不变的，而是会随着时间、病情变化、社会家庭状况等因素发生改变。

1. 诊断期 大部分患者在得知食管癌诊断的前期，会经历"诊断休克期"。患者因无法接受患癌的事实会表现为否认、回避、委屈、愤怒和恐惧等不良情绪。在不良情绪的作用下，患者可能会出现缺乏食欲、睡眠困难、注意力涣散等。这都是正常的心理反应，对于大多数人来说，这些症状一般会在 7~10 天内消失，患者会将注意力转移到寻求治疗上。如果患者一直处于否认、逃避，或是沉溺于不良情绪中，医生就需要给予心理评估和心理干预，使患者及时得到治疗。

2. 治疗期 食管癌治疗期间，患者和家属最担心的问题是疗效和不良反应，如化疗期间出现的恶心、呕吐、脱发、疲乏等症状；放疗期间出现的放射性食管炎、溃疡所致疼痛等不适，进食或饮水时疼痛加剧；因病情需要所进行的胃空肠造瘘以及食管支架等手术，其痛苦的症状和对进食的影响使患者显著增强对于疾病的不确定感和情感压力，并影响患者的日常活动能力。这时候食管癌患者的心理特点是担心伴随着希望或失望。例如化疗期的患者，当各种不良反应出现的时候，患者会非常担心"这些不良反应是永久性的吗？""这些治疗真的会有效吗？"。当治疗失败的时候患者会感到深深的失望，失望同

时还会担心"还有其他药可以用吗？"。当患者了解规范化的治疗和食管癌疾病的相关知识后，大部分患者的担忧会得到缓解，会采取乐观平和的心态去面对疾病和治疗。如果患者出现明显抑郁、焦虑状态，对未来感到悲观失望，甚至放弃治疗或有自杀倾向，就需要尽早接受心理评估和干预。

3. 治疗结束后的随访期 大部分食管癌患者在首次治疗期间心态相对平和和稳定，治疗结束后回到家，与医疗团队的联系减少后，反而会感到担心和不安。会想"现在真得不需要再治疗了？""以后还会不会复发和转移呢？"这些不确定因素会深深困扰着患者。当患者身体出现轻度不适症状诸如发热、咽痛就会十分紧张，以为是复发或转移的信号。如何面对内心的不确定感，减轻对复发转移的恐惧，把注意力集中到当下的生活上是这一时期患者最大的心理挑战。

4. 疾病进展期 在食管癌手术和放化疗失败后的疾病进展期，患者常常会感受到生存危机，出现对死亡的恐惧和生命缩短的紧迫感。尤其当患者产生疼痛、呼吸困难等症状时，恐惧尤为突出。在这种情况下，很多患者会变得不知所措。这时，促进患者与医护人员沟通，设定合理的未来照护目标，帮助患者完成未满足的心愿是非常重要的。要让患者保持双重意识，一方面意识到死亡可能会临近，另一方面意识到还有一段宝贵的生命历程值得我们去珍惜。

5. 生命终末期 生命终末期除了对死亡的恐惧，食管癌患者还容易出现孤独感，特别是行动受限、卧床、生活不能自理的患者会感到失去控制、失去尊严以及存在没有意义等。此时患者更需要家人和朋友的陪伴来减轻孤独感，要尽量维护患者的尊严和控制感，帮助患者寻找生命的意义是非常必要的。

三、临床心理康复措施

（一）心理干预治疗原则

1. 心理疏导 对晚期食管癌患者，除了为其提供药物或手术治疗外，进行心理疏导也至关重要。医护人员要注意观察患者情绪变化，对患者的心理状态进行科学的评估，积极与患者进行交流沟通，耐心倾听患者心中的诉求，及时发现患者的痛苦与焦虑情绪，尽量满足患者的合理需求，减轻患者的心理压力，消除不良的心理反应，帮助其建立一个比较乐观积极的心态，增强期战胜疾病的信心。

2. 疼痛护理 疼痛是晚期食管癌患者的主要且最重要的症状，医护人员应指导患者正确表达疼痛，及时帮助患者分析疼痛出现的原因，解释与疼痛有关的生物心理学问题，多与患者交谈疾病以外的话题，以转移其对疼痛的注意力。同时要按照世界卫生组织（WHO）三阶段止痛原则遵医嘱给予止痛药物，并根据患者的喜好、生活背景、文化水平采用分散注意、放松疗法、皮肤刺激法等个体化干预方式缓解其疼痛。另外，还可以让患者通过听音乐、读报、看书等形式放松心情，以便保持愉悦的心理状态，从而缓解疼痛。

3. 家庭社会支持 充分利用家庭社会支持系统，鼓励患者多与其他患者、家人、朋友进行积极的交流与沟通，学会用宣泄、倾诉的方式减轻焦虑和抑郁情绪，获得家人精神上的支持与帮助，提高对焦虑、抑郁、疼痛等的应对能力。同时鼓励患者主动接受亲朋好友的帮助，增加与外界的联系。

4. 生理舒适支持 将兴趣爱好相投的患者安排在同一病室里，鼓励他们相互交流和沟通，以取得心灵上的共鸣，相互鼓励以期提高治疗的契合度。

5. 饮食护理支持　晚期食管癌患者往往会有吞咽困难、营养不良等症状，更容易出现负性情绪，这些不良心理问题严重影响到了治疗效果和生活质量。因此，医护人员应做好晚期食管癌患者的饮食指导，为患者制定科学的饮食计划，指导患者少吃多餐，建议他们适当吃一些富含高蛋白、高维生素的流质或半流质饮食，以弥补其体能消耗，嘱患者不要进食寒凉的、不洁及不新鲜的食物。

6. 充分尊重患者　日常护理过程中将患者视为有尊严、有需要、有思想、有愿望的完整个体，在治疗过程中充分尊重患者的隐私权、知情权、宗教信仰和生活习惯等。

7. 临终关怀　临终关怀是为生命即将结束的患者提供全面的身心照护，尽可能地减轻临终患者生理、精神以及心理上的痛苦，增加患者的舒适程度，提高患者的生存质量，维护临终患者的尊严。同时，医护人员还应对不同年龄、性格、社会阅历、病程长短的患者采取不同的方式，帮助患者正确认识生、老、病、死这一自然规律，认识到生命的真正价值在于质量，帮助其摆脱对死亡的恐惧和不安，尽可能提高患者的生存质量，同时医护人员应尊重患者的意愿，允许其保留自己的生活方式，有尊严地走完自己最后的人生旅程。

（二）心理治疗的方式

癌症患者的心理治疗是为了帮助患者在患病期间培养积极的应对方式，改善负性情绪，促进康复和心理成长。许多适用于普通人群的心理治疗模式也能够被应用于食管癌患者。常见用于癌症的心理治疗方式包括个体心理干预模型、团体心理干预模型、夫妻和家庭干预模型以及跨越不同生命周期的干预。表 2-1 呈现了目前应用于癌症患者的一些心理治疗方法。

有研究显示，认知行为干预能够纠正放疗、化疗癌症患者对疾病本身及治疗产生的负性想法和伴有的不良行为，减轻患者身体和心理的不良反应，有效改变患者潜在的功能失调性认知假设，减轻躯体症状。目前有专为癌症患者设计的心理治疗，例如支持－表达团体心理治疗；也有一些令人振奋的新干预模式不断被提出，目前正在效果检验中，例如 CALM 心理治疗。这些治疗都极大地改善了对癌症患者的照护。

表 2-1　应用于癌症患者的心理治疗方法

个体心理干预模型	团体心理干预模型	夫妻和家庭干预模型	跨越不同生命周期的干预
支持性心理干预	支持－表达团体心理治疗	针对晚期癌症患者的夫妻治疗	对于有癌症遗传素质的患者的干预
认知行为干预	短程、结构化心理教育	性功能障碍的治疗	对儿童和青少年患者的心理干预
认知分析干预	意义为中心团体心理干预	姑息治疗和居丧中的家庭干预	对于父母患癌的儿童的干预
正念干预	针对早期乳腺癌女性和伴侣的聚焦夫妻的团体心理干预		对老年癌症患者的心理社会干预
放松和想象治疗			在居丧期重建意义的干预
物质依赖的动机咨询			
叙事疗法			
尊严疗法			
写作情绪暴露			
CALM 心理治疗			

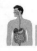

在以上所有心理治疗方法中，支持性心理干预是最简单也是最重要的一种。支持性心理治疗几乎是所有癌症患者心理治疗方法中的必备要素，目的是帮助患者处理痛苦情绪，强化自身已存在的优势，促进对疾病的适应性应对；在相互尊重与信任的治疗关系中，帮助患者探索自我，适应体象改变和角色转换。治疗内容包括：

1. 为患者提供一个安静的、支持性氛围，与患者一起探索其精神世界中运行的深层心理动力模式。

2. 耐性倾听患者的故事，并对患者的不良情绪给予理解、正常化和共情的回应，减轻他们的病耻感。

3. 与患者一起讨论造成紧张气氛、引起他们强烈情绪反应或影响其应对疾病的信息，帮助患者积极处理负性情绪。

4. 为患者及其家人提供他们需要的信息和可利用的资源。

5. 在患者遭遇打击而出现心理危机时给予干预。

6. 通过认知行为技术和问题解决策略帮助患者改善认知，做出合理的决策。

7. 促进患者与照顾者和医护人员的沟通。

8. 如果有必要，在患者允许的情况下，也可以将家人也纳入支持治疗当中。

四、心理康复治疗过程中应注意的问题

对食管癌患者进行心理治疗的过程中，需注意治疗形式（治疗的时间、地点、治疗关系设置等）和治疗内容两方面的问题。

（一）治疗形式方面的问题

1. 时间　食管癌患者的精力和体力是随疾病和治疗而不断变化的，因此在进行心理治疗的过程中要考虑到患者的疲乏程度和疾病阶段。常规的心理治疗一般是每次 40~60 分钟，对于精力、体力比较差的患者，有时治疗要缩短到 20 分钟甚至更短。对于身体状况比较差的患者，即使对话很简短，会谈也可以很有意义。

2. 频次　通常心理治疗设置为每周一次，可随患者实际情况而变化。如果患者体力较差或家离医院较远，心理治疗的频次可以与患者规律回医院接受治疗的频次保持一致，这样不会增加患者额外出行负担。如果患者进入康复期，觉得能够谈论疾病之外的话题时，会谈频次也可以适当减少。一旦患者遇到新的心理挑战，例如治疗失败、家庭变故等，治疗频次又会变得密集。

3. 治疗地点及形式　心理治疗室是最佳的治疗地点，单人病房也是不错的选择。对于一些体力差的住院患者，有时也可以进行床旁心理治疗。对于交通不便的患者，有时电话、邮件、网络视频都可以选择，重要的是让患者感受到心理上的陪伴和支持，让患者觉得"你一直和他／她在一起"。

4. 治疗关系的设置　传统的心理治疗要求治疗师应避免与来访者进行肢体的接触，但对于癌症患者来说，有时肢体接触是可以允许的，比如握着患者的手或拍拍患者的肩膀。另外，在治疗的过程中需要注意患者的状态，是否有一些小的需求，并提供帮助，例如，帮助口渴的患者递过水杯，或者帮助患者坐得更舒服等。当然，帮助要有一定限度，治疗师还是不能替代患者家属或主管医生、护士的角色。

（二）治疗内容方面的问题

1. 关注患者的病情　除了治疗形式更加灵活，在对食管癌患者心理治疗的过程中，很重要的一点是要了解患者的疾病阶段和病情发展趋势。在初次访谈的时候，需要了解患者的诊断、分期、预后、目前的治疗和治疗常见的不良反应，必要的时候甚至要跟患者的主治医师或之前的治疗师进行联系，全方位了解患者的病情以及心理社会背景。这样可以发现患者对疾病是否有不恰当的认知，便于纠正患者的不良认知。如果治疗师对患者医疗背景的了解不足，或对疾病和治疗缺乏相关知识，就很难取得患者的信任并为他们提供有效的心理支持。

2. 治疗内容的灵活性　经验丰富的临床医生需要保持治疗的灵活性，这一点在癌症患者心理治疗的过程中更为重要。因为在癌症患者身上，似乎只有变化恒定不变。对于刚刚得知诊断的患者来说，治疗的内容应该是帮助他们面对疾病，并尽快做出适合他们的治疗决策；而对于治疗期的患者，治疗应帮助他们正确认识治疗的效果和不良反应，有效地与医护人员沟通，学会放松和转移注意力；在治疗结束时，患者的心理常常会很矛盾，一方面，痛苦的治疗即将结束，治疗带来的不良反应也会随之缓解，另一方面治疗结束后患者与医护人员接触的机会减少，因此治疗带来的安全感也随着治疗结束而结束了。临床医生需要体会患者这种矛盾心理，帮助患者缓解由于内心矛盾而产生的焦虑和不安。食管癌患者在治疗过程中不得不面对他们身体某些部分或功能的缺失，例如饮水、进食、支架带来的不适、手术吻合口狭窄或食管瘘等，这些毁灭性缺失会让患者陷入深深的悲伤。倾听、陪伴、帮助患者接纳自己并探索可能的替代性的解决方法是这一阶段的患者所需要的。当病情缓解时，患者可能会更多地考虑家庭事务或深层次的个人问题。这时，根据患者的需要也可以将话题转移到癌症之外更有意义的事情上，帮助他们通过患病获得更多的心理成长，更好地回归正常的生活。

3. 注重细节　在癌症患者心理康复过程中，有一些细节是需要特殊关注的，例如不要在治疗过程总是责备或否定患者。很多患者在患病后存在很多内疚和自责，觉得是自己不好的性格或不良的生活习惯导致了自己患癌，给家人带来了负担，这个时候责备患者是没有意义的。另外，不要给患者提供与实际不符的安慰或保证，例如"别担心，一定会康复的"。

总之，国内癌症患者对心理治疗在肿瘤康复治疗中的重要性缺乏足够的认知，治疗依从性低，如何更好地把心理治疗介入到康复治疗中去是目前我国癌症康复治疗过程中有待重视和解决的问题，值得开展相关临床研究促进患者的康复治疗。

（唐丽丽　付　强　陈俊强　刘小红　陈名峰）

参 考 文 献

1. HELLSTADIUS Y，LAGERGREN P，LAGERGREN J，et al.Aspects of emotional functioning following oesophageal cancer surgery in a population-based cohort study［J］.Psychooncology，2015，24（1）：47-53.

2. JIA L，JIANG S M，SHANG Y Y，et al.Investigation of the incidence of pancreatic cancer-related depression and its relationship with the quality of life of patients［J］.Digestion，2010，82（1）：4-9.

3. 唐玲，郑斌，李德蓉.心理护理干预改善老年慢性心力衰竭患者不良情绪及治疗依从性的效果观察［J］.实用医院临床杂志，2015，12（2）：105-107.

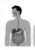

4. CHENG Q M, KONG C Q, CHANG S Y, et al.Effects of psychological nursing intervention on personality characteristics and quality of life of patients with esophageal cancer [J].Clin Res Hepatol Gastroenterol,2013, 37(3):283–288.

5. 陈薇.晚期食管癌患者的心理分析与护理[J].中外医学研究,2012,10(27):93.

6. 张艳.老年晚期食管癌患者25例临床护理[J].齐鲁护理杂志,2011,17(26):88–89.

7. 严平,张莉,李爱华.晚期食管癌患者的心理特点及护理对策[J].中国实用医学杂志,2010,20(12):80.

8. 黄永花,喻荔琳.晚期食管癌患者的心理特点及护理对策[J].医学理论与实践,2002,15(9):1065.

9. WATSON M,KISSANE D W.癌症患者心理治疗手册[M].唐丽丽,译.北京:北京大学医学出版社,2016.

10. 陈玲.认知行为护理在鼻咽癌放疗患者中的应用效果[J].实用临床医药杂志,2013,17(18):10–12.

11. 中国抗癌协会肿瘤心理学专业委员会.中国肿瘤心理治疗指南2016[M].北京:人民卫生出版社, 2016.

第二节 护 理 康 复

一、食管癌手术患者的康复护理

（一）手术前全面护理评估

1. 进食状况评估 评估患者饮食习惯，包括日常是否进食过快，是否常吃隔夜的食物，喜食过热、过硬、过咸及腌制品食物；有无长期饮烈性酒、抽烟或合并慢性疾病；有无在食管癌高发地区长期居住史。评估患者进食的症状和体征，包括进食时有无梗噎、异物感、下行缓慢、呃逆、消化道出血、胸骨后疼痛等症状；进食干或稀食物有无差别；近期进食量和体重有无下降。通过了解进食状态可以评估症状与肿瘤部位、分期及病理类型之间的关系，当肿瘤侵犯食管周径小于1/3时，患者仍可进普通饮食，超过管周径2/3时，可以引起一系列临床症状。

2. 营养不良评估 食管癌患者就诊时多为中晚期，首先影响患者进食，而肿瘤患者多有不同程度的厌食，并发营养不良的概率更大，且以老年患者居多，进一步增加食管癌患者营养不良的风险。因此，了解围术期食管癌患者营养风险状况并对其进行营养风险评估十分必要。研究表明，营养状况与食管癌患者预后关系密切，存在营养风险的患者的住院时间、并发症发生率、死亡率明显更高。对于食管癌手术患者，早期识别患者营养状况，对存在营养不良及营养不良风险患者及时采取营养干预更具有意义。可应用营养评估工具 NRS 2002 对患者进行营养风险筛查与评估。NRS 2002 营养风险评分系统在 2002 年已经被 ESPEN 推荐作为住院患者营养风险筛查的首选工具。中华医学会肠外肠内营养学分会也推荐采用 NRS 2002 对成年住院患者进行营养风险筛查。

3. 呼吸功能评估 食管癌术后容易发生肺不张、肺炎等肺部并发症。有资料显示，吸烟史是食管癌术后发生肺部并发症的独立危险因素。长期大量吸烟可损伤气道上皮细胞，抑制纤毛运动，并降低肺泡表面活性物质的活性，导致术后肺部并发症增多。因此，要详细了解患者吸烟的持续时间和每天（或有规律）吸烟支数，是否合并 COPD 等慢性呼吸系统疾病，以及了解相关肺功能检查结果。

4. 心理及社会支持系统评估 了解患者对疾病的认知程度，评估患者的睡眠、情绪、人际关系和社会功能能力的变化，有无心理不良反应，如紧张、焦虑、恐惧、情绪低落、对手术的态度等；家属对患者的关心程度、支持力度、家庭承受能力。

5. 压疮风险评估　使用 Braden 压疮风险评估表进行风险评定，通过对患者的感知能力、潮湿程度、活动能力、移动能力、营养摄取能力、摩擦力和剪切力六个方面评估患者是否存在压疮高危风险。

6. 跌倒坠床风险评估　使用跌倒 / 坠床风险评估表进行风险评定，评估患者是否存在跌倒坠床高危风险。

7. 日常活动能力评定　使用 Barthel 指数评定量表，从进食、洗澡、修饰、穿衣、控制大便、控制小便、如厕、床椅转移、平地行走、上下楼梯十个方面评估患者的自理能力等级。按照 Barthel 指数得分，将自理能力分为重度依赖、中度依赖、轻度依赖、无需依赖四个级别，依据患者自理能力等级判断患者需要照护的程度，并提供相应的护理指导与协助。

（二）术前康复护理

1. 营养及消化道准备　由于进食不畅，多数食管癌患者在术前存在营养不良，导致术后吻合口瘘等并发症增加。因此，早期明确食管癌患者营养状态，实施积极干预措施，是保证患者预后质量的前提。通过 NRS 2002 营养风险筛查表评估患者的营养状况，能进食者，鼓励进食高蛋白、高热量、富含维生素、易消化的流质或半流质饮食，可将食物用搅拌器弄成糊状或流体状；若进食时感食管黏膜有刺痛，可给予清淡无刺激的食物；每次进食前饮少量温开水润滑食管，进食后喝少量温开水冲洗食管，减少食物残渣滞留；长期不能进食或一般情况差者，可遵医嘱补充水、电解质及肠外营养。近年来，食管癌加速康复外科在多家医院开展，部分主张患者从入院即开始口服肠内营养素，其目的一方面是改善患者的营养状况，更重要的是使患者肠道在术前适应肠内营养素，避免术后因为腹泻、便秘等原因无法早期建立肠内营养。指导患者按时刷牙，5 次 / 日，分别在晨起、三餐后和睡前。对有龋齿或牙周病者需要先行治疗再进行手术。

2. 呼吸道准备　对吸烟者，指导患者立即戒烟，并讲解抽烟的危害，让其在心理上能够主动戒烟，术前严格戒烟 2 周。指导并训练患者进行呼吸功能训练，主要包括腹式呼吸、缩唇呼吸、有效咳嗽训练，还可以通过吹气球、使用呼吸训练器、登楼梯训练及雾化吸入等方式改善肺功能，以增加肺部通气量、改善缺氧、有利排痰，预防术后肺炎和肺不张的发生。

3. 肠道准备　传统的术前肠道准备需禁食 12 小时，禁水 8 小时，并进行机械灌肠，但这可能导致患者脱水及电解质紊乱。近年来，食管癌加速康复外科在多家医院开展并取得良好效果，如术前 1 日进食少渣饮食，术前晚流质饮食，术前 6 小时禁食、2 小时禁水；术前 1 日口服缓泻剂进行肠道准备，免于术前晚灌肠；术前 2 小时口服 400ml 糖盐水，糖尿病患者同时给予降糖药物。对有明显进食后梗阻患者，术前 3 日每晚饮用生理盐水冲洗食管及胃，缓解局部充血水肿，以利于术后吻合口愈合；结肠代食管手术患者，术前 3 日进高热量无渣饮食，术前 1 日口服缓泻剂，术前晚予温盐水灌肠 1 次，术晨进行清洁洗肠。术前 8 小时口服 100~200ml 橄榄油，减少因术中损伤胸导管而致术后乳糜胸。由于禁食情况下胸导管呈无色、半透明，术中易造成损伤。而术前口服橄榄油可使术中胸导管充盈并呈乳白色，使胸导管清晰暴露；即使术中发生损伤，也能及时发现乳白色液体流出，以便及时处理结扎胸导管，避免术后乳糜胸的发生，同时又能够保存胸导管的完整性。目前针对术中常规结扎胸导管以减少术后乳糜胸发生率这一方法存在争议，部分学者认为常规结扎胸导管并不能有效减少乳糜胸的发生率。

4. 心理护理　食管癌患者术前常存在明显的焦虑心理，护士应注意加强与患者及家属的沟通，了解患者的心理状况，耐心实施心理疏导。讲解手术和各种治疗与护理的意义、方法、大致过程、配合与注意事项，尽可能减轻患者不良心理反应。营造安静舒适的环境，保证患者得到充分休息。

（三）手术后康复护理

1. 病情观察　术后严密监测患者的心率、呼吸、血压、血氧饱和度情况，必要时15~30 分钟监测生命体征一次，并做好记录。严密监测观察并记录尿量、引流液颜色、性质、量，出现异常情况及时报告医师处理。

2. 呼吸道护理　食管癌术后患者易发生呼吸困难、缺氧，并发肺不张、肺炎等，对此类患者的护理措施包括：①常规给予氧气吸入，2~4L/min，若血氧饱和度低于 95%，应加大氧流量（5~6L/min），必要时面罩吸氧，注意观察患者呼吸频率、节律、深度和血氧饱和度情况，有无缺氧征兆；②术后鼓励患者多做深呼吸、吹气球、使用呼吸训练器锻炼，促使肺膨胀，指导患者进行有效咳嗽，促进痰液排出；③气管插管者，及时吸痰，保持气道通畅；④痰多、咳嗽无力者若出现呼吸浅快、发绀、呼吸音减弱等痰阻塞现象时，应立即行鼻导管吸痰，必要时行纤维支气管镜吸痰或气管切开吸痰。

3. 饮食护理

（1）术后早期吻合口处于充血水肿期，需禁饮禁食 5~6 日，禁食期间嘱患者尽量不要将口水咽下，以减少食管吻合口感染的发生。

（2）禁食期间，遵医嘱予以肠内和肠外营养支持。

（3）开始进食后，针对颈部吻合患者，指导患者先咀嚼馒头，1~2 天后给予半流质饮食，如浓粥、线面等，逐渐过渡到普食；针对胸内吻合的患者，指导患者先试饮少量水，如无不适，第 2 天开始进食半流质食物，再逐渐过渡到普食。

（4）进食不宜过饱，少量多餐，细嚼慢咽，每日 6~8 次，依据个体情况，以能耐受为宜。

（5）鼓励患者每日应 2~3 次吞咽弹性食团，如馒头、面包等，克服吞咽食物时产生的梗噎感，强调弹性食团可有效扩张吻合口，防止吻合口挛缩，避免轻度吻合口狭窄发展为中、重度狭窄。

（6）嘱患者进食后 2 小时内勿平卧，睡眠时将床头抬高。

4. 疼痛护理　食管手术创伤大，留置引流管道多，术后疼痛感强烈，不仅影响患者休息，更重要的是会对患者的活动、咳嗽、咳痰行为造成影响，进而影响患者术后的恢复进程。因此，有效镇痛是术后护理的关键。近年来常用的镇痛方法有自控镇痛泵、皮下注射/口服阿片类药物等。动态评估患者的疼痛强度，并随时评估和记录暴发痛的部位、性质、强度及治疗后缓解程度，为临床调整止痛药物种类及剂量提供依据。指导家属或患者咳嗽时用两手掌按压术侧胸壁，以减轻疼痛。翻身活动时避免牵拉引流管。听一些轻松的音乐，分散患者对疼痛的注意力。

5. 引流管护理　食管癌术后患者留置管道多，主要包括胃管、鼻饲管或空肠造瘘管、颈部负压引流管、胸腔闭式引流管、腹腔引流管、尿管，应做好妥善固定，标识清晰，保

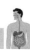

持引流通畅，避免导管打折、扭曲、受压。更换引流装置时严格执行无菌技术操作，预防感染。严密观察引流液颜色、量、性质，如有异常，及时报告医生进行处理。随着食管癌加速康复外科的推行，提倡术后早期拔管，术后第一天常规行胸片检查后，如胸胃未见明显扩张，各引流管引流量均不多，于术后第 1 天拔除尿管、颈部引流管、腹腔引流管及胃管。如肺部复张好，没有明显积液，胸腔引流不超过 300ml，术后第 2 天拔除胸腔引流管。

6. 肠内营养护理 术后由于禁食，需留置营养管以保障营养供应。营养管留置方式有鼻饲管和空肠造瘘管两种。输注营养液时应注意：①采取半卧位，床头抬高 30°~45°，以防营养液反流；②每次输注前要确认营养管位置，评估患者的状态，确定营养液的配方、量、输注的速度，确认通畅后开始输注；③匀速输注，原则上从低浓度、低剂量开始逐渐增加，从 25~50ml/h 开始，每日递增 20ml/h，最大速度为 100~150ml/h，具体输入速度还应根据患者排便情况进行调整；④保持营养管通畅，输注前后用 30ml 温开水冲洗管腔；禁忌在肠内营养剂中添加任何药物，以免产生化学反应；管饲固体药物时要充分研磨溶解，给药前后用 30ml 温开水冲管，注意药物之间的配伍禁忌；⑤输注过程中密切观察患者有无腹胀、腹泻、便秘、恶心、呕吐、反流、误吸、管腔堵塞等，及时对症处理；严密监测患者各项生化指标，特别要关注血糖和水电解质情况；⑥营养输注管道应每 24 小时更换，接头处保持无菌状态，注意保持营养管外端清洁，及时去除黏渍等。

7. 术后早期活动 鼓励患者术后尽早开始活动，常规术后 6 小时患者清醒后即可在床上运动，术后 1~2 天即可下床活动，循序渐进地增加活动量，这样有助于术后康复。避免长期卧床引起的胰岛素抵抗，减少心肺、肌肉萎缩等并发症。

（四）术后常见并发症的观察与护理

1. 吻合口瘘 吻合口瘘是食管癌术后最严重的并发症之一，包括胸内吻合口瘘和颈部吻合口瘘。吻合口瘘的形成主要与吻合口张力过大、感染、局部供血不足、营养差、合并糖尿病、术前放化疗、吻合技术等因素有关。吻合口瘘可根据症状和体征，口服亚甲蓝、内镜检查等做出诊断。吻合口瘘最常见于术后 4~6 天，按发生时间的早晚可分为三种：术后 3 天内发生的为早期瘘，早期瘘口大者术后 24~48 小时即可从胸腔引流管引流出较浑浊的引流液，表现为发热、心悸、呼吸困难等；术后 4~13 天发生的为中期瘘，较常见，表现为持续性高热、面色潮红、呼吸浅促、口干舌燥、白细胞升高等，胸腔引流管内可见浑浊的引流液；术后 14 天以上的为晚期瘘，常表现为持续性低热。颈部吻合口瘘多表现为颈部皮肤红肿、压痛、皮下气肿，有脓液引出，伴有或不伴有体温升高。

护理：术后应严密观察患者病情变化，定时监测生命体征，有无气促、胸闷及胸背部疼痛；严密观察切口、切口引流液及胸腔引流液颜色、量、性质及气味的变化。如持续发热且体温不断上升，伤口红肿压痛且出现皮下气肿，应立即做好相应护理。一旦发生吻合口瘘，立即停止经口禁食；充分引流，做好胃肠减压管、胸腔引流管及营养管的护理；给予营养支持，禁食期间给予肠内和肠外营养，纠正营养不良，以利于吻合口的愈合；控制感染，给予抗生素对症处理；给予心理支持，向患者耐心细致地解释病情，介绍治疗成功的案例，与患者家属共同鼓励患者，帮助其树立战胜疾病的信心与勇气，使患者能积极配合治疗。

2. 乳糜胸 乳糜胸是食管癌术后严重的并发症之一，主要因术中损伤胸导管引起乳糜液渗漏。一般发生在术后 2~10 天。术后早期因患者禁食、水，胸腔引流液为淡红色，以后逐渐转变为橙黄色血浆样液体；若患者进食，特别是进食含脂肪和蛋白质的食物，则成乳白色胸腔积液。因此，在观察过程中应注意，并不是所有的乳糜胸都表现为典型的乳白色胸腔积液。患者表现为胸闷、心慌、气促、胸前区不适及患侧胸部沉重与不适感，且引流量不增反减，乳糜试验阳性。由于乳糜液中含有大量的蛋白质、脂肪、水及电解质，若不及时处理极易导致营养不良、电解质紊乱，最后呼吸、循环衰竭，危及患者生命。

护理：术后应严密观察患者的生命体征，尤其注意胸腔引流液的颜色、性质及量，耐心倾听患者主诉，有无胸闷、气短及呼吸困难加重，有无心衰的表现，及时报告医生。一旦发现，应立即禁食，禁食期间给予全肠外营养支持，补充液体保持水电解质平衡，必要时输注血浆。术后并发乳糜胸的患者常影响情绪，容易出现恐惧、焦虑，担心术后恢复等，护理人员应及时做好心理疏导。

3. 术后出血　术后出血多由于术中止血不彻底、血管结扎线脱落、凝血机能障碍造成，一般发生于术后 12 小时内。患者表现为嗜睡，主诉口渴、心悸、呼吸困难，体征主要为面色、眼睑、口唇、甲床苍白、皮肤湿冷、血压下降及心率增快。若并发血胸，胸腔引流管引流量 >100ml/h，色鲜红，连续 3 小时以上，往往提示出血活跃，在积极止血、输血的前提下应考虑再次剖胸手术止血。

护理：护士应严密监测患者生命体征，定期检查切口敷料及引流管周围有无出血或渗血，严密观察引流液的颜色、性质、量，若有出血征象，一定要及早发现、及时处理。遵医嘱使用止血药物，严密观察胸瓶内水柱有无波动，定时挤压引流管，及时排出胸腔内积血。加快静脉输液速度，及时建立至少两条静脉通路，补充血容量。必要时做好开胸探查手术的准备。

4. 肺部感染　肺部感染是食管癌术后最常见并发症，主要原因包括长期吸烟、高龄、口腔不洁、手术创伤、术中麻醉药物潴留以及术后疼痛明显致咳嗽排痰困难所致。临床表现为痰多、咳黄痰、发热、呼吸急促等，肺部呼吸音粗，可闻及啰音。护理措施：术前戒烟 2 周，加强肺功能锻炼以及腹式呼吸训练，指导患者有效咳嗽，雾化等清洁呼吸道；术后监测体温，注意镇痛治疗，常规气道雾化吸入稀释痰液，保持正确卧位，定时协助患者翻身拍背，鼓励患者咳嗽，及时帮助排痰。若患者有痰多无力现象，则应给予吸痰处理，必要时给予纤维支气管镜吸痰。

5. 吻合口狭窄　食管癌术后吻合口狭窄可能与吻合方式、患者瘢痕体质、吻合口缺血性挛缩以及术后饮食扩张吻合口的时机有关。发生率为 1.8%~10%，老年人甚至高达 30%。吻合口狭窄可分为良性狭窄和癌性狭窄。引起吻合口狭窄的因素较多。良性狭窄主要由于术后瘢痕挛缩增生；术后长期进食流食或半流食，使吻合口未得到相应的扩张而挛缩等；癌性狭窄则为癌肿局部复发堵塞所致。狭窄开始时患者一般感到吞咽困难，以后逐渐加重。吻合口狭窄可通过内镜下探条扩张方法进行治疗。临床需严格掌握适应证并早期治疗，以提高一次扩张成功率和显效率，减少并发症。扩张术前与患者做好充分沟通，缓解其心理压力，根据患者的实际情况，做好充分的术前准备。术后第 1 天需密切监测患者的生命体征，并加强对患者呼吸道和口腔的护理干预，防止感染及其他并发症的发生。饮食上注意常规禁食 3 天，期间注意对患者进行充分的营养支持，3 天后根据患者的恢复情况补充流食或软食，逐渐过渡到普食。进食过程中细嚼慢咽，禁止食用坚硬、刺激性、粗糙性食物和纤维素多的食物，并建议患者在日常生活中戒除饮酒。

6. 反流性食管炎 食管部分切除食管胃吻合术后，由于切除了食管下括约肌和食管膈裂孔结构遭到破坏，术后常发生胃食管反流。多出现在术后半年左右，有的甚至在术后几年出现。患者常出现反酸、烧灼感、胸骨后疼痛，平卧时加重，饭后恶心、呕吐、吞咽疼痛和困难等。在确定患者出现此类并发症后应根据医嘱给予患者增强胃肠道动力的药物，同时在日常护理中应重视饮食护理，指导患者形成良好的饮食习惯，遵循少食多餐、细嚼慢食原则。进食后取高坡卧位，平时（包括夜间）取斜坡卧位。进餐后不能立即躺下或睡觉，应散步或轻微活动，利于胃内容物及时排空。进食后饮少量温开水冲洗食管，减少食物滞留。

（五）功能锻炼护理

食管癌术后由于胸壁的破坏导致患者肺功能下降，双侧喉返神经淋巴结清扫后存在喉返神经短暂性或永久性损伤，导致声音嘶哑、饮水呛咳甚至吞咽功能障碍。因此，需加强术后呼吸康复训练、吞咽训练和声带闭合训练，以减少手术带来的长期不良影响。

1. 呼吸康复训练 呼吸肌康复功能训练是通过改变浅而快的呼吸为深而慢的有效呼吸，建立适应肿瘤患者日常生活的有效呼吸模式，提高其生活能力，改善心理状态。腹式呼吸、缩唇呼吸的锻炼，可以加强胸、膈呼吸肌肌力和耐力，改善呼吸功能。常用的呼吸训练技术包括腹式呼吸、缩唇呼吸、吹气球、呼吸训练器等。

（1）腹式呼吸训练：指导患者坐卧或平卧于床上，全身放松，一手放于前胸部，一手放于上腹部，用鼻深吸气，置于腹部的手有向上抬起的感觉，但胸部不动，使腹部慢慢膨隆，吸至不能再吸时屏气 2~3 秒后，用口呼气，同时收缩腹部，置于腹部的手有向下降的感觉，使腹部内陷。每日 2~3 次，每次 15 分钟。

（2）缩唇呼吸训练：指导患者经鼻吸气，然后口呼气，呼气时上下唇收拢成吹口哨状，缓慢呼气，呼气与吸气时间比为（2~3）∶1，每次训练 15 分钟。

（3）吹气球：选体积 800~1 000ml 气球，鼓励患者深吸气把气球吹大，3~5ml/ 次，3~5 次 / 日，吹气球可使肺充分膨胀，增加肺活量和最大通气量，改善肺功能。

（4）呼吸训练器训练：将吸气软管与呼吸训练器相连接，通过呼吸训练器上的显示确定肺组织吸气最大容量。指导患者用手托住呼吸训练器，将口唇含住吸管，要求其缓慢吸气，观察白色活塞上抬至目标刻度线（8cm）后，保持吸气状态 2 秒，待白色活塞逐步降低至底端后，将吸管从口腔中取出，指导患者以缩唇的方式缓缓吐出气体。在训练过程中，嘱患者始终保持放松状态，待休息片刻后再行第 2 次训练，每次训练 15 分钟，2 次 / 日。

2. 吞咽训练 2 次 / 日，冰冻之后的棉签再蘸少许水，采用咽部冷刺激的方式刺激软腭、舌根及咽后壁，指导患者做空吞咽动作。指导患者开闭颌关节 5~10 次后，做空咀嚼和空吞咽，稍作休息后（时间不宜超过 2 分钟），做鼓腮、磕牙来加强吞咽功能力量。

3. 声带闭合训练 经鼻孔深呼气，闭唇屏气 5 秒，然后做清嗓动作，如发长 "a" 或 "e" 音，重复数次后，让患者反复做声门关闭或发长 "a" 或 "e" 音 5 次，屏气 5 秒，然后咳嗽。每次不超过 5 分钟，3~5 次 / 日。

（六）出院后的延伸护理康复

1. 家庭康复护理指导

（1）饮食指导：食管癌术后早期饮食应遵循以下原则：尽量减少对食管的刺激，以高蛋白、高维生素、高热量流质、半流质饮食为宜；温热适中，以40℃左右；进食宜少食多餐，细嚼慢咽；忌食高脂肪饮食、咖啡、浓茶、糖果和饮酒等。由于病灶在食管内，饮食后食物残渣容易留存其表面，不利于吻合口愈合，所以，餐后指导患者饮100ml左右温开水以冲洗食管，清除食物残渣。食管癌手术后期，因病变食管切除、胃位置、消化道解剖结构的改变，患者进食后常感饱胀不适，消化不良，饱餐后常有胸闷、气急等肺压迫症状，指导患者进餐不宜过饱。少吃豆制品类等产气食物防止胃部胀气。指导患者术后1个月应逐渐过渡到普食，以免造成吻合口狭窄。为防止反流性食管炎发生，进食后取高坡卧位，平时（包括夜间）取斜坡卧位，睡眠时可垫高枕头或使床头抬高或使用靠背垫来保持半卧位姿势。进餐后不能立即躺下或入睡，应散步或轻微活动，利于胃内容物及时排空。指导患者每周测体重并记录，了解自己的体重变化趋势，如果在正常进食的情况下仍然呈下降的趋势，应及时与医生沟通。

（2）肠内营养的居家护理：为保证充分的营养支持，食管癌术后部分患者会继续在家进行一段时间的肠内营养支持治疗，因此，对患者及家属进行肠内营养的居家护理指导至关重要。主要内容包括：①肠内营养液应现配现用，注明开启时间，未及时饮用可放入冰箱冷藏，超过24小时应丢弃；②输注营养液前检查导管的长度，如导管留置体内长度少于20~25cm，说明导管可能已经脱出肠道外，应立即咨询医生；③输注营养液时应适当加温，通常采用加热器，一般为38~40℃，使用加热器时避免烫伤，可用小毛巾包裹；④保持营养管通畅，输注前后应用30ml左右温开水冲洗导管，以防堵塞，禁止在肠内营养乳剂中添加任何药物，以免产生化学反应；⑤肠内给药时，若是固体药物应充分研磨溶解，给药前后用30ml温开水冲管，注意药物之间的配伍禁忌；⑥应匀速滴注，开始时滴注速度较慢，20~25ml/h，每日递增20ml/h，最大速度为100~150ml/h；⑦输注时取半卧位或坐位，输注后适当活动，以利胃内容物及时排空；⑧肠内营养管内只能注入流质食物，如需要输注米汤、肉汤、果蔬汁类等食物时，应做好充分的过滤，避免有食物残渣堵塞导管；⑨输注过程中密切观察有无出现腹胀、便秘，营养管堵塞等，及时与医护人员联系，进行对症处理；⑩注意保持营养管外端的清洁，及时去除污渍。输注管道每24小时更换；⑪合理实施肠内营养：估算每日饮食应摄入的总热量，采用体重公式计算法：体重 ×25~30（kcal/d）；每日监测体重的变化，避免体重下降，如体重减轻应增加摄入量；监测尿量以评估液体摄入是否足量。

二、食管癌放疗患者的康复护理

（一）放疗前的康复护理

1. 心理护理 介绍放疗实施步骤，放疗前准备工作可能需要1周左右的时间，讲解治疗中可能出现的不良反应及注意事项，加强沟通，了解患者及家属的顾虑，提出解决方案，消除患者对放射治疗的不正确认识和可怕想象，使患者积极配合治疗。

2. 改善患者的一般情况，保持良好的能耐受放疗的身体状况 及时治疗各合并症，如糖尿病、结核、冠心病等。患者放疗前就可以增加营养的摄入，以高热量、优质蛋白质、高维生素、易消化的饮食为宜，忌食辛辣、过热、粗糙、过硬的刺激性食物。劝导患者戒烟忌酒。对于有全身或局部感染的患者，须先控制感染才能放疗。若照射野内皮肤有伤口，需在其愈合后方可进行放疗。

3. 保持放疗位置准确　嘱患者在每次照射时都要与定位时的治疗体位一致，需穿着统一厚度的宽松棉质内衣，照射过程中需保持呼吸平稳，减少体位误差对精确放疗的影响。放疗期间注意保护体表标记的完整清晰，千万不能洗掉，如有模糊，应及时找主治医师重新确定体位标记。

（二）放疗期间的康复护理

1. 照射野皮肤护理

（1）日常护理：保持局部皮肤清洁干燥，防止感染；应选择宽大柔软的全棉内衣，避免粗糙、化纤衣物接触摩擦；照射野皮肤可用温水和软毛巾先轻轻蘸洗，但禁止使用肥皂和沐浴露擦洗或热水浸浴；禁用碘酒、乙醇等刺激性药物，不可随意涂抹药物和护肤品；避免粗糙毛巾、硬衣领、首饰的摩擦；避免冷热刺激，如热敷、冰袋等；照射野皮肤禁止剃毛发，如需剃毛发应使用电动剃须刀，防止皮肤损伤，造成感染；照射野区域禁做穿刺点；如外出时，照射野皮肤应注意防晒；勿搔抓照射野皮肤，皮肤脱屑处勿用手撕剥皮蜕；指导患者保持放射定位标记清晰完整。

（2）出现照射野皮肤反应的护理：

1）Ⅰ度皮炎：表现为红斑、色素沉着、干性脱皮。一般使用无刺激的皮肤保护剂，有水剂和乳剂两种类型。水剂常见的有医用射线防护喷剂、外用重组人碱性成纤维细胞生长因子、外用重组人表皮生长因子；乳剂常见的有三乙醇胺乳膏、伤口愈合凝胶。关键的护理上要注意尽可能的暴露照射部位皮肤，保持干燥，减少摩擦。

2）Ⅱ度皮炎：表现为湿性脱皮、发炎、化脓。临床上证实在潮湿的环境下，伤口愈合速度较干燥环境下快，且疼痛减轻。一般使用生理盐水清洁伤口，待干后选用水胶体敷料覆盖脱皮区域。若伤口渗液较多，选择无创非粘连、能有效控制渗液的敷料，如藻酸盐敷料、泡沫敷料，再以水胶体敷料外敷固定，保持湿润，减轻疼痛，预防感染。放疗中避免使用含金属的敷料，以免造成辐射散射和增加表面剂量。必要时停止放疗。一旦放疗结束，对于有脓性分泌物的皮肤，可选用藻酸银敷料、银离子泡沫敷料等抗炎敷料。

3）Ⅲ度皮炎：表现为照射野皮肤溃疡、坏死。停止放疗，用外科换药方法给予换药，严重者合并使用全身抗生素，控制感染。

2. 血液系统反应的护理　放疗可引起骨髓抑制，导致周围血象下降，常表现为白细胞、血小板、红细胞的减少，血红蛋白降低等。一般每周查血象 1~2 次，发现血象降低，应予对症药物治疗。中性粒细胞下降予抗生素预防感染。当白细胞低于 2×10^9/L、血小板低于 50×10^9/L 或体温 ≥ 38.5℃，给予治疗的同时应暂停放疗，待升高后再行放疗。在白细胞低于正常值期间，嘱患者注意休息，不去公共场所，减少亲友探望，以预防交叉感染。贫血会使放疗的敏感性下降，血小板过低会引起出血，因此严重贫血或血小板过低应考虑成分输血。当血小板低于 50×10^9/L 时，减少活动，防止磕碰摔倒；低于 20×10^9/L 时，患者应绝对卧床。

3. 营养康复护理　食管癌以进行性吞咽困难为特征性表现，营养不良发生率高达60%。患病期间体重下发生率高达 79%。食管癌放疗期间放射性食管炎、食管狭窄等均会严重影响患者的营养摄入。放化疗造成的胃肠道反应使胃肠道吸收能力下降，摄入减少，也极易造成营养不良。营养不良可造成机体免疫功能低下，对肿瘤治疗的耐受性将下降，并发症明显增加，不利于患者的康复。良好的营养状态有助于提高患者对肿瘤治疗的耐

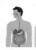

受，提高生活质量，保证按期完成治疗计划，降低并发症的发生率。

护理人员应重视肿瘤患者的营养筛查评估和营养治疗护理。于入院 24 小时内予营养风险筛查，NRS 2002 评分 <3 分者，在其住院期间每周筛查一次；NRS 2002 评分 ≥ 3 分者，进一步进行营养评估，根据患者的临床情况，制定个体化的营养计划。同时监测营养治疗的效果，每周监测患者体重，定期监测血清蛋白和血红蛋白等营养指标。称量体重宜在当日治疗开始前，以去除输液治疗对体重的影响。

专科护理人员应加强与患者的沟通，了解患者饮食习惯，给予个体化的营养咨询、饮食指导、营养宣教材料等，鼓励患者进食，向患者解释加强营养能促进组织的修复、提高治疗效果以及减轻不良反应，以促使其配合治疗。

食管癌患者由于其疾病的特殊性，常伴随吞咽困难，不能进食，造成机体营养不足。对于有营养不良风险的患者，在患者肠道功能尚可的情况下，首先考虑加强饮食指导，根据患者个体情况鼓励尽可能进食易消化、少纤维、营养丰富的软食、流质或半流质饮食，应特别注意饮食的能量密度，不能单纯考虑热量，要做到营养丰富、易于消化和吸收，必要时根据患者机体需要进匀浆饮食、辅以肠内营养剂，并提供清洁的进食环境。如肠内营养还不能满足患者的能量供给，可给予肠外营养。

对于正在接受放射治疗的患者，由于放射性食管炎为最常见的并发症，患者常伴有吞咽疼痛，应给予积极的对症治疗措施，如口服黏膜保护剂、抗生素、维生素和激素的混合剂、止痛剂、中药剂等，以保证患者营养摄入充足。饮食宜温凉，一般 40℃左右，以减少对食管的冷热刺激。进食后半小时内不宜平躺，进食结束后饮 100ml 左右温开水冲洗食管，防止食物残渣潴留食管内，刺激食管黏膜。进食过程中发生呛咳现象，考虑食管瘘，立即禁食禁水，停止放疗，告知医生，手术修补瘘口或更换营养支持途径，防止瘘道形成继发感染等。

4. 放疗期间常见并发症的康复护理

（1）放射性食管炎的康复护理：放射性食管炎（radiation esophagitis，RE）是肺癌、食管癌等胸部肿瘤在放射治疗期间最为常见的并发症之一，是指照射野内的正常食管在射线照射后出现充血、水肿、黏膜上皮细胞变性、坏死而发生的无菌性炎症反应。表现为局部疼痛或胸骨后灼烧感，进食时加重，常见于放疗后 1 周或数周内出现，一般症状较轻。严重者可出现胸部剧痛、发热、呛咳、呼吸困难、呕吐、呕血等，应警惕食管穿孔或食管气管瘘的发生。严重食管炎可能需要中断放疗并对症治疗，并对长期生存产生负面影响。同步放化疗的患者中，有 21% 的患者因严重的放射性食管炎而终止治疗。有研究表明，性别、同步放化疗、最大辐射位置和平均剂量是急性放射食管炎的独立危险因素。对放射性食管炎患者采取针对性护理，可以保证治疗的连续性，提高治疗效果及患者的生活质量。

1）心理护理：患者通常有明显的恐惧、抑郁或焦虑等情绪，一旦出现吞咽困难、进食梗阻的症状，往往误以为是出现转移或病情加重，再加上对于放疗的知识缺乏，治疗依从性降低。护士应与患者及时沟通，告知其这是由于放疗后食管黏膜充血水肿引起的，属于正常现象，并告知其常用的预防及处理措施，与有同样经历的患者建立友好关系；安排接受过放疗的患者，以亲身经历，讲解放疗过程和感受，调动家庭支持系统，增加陪伴与关心，消除患者紧张、焦虑、不安的情绪，使其身心处于最佳状态，接受治疗和护理。

2）饮食营养护理：宜进食高热量、高蛋白、高维生素和低脂肪、低纤维素易消化的半流质或流质饮食，少食多餐，进食后半小时内不宜平卧，以免食物反流，加重病情，食物温度以40℃左右，温度过高或过低会致刺激食管黏膜，使放疗后初愈的黏膜再受伤，每次进食后需饮水100ml左右，冲洗食管，防止食物残渣潴留食管，减轻对食管黏膜的刺激，防止发生感染。

3）症状护理：放射性食管炎主要症状是疼痛和吞咽困难。临床常使用止痛剂、激素、制酸凝胶、抗生素、维生素B的混合剂以缓解症状。用药方法常为含服，指导患者于餐前及睡前半小时，将混合液含在口中，五分钟后去枕平卧于床上，分次慢慢下咽，使药物与黏膜表面较长时间接触，有利于药物发挥作用进行止痛。此外，也可配合使用康复新含服、中药茶饮，如金银花、菊花茶口服。

4）预防护理：对于放射性食管炎预防目前并无相关指南，循证尚有大量文献报道。如，放疗前后饮冰牛奶、冰酸奶和蜂蜜。具体方法为，市售酸奶100ml，加入20~30ml蜂蜜，搅拌均匀，与放疗前30分钟缓慢吮吸，最后剩20ml留下，进放疗室时，含在嘴中，躺在放疗机上后缓慢吞下，使其覆盖食管黏膜表面，放疗结束后再饮用一杯，至整个放疗疗程结束。或在患者放疗之初即给予雾化吸入（生理盐水20ml加庆大霉素8万单位，加地塞米松5mg），每日一次，每次30分钟，期间指导患者做吞咽动作，调整呼吸，避免过度通气，操作结束后一小时内禁食禁水，也可减轻放射性食管炎严重程度，降低放射性食管炎发生率。另外，口服康复新、中医药方剂，如甘露饮、竹叶石膏汤、沙参麦冬汤等，含服人重组白介素-11等，在防治放射性食管上也具有良好的作用。同时，应注意保持口腔清洁，减少食管黏膜感染的机会。

（2）放射性肺炎的康复护理：放射性肺炎是食管癌放射治疗的常见并发症，发生率为5%~36%。早期患者病情轻微，可自行恢复，易被忽视，若患者病情严重，极有可能发展成肺部纤维化、肺心病、呼吸衰竭等疾病，甚至导致死亡。当出现广泛肺部纤维化时，患者症状明显，生活质量明显下降。其在临床上主要表现为持续性干咳、胸痛与气急。由于晚期放射性肺损伤是不可逆的，放疗期间早发现放射性肺炎，采取积极预防和药物治疗，可明显降低放射性肺炎的发生。因此，日常护理工作中细心观察患者症状，发现异常及时报告。对于放射性肺炎，早期给予积极护理干预，制定针对性强的护理措施，从护理角度上减少放射性肺炎的发生。

1）放疗前评估患者的一般情况、肺功能、心理状态、既往是否行过放化疗等情况。慢性肺病、糖尿病、肺功能差、同步化疗是其危险因素。负性情绪可能加重患者的症状，心理护理十分重要，护士应做好心理评估和心理疏导，加强沟通，做好疾病及治疗、注意事项等相关宣教，使其有良好的心理准备，减轻负性心理，树立治疗信心，以配合治疗。对于心理状况差、护士疏导效果不明显的患者，应积极联络心理专家介入。

2）放疗中和放疗后，密切观察患者的病情变化，监测并记录患者的体温、心率、痰液、呼吸频率，发现异常及时报告医生，并采取相应护理措施，做到早发现早治疗。①一般护理：病房保持敞亮整洁，温度适宜，在18~25℃之间，空气清新，湿度在50%~60%之间，定期消毒。应进高热量、高维生素、低脂半流质或流质饮食，多食新鲜蔬菜水果，禁食辛辣刺激性食物，温度宜温凉，不超过42℃。保持大便通畅，多饮水，监测尿量。加强口腔护理，鼓励患者勤刷牙漱口，保持清洁。建议多卧床休息，从事轻体力活动，3级以上放射性肺炎者应严格卧床休息，注意受压皮肤保护防止压力性损伤。防寒保暖，预防感冒；②气道护理：放疗后气管纤毛脱落，痰液黏稠，不易咳出，应加强气道管理。刺激性干咳者给予镇咳药物，减少干冷空气刺激等。痰液黏稠予雾化吸入。咳痰困难者予叩背，严重者协助半卧位，指导快吸慢呼，必要时行深部吸痰，适当吸氧等；③发热的护理：多数患者体温在38℃以下，一般不行药物治疗，嘱其多饮水，予温水或30%酒精拭浴，检测体温。当体温超过38.5℃时，遵嘱用药治疗；④用药护理：治疗原则为足量足疗程的糖皮质激素治疗，抗生素预防感染，止咳祛痰，适当吸氧等对症处理。激素治疗是放射性肺炎治疗的根本，因此，糖皮质激素应用剂量较大且时间较长，应按时按量给药，避免减量激素突然过大或过快使治疗不足造成症状反复、治疗效果不理想。但应密切观察其不良反应，如胃部症状、大便颜色、皮肤变化等。

（3）放射性气管炎的康复护理：放射性气管炎多表现为低热、咳嗽、咳痰、血象略升。主要康复护理措施：指导患者卧床休息，保持心情愉悦，饮食与清淡，富含维生素的饮食为主，多饮水。外出时佩戴口罩，减少呼吸道刺激。必要时，予以支持治疗、抗感染治疗。还可配合中医，服用清热生津方治疗放射性气管炎，临床疗效显著。

（三）放疗后的康复护理

饮食要求营养丰富，继续遵循住院期间相应饮食指导。放疗结束后还要继续保护照射野皮肤至少1个月。指导患者实时观察局部及全身反应消退情况，告知治疗结束后1~2个月，肿瘤持续缩小，放疗出现的急性反应如放射性食管炎、放射性气管炎随之缓解。可逐渐恢复正常饮食，但应避免硬食及粗纤维食物，以免对食管造成损伤。晚期放射反应如放射性食管纤维化、放射性肺纤维化，其发生率随着放疗后的时间推延而逐步增加。若体温在38℃以上，或出现明显胸闷气急、吞咽梗阻等应及时就诊。指导患者及家属掌握噎食的抢救技巧，图文及影像资料介绍海姆立克抢救法。指导患者定期复查，一般治疗后一个月进行第一次复查，以后应遵医嘱，按时复查。一般为治疗后2年内3个月复查一次，2年后6个月复查一次，5年后每年一次。

三、食管癌化疗患者的康复护理

（一）心理护理

化疗前耐心向食管癌患者讲解化疗的目的、方法及注意事项，在化疗过程中多与患者沟通，了解其内心想法顾虑，及时消除患者对化疗的恐惧心理，使患者有充分的心理准备，并接受化疗。化疗所致的脱发往往对患者会造成极大的心理负担，应告知患者化疗所引起的脱发是可逆的，停药后3~5个月毛发开始再生，且大多会比以前的发质更好，鼓励患者佩戴假发套，并给予赞美，减轻由于自我形象受损而引起的焦虑、恐惧。可以用音乐疗法、自我催眠疗法、适当活动、分散患者的注意力，减轻用餐前使用止吐药物，这样就可以在用餐中和用餐后起效，指导患者避免进食油腻、辛辣和口味重的食物。鼓励患者进食凉的和室温状态的食物，这些温凉食物比热的食物散发出的气味小。建议患者在不感到恶心和呕吐的时候进食喜欢的食物，以免对这些食物产生永久性的厌恶。

（二）饮食指导

营养支持也是主要的治疗手段之一，因此化疗期间的饮食指导十分关键。提供高热量、高蛋白质、丰富维生素、易消化吸收、多样化、营养丰富的食物，鼓励患者进食，少食多餐。

（三）食管癌化疗患者常见不良反应的康复护理

1．恶心、呕吐　治疗相关性呕吐一般可分为预期性、急性和迟发性。预期性恶心和呕吐即治疗前即发生的条件反射性呕吐，可以被一些特定的气味、味道和视觉感受激发，发生率在18%~54%。急性恶心呕吐发生在化疗给药后的几分钟到几小时，可以持续到24小时。迟发性恶心呕吐，在化疗后24小时发生，可持续六天，其发生的高峰在化疗开始后的第48~72小时。顺铂的使用可导致迟发性恶心、呕吐的发生率较高。化疗期间注意口腔清洁，少量多餐，避免甜食或油腻食物，进食后保持坐直休息，注意居室通风，避免异味刺激。对于化疗方案中有使用高致吐性药物（如顺铂）的，应于化疗前联合使用五羟色胺拮抗剂（如多拉司琼、昂丹司琼、帕洛诺司琼等）和皮质激素（如地塞米松）。连续几天化疗的患者每天根据使用化疗药物的致吐危险程度，给予相应的止吐药物。同时联合使用音乐疗法、适度的有氧运动或行为干预如自我催眠、渐进性肌肉放松、引导想象分散注意力等，也能够降低恶心和呕吐的发生率。告诉患者，如果恶心呕吐的持续时间超过24小时，或者严重到不能摄入液体，应及时通知医护人员。必要时给予补液，维持水电解质平衡。临床研究提示，穴内注射、穴位贴敷等方式也可改善化疗所致的恶心、呕吐。

2．腹泻　发生腹泻时，应监测排便的次数、量和黏稠度，补充水分及电解质。遵医嘱选择合适的止泻药物，可以减少排便的频次、量和肠蠕动。饮食上选择易消化、清淡、低纤维的食物，同时补充足够液体，另食物中适当增加含果胶的食物，如煮熟的苹果、甜菜，可以减轻腹泻。进食温热食物，冷的和较热的食物可能会加重腹泻。避免进食对胃肠有刺激的食物，如含酒精、咖啡因的食物、油腻辛辣和油炸食物。避免饮用西梅汁和橘子汁。指导患者保持肛周皮肤清洁，可以便后温水坐浴，涂抹保湿药膏等。

3．口腔黏膜炎　细胞毒性药物产生的活化氧会破坏DNA，损伤黏膜细胞组织和血管，造成吞咽功能和味觉改变、声音嘶哑，在吞咽和说话时有疼痛感，口腔黏膜颜色改变（如苍白、不同程度的红斑、白斑、病灶或溃疡的颜色改变）、水肿、溃疡等。口腔黏膜炎发生在30%~40%接受标准剂量化疗的患者。在食管癌常用化疗药物中，氟尿嘧啶、替吉奥容易引起口腔黏膜炎，口腔黏膜炎明显的症状在标准剂量化疗后4~5天即可显现。应提高患者进行口腔卫生的意识，保持口腔清洁，在饭前后、睡前及其他时间漱口，每日使用软毛牙刷刷牙至少两次，如黏膜炎严重可使用棉签清洁。鼓励进食高蛋白质食物和大量的液体（>1 500ml/d）以促进口腔黏膜再生。在氟尿嘧啶治疗期间，可咀嚼冰块预防和减轻口腔黏膜炎。对于黏膜炎所致疼痛明显的患者，需提供镇痛药物。合并感染者需进行细菌或真菌培养，合理使用抗菌药物。

4．骨髓抑制

（1）中性粒细胞减少症：一般发生在用药之后的7~14天。为降低粒细胞减少症带来的感染风险，医务人员应做到正确执行手卫生，严格无菌操作，预防医源性感染；指导患者及照顾者做好个人卫生，减少探视人员；指导良好的饮食营养摄入，同时保证饮食卫生，如避免吃未煮熟的食物及不洁净的蔬果、避免与他人共餐等；保持病房整洁，温度适宜，在18~25℃之间，空气清新，湿度在50%~60%之间，定期消毒；病室内不宜放置鲜花或干花；指导患者尽量避免去公共场所，以减少交叉感染机会，若必须外出，应佩戴口罩；不接触或看护小动物；定期检测血象，遵医嘱正确使用升白细胞的药物（一般在使用

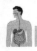

化疗药物后的 24 小时内应避免使用）。

（2）贫血：严重时要卧床休息，限制活动，避免突然改变体位后发生晕厥，注意安全；贫血伴心悸气促时应给予吸氧；给予高热量、高蛋白、高维生素类食物，如瘦肉、猪肝、红枣、花生等，注意色、香味烹调，促进食欲；观察贫血症状如面色、睑结膜、口唇、甲床苍白程度，注意有无头昏眼花、耳鸣、困倦等中枢缺氧症状，注意有无心悸气促、心前区疼痛等贫血性心脏病的症状；输血时护理认真做好查对工作，严密观察输血反应，给重度贫血者输血时速度宜缓慢，以免诱发心力衰竭；化疗所导致的贫血，可使用促红细胞生成素 α 和达促红素 α，但有可能引起血压升高和血栓形成，护理人员应关注患者主诉，监测血压，并告知患者如果下肢出现疼痛、肿胀或出现气短、气短加重、血压升高、头晕或意识丧失、重度乏力要立即通知医生，必要时可使用抗高血压药和肝素。用药期间，应鼓励患者进食含铁丰富的食物如动物血、动物肝脏、蛋黄、海带、紫菜、木耳等，必要时可口服或静脉输注铁剂，同时注意补充维生素 B_{12}、叶酸等。

（3）血小板减少症：当血小板数量 $<50 \times 10^9/L$ 时，会有出血的危险，应当减少患者活动，防止外伤，禁止从事具有高受伤风险的活动。做好地面防滑处理并使用夜灯，预防患者跌倒。剃须时用电动剃须刀，禁止穿着紧身衣物。擤鼻时动作轻柔，张口擤鼻可预防颅内压增高。刷牙时用软毛刷或海绵棒。不建议患者性交或在经期使用卫生棉条。禁止用力大便，可使用缓泻剂，防止便秘。鼓励患者多饮水，每日 3 000ml 左右。进食蛋白质丰富的软食，避免刺激性食物。当血小板数量小于 $20 \times 10^9/L$ 时，可能发生自发性出血，需要绝对卧床休息，严密观察患者生命体征。血小板 $<10 \times 10^9/L$ 时，输注血小板是首选治疗方法。指导患者及照顾家属，出现任何部位的出血、新的瘀斑或青紫或突感头痛、意识水平改变等，应立即报告。

5. 脱发　脱发是化疗最为常见、且令患者痛苦的不良反应之一。65% 的化疗患者都会有不同程度的脱发，包括全身各个部位毛发的脱落，影响患者的形象、性欲和自信，导致不良情绪甚至放弃治疗。紫杉醇损伤发根，是强烈导致脱发的药物。目前仍未发现有效的可以预防脱发的措施。头皮冷疗对预防化疗引起的脱发的实用性、有效性及安全性尚需要临床实验来验证，不推荐使用。米诺地尔的预防性应用虽可减轻脱发的严重程度，缩短脱发的持续时间，但不能完全消除化疗引起的脱发。因此，心理干预尤为重要。

6. 肾毒性　嘱患者在化疗前和化疗过程中多饮水，使尿量维持在每天 2 000ml 到 3 000ml 以上。使用顺铂前充分水化，每天输生理盐水 3 000ml，并补充钾、镁，生理盐水中的氯离子可以使细胞内有毒的水化顺铂复合物浓度下降，通过利尿，利于其排出。

7. 肝毒性　肝细胞易受化疗药物的损害，表现为乏力、厌食、黄疸、皮肤瘙痒、色素沉着、肝肿大、肝区疼痛、血清转氨酶升高和 / 或胆红素升高等。化疗前检测肝功能，有异常应避免化疗，先保肝治疗。用药过程中，指导禁食高油高脂食物，加强病情的观察，及时发现异常，对症处理。建议保持舒适状态，保证充足休息。

四、血管通路的护理

（一）选择合理的血管通路工具

根据患者血管通路条件、化疗方案、化疗周期、药物类型、输注速度及持续时间选择，还要考虑患者的舒适度和活动，为患者选择最佳的血管通路。根据置入血管的类型分为外周静脉导管和中心静脉导管。

1. 外周静脉置入中心静脉导管（peripherally inserted central catheters，PICC）　是经外周静脉（贵要静脉、头静脉、肘正中静脉、肱静脉等）穿刺置入、导管尖端被送达到上腔静脉或下腔静脉的导管。

适用于：①需要输注发疱性或刺激性药物；②需要输注高渗药物；③需要使用压力泵或加压输液；④长期静脉输液，需保持患者的舒适度；⑤缺乏外周静脉通路；⑥患者自愿选择或知情同意；⑦适合任何年龄。

不适用于：①已知对导管材质过敏；②穿刺部位有感染、损伤、放射治疗史；③穿刺部位有静脉血栓形成史或外科手术史；④严重出血性疾病；⑤上腔静脉综合征；⑥乳腺癌根治术或腋下淋巴结清扫的术侧肢体；⑦锁骨下淋巴结肿大或有肿块；⑧安装起搏器的一侧；⑨慢性肾脏病患者。

2. 中心静脉导管（central venous catheter，CVC）　是指经锁骨下静脉、颈内静脉、股静脉置管，尖端位于上腔静脉或下腔静脉的导管。

适用于：①接受短期治疗的患者，并预计其治疗不需要延期；②用于外周穿刺的静脉条件不良的患者；③患者治疗中含有高渗、碱性或酸性液体；④患者需要静脉输注和采血的频次多；⑤与其他有同样作用的血管通路相比，患者更接受 CVC；⑥依据需要，选择管径最小、腔数最少的导管，以减少并发症的发生率。

不适用于：①穿刺局部皮肤有破损或感染；②局部有放疗史；③有出血倾向的患者。

3. 输液港（implantable venous access port，PORT）　完全植入人体内的闭合输液装置，包括尖端位于上腔静脉的导管部分及埋植于皮下的注射座。

适用于：①需长期化疗的恶性肿瘤患者；②需长期静脉营养患者；③需长期多次输注血液制品的患者；④与其他静脉通路相比，更愿意接受静脉输液港的患者。

静脉输液港植入术没有绝对禁忌证，其相对禁忌证包括：①严重的不可纠正的凝血功能障碍；②无法控制的败血症或阳性血培养；③穿刺部位与健肺同侧（存在发生致命气胸或血胸的风险）；④穿刺部位存在异常的静脉血压回流，如上腔静脉综合征、穿刺部位血栓等；⑤穿刺部位有感染性病灶、开放性伤口、放疗史、颈部或上纵隔肿物；⑥已知对输液港体或导管材料过敏。

（二）深静脉导管的护理

1. PICC 护理　PICC 的使用期限可达 12 个月或遵照产品使用说明书，加强导管留置期间的维护，对有效防止导管相关性血流感染等相关并发症有着重要意义。PICC 的维护应遵循无菌技术操作原则和严格的手部卫生，由技术娴熟的专业人员按标准化的程序护理。PICC 导管的日常维护包括：①洗手，戴手套，检查穿刺点局部有无红肿、疼痛及渗出物，观察导管外露长度，与 PICC 单是否一致；②0°角去除旧的敷料；③消毒：用 75% 酒精清洁穿刺点周围皮肤、导管外露部分及连接部分上的残胶，至少两遍（消毒剂与皮肤接触 15 秒），范围直径应 ≥ 15cm，避开穿刺点，待干；④用 2% 葡萄糖酸氯己定乙醇溶液消毒剂擦拭穿刺点周围皮肤，至少两遍（消毒剂与皮肤接触 30 秒），范围直径应 ≥ 15cm，待干；⑤用 2% 葡萄糖酸氯己定乙醇溶液消毒剂擦拭导管外露部分及连接部分，待干；⑥更换无菌手套，涂抹液体敷料时应避开穿刺点，以穿刺点为中心向周围均匀涂抹，避免来回涂抹，待干；⑦粘贴无菌透明敷料，面积 ≥ 10cm×10cm；⑧塑形：用拇指及示指指

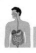

腹捏牢导管突起部分，使导管和敷料完全贴合，排出空气，避免水汽产生；⑨抚平：用拇指抚平整片敷料边框，排出敷料下空气，使敷料与皮肤充分粘合；⑩按压：从预切口处移除边框，同时按压透明敷料，边撕边框边按压；⑪加强固定：第一条胶带蝶形交叉固定连接器，第二条胶带在交叉处横向固定；⑫粘贴记录纸：在记录纸上记录维护年份、日期、时间和操作者姓名，贴于敷料外部的边缘，必要时用弹力绷带加压止血。

　　每日评估患者导管情况，发现问题及时处理。监测措施包括：①每日检查穿刺部位有无红、肿、触痛、回血等；②需要时测量双侧臂围并与置管前对照；③检查透明敷料有无卷边、松脱和破损及标注的维护日期；④有无输液不畅和渗液、漏液；⑤治疗不再需要留置导管时，应尽早拔除导管。

　　同时加强对患者的健康教育，包括：①置管后立即压迫穿刺点15分钟，凝血功能障碍者可延长压迫时间；②嘱患者置管后第一个24小时可进行适当伸缩活动，经常松拳、握拳，以促进血液回流；③嘱患者置管后第一个24小时需更换敷料，以后根据敷料类型每周更换1~2次。④嘱患者置管侧手臂可适当活动，但避免剧烈运动，如提重物、干重活；⑤嘱患者淋浴时做好防水措施，可使用保鲜膜包裹穿刺部位及敷料包裹区域，或使用专用防水袖套；⑥嘱患者不可使用剪刀或其他锐器在PICC导管外露部分做任何修剪动作，以防导管损坏；⑦禁止使用高压注射器或高压注射泵经PICC导管注射造影剂，以免损伤导管（紫色耐高压导管除外）；⑧避免在置管侧上臂测血压；⑨嘱患者保持良好的日常心态、健康心理。

　　2. CVC护理　CVC的使用期限可达1个月或遵照产品使用说明书，加强导管留置期间的维护，对有效防止导管相关性血流感染等相关并发症有着重要意义。CVC的维护应遵循无菌技术操作原则和严格的手部卫生，由技术娴熟的专业人员按标准化的程序护理。CVC导管的日常维护包括：①洗手，戴手套，检查穿刺点局部有无红肿、疼痛及渗出物，观察导管外露长度，注意导管有无移位；②0°角去除旧的敷料；③消毒：用75%酒精清洁穿刺点周围皮肤及导管外露和固定翼上的残胶，至少两遍（消毒剂与皮肤接触15秒），范围直径应≥15cm，避开穿刺点，待干；④用2%葡萄糖酸氯己定乙醇溶液消毒剂擦拭穿刺点周围皮肤，至少两遍（消毒剂与皮肤接触30秒），范围直径应≥15cm，待干；⑤用2%葡萄糖酸氯己定乙醇溶液消毒剂擦拭导管外露部分及连接部分，待干；⑥更换无菌手套，涂抹液体敷料时应避开穿刺点，以穿刺点为中心向周围均匀涂抹，避免来回涂抹，待干；⑦粘贴无菌透明敷料；⑧塑形：用拇指及示指指腹捏牢导管突起部分，使导管和敷料完全贴合，排出空气，避免水汽产生；⑨抚平：用拇指抚平整片敷料边框，使敷料与皮肤充分粘合；⑩按压：从预切口处移除边框，同时按压透明敷料，边撕边框边按压；⑪加强固定：第一条胶带蝶形交叉固定导管外露连接部分，第二条胶带在交叉处横向固定；⑫粘贴标识：在记录纸上记录维护年份、日期、时间和操作者姓名，贴于敷料外部的边缘。

　　每日评估患者导管情况，发现问题及时处理。监测措施包括：①每日检视穿刺部位，有无红、肿、触痛、回血等；②检查透明敷料有无卷边、松脱和破损及标注的维护日期；③有无输液不畅和渗液、漏液；④治疗不再需要留置导管时，应尽早拔除导管。

　　同时加强对患者的健康教育，包括：①嘱患者每日观察穿刺点及周围皮肤的情况，发现皮肤瘙痒、过敏、穿刺点红肿疼痛等异常现象时应及时告知护士；②嘱患者置管后第一个 24 小时需要更换敷料，以后根据敷料类型每周更换 1~2 次；③应至少每 7 天更换 1 次无菌透明敷料，至少每 2 天更换 1 次无菌纱布敷料；④若穿刺部位渗血、渗液，应及时予以更换敷料；⑤穿刺部位敷料发生松动、污染等完整性受损时需立即更换敷料；⑥嘱患者穿脱衣服、变换体位时防止导管牵拉、脱出。

3. PORT 护理 PORT 使用期限长，能够承受数百次的无损伤针穿刺，有关特定品牌使用数据，请查阅相关制造商的网站或产品说明书。加强导管留置期间的维护，对有效防止导管相关性血流感染等相关并发症有着重要意义。PORT 的维护应遵循无菌技术操作原则和严格的手部卫生，由技术娴熟的专业人员按标准化的程序护理。PORT 导管的日常维护包括：①洗手，戴手套，评估输液港港体周围有无红肿、疼痛、渗出物及港体有无移位或翻转等现象；②消毒：用 75% 酒精清洁预穿刺处皮肤，至少两遍（消毒剂与皮肤接触 15 秒），范围直径应 ≥ 15cm，待干；③用 2% 葡萄糖酸氯己定乙醇溶液消毒剂擦拭穿刺点周围皮肤，至少两遍（消毒剂与皮肤接触 30 秒），范围直径应 ≥ 15cm，待干；④遵循无菌技术操作原则将所需用物放至无菌治疗巾内备用；更换无菌手套，排除损伤针内空气；使用预充式导管冲洗器脉冲式冲洗预充输液接头；⑤穿刺：以穿刺点为中心，非主力手拇指、示指、中指固定输液港座；主力手持无损伤针自港体中心垂直刺入穿刺座，直达底部；⑥抽回血：抽回血确定导管在血管内，更换 10ml 预充式导管冲洗器脉冲式冲洗导管；⑦垫纱布：在无损伤针针翼下方垫厚度适宜的小纱布，纱布不可遮盖穿刺点；⑧粘贴无菌透明敷料；⑨塑形：用拇指及示指指腹捏牢无损伤针翼及延长管突起部分，使无损伤针和敷料完全贴合，排出空气，避免水汽产生；⑩抚平：用拇指抚平整片敷料边框，排出敷料下空气，使敷料与皮肤充分粘合；⑪ 按压：用拇指抚平整片敷料边框，使敷料与皮肤充分粘合；⑫ 加强固定：第一条胶带蝶形交叉固定延长管，第二条胶带在交叉处横向固定；⑬ 粘贴标识：记录纸上注明维护年份、日期、时间和操作者姓名，粘贴时平行紧靠第二条胶带，并覆盖在第一条胶带蝶形交叉处。

PORT 使用时的注意事项：①经静脉输液港输注药物前，需抽回血确定导管在静脉内。如抽吸无回血，应进行 X 线片或导管造影，有阻力时不应强行冲管；②如患者出现穿刺点或胸部肿胀、疼痛时，应停止使用静脉输液港；③静脉输液港应使用专用的无损伤穿刺针，冲管及封管时必须使用 10ml 以上注射器；持续输液时，无损伤针应每 7 天更换 1 次；④观察静脉输液港植入侧肩部、颈部及同侧上肢是否出现水肿，询问患者有无肢体麻木、疼痛症状；⑤评估注射座的位置及皮下组织的厚度，根据输注液体的情况及皮下组织厚度，正确选择无损伤针的型号；⑥触摸注射座的位置，如发现异常，可能发生注射座翻转，请勿随意调整，及时通知医生处理；⑦询问患者有无发冷、寒战等不适。

植入输液港后的健康教育：①嘱患者植入输液港后 24 小时内，植港侧上肢减少活动，注意不要挤压，撞击注射座，保持注射座植入部位及穿刺处皮肤的干燥、清洁；②嘱患者发现输液港处皮下出现红、肿、热、痛，肩颈部及同侧上肢出现水肿、疼痛等异常情况，需及时就医处理；③告知患者留置输液港治疗间歇期可以洗澡，日常生活不受影响；④嘱患者留置输液港治疗间歇期，每 4 周维护一次；⑤应使用无损伤穿刺针连接输液港，嘱患者连续输液时每 7 天更换一次无损伤针。

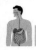

五、食管癌疼痛康复护理

食管癌患者不管是手术、放疗或者化疗，甚至出院后都可存在与癌有关的疼痛，因此食管癌疼痛康复护理也贯穿、融汇于治疗前、治疗中、治疗后的全程康复护理中。疼痛是伴随现有的或潜在的组织损伤而产生的一种令人不快的感觉和情绪上的感受，是一种主观感觉，并非简单的生理应答。疼痛与体温、脉搏、呼吸、血压一起被称为五大生命体征。疼痛是癌症患者最常见和难以忍受的症状之一，严重地影响癌症患者的生活质量。初诊癌症患者的疼痛发生率约为 25%，而晚期癌症患者的疼痛发生率可达 60%~80%，其中 1/3 的患者为重度疼痛。

（一）癌痛病因

癌痛的原因复杂多样，根据《癌症疼痛诊疗规范（2018 年版）》大致可分为以下三类：

1. 肿瘤相关性疼痛　因为肿瘤直接侵犯、压迫局部组织，或者肿瘤转移累及骨、软组织等所致。

2. 抗肿瘤治疗相关性疼痛　常见于手术、创伤性操作、放射治疗、其他物理治疗以及药物治疗等抗肿瘤治疗所致。

3. 非肿瘤因素性疼痛　由于患者的其他合并症、并发症以及社会心理因素等非肿瘤因素所致的疼痛。

（二）癌痛评估

应该对癌症患者进行疼痛筛查，在此基础上进行详尽的癌痛评估。癌痛评估是合理、有效进行止痛治疗的前提，应当遵循"常规、量化、全面、动态"的原则。

1. 常规评估原则　癌痛常规评估是指医护人员主动询问癌症患者有无疼痛，常规性评估疼痛病情，并且及时进行相应的病历记录，一般情况下应当在患者入院后 8 小时内完成。对于有疼痛症状的癌症患者，应当将疼痛评估列入护理常规监测和记录的内容。进行疼痛常规评估时应当注意鉴别疼痛暴发性发作的原因，例如需要特殊处理的病理性骨折、脑转移、合并感染以及肠梗阻等急症所致的疼痛。

2. 量化评估原则　癌痛量化评估是指采用疼痛程度评估量表等量化标准来评估患者疼痛主观感受程度，需要患者的密切配合。量化评估疼痛时，应当重点评估最近 24 小时内患者最严重和最轻的疼痛程度，以及平常情况的疼痛程度。量化评估应在患者入院后 8 小时内完成。癌痛的量化评估，通常使用数字分级法（NRS）、面部表情评估量表法及主诉疼痛程度分级法（VRS）三种方法。

（1）数字分级法（NRS）：使用《疼痛程度数字评估量表》（图 2-1）对患者疼痛程度进行评估。将疼痛程度用 0~10 个数字依次表示，0 表示无疼痛，10 表示能够想象的最剧烈疼痛。交由患者自己选择一个最能代表自身疼痛程度的数字，或由医护人员协助患者理解后选择相应的数字描述疼痛。按照疼痛对应的数字，将疼痛程度分为：轻度疼痛（1~3），中度疼痛（4~6），重度疼痛（7~10）。

（2）面部表情疼痛评分量表法：由医护人员根据患者疼痛时的面部表情状态，对照《面部表情疼痛评分量表》（图 2-2）进行疼痛评估，适用于自己表达困难的患者，如儿童、老年人、存在语言文化差异或其他交流障碍的患者。

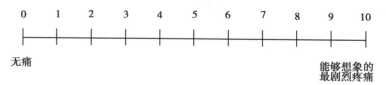

图 2-1 疼痛程度数字评估量表

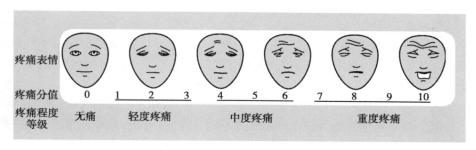

图 2-2 面部表情疼痛评分量表

（3）主诉疼痛程度分级法（VRS）：主要是根据患者对疼痛的主诉，可将疼痛程度分为轻度、中度、重度三类。

1）轻度疼痛：有疼痛，但可忍受，生活正常，睡眠未受到干扰。

2）中度疼痛：疼痛明显，不能忍受，要求服用镇痛药物，睡眠受到干扰。

3）重度疼痛：疼痛剧烈，不能忍受，需用镇痛药物，睡眠受到严重干扰，可伴有自主神经功能紊乱或被动体位。

3. 全面评估原则 癌痛全面评估是指对癌症患者的疼痛及相关病情进行全面评估，包括疼痛病因和类型（躯体性、内脏性或神经病理性）、疼痛发作情况（疼痛的部位、性质、程度、加重或减轻的因素）、止痛治疗情况、重要器官功能情况、心理精神情况、家庭及社会支持情况以及既往史（如精神病史，药物滥用史）等。应当在患者入院后 8 小时内进行首次评估，并且在 24 小时内进行全面评估，在治疗过程中应实施及时、动态评估。癌痛全面评估通常使用《简明疼痛评估量表（BPI）》评估疼痛及其对患者情绪、睡眠、活动能力、食欲、日常生活、行走能力以及与他人交往等生活质量的影响，应当重视和鼓励患者表达对止痛治疗的需求和顾虑，并且根据患者病情和意愿，制定患者功能和生活质量最优化目标，进行个体化的疼痛治疗。

4. 动态评估原则 癌痛动态评估是指持续性、动态地监测、评估癌痛患者的疼痛症状及变化情况，包括疼痛病因、部位、性质、程度变化情况、暴发性疼痛发作情况、疼痛减轻和加重因素、止痛治疗的效果以及不良反应等。动态评估对于药物止痛治疗中的剂量滴定尤为重要。在止痛治疗期间，应当及时记录用药种类、剂量滴定、疼痛程度及病情变化。

（三）用药护理

WHO 的"三阶梯"止痛原则仍是癌痛治疗的最基本原则。护士应遵照医嘱，按规范实施给药护理。根据医嘱按时给药，协助患者口服或其他途径给药。给药期间密切监测患者疼痛程度的变化。在专业医护人员监督及指导下进行阿片类药物滴定。及时评估并处理暴发痛，观察记录给药后的疗效。密切观察患者用药后效果及不良反应，并给予相应处理。指导患者恰当应用非药物止痛措施,如分散注意力,欣赏音乐,看电视或报纸等;局部热敷、冷敷;这些措施可以舒缓紧张情绪、辅助药物治疗以缓解疼痛。

(四)健康教育

1. 只有正确地认识疼痛,才可以正确地进行评价和治疗患者是自身疼痛的体验者和表述者,只有患者才能真正了解自身的疼痛感觉类型以及对生活的影响程度。对于患者和家属的健康教育及康复指导可帮助患者提高自我观察和护理的能力,从而更好地控制和管理自身的疼痛症状。

2. 医护人员应教会患者正确评估疼痛等级的方法指导患者按时服用医生开具的控缓释制剂来控制基础疼痛,出现暴发痛时需使用即释制剂进行控制。教会患者记录自己疼痛的变化规律,详细讲解止痛药物的服用方法、间隔时间、不良反应及注意事项。服用阿片类止痛药期间需同时服用缓泻剂预防便秘。对于骨转移患者,在移动或变换体位时要特别注意,尽量减少对疼痛部位的刺激,协助患者翻身、变换体位,以减轻疼痛、避免病理性骨折的发生。深入沟通,倾听患者对疼痛药物和疼痛治疗的顾虑和担忧,了解患者本身对疼痛控制的想法。协助患者及家属建立现实的目标,并积极向目标方向努力。对于疼痛控制不稳定的患者鼓励使用疼痛日记,每日记录疼痛情况,培养患者自我管理疼痛的能力。教会患者如出现疼痛加重或出现新的疼痛,疼痛发作次数增加或发作时间延长,服药后疼痛没有缓解,服药后出现白天容易入睡且很难唤醒或精神错乱等情况,应及时告知与医务人员,如在家中要及时到止痛门诊就诊。

(五)疼痛随访

对出院疼痛患者应建立出院疼痛患者随访制度,做好随访记录。可由疼痛门诊对出院疼痛患者通过电话或定期复诊随访。随访内容包括了解患者在家疼痛控制情况,服用止痛药情况及药物不良反应,并针对具体存在的问题给予相应指导,如指导患者正确用药、预防和处理药物不良反应,评估患者对止痛药物的顾虑和担忧,给予相应解释,提高治疗依从性等。

(骆惠玉　黄　丽　陈玉杉　青　菁　陈赛云　齐　榕)

参 考 文 献

1. 强万敏,姜永亲.肿瘤护理学[M].天津:天津科技翻译出版有限公司,2016.

2. LIGTHART-MELIS G C,WEIJS P J,BOVELDT N D,et al.Dietician-delivered intensive nutritional support is associated with a decrease in severe postoperative complications after surgery in patients with esophageal cancer [J].Dis Esophagus,2013,26(6):587-593.

3. ELIA M,STRATTON R.On the ESPEN guidelines for nutritional screening 2002 [J].Clin Nutr,2004,23(1):131-132.

4. 吴钊,刘先本,孙海波,等.营养风险评估(NRS 2002)对食管癌手术后并发症的预测价值[J].河南医学研究,2017,26(2):207-209.

5. FERGUSON M K,CELAURO A D,PRACHAND V.Prediction of major pulmonary complications after esophagectomy [J].Ann Thorac Surg,2011,91(5):1494-1501.

6. LIN S H,MERRELL K W,SHEN J,et al.Multi-institutional analysis of radiation modality use and postoperative outcomes of neoadjuvant chemo-radiation for esophageal cancer [J].Radiother Oncol,2017,123(3):376-381.

7. FUJITA T,DAIKO H,NISHIMURA M.Early enteral nutrition reduces the rate of life-threatening complications

after thoracic esophagectomy in patients with esophageal cancer [J].Eur Surg Res, 2012, 48 (2): 79–84.
8. 王镇,陈鹏,王枫,等 . 食管癌加速康复外科实践单中心经验[J]. 临床外科杂志,2018,26(9):647–650.
9. LEE Y L, HU H Y, YANG N P, et al.Dental prophylaxis decreases the risk of esophageal cancer in males; a nationwide population–based study in Taiwan [J].PLoS One, 2014, 9 (10): e109444.
10. INOUE J, ONO R, MAKIURA D, et al.Prevention of postoperative pulmonary complications through intensive preoperative respiratory rehabilitation in patients with esophageal cancer [J].Dis Esophagus, 2013, 26 (1): 68–74.
11. 周建萍,张兰凤,杭小平 . 加速康复外科理念在食管癌术前准备应用与护理[J]. 护理实践与研究,2010,7(21):10–12.
12. 钟就娣,辛明珠,孔丽丽 . 快速康复外科理念在食管癌患者术前免灌肠的应用[J]. 护士进修杂志,2010,25(5):443–444.
13. CHOH C T, KHAN O A, RYCHLIK I J, et al.Dose ligation of the thoracic duct during esophagectomy reduce the incidence of post–operative chylothorax [J].Int J Surg, 2012, 10 (4): 203–205.
14. 李乐之,路潜 . 外科护理学[M]. 北京:人民卫生出版社,2017.
15. 徐敏,赵慧莉,张仪芝 .56 例食管癌患者术后延续饮食指导的实践[J]. 中华护理杂志,2016,51(4):400–403.
16. 乡杰卿,林晓英,辛明珠 . 食管癌术后吻合口瘘的原因分析及护理[J]. 中国护理管理,2013,13(S1):137–139.
17. 王虎,师晓天,李小兵,等 . 食管癌术后吻合口狭窄的临床处理分析[J]. 河南外科学杂志,2012,18(02):35–36.
18. 黄学英 . 康复护理[M]. 北京:人民卫生出版社,2014.
19. 张缜,徐延昭,张月峰 . 吞咽功能训练在食管癌腔镜术后并发喉返神经损伤致吞咽功能障碍的应用研究[J]. 护士进修杂志,2017,32(14):1327–1329.
20. 侯晓营,邓妍 . 快速康复外科在食管癌术后患者吞咽功能评定中的应用[J]. 护理实践与研究,2017,14(19):62–63.
21. 丁炎明 . 伤口护理学[M]. 北京:人民卫生出版社,2017.
22. 李燕,程矗,徐斌,等 . 食管癌患者术前营养风险评估与干预的效果评价[J]. 中华护理杂志,2015,80(27):166–170.
23. 石汉平,凌文华,李薇 . 肿瘤营养学[M]. 北京:人民卫生出版社,2012.
24. PALMA D A, SENAN S, OBERIJE C, et al.Predicting esophagitis after chemoradiation therapy for non–small cell lung cancer: an individual patient data meta–analysis [J].Int J Radiat Oncol Biol Phys, 2013, 87 (4): 690–696.
25. 王冰,曲明江,刘士新 . 放射性食管炎的研究进展[J]. 中华放射肿瘤学杂志,2014,23(6):552–554.
26. HUANG J, HE T, YANG R, et al.Clinical, dosimetric, and position factors for radiation–induced acute esophagitis in intensity–modulated (chemo) radiotherapy for locally advanced non–small–cell lung cancer [J].Onco Targets Ther, 2018, 11 : 6167–6175.
27. 瞿静涵,王燕 . 急性放射性食管炎的护理与防治进展[J]. 上海护理,2016,16(6):72–74.
28. ROWELL N P, O'ROURKE N P.Concurrent chemoradiotherapy in non–small cell lung cancer [J].Cochrane Database Syst Rev, 2004 (4): CD002140.
29. 蔡卫梅,陆志红,李伟伟,等 . 放射性食管炎的针对性护理干预[J]. 护理实践与研究,2012,9(23):75–76.
30. 伍平 . 口服酸奶预防放射性食管炎的护理[J]. 泰山医学院学报,2014,35(3):226–227.
31. 刘晓玲 . 康复新液治疗 40 例放射性食管炎的临床观察[J]. 中国辐射卫生,2011,20(2):254–255.
32. 邹忠霞 . 放射性食管炎患者口服康复新液联合麦滋林的临床分析[J]. 实用药物与临床,2013,16(1):74–75.
33. 李春鸣,余更生 . 康复新液预防 NSCLC 放疗患者急性放射性食管炎的效果观察[J]. 山东医药,2014,54(4):98–99.

34. 路军章,张蕾.中医药防治急性放射性食管炎[J].中华中医药杂志,2012,27(12):3019-3022.

35. 章艳,崔鸣欧.重组人白介素-11含服液防治食管癌患者放射性食管炎的效果观察[J].护理学报,2014,21(24):46-48.

36. MEDHORA M,GAO F,FISH B L,et al.Dose-modifying factor for captopril for mitigation of radiation injury to normal lung [J].J Radiat Res,2012,53(4):633-640.

37. WANG D,SUN J,ZHU J,et al.Functional dosimetric metrics for predicting radiation-induced lung injury in non-small cell lung cancer patients treated with chemoradiotherapy [J].Radiat Oncol,2012,17(7):69.

38. 姚德炳.自拟滋阴润肺方对食管癌放射性肺炎干预的临床研究[D].广州:广州中医药大学,2014:1-55.

39. 葛琴,蔡晶.放射性肺损伤的研究进展[J].肿瘤基础与临床,2014,27(1):82-85.

40. 高晶晶.食管癌同步放化疗致放射性肺炎的早期护理干预措施分析[J].实用临床护理学,2018,3(2):125-126.

41. 郑苗丽,冯勤付.放射性肺损伤的研究进展[J].中华放射肿瘤学杂志,2018,27(7):692-695.

42. National Cancer Institute.Treatment-Related Nausea and Vomiting(PDQ®)-Health Professional Version [EB/OL].(2018-11-05)[2019-02-22].https://www.cancer.gov/about-cancer/treatment/side-effects/nausea/nausea-hp-pdq.

43. GOLDBERG S L,CHIANG L,SELINA N,et al.Patient perceptions about chemotherapy-induced oral mucositis:Implications for primary/secondary prophylaxis strategies [J].Supportive Care Cancer,2014,12(7):526-530.

44. RUBENSTEIN E B,PETERSON D E,SCHUBERT M,et al.Clinical practice guidelines for the prevention and treatment of cancer therapy-induced oral and gastrointestinal mucositis [J].Cancer,2004,100(9 Suppl):2026-2046.

45. KEEFE D M,SCHUBERT M M,ELTING L S,et al.Updated clinical practice guidelines for the prevention and treatment of mucositis [J].Cancer,2007,109(5):820-831.

46. 易慧娟.消化道肿瘤细化护理[M].北京:科学出版社,2018.

47. ZITELLA L J,FRIESE C R,HAUSER J,et al.Putting evidence into practice:prevention of infection [J].Clin J Oncol Nurs,2006,10(6):739-750.

48. WANG J,LU Z,AU J L.Protection against chemotherapy-induced alopecia [J].Pharm Res,2006,23(11):2505-2514.

49. HILTON S,HUNT K,EMSLIE C,et al.Have men been overlooked? A comparison of young men and women's experiences of chemotherapy-induced alopecia [J].Psychooncology,2008,17(6):577-583.

50. DUVIC M,LEMAK N A,VALERO V,et al.A randomized trial of minoxidil in chemotherapy-induced alopecia [J].J Am Acad Dermatol,1996,35(1):74-78.

51. 徐波,耿翠芝.肿瘤治疗血管通道安全指南[M].北京:中国协和医科大学出版社,2015.

52. 福建省护理质量控制中心.静脉治疗护理技术操作标准化程序[M].北京:化学工业出版社,2017.

53. 封银曼,高丽.康复护理[M].北京:科学出版社,2011.

54. 中华人民共和国卫生健康委员会.癌症疼痛诊疗规范(2018年版)[S/OL].[2019-02-22].http://www.nhc.gov.cn/.

第三节 营 养 康 复

食管癌是全球特别是我国高发的恶性肿瘤之一。2012年,世界范围内食管癌新发和死亡病例分别为455 800例和400 200例。中国国家癌症中心发布的2018年中国最新癌症数据显示,中国食管癌的死亡率居男性恶性肿瘤第4位,女性第六位。由于食管特殊

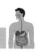

的解剖位置和生理功能，食管癌患者营养不良的发生率高，居所有恶性肿瘤第 1 位。营养不良会对食管癌产生许多不利影响，包括降低患者的手术、放疗、化疗等治疗敏感性和精确性，增加治疗不良反应，延长住院时间，延缓患者身体恢复，进而降低近远期治疗疗效。因此，需要对食管癌患者进行积极的营养评估和营养治疗，以降低患者治疗期间体重下降，改善患者的营养状况，改善生活质量，减少不良反应，促进身体康复，提高治疗疗效。

一、营养不良的发生机制

食管癌患者营养不良的发生机制很复杂，包括肿瘤本身的因素以及治疗相关因素。肿瘤本身的因素又分为局部因素和全身因素。局部因素包括食管肿瘤及转移淋巴结所引起的吞咽梗阻、吞咽疼痛、胃食管反流、呛咳等可能明显影响患者进食的症状。全身因素则包括肿瘤及其分泌的相关因子所引起的厌食、早饱、负面情绪、基础代谢率增加以及代谢紊乱等。接受综合治疗的食管癌患者，手术、放疗、化疗所致的急性或晚期并发症同样可能成为食管癌营养不良的原因。

二、营养治疗的意义

合理的营养治疗对食管癌患者的治疗和预后均具有积极的意义。对于手术患者来说，营养治疗可以为机体提供必需的能量和各种营养素，为手术进行营养储备，增加机体抵抗力和对手术耐受力，减少术后并发症和感染，促进伤口愈合及早日康复。Tomoko 开展了一项研究，探讨胸腔镜下食管癌切除术后肠内营养的疗效，该研究纳入 50 例经胸腔镜食管癌食管切除术的患者，并分为两组：肠外营养（PN，n=25），肠内营养（EN，n=25）。结果发现，EN 组术后第 14 天患者体重下降率显著低于 PN 组［（3.0%±3.2%）$vs.$（4.0%±3.6%），P=0.020］。PN 组术后肺炎的发生率明显高于 EN 组（30.4%$vs.$12.5%）。

对于放疗患者来说，围放疗期的营养治疗可以保持食管癌患者的体重，提高放疗的敏感性和精确度，降低放疗不良反应，使更多的患者能够完成放疗，进而提高患者的近期和远期疗效。吕家华等对 222 例食管癌同步放化疗患者按 2∶1 比例随机分为试验组（同步放化疗联合肠内营养组）和对照组（同步放化疗组）。试验组在同步放化疗及自然饮食的基础之上，根据患者吞咽梗阻程度、饮食结构和进食量不同给予 10~25kcal/（kg·d）的能全素肠内营养制剂补充。结果显示，肠内营养可以减少食管癌患者放化疗期间体重、白蛋白和血红蛋白的丢失，提高患者营养状况和治疗耐受性，降低不良反应发生率。

对于接受化疗的食管癌患者，营养治疗可以增加化疗期间及化疗后营养物质摄入的数量和质量，促进患者顺利完成化疗，并且能从化疗中更好更快的恢复，从而获得更好的治疗疗效和生活质量。刘欣等将 84 例接受术后辅助化疗的食管癌患者分为肠内营养（EN）组和对照组。EN 组在日常饮食习惯的基础上联合空肠造瘘管肠内营养支持治疗，对照组按日常饮食习惯经口进食。结果发现，EN 组和对照组相比，营养状态明显改善，血浆白蛋白等明显升高，白细胞及中性粒细胞减少发生率显著降低，差异均有统计学意义（P<0.05）。

三、营养治疗的实施

（一）营养诊断

营养诊断是营养治疗的前提，没有营养诊断就没有营养治疗。因此，所有食管癌患者在确诊后均应该进行营养诊断。营养诊断采用三级诊断体系。营养筛查是营养诊断的第一步，包括营养风险筛查、营养不良风险筛查、营养不良筛查三方面，可以分别采用NRS 2002（nutritional risk screening 2002）、营养不良通用筛查工具（malnutrition universal screening tool，MUST）或者营养不良筛查工具（malnutrition screening tool，MST）、理想体重和BMI进行筛查。营养评估是营养不良的二级诊断，通过评估主要判断患者有无营养不良及其严重程度。常用的营养评估量表有SGA、PG-SGA等。SGA是ASPEN推荐的临床营养评估工具，其目的是发现营养不良并对营养不良进行分级。PG-SGA是专门为肿瘤患者设计的肿瘤特异性营养评估工具，由患者自我评估和医务人员评估两部分组成，具体内容包括体重、进食情况、症状、活动和身体功能、疾病与营养需求的关系、代谢需求、体格检查7个方面。营养评估应该在患者入院后48小时内完成，由护士、医师和营养师共同实施。在营养评估基础上，为了进一步了解营养不良的类型及导致营养不良的原因，分析营养不良是否合并代谢紊乱及器官功能障碍，需要进一步进行综合测定，即营养不良的三级诊断。综合测定的内容包括应激程度、炎症反应、能量消耗水平、代谢状况、器官功能、人体组成、心理状况等方面，应该在入院后72小时内完成。在准确而全面的营养诊断后，对于存在营养不良的患者应该及时给予营养治疗，并且根据患者营养不良的程度，选择不同的营养治疗方案。

（二）营养治疗的方式

营养治疗的途径包括肠内营养和肠外营养两种方式。肠内营养是指通过口服或管饲途径，经过肠道补充机体代谢所需的营养物质。肠外营养指通过静脉途径提供机体所需要的蛋白质、氨基酸、糖类、电解质、微量元素等营养物质以达到营养治疗的方法。食管癌手术患者术后早期给予肠内营养，有助于改善营养状态、促进切口愈合、减少并发症、缩短住院时间。Han回顾性分析了中晚期食管癌患者术后早期肠内营养（EEN）与全肠外营养（TPN）的疗效和安全性。该研究共纳入665例行食管切除术的食管或食管胃结合部患者，并分为全肠外营养组（n=262）和早期肠内营养组（n=403）。结果显示，肠内营养组术后住院时间明显缩短（15.6天 *vs.* 22.5天，$P<0.01$），相应的肠内营养组的治疗花费明显低于肠外营养组。两组患者的吻合口瘘和临床疗效没有显著差异。而另外几项研究也同样证实了早期EN在食管切除术后48小时内开始，安全，经济，且有利于减少术后并发症，促进肠道运动的早期恢复以及全身炎症的恢复。一项随机对照研究纳入91例接受新辅助化疗（氟尿嘧啶、顺铂和多柔比星）治疗的食管癌患者，随机分为肠内营养（n=47）或肠外营养（n=44），并比较两组化疗相关毒性的发生率。两组患者总能量摄入相同。化疗期间，两者患者的白蛋白水平和体重下降水平无明显差异。肠内营养组白细胞减少症和3/4级中性粒细胞减少比肠外营养组更低（白细胞减少：17% *vs.* 41%，$P=0.011$；中性粒细胞减少：36% *vs.* 66%，$P=0.005$）。肠内营养组淋巴细胞减少和血小板减少症的发生率更少，但没有统计学意义。因此，肠内营养相对于肠外营养更具有优势，因此只要患者存在或部分存在胃肠道消化吸收功能，就应尽可能考虑肠内营养。

（三）营养治疗的途径

口服营养补充（oral nutritional supplements，ONS）是以特殊医学用途食品经口服途径摄入，补充日常饮食的不足。ONS 是食管癌患者肠内营养的首选途径。部分食管癌患者可能因为食管管腔被肿瘤堵塞或被纵隔肿大淋巴结压迫进而导致完全或不完全梗阻及吞咽障碍。当单纯 ONS 不能满足患者全部的营养需求时，应该考虑给予管饲营养。管饲分为两大类，一类是经鼻安置导管，导管远端可放置在胃、十二指肠或空肠中；二是经皮造瘘安置导管，包括微创（内镜协助）和外科手术下各类造瘘技术。经鼻置管是最常用的肠内营养管饲途径，具有无创、简便、经济等优点，其缺点是可能导致鼻咽部刺激、溃疡、出血、导管脱出或堵塞、反流性肺炎等并发症。如果患者管饲时间短于 4 周，可选择经鼻管饲，但如果管饲时间需预计超过 4 周，为避免经鼻管饲的并发症，可考虑选择经皮内镜下胃造瘘术（percustanous endoscopic gastrostomy，PEG）或空肠造瘘术（percustanous endoscopic jejunostomy，PEJ）。PEG/PEJ 创伤小，可使用数月至数年，能够满足长期管饲喂养的需求。当管腔完全堵塞导致鼻饲管或 PEG/PEJ 无法安置时，可采取手术下胃或空肠造瘘。管饲导管远端位置的选择对于营养治疗的效果和并发症有重要影响。在选择位置时，应充分评估患者的胃动力情况和发生误吸风险的高低，如果患者胃动力基本正常，在误吸风险低的情况下，首选经胃途径。

部分或完全覆盖的自我扩张金属支架常被推荐用于缓解晚期食管癌的吞咽困难和维持患者的营养。一项前瞻性研究纳入 81 例食管鳞状细胞癌患者，分别接受食管支架（n=7）、鼻胃管（n=19）、手术造口（n=26）喂养和口服营养补充（n=29），以比较治疗期间营养状况和生活质量的变化。各组患者的平均体重均有相似的下降，放化疗结束时平均变化为 –6.41% ± 5.21%。但与其他组相比，支架组的疼痛更明显，血浆白蛋白和生活质量下降更明显。各种管饲方式各有利弊，在选择营养途径前应进行内镜和影像学检查，记录肿瘤的位置、长度和狭窄程度，以选择最合适的管饲方式。

如果患者无法实施肠内营养或肠内营养无法完全满足正常人体需要，需肠内营养联合肠外营养或全肠外营养。肠外营养输注途径包括经外周静脉的和经中心静脉的途径。经外周静脉的肠外营养途径简便易行，但容易早期发生静脉炎，不宜长期使用。经外周静脉的肠外营养途径主要适应证：①短期肠外营养（<2 周）、营养液渗透压低于 1 200mOsm/（kg·H_2O）；②中心静脉置管禁忌或不愿置管；③导管相关感染或有脓毒症。当肠外营养超过 2 周或营养液渗透压高于 1 200mOsm/（kg·H_2O）时，应经中心静脉进行肠外营养，包括经颈内静脉、锁骨下静脉或上肢的外周静脉达上腔静脉。

（四）能量

患者能量需求的准确预测是临床营养治疗的前提。能量需求的预测方法有测定法（measurement）和估算法（estimation）。测定法相对精准，但操作复杂；估算法操作方便，应用范围更广。Harris–Bend–eict 及其改良公式至今一直作为临床上计算机体基础能量消耗（basal energy expenditure，BEE）的经典公式。食管癌患者的能量需求随着肿瘤分期、患者一般状况、治疗方式和不良反应等而不同。一项研究对 8 例行经胸食管切除术并行淋巴结清扫的男性食管癌采用间接量热法评估静息能量消耗并与 8 例男性健康对照者进行比较。结果发现，食管癌患者术前测量静息能量消耗/体重显著高于对照组［23.3 ± 2.1kcal/（kg·d）和 20.4 ± 1.6kcal/（kg·d）］。食管癌患者术后 7 天和 14 天，静息能量消耗/体重分别升高至

27.3±3.5kcal/（kg·d）和23.7±5.07kcal/（kg·d）。另一项研究则评估了20例胃肠道癌患者（食管，n=3；胃，n=9；结直肠癌，n=8）的静息能量消耗（resting energy expenditure，REE），并将其与20例健康对照组进行比较。患者的REE（1 274.5kcal）与对照组的REE（1 445.5kcal）相似。目前对食管癌放疗患者的日常能量需求尚无确切的数据和准确计算方法，当无法准确和个体化测量时，一般推荐能量需求量为25~30kcal/（kg·d）。

（五）营养素

食管癌患者所需的营养素主要包括糖类、脂肪、蛋白质、水、电解质、微量元素和维生素。三大营养物质（糖类、脂肪和蛋白质）的代谢是机体供能和维持人体生命活动及内环境稳定最重要的因素，也是制定营养方案时首要考虑的因素。肿瘤细胞糖酵解能力是正常细胞的20~30倍，理论上应该减少糖类在总能量中的供能比例，提高蛋白质、脂肪的供能比例。脂肪的主要生理功能是提供能量、构成身体组织、供给必需脂肪酸并携带脂溶性维生素等。正常成人每日蛋白质的基础需要量为0.8~1.0g/kg，相当于氮0.15g/kg。部分肿瘤患者随代谢的变化可以提高到1.5~2.0g/（kg·d）。氨基酸提供机体最直接、最有效的氮源。静脉内给予的氮应由氨基酸提供，它比蛋白质供氮更合理，直接参与合成代谢，且无异性蛋白不良反应。水是维持生命的必需物质，也是营养治疗的重要成分。一般成人每日需水量为30~50ml/（kg·d），但受代谢情况、年龄、体力、温度和膳食等影响较大。对于食管癌放疗患者，由于吞咽梗阻和食管放射性炎症，食管分泌物较多且通过口腔排出，因此需要更多的水分摄入。

（六）ω-3 多不饱和脂肪酸（ω-3 polyunsaturated fatty acid，ω-3 PUFA）

ω-3 PUFA包括α-亚麻酸（α-Linolenic acid，ALA）、二十碳五烯酸（eicosapentaenoic acid，EPA）和二十二碳六烯酸。食管癌治疗期间，补充ω-3PUFA有利于保持或增加体重，提高免疫力，降低炎性反应，提高患者生活质量。Aiko等开展的一项研究共纳入28例接受手术的食管癌患者。11例患者接受传统肠内营养方案（对照组），而另外17个患者接受富含ω-3多不饱和脂肪酸（试验组）。研究者发现，ω-3多不饱和脂肪酸明显抑制了患者术后血小板的减少。试验组D-二聚体水平明显降低。血浆IL-8的水平在术后第1天和第3天明显降低。另外，该研究还证实了ω-3脂肪酸的抗炎效应。Miyata的研究共纳入61例新辅助化疗的食管癌患者并随机分为富含ω-3脂肪酸的肠内营养组（n=31）或ω-3脂肪酸含量较少的肠内营养组（n=30）。富含ω-3脂肪酸的肠内营养组每日剂量900mg，而ω-3脂肪酸含量较少组为250mg。结果显示，在3/4级白细胞减少症的发生率和中性粒细胞减少率，两组没有显著差异（$P>0.05$）。然而，ω-3富含组口腔炎和腹泻的发生率明显少于ω-3脂肪酸较少组。另外，该研究还发现，ω-3脂肪酸对肝脏还有一定的保护作用，ω-3富含组天冬氨酸转氨酶和丙氨酸转氨酶水平显著低于ω-3脂肪酸较少组（$P=0.012$和$P=0.015$）。Fietkau R等的研究则显示，富含ω-3PUFA的肠内营养配方相对于标准营养配方更能改善食管癌放疗患者的营养状况和生活质量。

四、营养治疗的疗效评价

在食管癌手术、化疗和放疗等抗肿瘤治疗以及营养治疗过程中，医师/营养师应该定期对营养治疗的疗效和不良反应进行评价，以监控患者营养治疗的效果，必要时调整营养治疗方案。营养治疗疗效评价指标根据反应速度快慢，分为快速反应指标、中速反应指标

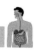

和慢速反应指标。快速反应指标通常每周测量 1~2 次，必要时每天测量 1 次，包括体重、血常规、电解质、肝肾功能、炎症参数、白蛋白、前白蛋白、转铁蛋白、放化疗不良反应等。中速反应指标通常每月测量 1~2 次，包括人体测量参数、人体成分分析、生存质量评估、体能评估、肿瘤病灶评估、晚期放化疗不良反应等。慢速反应指标主要是生存分析，通常每 3 月至半年测量一次。

五、家庭营养治疗与康复

经过手术、化疗、放疗等综合手段，肿瘤得到控制或消除之后，延长生存时间、提高生活质量成为肿瘤患者康复的主要目的。营养状况是决定患者康复速度和康复程度的重要因素。因此，对于处于康复期的患者，仍然需要对其进行营养状况监测，以便于对营养不良进行早期识别，进而开展家庭饮食指导及营养治疗。ONS 是家庭营养最主要的方式，是对患者经口摄入营养不足的重要补充。患者家庭营养治疗要求医师为患者选择和建立适宜的营养途径，制定营养方案，监测营养并发症并对营养过程进行管理。家庭营养主要依靠患者和家属实施，因此应在出院前对患者及家属进行教育和培训，以保证家庭营养治疗的有效性和安全性。家庭肿瘤患者营养的监测和随访非常重要，医护人员应及时了解治疗效果并选择维持或调整治疗方案。随访可通过门诊、电话、网络及上门访视等多种方式实施。随访内容包括患者的肿瘤治疗情况、胃肠道功能、营养目标量的完成情况、营养状况指标及生活质量评价、并发症情况等。

（李 涛 吕家华 王奇峰 吴 磊 王 毅）

参 考 文 献

1. TORRE L A，BRAY F，SIEGEL R L，et al.Global cancer statistics，2012［J］.CA Cancer J Clin，2015，65（2）：87-108.

2. CHEN W，SUN K，ZHENG R，et al.Cancer incidence and mortality in China，2014［J］.Chin J Cancer Res，2018，30（1）：1-12.

3. BOZZETTI F，MARIANI L，LO VULLO S，et al.The nutritional risk in oncology：a study of 1,453 cancer outpatients［J］.Support Care Cancer，2012，20（8）：1919-1928.

4. 王东洲，王铁君，李涛.肿瘤患者营养状况对放射敏感性的影响［J］.肿瘤代谢与营养电子杂志，2016，3（4）：207-210.

5. CLAVIER J B，ANTONI D，ATLANI D，et al.Baseline nutritional status is prognostic factor after definitive radiochemotherapy for esophageal cancer［J］.Dis Esophagus，2014，27（6）：560-567.

6. MATSUMOTO Y，ZHOU Q，KAMIMURA K，et al.The prognostic nutrition index predicts the development of hematological toxicities in and the prognosis of esophageal cancer patients treated with cisplatin plus 5-fluorouracil chemotherapy［J］.Nutr Cancer，2018，70（3）：447-452.

7. HAN H，PAN M，TAO Y，et al.Early enteral nutrition is associated with faster post-esophagectomy recovery in Chinese esophageal cancer patients：A retrospective cohort study［J］.Nutr Cancer，2018，70（2）：221-228.

8. CONG M H，LI S L，CHENG G W，et al.An interdisciplinary nutrition support team improves clinical and hospitalized outcomes of esophageal cancer patients with concurrent chemoradiotherapy［J］.Chin Med J（Engl），2015，128（22）：3003-3007.

9. MAK M，BELL K，NG W，et al.Nutritional status，management and clinical outcomes in patients with esophageal and gastro-oesophageal cancers：A descriptive study［J］.Nutr Diet，2017，74（3）：229-235.

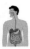

10. HALFDANARSON T R, THORDARDOTTIR E, WEST C P, et al.Does dietary counseling improve quality of life in cancer patients？ A systematic review and meta-analysis［J］.J Support Oncol,2008,6(5):234-237.

11. VAN CUTSEM E, ARENDS J.The causes and consequences of cancer-associated malnutrition［J］.Eur J Oncol Nurs,2005,9(2):S51-S63.

12. RIETVELD S C M, WITVLIET-VAN NIEROP J E, OTTENS-OUSSOREN K, et al.The prediction of deterioration of nutritional status during chemoradiation therapy in patients with esophageal cancer［J］.Nutr Cancer,2018,70(2):229-235.

13. MIYATA H, YANO M, YASUDA T, et al.Randomized study of clinical effect of enteral nutrition support during neoadjuvant chemotherapy on chemotherapy-related toxicity in patients with esophageal cancer［J］.Clin Nutr, 2012,31(3):330-336.

14. STEENHAGEN E, VAN VULPEN J K, VAN HILLEGERSBERG R, et al.Nutrition in peri-operative esophageal cancer management［J］.Expert Rev Gastroenterol Hepatol,2017,11(7):663-672.

15. TAKESUE T, TAKEUCHI H, OGURA M, et al. A prospective randomized trial of enteral nutrition after thoracoscopic esophagectomy for esophageal cancer［J］.Ann Surg Oncol,2015,22(3):S802-S809.

16. 吕家华,李涛,朱广迎,等.肠内营养对食管癌同步放化疗患者营养状况、不良反应和近期疗效影响——前瞻性、多中心、随机对照临床研究(NCT02399306)［J］.中华放射肿瘤学杂志,2018,27(1):44-48.

17. 刘欣,张鹏,陈渊.肠内营养支持在食管癌术后辅助化疗患者中的临床应用[J].天津医科大学学报, 2017,23(3):274-276.

18. KOOM W S, AHN S D, SONG S Y, et al.Nutritional status of patients treated with radiotherapy as determined by subjective global assessment［J］.Radiat Oncol J,2012,30(3):132-139.

19. 王昆华,石汉平,赵青川,等.营养不良的三级诊断[J].肿瘤代谢与营养电子杂志,2015,2(2):31-36.

20. YU H M, TANG C W, FENG W M, et al.Early enteral nutrition versus parenteral nutrition after resection of esophageal cancer：A retrospective analysis［J］.Indian J Surg,2017,79(1):13-18.

21. WANG G, CHEN H, LIU J, et al.A comparison of postoperative early enteral nutrition with delayed enteral nutrition in patients with esophageal cancer［J］.Nutrients,2015,7(6):4308-4317.

22. MIYATA H, YANO M, YASUDA T, et al.Randomized study of clinical effect of enteral nutrition support during neoadjuvant chemotherapy on chemotherapy-related toxicity in patients with esophageal cancer［J］.Clin Nutr, 2012,31(3):330-336.

23. AUGUST D A, HUHMANN M B.ASPEN clinical guidelines：nutrition support therapy during adult anticancer treatment and in hematopoietic cell transplantation［J］.JPEN J Parenter Enteral Nutr,2009,33(5):472-500.

24. ARENDS J, BACHMANN P, BARACOS V, et al.ESPEN guidelines on nutrition in cancer patients［J］.Clin Nutr,2017,36(1):11-48.

25. CSCO 肿瘤营养治疗专家委员会.恶性肿瘤患者的营养治疗专家共识[J].临床肿瘤学杂志,2012,17 (1):59-73.

26. YU F J, SHIH H Y, WU C Y, et al.Enteral nutrition and quality of life in patients undergoing chemoradiotherapy for esophageal carcinoma：a comparison of nasogastric tube, esophageal stent, and ostomy tube feeding［J］. Gastrointest Endosc,2017,88(1):21-31.

27. 吕家华,李涛.食管癌放疗患者的营养治疗[J].肿瘤代谢与营养电子杂志,2017,4(2):144-148.

28. 石汉平,许红霞,李薇.临床能量需求的估算[J].肿瘤代谢与营养电子杂志,2015,2(1):1-4.

29. OKAMOTO H, SASAKI M, JOHTATSU T, et al.Resting energy expenditure and nutritional status in patients undergoing transthoracic esophagectomy for esophageal cancer［J］.J Clin Biochem Nutr,2011,49(3): 169-173.

30. CEOLIN ALVES A L, ZUCONI C P, CORREIA M I.Energy expenditure in patients with esophageal, gastric, and colorectal cancer［J］.JPAN J Parenter Enteral Nutr,2016,40(4):499-506.

31. AIKO S, YOSHIZUMI Y, TSUWANO S, et al.The effects of immediate enteral feeding with a formula containing

high levels of omega-fatty acids in patients after surgery for esophageal cancer［J］.JPAN J Parenter Enteral Nutr,2005,29（3）:141-147.

32. MIYATA H,YANO M,YASUDA T,et al.Randomized study of the clinical effects of omega-3 fatty acid-containing enteral nutrition support during neoadjuvant chemotherapy on chemotherapy-related toxicity in patients with esophageal cancer［J］.Nutrition,2016,33 :204-210.

33. FIETKAU R,LEWITZKI V,KUHNT T,et al.A disease-specific enteral nutrition formula improves nutritional status and functional performance in patients with head and neck and esophageal cancer undergoing chemoradiotherapy:Results of a randomized,controlled,multicenter trial［J］.Clin Nutr,2013,119（18）:3343-3353.

34. MATSUOKA M,IIJIMA S.Sequential post-operative nutrition care at home for patients receiving surgical treatment for esophageal cancer［J］.Gan to Kagaku Ryoho,2016,43（Suppl 1）:57-59.

第四节 运动康复

一、运动疗法概述及在食管癌康复中的地位

癌症已成为严重影响人类生活质量和寿命的主要慢性疾病之一。近年来，指导癌症患者适度的运动越来越成为肿瘤康复的重要治疗原则之一。大样本的流行病学调查显示，较高的机体活动人群比低运动人群发生各种癌症的概率要小；虽然潜在的机制还不明确，但大量研究及临床观察表明，运动不仅可以提高各期肿瘤患者的免疫功能，还能改善患者失眠、焦虑、癌症相关性疲劳，增加患者的归属感、被理解和支持感，对提高癌症患者的生活质量具有重要意义。循证医学证明，运动能改善癌症患者各种治疗所导致的不良反应，这些不良反应包括疲劳、肌肉无力、各种器官功能损害等。越来越多的研究证据表明，规律的运动，无论是在术前、术后或放化疗期间都可使患者获益。因此，通过适当的运动锻炼能给食管癌患者带来更多的康复信心，对不同种类、不同阶段的食管癌康复有着显著疗效。

（一）运动能够预防癌症的发生

流行病学已经充分证明，运动能够积极预防癌症的发生并且与癌症风险之间具有量效关系。有资料显示，运动对男性和女性发生结肠癌方面均具有预防作用，这种作用在男性中表现得尤为明显。对任何年龄的女性而言，运动都能够降低乳腺癌的风险，而且对于 BMI 正常、绝经期女性运动的作用更强。中等强度的体力活动可以降低乳腺癌和结肠癌的风险；2008 年美国体力活动指南指出，要降低乳腺癌和结肠癌的风险，每天至少需要 30~60 分钟中等到较大强度的体力活动。荷兰一项随访 11 年的队列研究中发现，每天进行不足 30 分钟运动的女性卵巢癌发生风险明显高于每天从事 60~90 分钟及以上的女性，每周从事 2 小时以上休闲性骑车或走路的女性也能够显著降低卵巢癌发生风险；同时发现，中等强度体力活动与卵巢癌发生风险呈负相关。同样，运动对食管癌的预防作用也不容忽视。

（二）运动降低癌症发生与复发的机制

流行病学研究认为，全球 25% 的癌症发生与超重及静态生活方式有关，体力运动可

通过多种机制改善、降低癌症发生和复发的风险。这种机制包括抗氧化、降低性激素、糖脂代谢激素、改善身体成分、抗炎症反应及提高免疫能力等。研究发现，对 8 名癌症患者实施 10 周个性化的运动干预，结果显示其抗氧化能力明显提高，基线抗氧化能力与疲劳问卷得分呈负相关（r =−0.41）。运动的抗炎作用可能存在 3 方面的机制：降低内脏脂肪积累，增加抗炎因子产生和释放，降低单核细胞和巨噬细胞 Toll 样受体的表达。规律地运动能够降低任何年龄男女的腰围，明显减少腹部脂肪和内脏脂肪。运动能够引起脂联素分泌增加，降低某些炎症脂肪因子，包括 IL−6、TNF、瘦素。

（三）运动对癌症患者的康复作用

癌症患者经常会出现疲乏、呼吸困难、心肺耐力和肌力、肌耐力下降、睡眠障碍等不良现象，导致高质量的生存时间缩短。Mishra 等发现，运动可以显著提高癌症患者生活质量、身体功能，减轻疲劳，中等到较大强度的运动比轻度运动产生更好的效果。Andrew 等对乳腺癌和肺癌各 4 名患者进行呼吸肌训练（15 次重复次数、3 组 / 次，3 次 / 周，持续 4 周），结果显示，循序渐进地呼吸肌训练可明显增加癌症患者呼吸肌力量，减轻呼吸困难症状，提高运动能力和生活质量。Mock 等测试了中等强度有氧训练在情绪低落和睡眠扰乱方面的作用，发现在化疗期间的一周内，中等强度自控步调的步行训练提高了适应力，让疲劳、焦虑、睡眠扰乱的情况得到了改善。

食管癌引起的相关疲劳、进食障碍、心肺耐力下降等是常见的症状，即使在根治术后也会延续多年，给癌症存活者带来了相当大的痛苦。传统上认为，癌症出现相关疲劳者应该限制活动、降低能量消耗、依赖他人完成日常生活中所需要的活动。但是越来越多的研究新证据表明，癌症患者进行适当的体力活动能够在生理、心理上带来大量的益处。

（四）运动对癌症患者的积极的心理调整作用

癌症是一种特殊的创伤事件，尤其是食管癌进行性吞咽困难带来的严重营养失调，严重威胁患者的生命健康。进食障碍不仅给机体生理上带来巨大的伤害，引起多系统功能下降，还会在心理上造成焦虑、抑郁、自杀倾向等负面影响。心理问题和生理功能障碍之间会产生恶性循环，使机体免疫能力下降，诱发各种感染，缩短患者的生存时间。这种心理压力可通过患者对癌症的认知过程而改变，这些改变是患者积极的心理调整适应和个人成长的结果，该过程被称为创伤后成长（post−traumatic growth，PTG），是积极心理学的一个新概念，也是了解、治疗、康复癌症患者的一种新视角。运动作为缓解心理压力的有效手段，对癌症 PTG 有显著性影响。

（五）运动增加癌症患者免疫系统功能

癌症的各种常规治疗方法（如手术、放疗、化疗等）均会不同程度降低患者免疫功能，尤其是食管癌根治术后大面积创伤，会严重降低患者免疫功能。运动是癌症患者康复治疗的重要手段之一，通过运动可以调控机体神经内分泌功能，对免疫系统起到调节作用。癌症患者运动后，自然杀伤细胞（NK）毒性增加，淋巴细胞增殖能力增强，粒细胞计数增多，而白细胞、淋巴细胞、NK 细胞、T 细胞、C 反应蛋白、前炎症因子和抗炎因子介质的数量保持稳定。一项研究对 25 名绝经期乳腺癌存活者进行 15 周中等强度的有氧运动干预，每周 3 次，每次 40 分钟，结果显示，运动提高了 NK 细胞毒性。Shinkai 等发现 60 分钟中等强度耐力运动（62% 最大摄氧量）已足够诱发 CD16$^+$ 细胞双倍转移，且有溶解活性的增加，这说明有氧运动能提高全身免疫功能。蒋桂凤等进行了一项 12 周实验，将

30位女生随机分成对照组、试验1、2组和3组，每组10人，对照组除上体育课外，课外自由锻炼或不锻炼，试验1、2组采用集体练习方式进行健美操训练，分别为每周1、3次，每次运动强度为中等，持续35分钟，不包括准备活动时间。测试血清C3与C4含量和补体活性。结果表明，坚持有氧运动且每周锻炼3次者，能提高机体合成补体的能力以及提高机体补体的免疫活性。因此目前认为，有氧运动对机体中补体变化的提高是有作用的，并且时间至少需要8周以上。众多关于有氧运动对于癌症的生理作用的文献都说明，有氧运动对癌症患者的益处是显而易见的，它可以帮助癌症患者改善身体成分，减掉多余的体脂和增加瘦体重；它可以促进机体吸入更多的氧以加快新陈代谢的调整；它可以提高机体抗氧化能力，改善机体的免疫状态。综合来说就是可以提高癌症患者的生理功能状态。

二、癌症患者运动处方的制定和实施

（一）运动测试

食管癌高发于中老年人，因此，有一些疾病很可能与恶性肿瘤并存，如心肺疾病、糖尿病、骨质疏松症和关节炎等。治疗食管癌的方法有外科手术、放射治疗、化学治疗和生物疗法。在消灭癌细胞的过程中，一些治疗手段也能破坏健康组织。患者在治疗期和治疗后可能经历一些限制运动能力的不良反应。此外，由于有氧能力、肌肉组织和关节活动度的下降，身体总体功能普遍降低。即使在存活5年或有更多后期治疗的恶性肿瘤幸存者，一半以上可能出现身体活动能力受限，包括屈膝/站立2小时、举重10磅（4.5kg）和步行1/4英里（0.4km）。

在恶性肿瘤患者的运动测试和训练的安全问题上，目前还没有一致的专家共识和立场。尽管如此，基于现状和临床经验，为这个人群所制订的一系列安全相关的指南已经出版（表2-2）。由于患者的多样性，这些指南并不能适用于所有的恶性肿瘤患者；然而，它们可以对健康专家考虑运动测试和运动处方提供基本框架，标准运动测试方法（ACSM运动测试与运动处方指南第五章）适用于经筛查进行运动测试的恶性肿瘤患者。如果有并存疾病的存在、某种特定疾病的相关症状或者治疗相关不良反应，要求根据下述情况对测试过程进行调整：

1. 恶性肿瘤和恶性肿瘤的治疗有可能影响健康相关体适能的组成部分 如心血管适能、肌肉力量和耐力，身体成分、柔韧性、步态和平衡。理想的情况是，恶性肿瘤患者应该接受一个全面的体适评估，包括健康相关的体适能的所有组成部分。

2. 在运动测试前，应对恶性肿瘤并发症和运动禁忌证做一个全面的筛查，包括病史、身体检查和实验室检查，如全血细胞计数、血脂测试和肺功能测试，并与肿瘤科医生一起了解患者恶性肿瘤的发生部位、治疗相关情况和特殊的脏器功能改变。

3. 强烈推荐在症状限制性或者最大运动试验中进行医务监督。

4. 关于测试协议书的决定可能受个体特殊疾病或者治疗相关限制条件的影响。例如，次极量强度测试可能更适合老年人和以增加或维持日常活动为基本目标的重症恶性肿瘤者。然而，次极量强度测试至少应达到个体日常活动能力预期的强度水平。

5. 关于测试方法的决定可能受个体特殊疾病或者治疗相关的限制条件的影响。例如，对经历直肠或前列腺手术或放射治疗的患者来说，运动平板比功率车记功计更合适。

表 2-2 恶性肿瘤患者运动测试和运动训练的禁忌与防范

	运动测试和训练禁忌	防范措施和专家建议
恶性肿瘤治疗的相关因素	静脉插管化疗期间或治疗 24 小时之内不能运动	治疗如果影响到心肺应该注意：推荐在运动测试和训练中进行医务监督
	采血之前不能运动	嘴痛或溃疡：避免在最大测试时用吹嘴；可以用面罩
	血小板 <5 000	血小板 >5 000~15 000；避免能增加血液危险的测试
	白细胞 <3 000	白细胞 >3 000~4 000；确保仪器正确消毒
	血红蛋白 <10mg/dl	血红蛋白 >10~11.5/13.5mg/dl；慎用最大测试
肌肉骨骼检查	近期骨、后背或颈痛	
	异常肌肉无力	
	严重恶病质	
	异常/极度疲劳	
	虚弱的功能状态：karmor-sky 状态得分 ≤ 60%	恶病质：对运动综合考虑 轻至中度疲劳：密切监督运动中的反应
系统检查	急性感染	近期系统疾病或感染：临床症状消失 48 小时后方可运动
	发热性疾病：体温 >38℃	
	全身不适	
胃肠道检查	严重恶心	解决液体和/或食物摄入：推荐缩合学科研究法/营养学家的建议
	24~36 小时内呕吐或腹泻	
	脱水	
	营养不良：缺乏液体和/或摄入量	
心血管检查	胸痛	
	安静心率 >100 次/min 或 <50 次/min	如果有心脏病危险请注意：推荐在运动测试和训练时进行医务监督
	安静收缩压 >145mmHg 和/或舒张压 <95mmHg	如果服抗高血压药会影响心率，可能无法获得靶心率；避免用力过度
	安静收缩压 <85mmHg	
	心律不齐	
	脚踝肿胀	淋巴水肿：运动时穿对肢体有压缩力的衣服
	严重呼吸困难	
	咳嗽和气喘	缓解呼吸困难：避免最大测试
	深呼吸时胸痛加剧	

续表

	运动测试和训练禁忌	防范措施和专家建议
神经系统检查	认知状态明显下降	缓解认知改变：确保患者能理解和服从指示
	眩晕/头晕眼花	
	定向障碍	失衡/外周感觉神经病：运动时用稳固的支撑姿势
	视力模糊	
	共济失调（不能协调无意识运动）	

（二）运动处方

关于每种类型恶性肿瘤患者运动处方的最佳组成建议，目前还不充分。现有的推荐给恶性肿瘤患者的训练方案的组成与美国运动医学学会对有氧运动、抗阻和柔韧性练习的原则一致，也与美国恶性肿瘤协会关于恶性肿瘤患者每周至少 5 天、每次 30~60 分钟的中等到较大强度体力活动的建议一致。

在表 2-2 中介绍了恶性肿瘤患者运动训练的安全问题。在较大强度运动前应进行医学检查。在运动前、中、后应该监测血压、心率和其他相关生命指征。如果有异常症状出现，要立即停止运动（如头晕、恶心或胸痛）。

频率：每周 3~5 天有氧运动，每周 2~3 天抗阻运动，两组抗阻运动之间至少有 48 小时恢复时间；每周 2~7 天柔韧性运动。

强度：有氧运动强度达到 40%~60% 储备摄氧（VO_2R）或储备心率（HRR）；40%~60% 最大力量强度的抗阻运动；做柔韧性练习时，缓慢牵拉拉伸点。

时间：有氧运动，每天 30~60 分钟（如果必要可分为几组进行）。抗阻训练，1~3 组，每组练习重复 8~12 次，对体质差、疲乏和虚弱的个体最大上限是 15 次。柔韧性训练，每次牵拉持续 10~30 秒，重复 4 组。

类型：有氧运动，使用大肌肉群进行长时间、有节奏活动（如走路、蹬车、蹬脚踏车、游泳）。抗阻训练，重力练习、抗阻练习器、负重功能练习（如坐–站练习），着重练习主要肌肉群。柔韧性训练，进行主要肌群的伸展和关节活动度练习，尤其注意由激素药物、辐射或手术引起的关节或肌肉的受限部位。

运动强度 FITT（运动频率、强度、时间、类型）是运动处方制定中的基本原则。其中运动强度是关键因素，影响运动效果及是否发生心血管、骨关节肌肉损伤等意外事故。运动强度可选择持续性中等强度或高强度间歇训练的模式，目前高强度间歇训练（HIT）仍然是一个热门话题。癌症患者由于经历了手术、放射治疗或化学药物治疗等临床治疗阶段，机体的生理、心理方面受到很大影响，在实施运动干预时运动强度的选择尤为重要。Kellie 等选取 10 名癌症患者，将其随机分为高强度运动组（HIG）和中等强度运动组（MIG），两组的运动强度分别为 ≥ 85%HRmax、≤ 55%HRmax。经过 12 周的运动干预，HIG 组在心肺耐力、生活质量等相关指标方面有改善趋势，但两组数据经统计学处理无显著性差异。另一项研究 Tammi 选取的是近 5 年经过临床治疗的癌症患者 8 名（其中 2 名男性），每周进行 3 天较大强度有氧运动（>70%HRmax，HRmax =207 – 0.7 × 年龄），持续运动 5 周，对提高癌症患者的心肺耐力有明显作用。

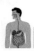

三、癌症患者运动干预途径

一般情况下，癌症患者都是从肿瘤科医生那里获得体力活动口头推荐或者一份书面运动方案建议，这种干预方式是否能够充分提高癌症患者的运动行为还不太清楚。Esther L 等通过一项随机对照研究，将 88 名癌症患者随机分成两组：常规组 42 名（口头推荐 + 书面运动方案建议）、多媒体组 46 名（口头推荐 + 书面运动方案建议 + 家庭运动 DVD），两组均在干预前、干预 4 周、8 周时间点上测试与疲劳、心情等相关的量表和运动行为变化等相关指标得分，结果显示两组在改善癌症相关的疲劳、心情、运动行为、运动自信心等方面均有一定效果，而且多媒体组改善作用较明显。

四、癌症患者运动的注意事项

首先，参照美国运动医学会（ACSM）2010 年颁布的癌症存活者体力活动指南，指出各种类型的癌症（包括骨髓移植患者）在治疗期间和治疗结束后进行体力活动都是安全的。但是，在临床实践过程中必须要注意到，我们的患者是肿瘤患者并或多或少经历过抗肿瘤治疗的现实，建议在进行运动锻炼的时候一定要注意：

1. 目前正接受化疗、放射治疗或免疫功能受累者，使用公共场所健身器材时要注意预防感染。

2. 在开始运动计划前，要按照 ACSM 运动处方指南的要求判断运动的相关禁忌证，正在接受放疗、化疗或长期受到癌症手术影响的患者出现运动风险的可能性比普通人高。

3. 极度疲劳、贫血、共济失调者不能进行运动。

4. 因治疗而感到重度疲劳的患者如果不愿意参与系统运动，可以每天进行 10 分钟的牵拉活动。

5. 接受放射治疗的患者应该避免氯暴露，如不要去游泳池。

6. 对未治愈的恶性肿瘤患者来说，恶病质或肌肉失用是普遍存在的，且根据肌肉失用的程度，很有可能限制运动。

7. 体内留置导管、中心静脉置管或食物输送管的患者和接受放射治疗后的患者，都应避免游泳运动。

8. 患者接受化学治疗期间可能反复出现呕吐和疲劳，因此要经常调整运动处方，如降低运动强度、减少每次运动的持续时间等。

五、小结

运动已经成功地用于不同阶段、不同性质、不同种类的癌症康复阶段，对于食管癌的康复治疗有着明显的效果。在生理方面，它可以促进机体吸入更多的氧以加快新陈代谢的调整；它可以提高机体抗氧化能力，改善机体的免疫状态。在心理方面，它可以帮助促进心理压力的转移、自尊感的增强、生活自主性的提高、疲劳、焦虑、沮丧等情绪的改善以及异常心理状况的减少。运动有助于减少食管癌的发病率；有助于控制和改善食管癌的不适症状；有助于提高食管癌患者的生理功能；有助于改善食管癌患者的负性情绪和培养战胜食管癌的信心。美国运动医学会（ACSM）和美国癌症协会（ACS）均推荐癌症患者积极参与体育锻炼。目前有近 2/3 的食管癌患者没有达到体力活动推荐量。有氧运动和抗

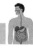

阻运动联合的运动方式对食管癌有较好干预效果；规律的中等强度运动对食管癌患者是安全、有效的，可采用网络平台、电话、DVD等现代电子通信、影像技术对食管癌高危人群进行运动干预指导、监控和实施。在进行运动前，一定要对食管癌患者进行足够的测试和评估，并进行足够的安全注意教育。

（仓顺东　陈俊强　林　宇　沈敏敏）

参 考 文 献

1. JEON J Y,MEYERHARDT J A.Exercise after cancer diagnosis：time to get moving［J］.Oncology,2013,27(6)：585–588.

2. VAN GERPEN R E,BECKER B J.Development of an evidence–based exercise and education cancer recovery program［J］.Clin J Oncol Nurs,2013,17(5)：539–543.

3. BROWN J C,WINTERS–STONE K,LEE A,et al.Cancer,physical activity,and exercise［J］.Compr Physiol,2012,2(4)：2775–2809.

4. SINGH F,NEWTON R U,GALVÃO D A,et al.A systematic review of pre–surgical exercise intervention studies with cancer patients［J］.Surg Oncol,2013,22(2)：92–104.

5. SAMAD A K,TAYLOR R S,MARSHALL T,et al.A meta–analysis of the association of physical activity with reduced risk of colorectal cancer［J］.Colorectal Dis,2005,7(3)：204–213.

6. FRIEDENREICH C M,CUST A E.Physical activity and breast cancer risk：impact of timing,type and dose of activity and population subgroup effects［J］.Br J Sports Med,2008,42(8)：636–647.

7. WU Y,ZHANG D,KANG S.Physical activity and risk of breast cancer：a meta–analysis of prospective studies［J］.Breast Cancer Res Treat,2013,137(3)：869–882.

8. Physical Activity Guidelines Advisory Committee.Physical activity guidelines advisory committee report,2008［M］.Washington,D.C.：US Department of Health and Human Services,2008.

9. BIESMA R G,SCHOUTEN L J,DIRX M J,et al.Physical activity and risk of ovarian cancer：results from the Netherlands Cohort Study(The Netherlands)［J］.Cancer Causes Control,2006,17(1)：109–115.

10. REPKA C P,HAYWARD R,BROWN J,et al.Cancer related fatigue and markers of oxidative stress in cancer patients following an exercise intervention［J］.Med Sci Sports Exerc,2015,47(5 Suppl)：S369.

11. GLEESON M,BISHOP N C,STENSEL D J,et al.The anti–inflammatory effects of exercise：mechanisms and implications for the prevention and treatment of disease［J］.Nat Rev Immunol,2011,11(9)：607–615.

12. BEN OUNIS O,ELLOUMI M,LAC G,et al.Two–month effects of individualized exercise training with or without caloric restriction on plasma adipocytokine levels in obese female adolescents［J］.Ann Endocrinol(Paris),2009,70(4)：235–241.

13. MISHRA S I,SCHERER R W,SNYDER C,et al.Exercise interventions on healthrelated quality of life for people with cancer during active treatment［J］.Cochrane Database Syst Rev,2012,8：D8465.

14. RAY A D,WILLIAMS B T,COOK J L,et al.Respiratory muscle training improves dyspnea and exercise performance in cancer survivors［J］.Med Sci Sports Exerc,2015,47(5)：S608.

15. MOCK V,DOW K H,MEARES C T,et al.Effects of exercise on fatigue,physical functioning,and emotional distress during radiation therapy for breast cancer［J］.Oncol Nurs Forum,1997,24(6)：991–1000.

16. 石春凤,刘芳,黄佳莉,等.癌症患者创伤后成长的研究进展[J].现代临床护理,2014,13(9)：71–75.

17. JENNIFER J,NICHOLAS L,JEFF K,et al.Associations between extreme/adventure sport,exercise growth and posttraumatic growth among gynecologic cancer survivors［J］.Med Sci Sports Exerc,2015,47(5 Suppl)：S24.

18. FAIREY A S,COURNEYA K S,FIELD C J,et al.Randomized controlled trial of exercise and blood immune function in postmenopausal breast cancer survivors［J］.J Appl Physiol(1985),2005,98(4)：1534–1540.

19. SHINKAI S,SHORE S,SHEK P N,et al.Acute exercise and immune function.Relationship between lymphocyte

activity and changes in subset counts［J］.Int J Sports Med,1992,13(6):452–461.

20. 蒋桂凤,黄祁平,唐双阳,等.健美操对机体补体活性的影响［J］.体育科技文献通报,2005,20(12):76–78.

21. TOOHEY K L.Effects of high vs.moderate intensity exercise on functional fitness and quality of life in cancer survivors:A pilot study［J］.Med Sci Sports Exerc,2015,47(5):369.

22. PAOLILLI T M C,BECKER C,CARLISLE T,et al.Is high intensity functional training sufficient for improving cardio vascular endurance in cancer survivors? ［J］.Med Sci Sports Exerc,2015,47(5):500.

23. MOE E L,DOBEK J,SCOTT J M,et al.Enhancing the effectiveness of oncology providers'exercise recommendation for breast cancer survivors using multimedia［J］.Med Sci Sports Exerc,2015,47(5):47.

第五节 中药及传统中医康复

食管癌属于祖国医学"噎膈""积证"等范畴,其病因病机归纳多因饮食不节、七情内伤、脾胃失调等,引起气机升降失衡,导致津液输布失常则留结为痰,血气不能正常运行则停留为瘀,痰瘀搏结,痰瘀互结则形成肿块,阻于食管,坚硬如岩,推之不移。食久不下又或血耗气郁,痰因火结形成热毒伤阴。肾阴不足津液亏损,可发生噎膈。诸病而命门火衰温煦乏力,脾胃虚寒,最终也可成为噎膈。食管癌初期以标实为主,肝、脾、肾功能失调,痰气阻滞于食管与胃,继则瘀血内结,气、痰、瘀搏结,耗伤津液,病情由标实转为正虚,由轻转重。《景岳全书》载:"噎膈一证,必以忧愁思虑,积劳积郁,或酒色过度,损伤而成。"清代医家叶天士在《临证指南医案·噎膈反胃》中指出"脘管窄隘"为本病的主要病机。总之,本病病理性质属本虚标实,总体治则为扶正祛邪并重。食管癌早期以标实为主,中医治疗重在舒肝解郁,化痰散结,和胃降逆,佐以润燥;中期虚实夹杂,应攻补兼施;晚期正气亏虚,应健脾补肾,益气养阴,养血生津,兼以祛邪。目前临床实践证实,全程采用中西医结合模式,可以明显改善食管癌患者生活质量,提高治愈率,延长生存期。早期患者以手术为主,联合中药益气养血,促进机体各项功能恢复,防复发转移。中晚期宜采用手术、放化疗、中医药、免疫治疗、靶向治疗等的综合治疗,目的是减轻临床症状,改善生活质量,延长生存期。

一、配合西医治疗阶段

（一）手术后的恢复期治疗

术后病邪已祛,正气受损,气血亏虚,治疗以益气养血、补益脾肾先后天之本为要,同时调整患者脾胃功能,促进机体修复,通过提高患者的免疫功能使其长期生存。中医药采用补益气血、健脾和胃补肾、宽胸理气等治法。常选用归芍六君子汤、参苓白术散、十全大补汤等。

（二）放疗期间中医药

中医认为放射线为热邪,热可化火,火热之邪燥动炽热,导致热毒过盛,耗气伤津,以致气滞血瘀热结,从而形成气阴两虚、热瘀毒互结的基本病机。临床上常出现口腔溃疡、咽干疼痛、吞咽困难、失眠、低热等诸多临床表现,故治疗上可以应用益气养阴之方,如百合地黄汤等,便秘加麻子仁、瓜蒌;呕吐加旋复花、代赭石;疲乏加黄芪。

（三）化疗期间中医药

1. 骨髓抑制期　予健脾补肾、益气养血中药防治，作用于白细胞的中药有黄芪、太子参、黄精、冬虫夏草、枸杞、女贞子、鸡血藤、淫羊藿、夏枯草、人参、西洋参、白术、生熟地、丹参、阿胶、鹿角胶、山萸肉、补骨脂、灵芝、石韦、三七等。作用于红细胞、血红蛋白的中药有党参、太子参、红人参、白人参、鹿茸、当归、生地、熟地、阿胶、龟版、紫河车、鸡血藤、枸杞、龙眼肉、锁阳、巴戟天等。作用于血小板的中药有紫河车、黄芪、鹿角胶、花生衣、黄精、旱莲草、仙鹤草、沙参、麦冬、五味子等。常用中药组方如八珍汤、圣愈汤、人参养荣汤、归脾汤、龟鹿二仙汤等。

2. 消化道反应期　予健脾和胃助运、降逆止呕中药防治，常用组方保和丸、健脾汤、香砂六君子汤等。呃逆、呕吐重酌加旋复花、代赭石、橘皮、姜竹茹、柿蒂、半夏、生姜等；厌食酌加山楂、焦六曲、莱菔子、鸡内金等；反酸酌加吴茱萸、黄连、煅瓦楞子、乌贼骨等。腹泻酌加石榴皮、秦皮、赤石脂、诃子等。便秘酌加火麻仁、郁李仁、瓜蒌子、肉苁蓉、大黄等；降逆止呕重者可予姜半夏、砂仁等，共研末密封待用，用时将上药以适量蜂蜜调成糊状，撒于纱布上，敷贴神阙、上脘、中脘等穴位。

3. 脱发　中医认为，发乃血之余，肾之华在发，予健脾养血、补肾固发中药防治，组方常用山茱萸、制首乌、女贞子、旱莲草等药滋补肝肾，黄芪、白术、太子参益气健脾，当归养血行血，茯苓、泽泻利湿，佩兰、厚朴化湿等。

4. 化疗致末梢神经毒性　化疗后易出现手足麻木、感觉异常甚至运动困难等症状，可予中药汤药、中药塌渍或足浴治疗，黄芪桂枝五物汤加减。中药主要组成：黄芩、黄檗、黄芪、丹参、红花、川芎等，可降低手足麻木的发生率。

二、晚期食管癌中医药

参考中华人民共和国中医药行业标准《中医病证诊断疗效标准》（1994-06-28发布）。按照国家中医药管理局医政司2011年颁布的食管癌中医诊疗方案，按照晚期食管癌中医症状及舌脉，辨证分为4个常见证型，其治则、方药如下：

（一）痰气阻隔证

吞咽哽噎，胸膈痞满，泛吐痰涎，病情可随情绪变化而增减。苔薄腻，脉弦滑。治法：开郁化痰，润燥降气。推荐方药：启膈散加减。沙参、丹参、茯苓、川贝母、郁金、砂仁、荷叶等。加减：猫爪草、石见穿、预知子、急性子、全瓜蒌、薤白、石菖蒲等。

（二）瘀血阻隔证

饮食难下，食入即吐，吐出物如赤豆汁，胸膈疼痛，肌肤枯燥，形体消瘦。尚可见面色暗黑，肌肤枯燥，形体消瘦，大便坚如羊屎，或便血。舌质紫暗，或舌质红少津，脉细涩。治法：理气散结、活血化瘀。推荐方药：通幽汤加减。生地黄、熟地黄、甘草、红花、升麻、桃仁、当归、槟榔等。加减：五灵脂、海藻、昆布、贝母、瓜蒌、黄药子等。

（三）阴虚热结证

食入格拒不下，入而复出，形体消瘦，口干咽燥，大便干结，五心烦热。舌质干红少津，脉细弦数。治法：滋养津液，泻热散结。推荐方药：增液汤合沙参麦冬汤加减。玄参、麦冬、细生地、沙参、玉竹、甘草、桑叶、天花粉、生扁豆等。

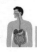

（四）气虚阳微证

水饮不下，泛吐多量黏液白沫，形瘦神衰，畏寒肢冷，面浮足肿。舌质淡紫，苔白滑，脉弱。治法：益气养血、健脾补肾。推荐方药：补气运脾方合右归丸加减。人参、白术、茯苓、当归、黄芪、熟地、山茱萸、肉桂、制附子、杜仲、砂仁、陈皮、威灵仙、白芍、急性子等。

（五）治疗食管癌有效的常用中草药

急性子、冬凌草、冰片、硼砂、石见穿、石上柏、山甲、雄黄、猫爪草、白花蛇舌草、儿茶、沉香、青黛、皂刺、壁虎、干漆、蜀羊泉、全蝎、蜂房、土鳖虫等。

（六）对症治疗

1. 噎 人工牛黄12克，蜂房30克，山慈菇60克，水红花子30克，共为细末，每日服两次，每次服3克。21天为1疗程。

2. 吐 代赭石30克，生半夏9克，苍术15克。水煎服，每日服一剂。21天为1疗程。

3. 痛 五灵脂60克，没药40克 蒲黄炭40克，沉香20克，白芷15克，细辛60克，当归15克，川楝子20克，白芍20克，延胡索20克，共研极细末，每日服三次。每次服3~5克。21天为1疗程。

4. 梗 壁虎30条，天葵子90克，焙干研末，温开水冲服，每日两次，每次3克。21天为1疗程。

（七）辨证选择抗癌口服中成药

西黄丸用于晚期食管癌热毒内攻、瘀血内结者；开郁顺气丸用于食管癌气滞痰凝者；六神丸用于热毒偏盛者；华蟾素片用于瘀毒内结者；消癌平片用于痰湿内蕴者；安替可胶囊用于瘀毒证，与放疗合用可增强对食管癌的疗效；增生平片（胶囊）用于热瘀内结者等。

（八）辨证选择中药静脉注射剂

复方苦参注射液、华蟾素注射液等。可根据病情结合当地药物选用合适的中药注射剂。

（九）针灸

主穴：天鼎、天突、膻中、上脘、内关、足三里、膈俞、合谷。配穴：病灶在颈段者加扶突、气舍、风门等，中段者加气户、乘满、肺腧、心腧等，在下段者加期门、不容、乘满、梁门等。胸骨后痛配合华盖，背痛配外关、后溪，进食困难重刺内关，痰多灸大椎、中府，针风门、肺腧。列缺、合谷。以上均采用毫针平补平泻，每天一次。放化疗引起的白细胞下降，可用地塞米松足三里注射，艾条熏灸大椎、足三里，毫米波局部照射，以刺激白细胞生长。耳针：取穴肾、胃、食道、神门、内分泌，留针20~30分钟，每日1次，10天为1疗程。用于食管癌吞咽梗阻，饮食不下。

（十）其他治疗

1. 食道康复汤 组成：黄芪、仙鹤草、浙贝母、穿山甲粉、鸡内金、郁金、半枝莲、青黛、龙葵、枳实、白术、守宫粉、山茱萸、女贞子、陈皮等。

2. 开道通关汤 内服，组成：紫硇砂、急性子、冬凌草、仙鹤草、威灵仙、延胡索等，适于食管癌各型出现吞咽梗阻、胸骨后痛等症，可明显改善症状。

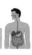

3. 化瘀软坚散膏 外敷患处，主要组成：乳香、莪术、穿山甲、全蝎、蜈蚣、守宫、木香、治疗淋巴结肿大疼痛可改善症状，穴位敷贴治疗均可起到改善生活质量的作用。

三、中医药治疗相关并发症

（一）食管癌术后反流性食管炎

临床症见：胸骨后烧灼感（烧心）、反流和胸痛，多发生于饱餐后，夜间严重。中医认为患者术后各脏腑受损，不能各司其职，胃阴亏虚，易于化火；胃中阳气不足，运化无力，胃失和降；肝失疏泄，肝气郁结化火，诸因导致肝火上炎，横逆犯胃，出现种种症状，故认为其病多为脾胃虚弱（且以胃阴亏虚较多见），气机不利所致，当以养阴和胃，清热解郁为治法。中药方以麦门冬汤合左金丸加减，随证加减；反酸甚者加乌贼骨、瓦楞子、浙贝母；嘈杂甚者加石斛、玉竹；兼呕吐者加旋复花、陈皮；兼腹胀者加厚朴、大腹皮；兼肝郁者加合欢花、百合。

（二）放射性肺炎

常见临床症状：刺激性干咳，气促，活动后加剧，胸痛，伴或不伴有发热，以低热为多，重症者可出现严重呼吸困难、发绀等，查体肺部多数无阳性体征，若继发细菌感染，可闻及干、湿性啰音，偶有胸膜摩擦音。其中医病机主要为热毒、阴虚、血瘀、气虚，益气养阴、清热解毒、活血化瘀为其主要治法。益气类药黄芪、党参、白术，清热解毒类药鱼腥草、黄芩、知母、金银花、玄参等，活血类药丹参、川芎、当归、桃仁、红花，生津类药沙参、麦冬、天花粉、五味子等为治疗放射性肺炎的常用药物。另化痰药贝母、养血药生地、阿胶亦为治疗放射性肺炎多用的药物。常见临床分型有：

1. 阴伤肺燥型 多见于放疗后 1~3 个月，主要表现有刺激性干咳、无痰或少痰、咽痛、口干喜冷饮、胸闷心烦或伴低热、纳食不香、舌红少苔缺津，脉细数。治以滋阴清热、润肺生津，用沙参麦冬汤、清燥救肺汤加减。

2. 气虚血瘀型 多见咳嗽反复发作、痰黏腻或稠厚成块，色白或带灰色，早晨咳痰较多，常伴胃脘痞满，纳差、呕恶，乏力懒动，大便稀溏，小便数，舌质紫黯，苔白腻或黄腻，脉濡滑或滑细。治以补肺健脾，祛湿化瘀，以生姜甘草汤合二陈汤加味。

3. 痰热郁肺型 多合并肺部感染，使热毒和痰火内郁所致。多表现为恶寒发热，咳嗽痰多，痰黏厚或稠黄，咯吐不爽，咳甚胸痛或咯血，口干欲饮，舌红，苔薄黄或黄腻、脉滑数。治以清热解毒，清肺化痰，以清金化痰汤、千金苇茎汤加减。

（三）放射性口腔黏膜炎及咽炎

《圣济总录》曰："口疮者"由心脾有热气冲上焦，熏发口舌，而为口疮"，指出口疮与心脾二脏的关系，放疗后口腔溃疡属于中医学"口疮""口疳""舌疮"等范畴，常出现口腔黏膜溃烂，咽干、咽痛，口干等，可以合并进食困难等功能障碍。可予甘草泻心汤、三物黄芩汤等。

（四）汗证

1. 自汗 采用益气固表，予玉屏风散加减。

2. 盗汗 通阳化气、调和营卫，予桂枝汤加减。汗出多者，可加浮小麦、糯稻根、牡蛎固表敛汗。气虚甚者，加党参、黄精益气固摄。兼有阴盛而见舌红、脉细数者，加麦冬、五味子养阴敛汗。也可以五倍子粉调敷神阙穴。

四、其他中医康复治疗

1. 饮食康复疗法 饮食上建议患者加强营养，多食用富含优质蛋白的易消化食物，如菌类煲汤等，也可加入枸杞、薏苡仁、山药等，戒酒戒烟，避免食用发霉食物或腌制食品。辨药施膳，合理调配饮食，达到恢复健康的目的，如服用清热解毒药物忌食发物及辛辣、油腻之物；服用温补类药物忌食生冷、寒凉、滋腻之物；服用清热利湿药忌食荤油肉食；服用健脾和胃药忌食产气食物。特殊禁忌如猪肉反乌梅、桔梗、黄连、苍术、百合、甘草；猪心忌吴茱萸；猪血忌地黄、何首乌；羊肉反半夏、菖蒲；狗肉反商陆、杏仁，恶蒜；鳖肉忌芥子、苋菜、薄荷，恶矾；鲫鱼反厚朴、麦冬；茯苓忌醋；人参恶黑豆，忌山楂、萝卜、茶叶；白果忌蒜、桃、李等。

2. 五行音乐疗法 通过运用角、徵、宫、商、羽五种调式的音乐对人体气机的影响分别顺应木气的展放、火气的上升、土气的平稳、金气的内收、水气的下降的特性，根据五行的生克制化规律来确定治则，应用音乐作用于肝、心、脾、肺、肾五脏系统，对人体气机和脏腑功能的影响而达到促进人类心理状态、生理状态的康复或治愈目的的治疗方法。

3. 针灸疗法康复 根据中医脾胃升降失常的病机特点，采用中医外治法促进手术后胃肠道功能恢复的手段多样，如针灸多从脾胃取穴论治，常取穴足三里、上巨虚、下巨虚、三阴交、阴陵泉等；穴位埋线治疗可取穴气海、建里、天枢、水道、足三里、大肠俞等；四磨汤组方研末穴位敷贴于天枢、足三里、大肠俞等；也可以多种外治法联合治疗。

（何 斌 戴玲玲 杨宇飞）

参 考 文 献

1. 李丽红,吴施国.食管癌的中医治疗研究进展[J].湖南中医杂志,2018,34(1):163-164.
2. 张景岳.景岳全书精华本[M].余瀛鳌,编选.北京:科学出版社,1997.
3. 刘雯雯,齐元富.齐元富治疗食管癌经验[J].湖南中医杂志,2018,34(1):31-33.
4. 宋兴华,司徒红林.中医药治疗化疗后骨髓抑制研究进展[J].浙江中西医结合杂志,2009,19(5): 326-328.
5. 国家中医药管理局医政司.24个专业105个病种中医诊疗方案(试行)[S].2011:356-358.
6. 谈进,施义.育阴清热法治疗食管癌术后反流性食管炎的临床研究[J].当代医学,2016,22(34):1-2.
7. 燕忠生.放射性肺炎中医病机、治法及用药规律分析[J].现代中西医结合杂志,2013,22(36):4053-4055.
8. 李延风,李中宇.甘草泻心汤治疗放疗后口腔溃疡临床观察[J].辽宁中医药大学学报,2015,17(11): 158-160.
9. 曹立幸,伍嘉仪,蒋志.中医外治法促进术后胃肠功能恢复的研究进展[J].广州中医药大学学报,2018, 35(6):1147-1152.

第三章

食管癌诊疗进展

第一节　食管癌概述

一、流行病学

食管癌是指发生于食管黏膜上皮的恶性肿瘤，具有显著的地域性分布差异和家族聚集性，全世界每年新发病例约 48.2 万人，且每年约 40.6 万人死于食管癌，居癌症死因顺位第 6 位。我国是世界上食管癌发病率和死亡率最高的国家，2012 年中国食管癌新发病例数约为 28.7 万，发病率为 21.2/10 万。本病好发于 50~65 岁的中老年人，男性多于女性。

二、病因及发病机制

食管癌的发生与患者的食物中的致癌物质、食管长期慢性理化刺激和炎症、营养及遗传易感性等相关：

1. 化学病因　亚硝胺。这类化合物及其前体分布很广，可在体内、外形成，致癌性强。在高发区的膳食、饮水、酸菜甚至患者的唾液中，亚硝酸盐含量均远较低发区为高。

2. 生物性病因　真菌。在某些高发区的粮食、食管癌患者的上消化道中或切除的食管癌标本上，均能分离出多种真菌，其中某些真菌有致癌作用。有些真菌能促使亚硝胺及其前体的形成，更促进癌肿的发生。

3. 缺乏某些维生素和微量元素　缺乏维生素 A、维生素 B_2、维生素 C、钼、铁、锌、氟、硒等以及动物蛋白、新鲜蔬菜、水果摄入不足，是食管癌高发区的一个共同特点。

4. 烟、酒、热食、热饮、口腔不洁等因素　长期饮烈性酒、嗜好吸烟，食物过硬、过热、进食过快，引起慢性刺激、炎症、创伤或口腔不洁、龋齿等均可能与食管癌的发生有关。

5. 食管癌遗传易感因素

三、临床表现

（一）早期症状

早期食管癌症状多不典型，常间歇、反复发作。主要表现为胸骨后不适、烧灼感、针刺样或牵拉样痛，进食通过缓慢并有滞留感，或轻度哽咽感。

（二）中晚期症状

1. 进行性吞咽困难　进行性吞咽困难是中、晚期食管癌最典型的症状，开始为固体食物不能顺利咽下，继之半流质饮食受阻，最后流质饮食也难以咽下。

2. 疼痛 表现为胸背部疼痛或不适感，为隐痛、刺痛或烧灼痛，进食时加重。

3. 呕吐 食管病变引起的食管不全或完全梗阻，使分泌物引流不畅，多表现为患者呕吐泡沫状黏液或稠涎。

4. 颈部、锁骨上肿块 是晚期食管癌常见体征，肿块为无痛性，进行性增大，质硬，多为左侧，也可是双侧。

5. 声音嘶哑 当肿瘤直接侵犯或转移灶压迫喉返神经时出现声带麻痹，导致声音嘶哑。

6. 出血 食管癌组织糜烂坏死、溃破或侵及大血管引起呕血或黑便，肿瘤侵及主动脉时可引起大出血死亡。

7. 干咳 如压迫气管可出现气急、干咳，如形成食管瘘则发生进食呛咳。

四、诊断

1. 纤维食管镜检查 该检查是食管癌最主要的确诊依据之一，不仅能直接观察病变范围和性状，还能直接获取病理以明确诊断。

2. 超声内镜检查（endoscopic ultrasonography，EUS） 其优点是可以较精确地测定病变在食管壁内的浸润深度，利于明确临床分期。

3. 食管造影 可全面直观地显示腔内病变，对病变长度估算较准确，能清楚显示黏膜破坏情况、食管腔狭窄程度、管壁蠕动功能、溃疡、穿孔等。

4. CT 扫描 CT 检查有助于准确判断中、晚期食管肿瘤的范围、病变外侵程度、邻近器官受累程度及淋巴结转移情况等。当食管发生肿瘤时，CT 显示管壁呈环状或不规则增厚；CT 上正常纵隔淋巴结的短径一般不超过 10mm，直径若 >15mm 或食管旁和气管食管沟淋巴结长径 ≥ 5mm 可视为异常。

5. PET-CT 检查 可一次性提供原发肿瘤部位及淋巴结转移或远处脏器转移的范围，尤其在评估淋巴结和远处转移方面的准确率、敏感性、特异性均较 CT、MRI、EUS 要高。

6. 浅表淋巴结超声检查 浅表淋巴结超声可以发现转移浅表淋巴结，根据超声血流情况和皮髓质界限的探查描述区分良恶性淋巴结。

五、食管癌的分段、分类和分期

（一）食管癌的分段

颈段自环状软骨到胸腔入口（下界胸骨上切迹）。胸内分三段：胸上段从胸腔入口到气管分叉（上界距门齿 24cm）；胸中段为将气管分叉到食管胃交界部全长二等分之上半部（下界距门齿 32cm）；胸下段为上述二等分之下半部（下界距门齿 40cm）。

（二）食管癌的分类

1. 食管癌的大体分型

（1）早期食管癌：包括隐伏型、糜烂型、斑块型和乳头型。

（2）中晚期食管癌：包括髓质型、蕈伞型、溃疡型、缩窄型和腔内型。

2. 食管癌组织学分类 在我国，食管癌的病理组织学类型以鳞状细胞癌最多见，约

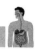

占 97.6%，其次为腺癌，其他如黏液表皮样癌、腺样囊性癌、未分化癌、癌肉瘤等极少见。在西方国家则以腺癌为主（60% 以上）。

（三）分期

2017 年 AICC/UICC 发布第 8 版食管及食管胃交界部癌分期系统，包括食管及食管胃交界部癌 TNM 分期标准（表 3-1）、术后病理分期（pTNM）、新辅助治疗后病理分期（ypTNM）和临床分期（cTNM，腺癌见表 3-2，鳞癌见表 3-3）。

表 3-1　食管及食管胃交界部癌 TNM 分期标准

分类	标准
T 分期	
Tx	原发肿瘤不能明确
T0	无原发肿瘤证据
Tis	重度不典型增生，定义为恶性细胞为突破基底膜
T1	肿瘤侵犯黏膜固有层，黏膜肌层，或黏膜下层
T1a	肿瘤侵犯黏膜固有层或黏膜肌层
T1b	肿瘤侵犯黏膜下层
T2	肿瘤侵犯固有肌层
T3	肿瘤侵犯食管外膜
T4	肿瘤侵犯食管邻近组织器官
T4a	肿瘤侵犯胸膜、心包、奇静脉、膈肌或腹膜
T4b	肿瘤侵犯其他邻近组织，如主动脉、椎体或气管
N 分期	
Nx	区域淋巴结转移不确定
N0	无区域淋巴结转移
N1	1~2 区域淋巴结转移
N2	3~6 区域淋巴结转移
N3	≥ 7 区域淋巴结转移
M 分期	
M0	无远处转移
M1	有远处转移
G 分类	
腺癌 G 分类	
Gx	分化程度不确定
G1	高分化，>95% 的肿瘤组织由分化好的腺体组成
G2	中分化，50%~95% 的肿瘤组织显示腺体形成
G3	低分化，肿瘤组织由片状和巢状细胞组成，其中形成腺体结构的细胞成分 <50%

分类	标准
鳞癌 G 分类	
Gx	分化程度不确定
G1	高分化，有明显的角化珠结构及较少量的非角化基底细胞，肿瘤细胞呈片状分布，有丝分裂少
G2	中分化，呈现出各种不同的组织学表现，从角化不全到角化程度很低再到角化珠基本不见
G3[c]	低分化，主要是由基底样细胞组成的大小不一的巢状结构，内有大量中心性坏死；由片状或铺路石样肿瘤细胞组成的巢状，其中偶见少量的角化不全细胞或角化的细胞
鳞癌分段	
Lx	肿瘤位置不确定
Upper	颈部食管至奇静脉弓下缘
Middle	奇静脉弓下缘至下肺静脉下缘
Lower	下肺静脉下缘至胃，包括食管胃交界部

表 3-2 腺癌临床分期系统（cTNM）

	N0	N1	N2	N3	M1
Tis	0				
T1		I	ⅡA	ⅣA	ⅣB
T2		ⅡB	Ⅲ	ⅣA	ⅣB
T3		Ⅲ	Ⅲ	ⅣA	ⅣB
T4a		Ⅲ	Ⅲ	ⅣA	ⅣB
T4b		ⅣA	ⅣA	ⅣA	ⅣB

表 3-3 鳞癌临床分期系统（cTNM）

	N0	N1	N2	N3	M1
Tis	0				
T1		I	I	Ⅲ	ⅣA	ⅣB
T2		Ⅱ	Ⅱ	Ⅲ	ⅣA	ⅣB
T3		Ⅱ	Ⅲ	Ⅲ	ⅣA	ⅣB
T4a		ⅣA	ⅣA	ⅣA	ⅣA	ⅣB
T4b		ⅣA	ⅣA	ⅣA	ⅣA	ⅣB

六、食管癌分期治疗模式（参照第 8 版 AJCC 食管癌分期）

（一）早期食管癌（TisN0M0~T1aN0M0）

早期食管癌中，病变局限在上皮层或黏膜固有层、黏膜肌层可行内镜下切除。目前

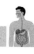

早期食管癌的内镜下治疗主要包括内镜下黏膜切除术（EMR）、内镜黏膜下剥离术（ESD）及内镜黏膜下隧道切除术（ESTD）。

术后定时复查食管内镜，发现局部复发或新的黏膜病灶可再行内镜下黏膜切除术或食管切除术。

（二）侵犯黏膜下层（T1b~3N0M0）

首选手术治疗，根据术后病理情况决定是否需要辅助放化疗。新版 NCCN 指南对根治性（R0）切除的胃食管结合部腺癌，其手术病理分期在 pT2 以上或淋巴结阳性患者，推荐术后辅助化疗或放化疗；但对 R0 切除的食管鳞癌，无论淋巴结有无转移均不推荐行任何术后辅助治疗。如心肺功能差或不愿手术者，可行根治性放疗。

（三）局部进展期（T1b~3N1~3M0，T4aN0~3M0）

对于局部进展期食管鳞癌，近年来的临床指南着重强调术前诱导治疗，2017 版指南就此更改为按照临床分期将 cT1b~4aN0~ + 作为术前诱导治疗的指征，并且推荐以同期放化疗作为食管鳞癌的诱导治疗方式。

与单纯手术相比较，不推荐术前放疗，术前放疗并不能改善生存率。但是对于术前检查发现肿瘤外侵明显、外科手术不易彻底切除的食管癌，通过术前放疗可以增加切除率。

对于不能手术的Ⅲ期患者，目前的标准治疗是放射治疗，有条件的医院可以开展同步放化疗的研究（含铂方案的化疗联合放射治疗）。

对于Ⅲ期患者，术后行辅助放疗可能提高 5 年生存率。对于食管鳞癌，不推荐术后化疗。对于食管腺癌，可以选择术后辅助化疗。

（四）不可切除（T4b，任何 N，任何 M；任何 T，任何 N，M1）

病变局限在胸部或颈段食管，首选根治性放化疗；如发现远处或广泛转移，以姑息治疗为主要手段，加或不加化疗，治疗目的为延长生命，提高生活质量。姑息治疗主要包括内镜治疗（包括食管扩张、食管支架等治疗）和止痛对症治疗。

七、预后

食管癌的预后与初治时的分期和治疗方案密切相关，50% 的患者在诊断时已为晚期，自然病程仅 6~8 个月，5 年生存率为 5%~7%。对于可切除的淋巴结阳性食管癌，国内报道手术加术后放化疗 5 年生存率为 47.4%，术后放疗为 38%，单纯手术为 29.6%。最近，由傅剑华、刘孟忠教授牵头联合国内八家中心合作开展的一项新辅助放化疗并手术治疗局部晚期食管鳞癌的Ⅲ期临床试验（NEOCRTEC5010 研究）表明：对比单纯手术组，术前放化疗的中位生存期（100.1 个月 *vs.*66.5 个月，*P*=0.025）、无病生存期（100.1 个月 *vs.*41.7 个月，*P*<0.001）。

（杨　杰　孙新臣　陈俊强　秦　嗪　张泽高　王玉婷　肖　琴）

参 考 文 献

1. JEMAL A，BRAY F，CENTER M M，et al.Global cancer statistics［J］.CA Cancer J Clin，2011，61：69-90.
2. 左婷婷，郑荣寿，曾红梅，等.中国食管癌发病状况与趋势分析［J］.中华肿瘤杂志，2016，38（9）：703-708.
3. RICE T W，ISHWARAN H，FERGUSON M K，et al.Cancer of the esophagus and esophagogastric junction：An eighth edition staging primer［J］.J Thorac Oncol，2017，12：36-42.

4. CHEN J,PAN J,ZHENG X,et al.Number and location of positive nodes,postoperative radiotherapy,and survival after esophagectomy with three-field lymph node dissection for thoracic esophageal squamous cell carcinoma[J]. Int J Radiat Oncol Biol Phys,2012,82(1):475-482.

5. CHEN J,PAN J,LIU J,et al.Postoperative radiation therapy with or without concurrent chemotherapy for node-positive thoracic esophageal squamous cell carcinoma[J].Int J Radiat Oncol Biol Phys,2013,86(4):671-677.

6. YANG H,LIU H,CHEN Y,et al.Neoadjuvant chemoradiotherapy followed by surgery versus surgery alone for locally advanced squamous cell carcinoma of the esophagus(neocrtec5010):A phase Ⅲ multicenter,randomized, open-label clinical trial[J].J Clin Oncol,2018,36：2796-2803.

第二节　食管癌放疗进展

　　放射治疗一直是食管癌最重要的治疗方式之一，随着放疗技术的提升，以精确定位、精确计划和精确治疗为核心的精确放疗得到了快速的发展，对放疗方式的研究也有了新的认识。

一、食管癌放疗技术的进展

　　1. 常规定位　食管的走向呈反 S 形并随脊柱而弯曲，常规模拟定位仅能以食管腔病变中心为参照设定照射野的范围，采用钡餐透视下肿瘤上下各 3~4cm，放射野宽 6~7cm，有可能导致部分靶区遗漏，其漏照率可达到 32% 左右。这就导致部分病灶照射的脱漏及剂量的不足和食管周围重要器官受照射体积的增加。这也可能是以往食管癌放疗局部控制率低和复发的主要原因。

　　2. 三维适形放疗（three dimensional conformal radiotherapy，3DCRT）3DCRT 是通过 CT 图像重建肿瘤的三维结构，利用适形挡铅或多叶光栅形成适形靶区的照射野，使剂量分布在三维空间上与靶区适形的放疗技术。3DCRT 可以使高剂量分布区与靶区保持高度一致，能够让肿瘤靶区接受到足够的照射剂量的同时降低周围正常组织受量，相关的不良反应也得以减少。

　　3. 调强适形放疗（intensity modulated radiation therapy，IMRT）　IMRT 是在三维适形放疗基础上发展起来的一项新技术，可根据不同靶区的三维形状和周围要害器官与靶区的具体解剖关系对照射野内各点的照射束强度进行调节，从而在靶区表面形成特殊的凹形的等剂量分布，这是 3DCRT 所不能达到的，因此 IMRT 是更为精确的放疗。IMRT 较 3DCRT 在靶区适形以及剂量分布上的优势已经得到认可，但能否转化为肿瘤疗效的获益还需要大量临床资料验证。

　　4. 图像引导调强放疗（image guide radiation therapy，IGRT）　IGRT 是将放射治疗设备与影像装置相结合，在分次治疗摆位时和治疗中采集图像和其他信号，并利用它们指导此次治疗和后续分次治疗，从而对分次放疗过程中肿瘤本身的容积变化和摆位误差以及因周围器官运动等因素造成的放疗照射剂量分布的改变起到了很好的纠正作用，提升了放疗的精确度。

　　5. 容积弧形调强放疗（volumetric modulated arc therapy，VMAT）　VWAT 是在 IGRT 基础上，集新型高精尖加速器与逆向优化治疗计划设计软件、精密三维和两维的

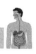

剂量验证设备于一体的肿瘤放疗最新技术，不但具备 IGRT 中随时对肿瘤放射剂量的精度进行调整从而降低各类误差的优势，还可以通过持续改变机架旋转速度以及多叶准直器的位置来调整各个角度的剂量强度，并且能在机架旋转的同时不间断照射，从而缩短了治疗时间，进一步提高了治疗精度。目前 VMAT 临床应用不多，相关报道较少，还有待进一步研究。

二、食管癌放疗方式的进展

1. 术前放疗（preoperative radiotherapy） 理论上术前放疗能有效减小肿块的体积，减轻肿瘤对周围组织的浸润，降低局部复发率，提高手术治疗效果。目前认为，术前放疗对于提高手术切除率及降低局部复发有效果，但同时有可能会增加并发症的发生风险，能否真正提高远期生存率还不明确，因此尚不推荐行术前单纯放疗。

2. 术前放化疗（preoperative chemoradiotherapy） 对于局部晚期的食管癌患者来说，术前放化疗能够通过放疗和化疗互补的抗肿瘤作用，协同杀灭肿瘤细胞，从而降低手术难度和死亡风险，提高 R0 切除率。目前已有大量的临床研究证实了食管癌术前放化疗的优势，以 2012 年发表于新英格兰杂志的 CROSS 研究具有代表性。基于目前的临床研究结果，术前新辅助治疗局部晚期食管癌已得到越来越多的认可；目前欧美对于食管腺癌，推荐采用术前化疗或术前放化疗，对于食管鳞癌，则推荐采用术前放化疗；而日本基于 JCOG9907 的结果，推荐采用术前化疗并手术治疗 II ~ III 期食管鳞癌；针对我国食管鳞癌高发的实际情况，《中国食管癌规范化诊治指南》中提出以下建议：治疗前临床分期为 T3N0M0、T1~2 伴淋巴结转移、T3~4 伴或不伴淋巴结转移的可切除的胸段食管癌患者尤其是鳞癌患者，可采用术前放化疗。

3. 术后辅助性放化联合治疗（post-operative chemoradiotherapy） 对于局部晚期食管癌行手术治疗后，行术后放疗能够降低复发率，提高生存率，但放疗仍为局部治疗，而食管癌为全身性疾病，能否进一步提高治疗效果，目前还有待观察。目前，我国可手术食管癌患者初始治疗方式仍以手术治疗为主，放疗、化疗与手术治疗的综合治疗模式有望进一步改善可手术食管癌患者生存；到目前为止尚没有大样本的随机对照临床研究提示食管鳞癌术后辅助治疗较单纯手术可显著延长患者 OS；目前多数研究结果表明，术后放疗或术后放化疗可显著改善局部晚期，尤其是 N+ 患者的总生存；相关术后放化疗小样本的 Meta 分析结果令人鼓舞；但其疗效、最佳放疗方案及化疗方案但仍有待于进一步大规模随机分组研究予以验证。

相对于常规放疗技术存在靶区遗漏、剂量不足、正常组织受照射过大导致不良反应等问题，适形放疗的运用使放射靶区和放射剂量的精确度上都有了较大的提升，IGRT 和 VMAT 等技术的出现使对放疗精度的调节不仅局限于三维空间层面，对于随时间变化产生的放疗摆位误差或器官运动产生的偏差也可以进行修正。目前，调强放疗已成为食管癌主要放疗技术，其可以减轻放疗反应，还可以提高放疗准确性。大量现有资料已经证实，以手术为基础的综合治疗是局部晚期食管癌患者的最佳选择，其中术前放疗并发症较多且并不能提高远期生存率，目前应用较少，而术前放化疗、术后放疗以及术后放化疗则有较多研究证实其能够提高局部控制率，对于 T 分期较晚或淋巴结阳性的患者可能提高远期生存率，但仍需大量临床试验进一步验证。

（沈文斌　肖泽芬　祝淑钗　王　鑫）

参 考 文 献

1. LING C C，YORKE E，FUKS Z.From IMRT to IGRT：frontierland or neverland ？［J］.Radiother Oncol，2006，78（2）：119–122.
2. HOLT A，VAN VLIET–VREEGINDEWEIJ C，MANS A，et al.Volumetric modulated arc therapy for stereotactic body radiotherapy of lung tumors：a comparison with intensity–modulated radiotherapy techniques［J］.Int J Radiat Oncol Biol Phys，2011，81（5）：1560–1567.
3. YIN L，WU H，GONG J，et al.Volumetric modulated arc therapy vs c–IMRT in esophageal cancer：A treatment planning comparison［J］.World J Gastroenterol，2012，18（37）：5266–5275.
4. SCHWER A L，BALLONOFF A，MCCAMMON R，et al.Survival effect of neoadjuvant radiotherapy before esophagectomy for patients with esophageal cancer：a surveillance，epidemiology，and end–results study［J］.Int J Radiat Oncol Biol Phys，2009，73（2）：449–455.
5. 汪楣,谷铣之,黄国俊,等 . 食管癌术前放射治疗的前瞻性临床研［J］. 中华放射肿瘤学杂志，2001，10（3）：168–171.
6. VAN HAGEN P，HULSHOF M C，VAN LANSCHOT J J，et al.Preoperative chemoradiotherapy for esophageal or junctional cancer［J］.N Engl J Med，2012，366（22）：2074–2084.
7. SJOQUIST K M，BURMEISTER B H，SMITHERS B M，et al.Survival after neoadjuvant chemotherapy or chemoradiotherapy for resectable oesophageal carcinoma：an updated meta–analysis［J］.Lancet Oncol，2011，12（7）：681–692.
8. KRANZFELDER M，SCHUSTER T，GEINITZ H，et al.Meta–analysis of neoadjuvant treatment modalities and definitive non–surgical therapy for oesophageal squamous cell cancer［J］.Br J Surg，2011，98（6）：768–783.
9. ZHENG B，ZHENG W，ZHU Y，et al.Role of adjuvant chemoradiotherapy in treatment of resectable esophageal carcinoma：a meta–analysis［J］.Chin Med J，2013，126（6）：1178–1182.
10. 王鑫,王澜,陈俊强,等 . 多中心食管鳞癌根治性三维放疗的预后分析——3JECROG R–01［J］. 中华放射肿瘤学杂志，2018，27（11）：959–964.

第三节 食管癌外科进展

随着 X 线造影以及食管镜诊断方法的应用及麻醉技术的改进，食管癌外科治疗得到快速发展。我国吴英恺教授于 1940 年首先采用 Torek 手术切除胸段食管癌获得成功，开创了我国食管癌外科治疗的先河。目前，外科治疗是食管癌治疗的主要手段，合理结合放疗、化疗、靶向药物和免疫治疗的综合治疗也是食管癌的治疗方向，有利于提高手术远期疗效。为进一步提高疗效，同时避免食管切除及消化道重建所带来的对术后生活质量的严重影响，保全功能，寻找新的器官重建方式，综合各种治疗之优势并有机联合的新治疗模式是食管癌治疗的新趋势。随着肿瘤分子生物学研究的进展，食管外科同时也必将走向个体化治疗。

食管癌手术方式主要包括：

1. 非开胸食管癌切除术

（1）食管内翻拔脱术。

（2）经食管裂孔法（transhiatal esophagectomy，THE）：欧洲学者多用，颈部和腹部两切口，钝性分离食管，食管胃颈部吻合。对全身情况差、心肺功能不全、不能耐受开胸手术者有利。术中游离食管时应注意勿施暴力、操作轻柔，食管游离完毕食管床应置干纱布条压迫止血。如怀疑食管床出血，应果断开胸止血。

2. 开胸食管癌切除术（transthoracic esophagectomy，TTE）

（1）左胸一切口：适用于中下段食管癌。

（2）左胸＋左颈两切口：适用于食管中上段癌，行食管次全切除、食管胃颈部吻合。

（3）右胸＋上腹部两切口：即 Ivor-Lewis 手术，欧美较早应用，适用于中下段食管癌，是电视胸腔镜食管癌切除的基础。

（4）右胸＋上腹部＋左（右）颈部三切口：即 Mckeown 手术，日本学者倡导，适用于食管中上段癌，便于进行三野淋巴结清扫。

不同手术方式的选择应该根据患者的一般情况、心肺功能状况、病变部位、病变早晚（TNM 分期）、既往伴随疾病或手术史情况、外科医生的习惯等。国内指南推荐经右胸入路行食管癌根治手术，认为经右胸较左胸能提高食管癌患者的术后五年生存率，能够充分清扫转移率较高的右上纵隔和颈部气管食管沟旁淋巴结。Orringer 等进行了 1 085 例经食管裂孔食管切除术（transhiatal esophagectomy，THE），其中包括 800 例食管癌患者（上段 4.5%、中段 22.0%、下段 73.5%），作者认为 THE 能完成绝大部分患者的食管切除，且安全性高，与传统经胸入路比较，术后的并发症发生率更低。但由于 THE 无法完成有效的淋巴结清扫，目前这一点也争议颇多。其优势在于：①避免开胸及其相关的呼吸系统并发症；②手术时间短；③食管切除充分并行颈部吻合，即使发生吻合口瘘也是非致命性的。提倡 TTE 的学者则认为，开胸手术可以更彻底地进行纵隔淋巴结清扫，从而进行精确的术后分期，改善预后。荷兰阿姆斯特丹大学 Omloo 等进行了一项大的随机临床研究（220 例食管中下段腺癌），结果表明：两种手术入路比较，5 年整体生存率和无病生存率差别无统计学意义（TTE 似乎有改善生存的趋势）。亚组分析显示对于术后病理证实转移淋巴结较少（1~8 枚）者，开胸切除具有生存优势。在西方国家，食管下 1/3 的腺癌发生率较高，所以较多采用THE。我国食管癌的病理类型大多数是位于食管中下段的鳞癌，不建议常规行 THE。同样类似于现有经颈纵隔镜行食管癌切除，仅适合特定的不适合开胸患者。

胸腔镜及腹腔镜在微创手术中的应用由来已久，并在多种肿瘤的治疗中取得了肯定的效果。胸腔镜最早由瑞典内科医生 Jacobaeus 在 1910 年应用于结核患者的胸腔粘连松解。而 Cuschieri 等在 1992 年首次将其应用于胸段食管癌的手术治疗。Nguyen 等于 1999年报道了胸腹腔镜联合食管癌切除术。Kernstine 等在 2004 年报道了第 1 例机器人辅助的胸腔镜食管癌切除术。经过多年的发展，目前的食管癌微创手术方式主要包括：①胸腹腔镜联合食管癌切除术（total minimally invasive esophagectomy，tMIE）；②胸腔镜＋正中切口开腹或腹腔镜＋右后外侧切口开胸杂交式微创食管癌切除术（hybrid minimally invasive esophagectomy，hMIE）；③腹腔镜辅助经膈食管癌切除术；④颈部切口纵隔镜辅助食管癌切除术；⑤机器人辅助食管癌切除术。以上术式中，tMIE 最为流行，其他术式较为少见。同时电子食管镜、胃镜等软镜手术，包括内镜下黏膜切除术（EMR）和内镜黏膜下剥离术（ESD），适用于早期食管癌、未侵犯黏膜下层者。

一、早期食管癌的治疗

目前，手术切除仍被许多食管外科专家认为是早期食管癌治疗的标准治疗方式。对于

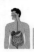

黏膜下浸润癌，因为它有淋巴结转移的可能，应进行食管癌根治性切除术。手术治疗早期食管癌远期效果良好，但创伤大，同时因为双侧迷走神经被切断、贲门被切除、胃的解剖位置发生改变，从而引起一系列胃肠道运动、消化吸收功能的障碍，生活质量降低。其主要的并发症包括肺部感染、吻合口瘘、吻合口狭窄、反流性食管炎等。

随着早期食管癌诊断检查技术的发展（如放大电视内镜、色素内镜），内镜超声检查（EUS）尤其是微型超声探头和 EUS 引导下细针穿刺吸引活检（FNAB）的临床应用，提高了 T、N 分期的准确性，使早期食管癌诊断、分期前进了一大步，为内镜食管黏膜切除术或激光等治疗早期食管癌获得根治性效果打下坚实的基础。早期食管癌的内镜下治疗技术大致可分为二大类：其一为癌组织切割技术，主要指内镜食管黏膜切除术（Endoscopicesophageal mucosal resection，EEMR），具有诊断和治疗的双重作用，能从回收的切除标本检查癌灶浸润深度和判断切除是否完全，是内镜治疗的首选方法；其二为癌组织破坏技术，包括氩离子束凝固术（APC）、光动力疗法（Photodynamic therapy，PDT）、内镜激光治疗、射频消融（RFA）、冷冻疗法、局部药物注射等，不能回收病灶，判断切除的彻底性有赖于术前的正确诊断和术后的长期随访。应用内镜技术治疗早期食管癌的研究越来越多，取得了良好的治疗效果。据报道在日本内镜下切除早期食管癌的比例已占整个早期食管癌手术的 60% 以上，已作为首选方法在临床上得以广泛使用。目前，多数学者认为内镜食管黏膜切除术的适应证：①食管上皮内癌（ml 癌）；②黏膜内癌（mm 癌）和黏膜下癌（sm 癌）不伴有淋巴结转移者；③食管上皮重度不典型增生及 Barrett's 食管黏膜高度腺上皮不典型增生；④病灶小于 3cm，小于 1/2 食管周径。内镜黏膜切除的适应证是相对的，目前 EMR 适用于黏膜内癌及部分的 T1bsm1 癌，穿透固有膜的黏膜下癌是否适合食管黏膜切除术，存在很大争议，多数学者认为，黏膜下癌应采用传统开胸手术并行淋巴结清扫，可取得更好的效果。术前病灶范围及浸润深度的准确评估是治疗成败的关键，目前仍以内镜观察、活检联合超声内镜评估为主。食管内镜黏膜切除术的主要并发症是食管出血、食管穿孔、食管狭窄等。由于方法的不断改进，熟练掌握内镜技术可完整地切下黏膜层病灶，对黏膜内癌者完全切除率可达 100%，治疗的预后与外科手术治疗的结果不相上下。而对于浸润黏膜全层或黏膜下层的癌灶，非完全切除是其治疗失败的主要原因。因此，治疗后应认真回收标本，评估切除的彻底性，必要时可应用其他治疗方法，如氩离子束凝固术进行补救治疗，还应密切随访观察。

二、微创食管癌的外科治疗

食管癌微创外科治疗技术的迅速发展和应用，不仅很大程度减轻了患者的创伤和痛苦，也给临床医生提供了一个新治疗方式的选择和挑战。一旦术者度过学习曲线期并熟练掌握胸腹腔镜食管癌手术切除及淋巴结清扫技巧，MIE 较 OE 的优势将更加明显。微创食管癌手术与开放手术相比，在减少术中出血量、减轻术后疼痛、降低术后并发症发生率、缩短住院时间等方面，有着明显的优势；而且微创食管癌手术在清扫淋巴结方面并不逊于开放性手术。随着微创外科手术的不断普及、器械的改进以及技术的进步，将来会有更多的临床医生熟练掌握微创食管癌外科手术治疗技巧，更多更加方便灵活的手术器械应用到临床，MIE 在肿瘤切除、淋巴结清扫及喉返神经保护方面的优势也会更加明显，其必将成为未来的主流术式。

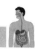

MIE 能否达到与 OE 相同的治疗效果，长久以来备受争议。由于尚未有大规模的随机对照研究对两者的生存数据进行比较，因此，目前尚无确切结论。但已有多名学者报道，MIE 与 OE 相比，患者术后 5 年生存率未见明显差异。Palazzo 等报道，MIE 术后的患者 5 年生存率要显著高于 OE 或 hMIE（OHE 组）术后的患者（64.30% *vs.* 34.70%，*P*<0.001），且在排除潜在的混杂因素后，OHE 组的患者死亡风险仍旧高达 MIE 组的 2 倍（HR=2.00，95%CI：1.12~3.57，*P*=0.019）。但 MIE 组中的患者疾病分期较早，其 0 期或 I 期的患者比例要显著高于 OHE 组（69.2% *vs.* 45.6%，*P*<0.05），且 OHE 组的患者中经历新辅助放化疗的人数要显著多于 MIE 组（77.9% *vs.* 52.9%，*P*<0.01），因此研究结果存在偏移。根据目前已有的回顾性报道结果，MIE 术后治疗效果与 OE 相当或甚至可能优于 OE，但仍需要证据级别更强的前瞻性多中心大宗观察研究或随机对照研究加以证实。目前正在进行的三期临床随机对照试验包括：①对比微创食管癌切除术与开放食管癌切除术（MIE 比 OE）的 MONET 试验；②对比机器人辅助的胸腹腔镜联合食管癌切除术与开放的经胸食管癌切除术（Robotic MIE 比 OE）的 ROBOT 试验；③对比开放手术与腹腔镜辅助的食管癌切除术（OE 比 hMIE）的 MIRO 试验。期待他们能够为食管癌微创手术与传统开放手术的比较提供有效的临床数据，详细比较两者各方面的优劣，为临床医生的治疗选择提供更为可靠的参考。

目前应用较为广泛的是胸腹腔镜联合食管癌切除术（total minimally invasive esophagectomy，tMIE），主要是有侧卧位和人工气胸侧俯卧位两种手术体位，可分为 Mckeown 手术和 Ivor-Lewis 手术。微创 Mckeown 手术步骤主要包括：①让患者位于左侧卧位或侧俯卧位，胸腔镜下使用超声刀以及电凝钩游离食管，清扫食管旁、纵隔以及喉返神经旁等处淋巴结。②然后使患者取仰卧位，腹腔镜下游离胃，清扫腹腔淋巴结包括胃左动脉旁、贲门旁、小弯侧等处淋巴结，于膈肌下切断食管并制作管状胃。③左颈部开一长约 5cm 的切口，于左颈部吻合管状胃与食管断端。此种手术方法避免了开胸开腹对机体造成的手术创伤，避免了肋骨的损伤，减轻了患者术后咳嗽带来的疼痛，从而降低了术后肺部感染的发生率，有利于机体恢复。

微创 Ivor-Lewis 手术适用于胸下段食管癌患者、上纵隔淋巴结无明显转移者，特别是病变已侵犯贲门的患者、切除病变后管状胃较短无法提至颈部者。此术式大致分为两步：①患者取仰卧位，在腹腔镜下游离胃及远端食管，制作好管状胃以及清扫腹腔淋巴结。②重新摆体位为左侧卧位，应用胸腔镜游离胸段食管并清扫胸腔淋巴结以及在胸腔内吻合管状胃及食管。吻合方式有笔者单位在国内开展较多的 OrVil 经口钉砧输送系统、手工缝制荷包并用普通吻合器在右侧胸腔内吻合食管与胃等，手术效果均较满意。

随着科技的飞速进步，越来越多的新技术被应用于 MIE，而机器人系统就是其中之一。相比传统的胸腔镜二维成像技术，达芬奇机器人系统能够提供三维视野，并将其放大 10 倍，它能够过滤掉术者的手部震颤，保证自然的手眼协调；并通过其有关节的内镜器械提供更大的活动度，从而保证了术者可以在狭窄的手术区域中进行精确的病灶切除和淋巴结清扫。一项荟萃分析分别对机器人辅助的经膈和经胸食管癌切除术进行总结，结果显示，机器人辅助的食管癌切除术安全可行，且术后近期效果良好，远期随访结果尚无报道。机器人辅助的食管癌切除手术随着手术团队经验的累积，手术的安全性及手术效果都将会有显著的提升。除医学因素外，限制机器人手术推广普及的重要原因之一就是费用问

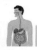
题。此外，明确机器人手术的适应证、选择合适的患者也是未来需要探讨的问题。

此外，有报道单孔胸腔镜、充气式经颈纵隔镜下食管癌根治术等微创术式越来越多地应用于特殊病例患者。

三、食管癌淋巴结清扫

日本于 20 世纪 80 年代首先开展并极力倡导三野淋巴结清扫，现已发展成为全日本 70% 以上医院采用的标准术式。据报道，食管癌三野清扫术后平均 5 年生存率达到 53.8%，其他日本医疗单位也报道了令人羡慕的类似结果。自 20 世纪 90 年代起，有欧美多家著名的临床医疗中心先后加入了 3-FLD 的研究行列，并取得了与日本相似的结果。虽然近年有很多文献肯定三野淋巴结清扫对胸部食管癌在一定条件下有提高生存率的作用，但也有不少报道持保留或否定的意见。广泛三野淋巴结清扫并发症和死亡率较高，特别是喉返神经麻痹、肺部并发症和吻合口瘘发生率高，生活质量低，影响了该术式的广泛应用。选择性三野淋巴结清扫是近年来在保证手术根治效果的同时尽可能降低手术风险、使治疗更加合理而出现的一种个体化治疗新趋势。上海胸科医院从 2001 年起利用超声检查对发现颈部淋巴结肿大的病例进行选择性三野淋巴结清扫的研究，其经验值得借鉴和进一步研究。目前对于三野和二野淋巴结清扫之争一直存在，寻找一种合理的淋巴结清扫方式，同时控制并发症和注重良好的生活质量是当下研究的热点。胸腔镜下扩大二野的淋巴结清扫、选择性淋巴结清扫是目前主流的手术方式。

四、食管癌吻合方式、移植器官

食管胃的吻合技术是手术成败的关键，尤其是食管胃胸内吻合口瘘，是术后死亡的重要原因之一。为预防这一严重并发症，目前采用的吻合方法多式多样，有食管胃包埋吻合术、单纯食管胃端侧吻合术、食管胃机械吻合术、食管胃腔内弹力环扎吻合术、隧道式食管胃吻合术、中国医科院肿瘤医院李印教授提倡的"李氏吻合法"等。归纳起来为手工吻合和机械吻合两种，视不同医疗单位的条件、手术者的习好和经验而异。机械吻合技术在国内发展比较快，已成主流并积累了丰富的经验。临床经验认为机械吻合技术较为简便、可靠，术后胸内吻合口瘘的发生率较低。此外，食管癌手术中重要的一个步骤是重建消化道，在管状胃应用以前，通常切除食管后使用胃代替食管，但研究发现胃代替食管会因反流而造成很多并发症，严重的会出现吸入性肺炎以及哮喘，严重影响患者生活质量。通常认为制作 4~6cm 的管状胃可以增加胃的长度，减少胃食管吻合口的张力，从而降低吻合口瘘的发生；管状胃由于缩小了胃的容积，从而减少胃黏膜泌酸面积，可以减少胃潴留，从而减少食物反流的发生以及由于误吸所引起的并发症；胃的体积减小，可以减少在胸腔中所占的空间，从而减少对呼吸及心脏功能的影响。

食管癌切除后的首选食管替代器官是胃。亦可应用结肠或空肠替代食管。胃的优点是比较符合生理情况、手术操作简便，胃的体积较大可以制作成管状，能够上提至颈部；缺点是手术后不可避免地会发生胃食管反流。相比之下，结肠和空肠虽然反流较轻，但是手术需要带血管蒂进行间置，可利用的长度有限，需要额外进行肠道吻合、术后发生吻合口瘘的概率较大。因此，食管替代物有各自的优缺点，具体选择应当综合考虑手术入路和患者的身体情况（是否有胃切除手术史等）。

五、食管癌外科治疗理念的更新

全系膜切除技术是胃肠肿瘤外科手术彻底性的关键技术，在结直肠肿瘤外科临床实践中取得满意疗效。由于食管与结直肠、胃在胚胎学上有很大相似性，食管系膜可以认为是包裹在食管周围的脂肪组织、神经血管和淋巴结，所以，将全食管系膜切除的理念应用于微创食管癌手术中可真正做到食管肿瘤及相应区域淋巴结的整体切除，满足食管癌肿瘤的纵向和横向切缘，确保微创食管癌手术的质量。笔者所在单位较早在国内开展微创全食管系膜切除手术，取得满意的疗效。但该技术仍有争议：全食管系膜切除的范围定义仍未完全明确，全食管系膜切除的组胚、解剖、临床疗效仍需进一步研究。此外，随着微创食管癌切除技术的成熟，在确保食管癌根治性的同时，笔者提倡食管癌手术功能性保护的理念，主要包括左右喉返神经、迷走神经肺支、左右支气管动脉、胸导管、气管及大血管等的保护，以期提高患者的生存质量。

六、人工食管

食管癌手术切除后，目前常用的代食管器官为胃、小肠或结肠，绝大部分患者采用的是胃代食管行胃食管吻合，以上方式的不足也是众所周知的。因此，寻求一种理想的"人工食管"（artificial esophagus）一直是食管外科学者的梦想和目标。理想的人工食管应具备以下关键条件：①符合人体解剖学和生理学需要，包括有一定伸缩性和弹性、耐腐蚀性；②符合人体生物力学需要，包括具有一定的韧度、机械强度等；③具有良好的生物相容性；④可控的生物降解性。但由于人工材料的选择、术后并发症发生等问题未能得到有效解决，尚无可用于临床的人工食管，各项研究还处于实验室阶段。人工食管一旦研制成功，对食管外科将是革命性的影响。

（康明强　叶为民　谭黎杰　孙汉治　林济红　高　磊）

参 考 文 献

1. AHMADINEJAD M，HASHEMI M，TABATABAI A，et al.Incidence and risk factors of an intraoperative arrhythmia in transhiatal esophagectomy［J］.Iran Red Crescent Med J，2015，17（12）：e22053.

2. 中国抗癌协会食管癌专业委员会.食管癌规范化诊治指南[M].北京：中国协和医科大学出版社，2011.

3. ORRINGER M B，MARSHALL B，IANNETTONI M D.Transhiatal esophagectomy for treatment of benign and malignant esophageal disease［J］.World J Surg，2001，25（2）：196-203.

4. OMLOO J M，LAGARDE S M，HULSCHER J B，et al.Extended transthoracic resection compared with limited transhiatal resection for adenocarcinoma of the mid/distal esophagus：five-year survival of a randomized clinical trial［J］.Ann Surg，2007，246（6）：992-1000.

5. FUJIWARA H，SHIOZAKI A，KONISHI H，et al.Mediastinoscope and laparoscope-assisted esophagectomy［J］.J Vis Surg，2016，2：125.

6. HUANG J L，WEI H B，FANG J F，et al.Comparison of laparoscopic versus open complete mesocolic excision for right colon cancer［J］.Int J Surg，2015，23：12-17.

7. KIM H H，HYUNG W J，CHO G S，et al.Morbidity and mortality of laparoscopic gastrectomy versus open gastrectomy for gastric cancer：an interim report-a phase Ⅲ multicenter，prospective，randomized trial（KLASS Trial）［J］.Ann Surg，2010，25l（3）：417-420.

8. ALLEN M S，DARLING G E，PECHET T T，et al.Morbidity and mortality of major pulmonary resections in

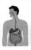
patients with early-stage lung cancer:initial results of the randomized,prospective ACOSOG Z0030 trial［J］. Ann Thorac Surg,2006,81(3):1013-1020.

9. NGUYEN N T,SCHAUER P R,LUKETICH J D.Combined laparoscopic and thoracoscopic approach to esophagectomy［J］.J Am Coll Surg,1999,188(3):328-332.

10. KERNSTINE K H,DEARMOND D T,KARIMI M,et al.The robotic,2-stage,3-field esophagolymphadenectomy ［J］.J Thorac Cardiovasc Surg,2004,127(6):1847-1849.

11. NOBLE F,KELLY J J,BAILEY I S,et al.A prospective comparison of totally minimally invasive versus open Ivor Lewis esophagectomy［J］.Dis Esophagus,2013,26(3):263-271.

12. TAPIAS L F,MATHISEN D J,WRIGHT C D,et al.Outcomes with open and minimally invasive ivor Lewis esophagectomy after neoadjuvant therapy［J］.Ann Thorac Surg,2016,101(3):1097-1103.

13. PALAZZO F,ROSATO E L,CHAUDHARY A,et al.Minimally invasive esophagectomy provides significant survival advantage compared with open or hybrid esophagectomy for patients with cancers of the esophagus and gastroesophageal junction［J］.J Am Coll Surg,2015,220(4):672-679.

14. KATAOKA K,TAKEUCHI H,MIZUSAWA J,et al.A randomized Phase Ⅲ trial of thoracoscopic versus open esophagectomy for thoracic esophageal cancer:Japan Clinical Oncology Group Study JCOG1409［J］.JPN J Clin Oncol,2016,46(2):174-177.

15. VAN DER SLUIS P C,RUURDA J P,VAN DER HORST S,et al.Robot-assisted minimally invasive thoraco-laparoscopic esophagectomy versus open transthoracic esophagectomy for resectable esophageal cancer.a randomized controlled trial(ROBOT trial)［J］.Trials,2012,13:230.

16. BRIEZ N,PIESSEN G,BONNETAIN F,et al.Open versus laparoscopically-assisted oesophagectomy for cancer:a multicentrerandomised controlled phase Ⅲ trial-the MIRO trial［J］.BMC Cancer,2011,11:310.

17. 林济红,康明强,林江波,等.胸腹腔镜联合食管癌 Ivor-Lewis 术与 Mckeown 术近期疗效比较［J］.中华胃肠外科杂志,2014,17(9):39-43.

18. 林济红,康明强,陈椿,等.OrVil 吻合技术在全腔镜食管癌根治术中的应用［J］.中华胸心血管外科杂志,2013,29(6):330-333.

19. RUURDA J P,VAN DER SLUIS P C,VAN DER HORST S,et al.Robot-assisted minimally invasive esophagectomy for esophageal cancer:A systematic review［J］.J Surg Oncol,2015,112(3):257-265.

20. DMITRII S,PAVEL K.Uniportal video-assisted thoracic surgery esophagectomy［J］.Thorac Surg Clin,2017,27(4):407-415.

21. SHANG Q X,CHEN L Q,HU W P,et al.Three-field lymph node dissection in treating the esophageal cancer ［J］.J Thorac Dis,2016,8(10):E1136-E1149.

22. YAMASHITA K,MAKINO T,YAMASAKI M,et al.Comparison of short-term outcomes between 2-and 3-field lymph node dissection for esophageal cancer［J］.Dis Esophagus,2017,1,30(11):1-8.

23. WU Z,ZHOU W,CHEN F,et al.Short-term outcomes of transanal versus laparoscopic total mesorectal excision:a systematic review and meta-analysis of cohort studies［J］.J Cancer,2019,1,10(2):341-354.

24. ABDELKADER A M,ZIDAN A M,YOUNIS M T,et al.Transanal total mesorectal excision for treatment of carcinoma in the middle or lower third rectum:the technical feasibility of the procedure,pathological results,and clinical outcome［J］.Indian J Surg Oncol,2018,9(4):442-451.

25. KANG M,HUANG S,LIN J,et al.Video-assisted thoracoscopy the total mesoesophageal excision and systematic en bloc mediastinal lymph node dissection［J］.J Vis Surg,2016,2:102.

26. IZON A S,JOSE P,HAYDEN J D,et al.Significant variation of resected meso-esophageal tissue volume in two-stage subtotal esophagectomy specimens:a retrospective morphometric study［J］.Ann Surg Oncol,2013,20(3):788-797.

27. CUESTA M A,WEIJS T J,BLEYS R L,et al.A new concept of the anatomy of the thoracic oesophagus:the meso-oesophagus.Observational study during thoracoscopic esophagectomy［J］.Surg Endosc,2015,29(9):2576-2582.

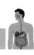

第四节　食管癌化疗进展

在世界范围内，食管癌是常见肿瘤的第八位，肿瘤相关死亡第 6 位。食管癌是我国最常见的恶性肿瘤之一，恶性程度高，预后差，5 年生存率约 15%~25%，其中 90% 以上为鳞癌。目前食管癌的治疗仍以化疗、放疗和手术三大治疗手段为主。由于发病隐匿和恶劣的生物学行为，使得多数患者一经诊断已为晚期。随着多学科综合治疗理念在肿瘤治疗中的推广，单独手术适应证的范围越来越窄，更强调以解剖学、肿瘤生物学、临床特征、生活质量为基础的多学科综合治疗，试图进一步改善食管癌患者的生存和生活质量。

食管癌化疗药物的选择很有限，联合化疗的疗效在 30%~40% 之间，现阶段很难使化疗的疗效进一步提高，20 多年也没有新细胞毒药物问世，但是化疗的地位却在不断提高，涉及术前化疗、同步放化疗、术后化疗和晚期姑息化疗等，原因是我们现在更重视"不同质量目的"下的综合治疗。化疗是肿瘤治疗中的全身治疗手段，也是综合治疗中最基本的方法，综合治疗是否成功取决于化疗是否有效和有效时间是否足够长。只有化疗敏感并且维持一定时间不出现快速进展的患者才可能在后续的治疗中获益，使治疗的疗效转化为生存的延长。

在不同治疗目的下制定化疗方案是现代化疗的原则，也是实体肿瘤多学科综合治疗的原则。化疗在食管癌的治疗中涉及术前后的辅助化疗及晚期姑息化疗，以往化疗持续做到疾病进展的理念已经不适合现在的综合治疗理念，适时、适度的联合放疗和其他局部治疗手段是必不可少的，只是各种情况下的治疗目的不同而已，部分患者放化疗联合是根治的目的，但更多的联合放疗是控制局部病灶改善生活质量。当前的化疗在食管癌综合治疗中仅仅是整体治疗中某一阶段的治疗方法，更多的目的是筛选敏感患者，为局部治疗提供机会。对于无治愈机会的晚期患者，关注生活质量的改善和维持是关键，切忌化疗持续进行或采用"高强度大剂量"的化疗。

一、新辅助治疗

新辅助治疗可使肿瘤降期、肿瘤活性降低，以利于手术切除，提高手术切除率（R0）和病理完全缓解率（PCR）。同时，化疗还可消灭潜在微小转移灶，从而提高局控率和总生存。自 2009 年 AJCC/UICC 的第 7 版食管癌 TNM 分期开始，将淋巴结转移情况根据阳性淋巴结数目分为 N1~N3 共 3 个等级。有研究证实，淋巴结转移是食管癌患者的独立预后因素，不同数目淋巴结转移患者 5 年生存率的差异有统计学意义，而多组淋巴结受累的患者即使手术彻底切除也效果不佳。淋巴结广泛转移者，手术治疗作为首选治疗也难以达到理想疗效，因此，术前有效的新辅助治疗显得尤为重要。近年来，很多临床研究探索了不同的新辅助治疗模式，从目前研究结果看，术前新辅助放疗未能带来生存获益，已较少应用，而新辅助化疗和同步化放疗则可带来明确的生存获益。

（一）新辅助化疗

近年来，很多临床研究和荟萃分析探索了新辅助化疗联合手术对比单纯手术的疗效。越来越多的证据表明，新辅助化疗可为患者带来生存获益。其中英国的 MRC OEO2 研究和美国的 RTOG 8911 研究是其中最大的两个随机对照研究。

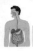

OEO2 研究共入组 802 例患者（31% 为鳞癌，66% 为腺癌），随机分为术前化疗联合手术组（CS 组）和单纯切除组（S 组）。结果表明 CS 组的总体生存率优于 S 组（HR=0.79；95% CI：0.67~0.93，P=0.004）；死亡风险降低了 21%。无病生存在 CS 组中也优于 S 组（HR=0.75；95% CI 为 0.63~0.89，P=0.001 4）。2009 年长期随访的结果显示，CS 组 6 年 OS 及无病生存期（DFS）均优于 S 组，亚组分析显示无论腺癌和鳞癌均有生存获益。美国的 RTOG 8911 入组了 443 例 I~III 期食管癌患者（51% 鳞癌，44% 腺癌），结果显示 CS 组和 S 组相比，OS（P=0.53）、PFS（P=0.50）和 R0 切除率（P=0.513 7）差异均无显著性，只有 R0 切除能显著改善 OS（P<0.000 1）。

在鳞癌方面，Boonstra 等于 2011 年报道的一项食管鳞癌 III 期临床研究显示，术前化疗组（CS）与单纯手术组（S）相比延长了患者的 DFS（HR=0.72，95%CI：0.52~1.00，P=0.02），也为患者带来了明显生存获益，中位总生存期为 16 个月 $vs.$ 12 个月（P=0.03）。在腺癌方面，Ychou 等也于 2011 年报道了一项围术期化疗联合术后对比单纯手术在食管下段、胃食管结合部（EGJ）（60%）或胃腺癌的 III 期临床研究。与单纯手术组相比，围术期化疗组显著改善了 R0 切除率（R0 率：84% $vs.$ 73%；P<=0.04），有更好的 OS（HR=0.69；95% CI：0.50~0.95；P=0.02）和 5 年 DFS（34% $vs.$ 19%；HR=0.65；95% CI：0.48~0.89；P=0.003）。

一些 Meta 分析也得到类似的结论。2007 年，来自澳大利亚的一项 Meta 分析结果表明新辅助化疗患者的 2 年生存率提高 7%。本研究组于 2011 年更新的结果表明新辅助化疗可显著改善患者 OS（P=0.005），亚组分析显示新辅助化疗可降低腺癌患者的死亡风险（HR=0.83，95% CI：0.71~0.95，P=0.01）。Kidane 等于 2015 年的 Meta 分析及 Xu 等于 2012 年的 Meta 分析均支持术前化疗的生存获益。

为评估围术期化疗的最佳时机，2012 年日本 Ando 等的 JCOG 9907 研究首次探讨了手术与化疗的时间顺序问题，结果显示新辅助化疗显著提高患者 OS（P=0.01）和 5 年生存率（55% $vs.$ 43%，P=0.04），该研究奠定了新辅助化疗在日本局部晚期食管癌治疗中的基础。

对于食管腺癌（包括食管胃结合部腺癌）患者，新辅助化疗有明确的证据。但对于食管鳞癌患者，西方研究数据并未提供有力的证据，Meta 分析中各研究手术质量的不均一性使其结果受到争议。新辅助化疗对亚裔鳞癌患者的疗效仍值得继续探索。

（二）新辅助化放疗

在局部晚期食管癌的综合治疗中，术前单纯放疗优势在于局部病灶控制率高，术前全身化疗不仅更好地控制全身的微小转移灶，还能起到放疗增敏作用，但对于局部病灶控制率欠佳。多数临床研究和 Meta 分析都肯定了联合化放疗在食管癌新辅助治疗中的临床价值。

最有影响力的试验是 2012 年由 van Hagen 等发表的食管癌术前同步化放疗联合手术的 CROSS 研究。试验纳入了 366 名 T1N1 或 T2~3N0~1 患者，其中 75% 为腺癌，单独接受手术或术前化放疗。结果显示术前 CRT 组有显著的生存获益，两组中位 OS 分别为 49.4 $vs.$ 24 个月（P=0.003），R0 切除率分别为 92% $vs.$ 67%（P<0.001），PCR 率达 29%。根据组织学亚型（腺癌或鳞癌）的总生存曲线显示新辅助化放疗在各亚组之间生存益处是一致的。

CROSS 试验之后，大多数荟萃分析表明，术前 CRT 比单纯手术提供显著的 OS 获益。王东斌等 2016 更新的分析报告中报告 3 年生存率增加（95% CI：1.14~1.39，P<0.001）。

Sjoquist 等发现术前 CRT 组的死亡 HR 为 0.78。

近几年，中国学者也开展了多项前瞻性研究。中山大学肿瘤医院傅剑华教授牵头开展了全国多中心临床研究"局部进展食管鳞状细胞癌新辅助化放疗后手术与单纯手术对比的Ⅲ期临床试验（NEOCRTEC5010），于 2016 年 ESMO 大会上做了口头报告。研究选取可手术切除的ⅡB~Ⅲ期的初治食管鳞癌患者（n=451），分为术前化放疗组（CS）与单纯手术组（S）。结果表明，术前化放疗组对比单纯手术组 R0 切除率分别为 98.4% vs. 91.2%，（P=0.002）；术前化放疗组对比单纯手术组 1 年、2 年、3 年生存率分别为 90.0% 和 85.8%；75.7% 和 69.9%；72.6% 和 62.4%.（P=0.035）。上述提示，对于ⅡB~Ⅲ期食管鳞癌患者，术前化放疗可提高 R0 切除率和 PCR，降低术后病理分期，同时显著延长患者总生存。

CROSS 研究结果证实了对于局部晚期食管腺癌，术前放化疗并手术明显优于单纯手术。然而该研究对于鳞癌的结论存在争议，该研究食管鳞癌患者仅为 84 例（23%），无法有力支持术前放化疗对食管鳞癌的优势一线地位。法国的 FFCD9901 研究虽入组的大部分为食管鳞癌患者，但其结果显示，术前放化疗并手术的预后并没有优于单纯手术。该研究结果同样存在争议，入组Ⅰ/Ⅱ期早期食管癌患者，术前放化疗组的围术期死亡率几乎是单纯手术组的 3 倍（11.1% 对 3.4%，P=0.049），原计划 3 年内入组 380 例患者，最终经历 9 年才入组了 195 例患者。在 2016 年 NCCN 指引中，术前放化疗与单纯手术都是可选的一线治疗。在如此背景下，NEOCRTEC5010 研究完全入组局部晚期食管鳞癌患者，凭借其术前放化疗方案的高有效率与高安全性取得了阳性结果，有利于奠定术前放化疗并手术对于局部晚期食管鳞癌的优势一线治疗地位。

（三）新辅助化放疗与新辅助化疗等的对比

新辅助化放疗和新辅助化疗在可切除食管癌治疗均显示出生存优势，但两者的临床疗效孰优孰劣还没有定论。Pasquali 等于 2017 年发表的 Meta 分析比较了新辅助化疗、放疗、化放疗或辅助化疗、放疗、化放疗或单纯手术的总生存率。新辅助治疗组较单纯手术组显示生存优势（HR=0.83，95% CI：0.76~0.90），而辅助治疗组无明显生存优势（HR=0.87，95% CI：0.67~1.14）。新辅助治疗的亚组分析显示，与单独手术相比，新辅助化放疗的疗效最优（HR=0.77，95% CI：0.68~0.87）。2017 年，Deng 等的 Meta 结果则显示在食管腺癌患者中，新辅助化放疗没有显著的生存获益（分别为 46.3% 和 41.0%）。Herui 等在 2018 年 ASCO 报道了一项 Meta 分析，显示新辅助化放疗 + 手术在 OS 和 RFS 方面要明显优于单纯手术（两者均为 P=0.000），5 年生存率提高 14%，无论在鳞癌还是腺癌都显示出了生存优势；新辅助化疗 + 手术在 OS 和 RFS 方面要明显优于单纯手术（两者均为 P=0.000），5 年生存率提高 10%，在生存优势上主要体现在腺癌，而在鳞癌上没有统计学差异。该研究证实了新辅助化放疗使食管鳞癌及腺癌均获益，而新辅助化疗可以使食管腺癌患者临床获益，食管癌新辅助化放疗优于新辅助化疗。

（四）新辅助化放疗后的手术时机

新辅助化放疗后至接受手术的间隔时间（time to surgery，TTS）尚未达成一致，一般为 4~6 周，主要考虑此时新辅助化放疗的不良反应消退，肿瘤退缩，手术野中的纤维化改变也较少。BasemAzab 等在 2018 年 ASCO GI 报道了一项新辅助化放疗和手术间隔时间对食管癌患者病理完全缓解率、短期和长期总生存的影响的研究。该研究共纳入 5 181 名患者，81% 为腺癌。根据 CRT 和手术间隔时间分为 5 组：15 至 37 天、38 至 45 天、46 至 53 天、54 至 64 天和 65 至 90 天。随着 CRT 和手术间隔的时间延长，PCR 率逐渐升高，然而 90 天相关死亡率增加，OS 逐渐缩短，提示虽然 PCR 随着 CRT-S 的延长而增加，但手术应尽量在 CRT 后 65 天内完成。当然，还需要更多的随机对照研究来验证这一结论。

（五）新辅助治疗化疗方案的选择

食管癌新辅助化疗或新辅助化放疗的疗效和化疗方案的选择密切相关。氟尿嘧啶联合顺铂方案是应用最为广泛的化疗方案之一，但疗效并不满意。目前国际上关于不同新辅助化疗方案对比的前瞻性临床研究较少，因此并不能明确最佳的化疗方案。近几年，多项研究尝试回答这个问题，目前的研究结果均未改变顺铂 + 氟尿嘧啶的地位。Thomas R 等在 2017 年 ASCO 报告了一项新辅助化疗中比较顺铂 + 氟尿嘧啶方案（CF）和紫杉醇 + 卡铂方案（CP）的回顾性分析，结果提示 CF 组和 CP 组在 OS 和 PCR 率方面无统计学差异，亚组分析显示，在未接受手术的患者中，CF 组的 OS 优于 CP 组（$P<0.001$），提示对拟行手术的患者，考虑到不良反应，更倾向选择 CP 方案，但如果患者拟行根治性化放疗，建议选择 CF 方案。Abraham G 等在 2018 年 ASCO 上报道了比较诱导化放疗治疗食管癌的 CROSS 试验中的卡铂 / 紫杉醇方案（CP）和传统的顺铂 /5-FU 方案（CF）的一项研究。结果显示 CF 组较 CP 组获得更多生存获益（42 个月 *vs.*29 个月，$P= 0.04$），CF 组有延长 DFS 的趋势（27 个月 *vs.*17 个月，$P=0.08$）。提示在肿瘤退缩和生存方面，卡铂 / 紫杉醇方案均劣于经典的顺铂 /5-FU 方案。Yan C 等 2018 年 ASCO 会议中报道了一项Ⅲ期临床研究的结果，该研究评估了紫杉醇 /5-Fu（TF）方案与顺铂 /5-FU（PF）方案相比在局部晚期食管鳞癌（ESCC）的疗效和安全性。在 TF 和 PF 组之间 3 年 DFS 或 3 年 PFS 无显著差异（分别为 44.3% *vs.*45.3% 和 48.8% *vs.*49.8%）。结论为 TF 方案没有显著延长患者的 OS，与 PF 方案相比不良反应不同，可以是 ESCC 患者新辅助治疗中的一种选择。

新辅助治疗中三药联合方案是否优于两药方案，两项回顾性研究得出了相反的结论。Tiago 等在 2018 年 ASCO GI 上报告了一项比较两药方案和三药方案对食管腺癌的疗效的回顾性分析。两组在 RFS、OS 和 PCR 方面均无统计学差异（$P=0.066$、$P=0.353$ 和 $P=0.14$）。Akina 等在 2018 年 ASCO 一项比较双药和三药化疗方案治疗局部晚期食管癌 /GE 的回顾性分析。与双药相比，三药方案显著改善 OS 和 DFS（4 年 OS：40% *vs.*31%，$P = 0.008$；4 年 DFS：33% *vs.*23%，$P = 0.01$），这种差异仅限于腺癌亚组（OS：$P <0.001$；DFS：$P<0.001$）；在 SCC 亚组中，OS 和 DFS 相似（OS：$P=0.77$；DFS：$P=0.82$）。对于食管腺癌，优先推荐三药方案；对于食管鳞癌，三药方案不优于两药方案。

分子靶向药物应用于食管癌新辅助治疗的临床研究尚处于初步探索阶段，疗效并不十分明确，但已有一些临床试验初步探索了新辅助化放疗联合分子靶向药物的有效性。多项Ⅱ期临床研究评价西妥昔单抗、尼妥珠单抗、贝伐珠单抗等联合新辅助化放疗的疗效，结果不尽相同，但初步研究表明该治疗模式是可行的，值得进一步探索。Sandor S 等 2018 ASCO 会议中报道了一项曲妥珠单抗（T）和帕妥珠单抗（P）在可切除的 HER2 + 食管腺癌患者新辅助化放疗（nCRT）中应用的可行性研究。结果显示 33% 的高 PCR（13 名患者），中位随访 19.4 个月，1 年无进展生存率（PFS）和总生存率（OS）分别为 85% 和 90%，提示在食管腺癌患者的新辅助化放疗中添加 P 和 T 是可行的，但具有额外的可接受的不良反应。

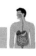

基于以上研究结果，目前西方国家对于食管腺癌推荐采用新辅助化疗或者新辅助化放疗，对于食管鳞癌，则推荐新辅助化放疗。而基于前述 JCOG 9907 的研究结果，日本对于Ⅱ～Ⅲ期食管鳞癌推荐新辅助化疗。由中国抗癌协会食管癌专业委员会制定的《食管癌规范化诊治指南》则提出了中国专家组的建议：治疗前临床分期为 T3N0M0、T1~2 伴淋巴结转移、T3~4 伴或不伴淋巴结转移的可切除的胸段食管癌患者尤其是鳞癌患者，可采用术前化放疗。分子靶向药物可否用于新辅助治疗证据尚不明确，需进一步研究证实。此外，在新辅助治疗尤其是新辅助化放疗过程中需密切监测肿瘤对诱导治疗的敏感性及反应程度，对新辅助治疗无效的患者应及时行补救性手术治疗。

二、术后辅助治疗

虽然新辅助化疗及新辅助化放疗在改善食管癌远期预后方面已显示出优势，但其对治疗中心诊治水平要求较高，需要疗前评估及多学科平台，因此在我国临床实践中应用并不多。相比而言，术后辅助治疗在我国应用更为广泛，但由于缺乏充分的循证医学证据，辅助治疗的疗效一直没有得到肯定。食管癌尤其是食管鳞癌可发生跳跃性淋巴结转移，即使术后病理检查为 pN0 的患者，也有约 40% 的患者发生淋巴结微转移。因此，辅助治疗作为手术治疗的补充，其重要性越来越受到重视。一般认为，辅助治疗可以降低由于手术局部切除不彻底或者淋巴结清扫不完全带来的复发或转移风险，消灭局部微小转移灶或者潜在的远处转移灶，从而减少肿瘤的复发和转移，提高手术的疗效。

目前，食管癌姑息术（R1 或 R2 切除）后需要行术后辅助治疗已成为共识，但切除 R0 术后是否需要辅助治疗观点不一。2018 年 NCCN 指南建议：①对于食管鳞癌患者，无论术前是否行新辅助治疗，只要 R0 切除，均无需术后治疗；②对于食管腺癌患者，如果术前未行新辅助治疗，则应根据术后病理情况决定术后辅助治疗，Tis 及 T1/N0、R0 切除术后无需辅助治疗，T2N0 的患者如果存在高危因素（低分化、淋巴管／神经受侵、年龄＜50 岁）可以考虑术后同步化放疗，≥ T3 或者 N+ 的患者推荐术后行氟尿嘧啶为基础的同步化放疗，新增术后可单纯行辅助化疗；③对于接受新辅助治疗的食管腺癌患者，R0 切除术后无论淋巴结状况均应行术后化疗。但由于指南循证医学证据来源主要为腺癌方面的研究数据，而我国食管癌的病理类型主要为鳞癌，因此 2013 年赫捷等主编的《食管癌规范化诊治指南（第 2 版）》提出了中国专家组的建议：①对于 R0 切除术后 N+ 的鳞癌或腺癌患者建议行氟尿嘧啶为基础的化疗或放疗；②对于 R0 切除术后 N0 的患者，则根据病理类型选择相应的辅助治疗。鳞癌患者 T1~2 者建议观察，T3~4 者建议观察或者行铂类／氟尿嘧啶为基础的化疗或者放疗。腺癌 T1 者建议观察，T2 者根据高危因素的有无选择观察或行氟尿嘧啶为基础的化疗，T3~4 者建议行氟尿嘧啶为基础的化疗或放疗。但该指南并未按照术前新辅助治疗情况进行区分，同时也缺乏有力的临床证据来证实。目前认为术后辅助治疗能有效降低复发风险，但是能否带来生存获益尚不明确。

（一）术后辅助化疗

食管鳞状细胞癌和腺癌的术后治疗策略存在很大不同。对于食管下段腺癌患者和食管胃结合部腺癌患者，已有研究证实围术期化疗或辅助化疗可改善患者 OS 和 PFS。其中英国的 MAGIC 研究、法国的 FNCLCC/FFCD 研究等确定了围术期化疗作为腺癌标准治疗之一的地位。

食管鳞癌术后是否需要辅助化疗目前仍缺乏大样本前瞻性研究的临床数据。日本临床肿瘤研究组（JCOG）先后进行过 2 项关于食管鳞癌根治术后辅助化疗的随机对照研究，提示食管鳞癌术后化疗无明确获益，顺铂联合氟尿嘧啶辅助化疗也只是提高了有淋巴结转移的食管鳞癌患者的术后 DFS，而并不改善患者的 OS。也有几项临床研究支持食管鳞癌术后的辅助化疗。Lee 等于 2006 年对接接受根治性切除的 N+ 食管鳞癌患者进行了术后化疗的前瞻性研究，其 3 年无病生存率分别为 47.6% 和 35.6%（47.66% *vs.*35.6%，*P*=0.049），表明术后化疗可能会延长根治性切除的淋巴结阳性的食管癌患者的无病生存期。

近年来，来自国内的临床回顾性分析均支持术后病理为淋巴结有转移的患者术后辅助化疗是需要的。其中 Lyu 等于 2014 年回顾性分析了 349 例 R0 切除术后 N + 食管鳞癌患者术后辅助治疗情况，结果显示辅助化疗组的 DFS 优于单纯手术组（*P*=0.015）和辅助放疗组（*P*=0.037），OS 亦优于单纯手术组（*P*=0.031）和辅助放疗组（*P*=0.013）， 3 年生存率为 47.7% *vs.* 44.0% *vs.* 58.9%，多因素分析显示术后辅助化疗有显著的生存预测价值。

（二）术后辅助化放疗

国外关于术后辅助化放疗的研究主要集中在胃食管结合部腺癌或胃癌，对我国食管癌术后治疗的指导意义有限。近几年一些前瞻性研究试图探讨术后放化疗食管鳞癌患者的作用。Lv 等于 2010 年报道了一项围术期化放疗（CRT）治疗局部晚期胸段食管鳞癌（ESCC）前瞻性随机对照研究。术前 CRT、术后 CRT 和单纯手术组（S）的中位 PFS（48 个月 *vs.* 61 个月 *vs.* 39.5 个月，*P*=0.033 1）和中位 OS（56.5 个月 *vs.* 72 个月 *vs.* 41.5 个月，*P*=0.015 3），虽然术后 CRT 组更显优势，但术前 CRT 与术后 CRT 组 OS、PFS 差异无统计学意义（*P*> 0.05）。曹秀峰等报道了一项 Ⅱ ~ Ⅲ 期食管鳞癌术后同步放化疗的前瞻性随机对照研究，结果显示术后同步放化疗降低了局部复发率和远处转移率，同时提高了 DFS 和 OS，两组中位 OS 分别为 53.5 个月和 37 个月（*P*<0.05）。

在 2017 年另一项大规模非随机对照研究中，Hsu PK 等比较了来自中国数据库的食管癌患者单独手术组和术后化放疗组（CRT）的生存情况。辅助 CRT 组和单纯手术组的 3 年 OS 为 50% *vs.* 38%，中位 OS 为 36.5 个月 *vs.* 22.8 个月（*P*=0.006）；3 年 DFS 为 46% *vs.* 36% （*P*=0.006），中位 DFS 为 30.6 个月 *vs.* 17.3 个月（*P*=0.006）；2 年局部无复发率为 87% *vs.* 77% （*P*=0.003），提示与单独手术相比，食管切除术联合术后化放疗可以带来更长的生存和更低的局部复发率。

食管癌术后辅助治疗，无论是化疗、放疗还是放化疗联合，最大的问题是患者的耐受性差，能够按计划完成治疗是决定治疗成功与失败的关键。食管癌手术创伤大，术后恢复慢，又有较高的术后并发症发生率，这些都是术后治疗不能按时、按期完成进行的影响因素。另外，胸部食管手术对外科技术要求也高，不同的医院和医师手术的水平也相差较大，这也影响患者的预后。因此，目前的很多研究中这些影响因素太多，导致结果不同，也影响整体的判断和临床的指导意义。亚洲是 ESCC 高发区，相对欧美食管癌手术技术水平高，淋巴结清扫的范围和数目也不同，因此中国和日本的临床结果都要优于欧洲和北美进行的临床研究，手术技术的因素可能是影响研究结果的原因之一。

从现有临床研究看，食管癌术后辅助治疗仅对特定亚组有获益。对于术前未行新辅助治疗的患者，局部分期较晚（p Ⅲ 期）、病理淋巴结阳性（N +）、局部浸润较深（PT4）及淋巴结转移较多（≥3枚）的患者，可行术后辅助放疗或同步化放疗，但在选择适当的辅助治疗模式之前，应充分评估患者的耐受情况。辅助化疗在提高DFS方面是有循证医学证据支持的，但OS能否获益尚需进一步证实。

三、根治性放化疗

（一）根治性放化疗的疗效

很多随机对照研究已经比较根治性放化疗和单纯放疗治疗食管癌的疗效，不同研究采用的放疗剂量及化疗方案多存差异，因此结论难以一致，但总体显示，同步放化疗较单纯放疗可改善局部控制率，降低复发率，改善总生存。在对比放化疗与单纯放疗的临床研究中，RTOG 8501试验是唯一一项应用足够放疗剂量以及现代化疗方案的随机对照试验，结果显示，同期放化疗5年生存率明显优于单纯放疗，达到26%与0%，两组局部复发率分别为26%（CRT）与37%（RT），但同期放化疗组不良反应率较单纯放疗组高，为10%与2%；随着治疗时间持续至90天后，两者不良反应发生率便无差异。通过这个研究，充分证明了同期放化疗生存优势明显优于单纯放疗，也奠定了同期放化疗在食管癌治疗中的地位，同步放化疗已被美国NCCN推荐为治疗不可切除的食管癌的标准治疗方案。

（二）根治性放化疗与手术、新辅助放化疗的比较

PhiliP进行的多中心前瞻性随机临床试验比较了标准食管癌切除术与同期放化疗的疗效，结果显示放化组和手术组的2年生存率分别为58.3%、54.5%（P=0.45），无统计学差异，提示同步放化疗与手术的治疗疗效相当。但Motoori等进行的关于T1bN0M0胸段食管鳞癌回顾性研究提出，根治性放化疗后出现局部复发和淋巴结复发的发生率显著高于单纯手术组。因此，对于放化疗是否可以取代手术作为早期食管癌的标准治疗，仍需要进一步进行随机对照临床研究。

目前，缺少大型随机试验比较新辅助放化疗联合手术、单纯手术和同期放化疗3种治疗的疗效。英国的一项前瞻性研究的结果显示，根治性放化疗、手术及新辅助放化疗三组的2年生存率分别为44.3%、56.2%、42.4%（P=0.442），三组间无明显差异；3组中位生存也无区别，为22个月（dCRT）、30个月（S）、22个月（C+S）。在不同分期亚组分析中，Ⅰ~Ⅲ期3组无区别，Ⅳa期根治性放化疗优于手术或术前放化疗+手术。已经证实，对胸段食管腺癌，术前放化疗联合手术疗效更佳。CROSS研究表明组织学类型不是影响生存的预后因素；鳞癌的患者同腺癌患者一样，能从新辅助放化疗中获益；但是，局部晚期食管鳞癌的最佳治疗方案仍具有很大争议。此外，实际临床工作中，很多食管鳞癌患者属于胸上段肿瘤，手术难以切除颈部和锁骨上淋巴结，治疗后颈部区域和上纵隔复发率高；且这些区域如果术前经过放射治疗，术后出现吻合口瘘的风险将增加。局部晚期食管鳞癌的最佳治疗方案仍具有很大争议，需要更多的前瞻性研究在确定不同病理类型、分期和部位的治疗方案。

四、转化治疗

食管鳞癌在接受同步放化疗后仍有40%~60%患者出现局部复发，只有根治性手术才有可能治愈，但仍需衡量手术付出的代价。大多数姑息放/化疗的患者并不能从食管癌切除术中获益，对于局部进展期食管癌，手术的加入是否获益仍存争议。随着化学药物、分子靶向药物和放疗技术的进步，如初始不可切除患者从前期放疗和/或化疗中获益，"转化"

为可切除病变，则有可能赢得根治性切除的机会，但对于此类患者，根治性切除是否一定能带来远期生存受益尚缺乏足够循证医学依据支持。部分研究提示，根治性放化疗后出现范围较小的局部复发的情况下，也可考虑挽救手术以改善生存。

初始不可切除的食管癌面临的核心问题是新辅助放化疗是否能成功降期并转化为可切除，以及根治手术能否改善远期生存。CROSS 研究虽然针对为可切除人群，但术前放化疗的模式对于不可切除 LAESCC 提供了重要的参考依据。只有两项研究初步提示放化疗后手术可能获益，纳入人群主要为 T3N0~1M0 食管鳞癌，只有少部分 T4，两项研究均认为手术的加入可增加局部控制率，但两组人群的 2 年生存率均相似，手术未能带来生存期的延长。随着可切除食管鳞癌术前治疗经验的积累，围术期安全性的可控度近年来得到提高，诱导化疗获益的不可切除局部进展期食管鳞癌中，后续有无可能施行根治性手术仍需开展前瞻性研究进行验证。

五、姑息化疗

食管癌在我国以晚期患者为主，但在晚期患者中有大约 5%~10% 的患者经过放化疗可以长期生存，因此，对于晚期食管癌的姑息化疗就有了不同的目标。对于不同治疗目标的患者，采取什么强度的化疗、何时放疗或介入其他局部治疗手段是在治疗前应该考虑的。在治疗过程中，根据患者的治疗反应随时观察调整计划，抓住机会力争最好结果。对于可能获得长期生存的患者采取联合化疗或加用靶向治疗都是合适的，但对于转移广泛、没有局部联合放疗可能的患者，采用高强度的化疗达不到治疗目的，反而影响患者的生活质量，对于这样的患者，适当的化疗可能是最好的，维持生活质量是治疗的目的。

一旦化疗有效，食管癌患者以后的维持治疗和一线化疗失败后的二线化疗都是难题。化疗有效也不能持续化疗，积极行局部放疗是必需的选择。目前，还没有循证医学证据告诉我们如何维持治疗，因此一般化疗到连续两次 PR 或 SD，建议休息，密切随访，一旦进展再根据进展时间选择是否原方案再化疗或更换方案。食管癌不同于其他消化道肿瘤，接受二线化疗的机会不多，需要严格的筛选患者，在一线化疗中有效（CR 或 PR）、PFS 大于 4 个月、KPS 评分 >70 分的患者可以考虑二线化疗，否则患者很难接受二线化疗，更不可能在二线化疗中获益。

目前，有关化疗治疗食管癌的Ⅲ期临床研究多来自西方国家，入组的患者多为腺癌，食管鳞癌符合循证医学要求的高级别证据相对缺乏。其原因在于我国食管癌高发区多为经济欠发达地区，PET-CT、胸腔镜、纵隔镜等检查费用的高昂限制了治疗前的分期，导致开展临床研究相对困难。另外，各学科、研究机构间的合作也不够紧密，因此，亟待大规模多中心前瞻性研究的开展提供循证医学证据，进而提高食管癌的诊治水平。

晚期食管癌的化疗已经不是以往的观点和理念，化疗的方式在晚期食管癌的整体治疗中仅仅是某一阶段的治疗手段，也是综合治疗中为局部治疗争取机会的方法，特别是对有治愈机会的少部分"寡转移"生物学行为患者，化疗在先期治疗中的作用至关重要，因此化疗科医师应该时时关注患者的治疗反应，尽早的筛选出这部分患者，提交多学科讨论，使食管癌的治疗更加合理化，使患者更加收益。

我国食管癌规范化诊治之路起步较晚，尽管 2011 年我国也制定了食管癌规范化诊治指南，但由于缺乏高级别循证医学证据，在临床实践中，多数医师仍更多地参考美国

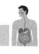

NCCN 指南。美国 NCCN 指南所依据的临床研究数据多来自西方以食管腺癌为主的患者群体，而我国以食管鳞癌为主，NCCN 指南又饱受争议。因此，在食管鳞癌患者中开展更多的前瞻性随机对照研究获得循证医学证据，以补充和完善食管癌 NCCN 指南和我国规范化诊治指南势在必行。

（刘　莺　孟祥瑞　黄　镜　王　峰）

参 考 文 献

1. Medical Research Council Oesophageal Cancer Working Group.Surgical resection with or without preoperative chemotherapy in oesophageal cancer：a randomised controlled trial［J］.Lancet，2002，359（9319）：1727-1733.

2. ALLUM W H，STENNING S P，BANCEWICZ J，et al.Long-term results of a randomized trial of surgery with or without preoperative chemotherapy in esophageal cancer［J］.J Clin Oncol，2009，27（30）：5062-5067.

3. KELSEN D P，WINTER K A，GUNDERSON L L，et al.Long-term results of RTOG trial 8911（USA Intergroup 113）：a random assignment trial comparison of chemotherapy followed by surgery compared with surgery alone for esophageal cancer［J］.J Clin Oncol，2007，25（24）：3719-3725.

4. BOONSTRA J J，KOK T C，WIJNHOVEN B P，et al.Chemotherapy followed by surgery versus surgery alone in patients with resectableoesophageal squamous cell carcinoma：long-term results of a randomized controlled trial［J］.BMC Cancer，2011，11：181.

5. YCHOU M，BOIGE V，PIGNON J P，et al.Perioperative chemotherapy compared with surgery alone for resectable gastroesophageal adenocarcinoma：an FNCLCC and FFCD multicenter phase Ⅲ trial［J］.J Clin Oncol，2011，29（13）：1715-1721.

6. GEBSKI V，BURMEISTER B，SMITHERS B M，et al.Survival benefits from neoadjuvant chemoradiotherapy or chemotherapy in oesophageal carcinoma：a meta-analysis［J］.Lancet Oncol，2007，8（3）：226-234.

7. SJOQUIST K M，BURMEISTER B H，SMITHERS B M，et al.Survival after neoadjuvant chemotherapy or chemoradiotherapy for resectable oesophageal carcinoma：an updated meta-analysis［J］.Lancet Oncol，2011，12（7）：681-692.

8. KIDANE B，COUGHLIN S，VOGT K，et al.Preoperative chemotherapy for resectable thoracic esophageal cancer［J］.Cochrane Database Syst Rev，2015（5）：CD001556.

9. XU X H，PENG X H，YU P，et al.Neoadjuvant chemotherapy for resectable esophageal carcinoma：a meta-analysis of randomized clinical trials［J］.Asian Pac J Cancer Prev，2012，13（1）：103-110.

10. ANDO N，KATO H，IGAKI H，et al.A randomized trial comparing postoperative adjuvant chemotherapy with cisplatin and 5-fluorouracil versus preoperative chemotherapy for localized advanced squamous cell carcinoma of the thoracic esophagus（JCOG9907）［J］.Ann Surg Oncol，2012，19（1）：68-74.

11. VAN HAGEN P，HULSHOF M C，VAN LANSCHOT J J，et al.Preoperative chemoradiotherapy for esophageal or junctional cancer［J］.N Engl J Med，2012，366（22）：2074-2084.

12. URSCHEL J D，VASAN H.A meta-analysis of randomized controlled trials that compared neoadjuvant chemoradiation and surgery to surgery alone for resectable esophageal cancer［J］.Am J Surg，2003，185（6）：538-543.

13. KAKLAMANOS I G，WALKER G R，FERRY K，et al.Neoadjuvant treatment for resectable cancer of the esophagus and the gastroesophageal junction：a meta-analysis of randomized clinical trials［J］.Ann Surg Oncol，2003，10（7）：754-761.

14. FIORICA F，DI BONA D，SCHEPIS F，et al.Preoperative chemoradiotherapy for oesophageal cancer：a systematic review and meta-analysis［J］.Gut，2004，53（7）：925-930.

15. GREER S E，GOODNEY P P，SUTTON J E，et al.Neoadjuvant chemoradiotherapy for esophageal carcinoma：a meta-analysis［J］.Surgery，2005，137（2）：172-177.

16. GRAHAM A J,SHRIVE F M,GHALI W A,et al.Defining the optimal treatment of locally advanced esophageal cancer:a systematic review and decision analysis［J］.Ann Thorac Surg,2007,83(4):1257-1264.

17. PASQUALI S,YIM G,VOHRA R S,et al.Survival after neoadjuvant and adjuvant treatments compared to surgery alone for resectable esophageal carcinoma:A network meta-analysis［J］.Ann Surg,2017,265(3):481-491.

18. MONTAGNANI F,FORNARO L,FRUMENTO P,et al.Multimodality treatment of locally advanced squamous cell carcinoma of the oesophagus:A comprehensive review and network meta-analysis［J］.Crit Rev Oncol Hematol,2017,114:24-32.

19. WANG D B,SUN Z Y,DENG L M,et al.Neoadjuvant chemoradiotherapy improving survival outcomes for esophageal carcinoma:An updated meta-analysis［J］.Chin Med J(Engl),2016,129(24):2974-2982.

20. YANG H,LIU H,CHEN Y,et al.Neoadjuvant chemoradiotherapy followed by surgery versus surgery alone for locally advanced squamous cell carcinoma of the esophagus(NEOCRTEC5010):A phase Ⅲ multicenter,randomized,open-label clinical trial［J］.J Clin Oncol,2018,36(27):2796-2803.

21. DENG H Y,WANG W P,WANG Y C,et al.Neoadjuvant chemoradiotherapy or chemotherapy? A comprehensive systematic review and meta-analysis of the options for neoadjuvant therapy for treating oesophageal cancer［J］.Eur J Cardiothorac Surg,2017,51(3):421-431.

22. WANG B Y, WU S C, CHEN H C,et al. Survival after neoadjuvant chemoradiotherapy and oesophagectomy versus definitive chemoradiotherapy for patients with oesophageal squamous cell carcinoma[J]. Br J Surg, 2019, 106(3): 255-262.

23. HAISLEY K R, HART K D, NABAVIZADEH N, et al. Neoadjuvant chemoradiotherapy with concurrent cisplatin/5-fluorouracil is associated with increased pathologic complete response and improved survival compared to carboplatin/paclitaxel in patients with locally advanced esophageal cancer[J]. Dis Esophagus, 2017, 30(7): 1-7.

24. VAN DER WOUDE S, HULSHOF M C, VAN LAARHOVEN H W. CROSS and beyond: a clinical perspective on the results of the randomized ChemoRadiotherapy for Oesophageal cancer followed by Surgery Study[J]. Chin Clin Oncol, 2016, 5(1): 13-20.

25. CHEN Y, ZHU Z, ZHAO W, et al. A randomized phase 3 trial comparing paclitaxel plus 5-fluorouracil versus cisplatin plus 5-fluorouracil in Chemoradiotherapy for locally advanced esophageal carcinoma-the ESO-shanghai 1 trial protocol[J]. Radiat Oncol, 2018, 13(1): 33-21.

26. AL-BATRAN S E, HOFHEINZ R D, PAULIGK C, et al. Histopathological regression after neoadjuvant docetaxel, oxaliplatin, fluorouracil, and leucovorin versus epirubicin, cisplatin, and fluorouracil or capecitabine in patients with resectable gastric or gastro-oesophageal junction adenocarcinoma (FLOT4-AIO): results from the phase 2 part of a multicentre, open-label, randomised phase 2/3 trial[J]. Lancet Oncol, 2016, 17(12): 1697-1708.

27. XIAO Z F,YANG Z Y,MIAO Y J,et al.Influence of number of metastatic lymph nodes on survival of curative resected thoracic esophageal cancer patients and value of radiotherapy:report of 549 cases［J］.Int J Radiat Oncol Biol Phys,2005,62(1):82-90.

28. CUNNINGHAM D,ALLUM W H,STENNING S P,et al.Perioperative chemotherapy versus surgery alone for resectable gastroesophageal cancer［J］.N Engl J Med,2006,355(1):11-20.

29. ASHRAF N,HOFFE S,KIM R.French FNCLCC/FFCD 9703 study［J］.Oncologist,2014,19(4):431.

30. LYU X,HUANG J,MAO Y,et al.Adjuvant chemotherapy after esophagectomy:is there a role in the treatment of the lymph node positive thoracic esophageal squamous cell carcinoma? ［J］.J Surg Oncol,2014,110(7):864-868.

31. LV J,CAO X F,ZHU B,et al.Long-term efficacy of perioperative chemoradiotherapy on esophageal squamous cell carcinoma［J］.World J Gastroenterol,2010,16(13):1649-1654.

32. HSU P K,CHEN H S,HUANG C S,et al.Patterns of recurrence after oesophagectomy and postoperative

chemoradiotherapy versus surgery alone for oesophageal squamous cell carcinoma [J].Br J Surg,2017,104(1): 90-97.

33. HERSKOVIC A,MARTZ K,AL-SARRAF M,et al.Combined chemotherapy and radiotherapy compared with radiotherapy alone in patients with cancer of the esophagus [J].N Engl J Med,1992,326(24):1593-1598.

34. AL-SARRAF M,MARTZ K,HERSKOVIC A,et al.Progress report of combined chemoradiotherapy versus radiotherapy alone in patients with esophageal cancer:an intergroup study [J].J Clin Oncol,1997,15(1):277-284.

35. WOBBES T,BARON B,PAILLOT B,et al.Prospective randomised study of split-course radiotherapy versus cisplatin plus split-course radiotherapy in inoperable squamous cell carcinoma of the oesophagus [J].Eur J Cancer,2001,37(4):470-477.

36. KLEINBERG L,GIBSON M K,FORASTIERE A A.Chemoradiotherapy for localized esophageal cancer: regimen selection and molecular mechanisms of radiosensitization [J].Nat Clin Pract Oncol,2007,4(5): 282-294.

37. COOPER J S,GUO M D,HERSKOVIC A,et al.Chemoradiotherapy of locally advanced esophageal cancer: long-term follow-up of a prospective randomized trial(RTOG 85-01).Radiation Therapy Oncology Group [J]. JAMA,1999,281(17):1623-1627.

38. CHIU P W,CHAN A C,LEUNG S F,et al.Multicenter prospective randomized trial comparing standard esophagectomy with chemoradiotherapy for treatment of squamous esophageal cancer:early results from the Chinese University Research Group for Esophageal Cancer(CURE)[J].J Gastrointest Surg,2005,9(6):794-802.

39. MOTOORI M,YANO M,ISHIHARA R,et al.Comparison between radical esophagectomy and definitive chemoradiotherapy in patients with clinical T1bN0M0 esophageal cancer [J].Ann Surg Oncol,2012,19(7): 2135-2141.

40. MORGAN M A,LEWIS W G,CASBARD A,et al.Stage-for-stage comparison of definitive chemoradiotherapy, surgery alone and neoadjuvant chemotherapy for oesophageal carcinoma [J].Br J Surg,2009,96(11):1300-1307.

41. STAHL M,STUSCHKE M,LEHMANN N,et al.Chemoradiation with and without surgery in patients with locally advanced squamous cell carcinoma of the esophagus [J].J Clin Oncol,2005,23(10):2310-2317.

42. BEDENNE L,MICHEL P,BOUCHE O,et al.Chemoradiation followed by surgery compared with chemoradiation alone in squamous cancer of the esophagus:FFCD 9102 [J].J Clin Oncol,2007,25(10):1160-1168.

第五节　食管癌靶向药物治疗进展

我国属于食管癌高发国家之一。全国肿瘤登记中心的数据显示，2015 年中国食管癌发病 24.6 万例，发病率 17.87/10 万，在所有恶性肿瘤中排名第 6 位；死亡 18.8 万例，在所有恶性肿瘤中排名第 4 位。食管癌恶性程度高，生存率低。主要治疗手段包括手术、放疗和化疗等，治疗失败的主要原因是复发和转移。食管鳞癌患者术后 34%~79% 复发，腺癌的复发率高达 50% 以上。局部复发者可选择内镜下黏膜切除术、挽救性切除术、再程放疗等手段，对于不适合行手术或放疗的复发或转移患者，姑息性化疗是重要手段。以铂为基础的联合化疗为标准一线治疗方案，包括氟尿嘧啶联合顺铂、紫杉醇联合顺铂等，缓解率为 30%~60%，中位 OS 为 5~10 个月。一线治疗失败后，目前并无标准的二线治疗，紫杉醇、多西他赛、伊立替康等单药或联合用药可用于二线治疗，但有效率均较低，且很快复发转移。化疗、食管支架、鼻饲管和胃造瘘等支持治疗的中位生存时间为 6 个月，1 年生存率一般不超过 5%。因此，亟须开发新药用于食管癌的二线或二线以上治疗。

近年来，随着分子靶向治疗技术的发展，分子靶向治疗开始应用于食管癌的治疗，既能确保临床疗效，又可降低治疗的不良反应，对提升临床疗效和治疗的依从性具有重要意义。目前有关靶向治疗食管癌的研究有很多，相关靶向治疗药物主要包括表皮生长因子受体酪氨酸激酶抑制剂（EGFR-TKI）、血管内皮生长因子（VEGF）单抗、人表皮生长因子受体 -2（HER-2/neu）抑制剂。

一、食管腺癌

（一）HER-2 抑制剂

2010 年，ToGA 研究探索了以 HER2 为靶点的人源化单克隆抗体 Trastuzumab 联合化疗对比单纯化疗在治疗 HER2 免疫组化 3+ 或 FISH 阳性的晚期胃及胃食管交界癌的治疗作用。研究共入组了 594 例患者，其中胃食管交界肿瘤占比 19%（106 例）。结果分析显示，联合治疗组中位 OS 较单纯化疗组显著延长，分别是 13.8 个月 $vs.$11.1 个月，HR 0.74（95%CI 0.60~0.91），客观有效率（ORR）分别为 47% 和 35%（P=0.001 7），联合治疗组疗效明显改善。两组不良反应主要是恶心呕吐。重度不良反应发生率和心脏不良事件（6%）两组没有明显差异。亚组分析结果显示 HER2 免疫组化 3+ 或 HER2 免疫组化 2+/FISH 阳性患者加用曲妥珠单抗获益明显，中位 OS 分别为 16.0 个月 $vs.$11.8 个月，HR=0.65（95%CI 0.51~0.83），提示在晚期胃及胃食管交界癌中 HER2 状态的检测十分重要；对于 HER2 阳性的晚期胃及胃食管交界癌患者推荐一线使用 Trastuzumab 联合化疗。Lapatinib 等一线或者二线治疗 HER2+ 阳性的晚期胃及胃食管交界癌的临床研究（Logic 等）均未达到研究终点，因此 Lapatinib、T-DM1 等抗 HER2 药物不推荐用于 HER2+ 晚期胃癌。

研究表明，Pertuzumab 能显著提高 Trastuzumab 联合化疗 HER2+ 乳腺癌患者的生存获益。但在晚期胃及胃食管交界癌中，此前尚无相关Ⅲ期临床数据。JACOB 是针对 HER2+ 胃或胃食管交界部癌的一项双盲、随机、安慰剂对照及多中心的大型Ⅲ期临床研究。该研究中，入组患者按 1∶1 随机分配到试验组和对照组。一线接受每 3 周静脉注射 Pertuzumab（试验组）或安慰剂（对照组）840mg，trastuzumab 首次 8mg/kg，后 6mg/kg，3 周方案及化疗（顺铂 80mg/m² + 卡培他滨口服或 5-Fu 静滴，3 周方案）。共入组 780 例患者，结果显示加用了 Pertuzumab 的试验组未能显著提高 ITT（intent to treat）人群生存期，分别为 17.5 个月 $vs.$14.2 个月，HR 0.84（95%CI 0.71~1.00）。两组安全性相似。

（二）VEGFR2 抑制剂

肿瘤新生血管与肿瘤生长和转移联系密切，VEGF 通过作用于血管内皮细胞促进血管内皮细胞增殖和增加通透性，维持新生血管活性。VEGFR-1 和 VEGFR-2 是其主要配体。针对这些配体的抑制剂治疗晚期胃及胃食管交界癌的研究较多，但阳性结果少：

1. Ramucirumab 是全人源化抗 VEGFR-2 单克隆抗体。REGARD 研究是对接受过含铂类或含氟尿嘧啶类药物一线治疗失败后的晚期胃及胃食管交界癌患者接受 Ramucirumab 或安慰剂的全球多中心Ⅲ期随机对照研究。共 355 例患者，其中胃食管交界癌 90 例（25%）。结果显示，Ramucirumab 和安慰剂组的客观缓解率 ORR 均较低，3% 左右（8/238 $vs.$3/117），Ramucirumab 组有 1 例患者完全缓解（CR）。绝大多数患者疗效为疾病稳定，而 Ramucirumab 组疾病稳定率远远高于安慰剂组（45%$vs.$21%）。疾病控制率（DCR）两组有统计学差异，单抗组优于安慰剂组（P<0.000 1）。Ramucirumab 组中位总生存期（mOS）

5.2 月，安慰剂组 3.8 个月，HR 0.776（95%CI 0.603~0.998）。中位无进展生存期（mPFS）分别为 2.1 个月和 1.3 个月，HR 0.483（95%CI 0.376~0.620）。两组不良反应发生率相似。单抗组高血压发生率较高（16%），4 级高血压未见。结果表明 Ramucirumab 单药治疗一线治疗失败后的晚期胃及胃食管交界癌有生存获益。

2. RAINBOW 研究是一项全球随机、双盲、安慰剂对照、Ⅲ期临床研究，随机比较 Ramucirumab 联合紫杉醇和安慰剂联合紫杉醇治疗一线治疗失败的转移性胃及胃食管交界癌的疗效，单抗组胃食管交界癌占比 20%（66/330），安慰剂组 21%（71/335）。结果显示两组的客观缓解率和生存期均较 REGARD 研究大大提高，单抗组 ORR 为 27%，安慰剂组 16%。单抗组 mOS 9.6 个月，安慰剂组 7.4 个月，HR 0.807（95%CI 0.678~0.962）。mPFS 分别为 4.4 个月和 2.9 个月，HR 0.635（95%CI 0.536~0.752）。单抗组 OS、PFS 较安慰剂组提高 2 个月左右。基于以上两项全球多中心研究结果，Ramucirumab 被 FDA 批准用于胃及胃食管交界癌，NCCN 指南推荐 Ramucirumab 联合紫杉醇作为一线治疗失败的胃及胃食管交界癌的二线标准方案。

（三）Apatinib（阿帕替尼）

在一项胃及胃食管交界肿瘤的三线或以上治疗作用的随机、双盲、安慰剂对照的Ⅲ期临床研究中，结果表明 Apatinib 与安慰剂对比延长了 OS 和 PFS，阿帕替尼组 mOS 为 6.5 个月，与安慰剂相比，延长了 1.8 个月，PFS 延长了 0.8 个月（2.6 个月 vs.1.8 个月），疾病控制率（DCR）从 8.79% 提高到 42.05%。ORR 与前两个研究类似，为 2%。

（四）mTOR

PI3K/Akt/mTOR 通路在肿瘤细胞增殖、血管新生和转移以及对放化疗的拮抗中起重要作用。无论是在食管癌腺癌还是鳞癌中，mTOR 过表达与肿瘤较差预后有关。Ⅲ期 GRANITE-1 研究中探索了在晚期胃及胃食管交界癌中依维莫司作为二线或以上治疗的效果。研究总共入组患者 656 例，439 例接受依维莫斯治疗（其中胃食管交界癌 118 例），217 例患者接受安慰剂治疗（胃食管交界癌 69 例）。研究主要终点 mOS 依维莫斯和安慰剂组分别为 5.4 个月和 4.3 个月，HR=0.90（95%CI 0.75~1.08），mPFS 分别为 1.7 个月 vs.1.4 个月，HR=0.66（95%CI 0.56~0.78）。结果表明依维莫斯并未比最佳支持治疗组有生存获益，依维莫司单药疗效欠佳。

（五）c-Met

大型Ⅲ期、随机、安慰剂对照的多中心 METGastric 研究入组患者为晚期未经治疗的 HER2 阴性、MET 阳性的胃及胃食管交界癌患者，1:1 随机分组接受 mFOLFOX6 联合 Onartuzumab 或是 mFOLFOX6 联合安慰剂。mFOLFOX6 最多 12 个周期，然后予以 Onartuzumab 或安慰剂直至 PD。研究主要终点为 OS，次要终点为 PFS、ORR、安全性和生物标志物检测。结果显示 onartuzumab 联合 mFOLFOX6 组（n=279）相较安慰剂联合化疗组无明显生存获益，即使是在 MET 2+/3+ 亚组患者中。

二、食管鳞癌

EGFR 单克隆抗体是以 EGFR 胞外段作为靶点的单克隆抗体药物，可以阻滞表皮生长因子 EGF 和转化生长因子 TGF 与 EGFR 的结合，从而阻断受体胞内段的磷酸化过程，起到抗肿瘤作用。研究表明食管癌鳞癌中 EGFR 过表达率高达 70% 或以上，DNA 扩增率

20% 左右。

（一）EGFR 单抗

以食管鳞癌患者为主（73%）的 SCOPE1 研究结果显示，联合西妥昔单抗组的一线治疗局部晚期食管癌患者 mOS 和 2 年 OS 没有提高，反而下降（22.1 *vs.*25.4），差于单纯放化疗组，差异有统计学差异。可能的原因为西妥昔单抗的不良反应降低了联合治疗组化疗的完成率，从而导致生存数据的下降。

另一项研究 RTOG0436 试验发现，不管组织学特征如何，食管癌非手术患者在化放疗基础上联合西妥昔单抗治疗无额外总生存获益。此研究纳入了 344 例腺癌或鳞癌患者，随机分组后分别接受紫杉醇 / 顺铂 + 放疗和紫杉醇 / 顺铂 + 放疗联合西妥昔单抗，研究结果发现西妥昔单抗治疗组的总生存率为 44%，与之相比，单纯放化疗组的总生存率为 41.7%，无统计学差异。2 年 OS 率和完全缓解率无明显差别。

帕尼单抗 panitumumab 是一种针对人类 EGFR 的完全人源化单克隆抗体。与西妥昔单抗相比，帕尼单抗有较少的免疫源性。Ⅲ期 REAL3 研究探索了在晚期胃及胃食管交界腺癌中单纯 EOC 化疗（表柔比星 + 奥沙利铂 + 卡培他滨）或联合 panitumumab 的治疗效果差异，结果提示加用 panitumumab 组 OS 反而降低 2 个月，1 年生存率下降（46% *vs.* 33%），效果类似，且与部位无明显相关性。

以上三项大型临床研究基本提示了 EGFR 单克隆抗体在食管癌治疗中无获益，但是否存在亚组有效目前尚不清楚，需要进一步分析探索。

（二）表皮生长因子 – 酪氨酸蛋白激酶抑制剂（EGFR–TKIs）

酪氨酸蛋白激酶抑制剂（TKIs）是与 EGFR 胞内激酶区结合的小分子物质，阻止酪氨酸激酶磷酸化，中断下游信号转导，从而加速肿瘤细胞凋亡，减少肿瘤浸润和转移，如厄罗替尼、吉非替尼等。来自欧洲的大样本 COG 研究显示，吉非替尼用于化疗后进展的晚期食管癌患者未能改善总生存期。该研究入组了英国 48 个中心的 449 例经组织病理学确诊为鳞癌或腺癌的晚期食管癌及胃食管交界Ⅰ / Ⅱ型肿瘤化疗后进展的患者。结果显示，与安慰剂组相比，吉非替尼组的 OS 无优势，分别为 3.73 个月 *vs.*3.67 个月，HR 0.901（95%CI 0.743~1.094），但吉非替尼组中位 PFS 略有改善，分别为 1.57 个月 *vs.*1.17 个月，HR 0.797（95%CI 0.659~0.964），有统计学差异；且 8 周的疾病控制率，吉非替尼组也优于安慰剂组（24%*vs.*16%，*P*=0.02）。此项研究中食管癌患者未经基因筛选，结果显示吉非替尼用于食管癌二线治疗并未改善生存期。Petty 等将其中有标本的 292 例患者检测 EGFR 状态，其中鳞癌占 28%，结果提示 FISH 检测 EGFR 阳性患者中，吉非替尼组 PFS 和 OS 提高，有统计学差异。而在阴性患者中，无生存获益。进一步将 FISH 阳性患者分为扩增和多倍体再分析，发现占比 7% 的扩增患者群体显示获益更大。

（三）VEGFR2 抑制剂

浙江省肿瘤医院回顾分析了阿帕替尼在晚期食管鳞癌的二线或以上治疗的安全性和有效性。共 62 例患者，15 名患者 PR，31 名患者 SD，客观缓解率（ORR）24.2%，疾病控制率（DCR）74.2%，显示阿帕替尼在晚期食管癌的二线或以上治疗中是安全有效的。我中心正在进行甲磺酸阿帕替尼片治疗复发或转移食管鳞癌患者有效性和安全性的研究的前瞻性、单臂、多中心探索性Ⅱ期临床研究，目前入组完成，随访观察中。

总的来说，基于驱动基因或分子标志物基础上的靶向治疗是未来食管癌治疗的趋势。

目前国内相关临床试验也正在进行中，结果值得期待。就上述的临床结果来看，食管癌的靶向治疗多数疗效并不显著，仅 Trastuzumab 和 Ramucirumab 在胃及胃食管交界腺癌治疗中获 FDA 批准，分别取得了一线和二线治疗的适应证。并且食管癌靶向治疗研究中，中国人群的数据少，因此迫切需要更多的基础和临床研究来探索适合中国人群食管癌的分子靶向治疗。

（赵快乐 储 黎）

参 考 文 献

1. 郑荣寿, 孙可欣, 张思维, 等 .2015 年中国恶性肿瘤流行情况分析 [J]. 中华肿瘤杂志, 2019, 41 (1): 19–28.

2. WANG X, WANG X W, HUANG J, et al.Irinotecan plus fluorouracil–based regimen as second or third–line chemotherapy for recurrent or metastatic esophageal squamous cell carcinoma [J].Thorac Cancer, 2016, 7 (2): 246–250.

3. LORENZEN S, SCHUSTER T, PORSCHEN R, et al.Cetuximab plus cisplatin–5–fluorouracil versus cisplatin–5–fluorouracil alone in first–line metastatic squamous cell carcinoma of the esophagus: a randomized phase Ⅱ study of the Arbeitsgemeinschaft Internistische Onkologie [J].Ann Oncol, 2009, 20 (10): 1667–1673.

4. AJANI J A, ILSON D H, DAUGHERTY K, et al.Activity of taxol in patients with squamous cell carcinoma and adenocarcinoma of the esophagus [J].J Natl Cancer Inst, 1994, 86 (14): 1086–1091.

5. KATO K, TAHARA M, HIRONAKA S, et al.A phase Ⅱ study of paclitaxel by weekly 1–h infusion for advanced or recurrent esophageal cancer in patients who had previously received platinum–based chemotherapy [J]. Cancer Chemother Pharmacol, 2011, 67 (6): 1265–1272.

6. MURO K, HAMAGUCHI T, OHTSU A, et al.A phase Ⅱ study of single–agent docetaxel in patients with metastatic esophageal cancer [J].Ann Oncol, 2004, 15 : 955–959.

7. SONG Z B, ZHANG Y P.Second–line docetaxel–based chemotherapy after failure of fluorouracil–based first–line treatment for advanced esophageal squamous cell carcinoma [J].Onco Targets Ther, 2014, 7 : 1875–1881.

8. SHIM H J, CHO S H, HWANG J E, et al.Phase Ⅱ study of docetaxel and cisplatin chemotherapy in 5–fluorouracil/cisplatin pretreated esophageal cancer [J].Am J Clin Oncol, 2010, 33 (6): 624–628.

9. KANEKIYO S, TAKEDA S, NAKAJIMA M, et al.Efficacy and safety of biweekly Docetaxel in combination with Nedaplatin as second–line chemotherapy for unresectable or recurrent esophageal cancer [J].Anticancer Res, 2016, 36 (4): 1923–1927.

10. WANG Y S, TIAN J, HAN Y, et al.Gemcitabine plus vinorelbine as second–line therapy in patients with metastatic esophageal cancer previously treated with platinum–based chemotherapy [J].Oncol Res, 2015, 24 (2): 129–135.

11. BURKART C, BOKEMEYER C, KLUMP B, et al.A phase Ⅱ trial of weekly irinotecan in cisplatin–refractory esophageal cancer [J].Anticancer Res, 2007, 27 (4C): 2845–2848.

12. MÜHR–WILKENSHOFF F, HINKELBEIN W, OHNESORGE I, et al.A pilot study of irinotecan (CPT–11) as single–agent therapy in patients with locally advanced or metastatic esophageal carcinoma [J].Int J Colorectal Dis, 2003, 18 (4): 330–334.

13. LORDICK F, SCHILLING C V, BERNHARD H, et al.Phase Ⅱ trial of irinotecan plus docetaxel in cisplatin–pretreated relapsed or refractory oesophageal cancer [J].Br J Cancer, 2003, 89 (4): 630–633.

14. CONROY T, ETIENNE P L, ADENIS A, et al.Phase Ⅱ Trial of Vinorelbine in Metastatic Squamous Cell Esophageal Carcinoma [J].J Clin Oncol, 1996, 14 (1): 164–170.

15. ZHOU Z G, ZHEN C J, BAI W W, et al.Salvage radiotherapy in patients with local recurrent esophageal cancer after radical radiochemotherapy [J].Radiat Oncol, 2015, 10 (54): 1–7.

16. KIM Y S,LEE C G,KIM K H,et al.Re-irradiation of recurrent esophageal cancer after primary definitive radiotherapy〔J〕.Radiat Oncol J,2012,30(4):182-188.

17. BANG Y J,VAN CUTSEM E,FEYEREISLOVA A,et al.Trastuzumab in combination with chemotherapy versus chemotherapy alone for treatment of HER2-positive advanced gastric or gastro-oesophageal junction cancer (ToGA):a phase 3,open-label,randomised controlled trial〔J〕.Lancet,2010,376(9742):687-697.

18. TABERNERO J,HOFF P M,SHEN L,et al.Pertuzumab plus trastuzumab and chemotherapy for HER2-positive metastatic gastric or gastro-oesophageal junction cancer(JACOB):final analysis of a double-blind,randomized, placebo-controlled phase 3 study〔J〕.Lancet Oncol,2018,19(10):1372-1384.

19. FUCHS C S,TOMASEK J,YONG C J,et al.Ramucirumabmonotherapy for previously treated advanced gastric or gastro-oesophageal junction adenocarcinoma(REGARD):an international,randomised,multicentre, placebo-controlled,phase 3 trial〔J〕.Lancet,2014,383(9911):31-39.

20. WILKE H,MURO K,VAN CUTSEM E,et al.Ramucirumab plus paclitaxel versus placebo plus paclitaxel in patients with previously treated advanced gastric or gastro-oesophageal junction adenocarcinoma(RAINBOW): a double-blind,randomised phase 3 trial〔J〕.Lancet Oncol,2014,15(11):1224-1235.

21. LI J,QIN S K,YU H,et al.Randomized,double-blind,placebo-controlled phase Ⅲ trial of apatinib in patients with chemotherapy-refractory advanced or metastatic adenocarcinoma of the stomach or gastroesophageal junction〔J〕.J Clin Oncol,2016,34(13):1448-1454.

22. OHTSU A,AJANI J A,BAI Y X,et al.Everolimus for previously treated advanced gastric cancer:results of the randomized,double-blind,phase ⅢGRANITE-1 study〔J〕.J Clin Oncol,2013,31(31):3935-3943.

23. SHAH M A,BANG Y J,LORDICK F,et al.Effect of fluorouracil,leucovorin,and oxaliplatin with or without onartuzumab in HER2-negative,MET-positive gastroesophageal adenocarcinoma:The METGastricrandomizedclinical trial〔J〕.JAMA Oncol,2017,3(5):620-627.

24. CROSBY T,HURT C N,FALK S,et al.Chemoradiotherapy with or without cetuximab in patients with oesophageal cancer(SCOPE1):a multicentre,phase 2/3 randomised trial〔J〕.Lancet Oncol,2013,14(7):627-637.

25. SUNTHARALINGAM M,WINTER K,ILSON D,et al.Effect of the addition of cetuximab to paclitaxel, cisplatin,and radiation therapy for patients with esophageal cancer:the NRG oncology RTOG 0436 phase 3 randomized clinical trial〔J〕.JAMA Oncol,2017,3(11):1520-1528.

26. WADDELL T,CHAU I,CUNNINGHAM D,et al.Epirubicin,oxaliplatin,and capecitabine with or without panitumumab for patients with previously untreated advanced oesophagogastric cancer(REAL3):a randomised, open-label phase 3 trial〔J〕.Lancet Oncol,2013,14(6):481-489.

27. DUTTON S J,FERRY D R,BLAZEBY J M,et al.Gefitinib for oesophageal cancer progressing after chemotherapy(COG):a phase 3,multicentre,double-blind,placebo-controlled randomised trial〔J〕.Lancet Oncol,2014,15(8):894-904.

28. PETTY R D,DAHLE-SMITH A,STEVENSON D A J,et al.Gefitinib and EGFR gene copy number aberrations in esophageal cancer〔J〕.J Clin Oncol,2017,35(20):2279-2287.

29. LI J Q,WANG L F.Efficacy and safety of apatinib treatment for advanced esophageal squamous cell carcinoma 〔J〕.Onco Targets Ther,2017,10:3965-3969.

第六节 食管癌免疫治疗进展

免疫监视是机体阻止肿瘤发生发展的重要机制，而在免疫逃逸阶段，肿瘤与肿瘤微环境通过多种途径抑制抗肿瘤免疫，导致肿瘤进展。表达于肿瘤及免疫细胞表面的免疫检查点分子是目前抗肿瘤免疫研究的热点，其中细胞毒 T 淋巴细胞抗原 -4（cytotoxic T lymphocyte antigen-4，CTLA-4）、程序性死亡蛋白 1（programmed cell death-1，PD-1）以及配体 PD-L1（programmed cell death-Ligand 1，PD-L1）/L2 研究最为广泛。深入研究食管癌免疫检查点分子表达与预后的关系，开展基于免疫治疗的临床试验，寻找预测免疫治疗疗效的新型生物学指标，将为食管癌免疫治疗疗效与预后评价、免疫治疗与传统治疗方式联合应用开拓新视野，提供新选择。

一、免疫检查点分子及其抗体

正常生理状态下，免疫检查点分子作为"免疫闸门"防止持续炎症与自身免疫病的发生。但在肿瘤免疫微环境中，免疫检查点信号通路的激活可抑制 T 细胞活化，从而抑制特异性抗肿瘤免疫反应。常见的免疫检查点分子，如 PD-L1、PD-1、CTLA-4 已成为肿瘤免疫治疗的关键靶点。近年来，针对免疫检查点分子的抗体已被 FDA 批准用于治疗进展期肺癌、膀胱癌、肾细胞癌、霍奇金淋巴瘤、膀胱癌和黑色素瘤。新免疫检查点分子，如 T 细胞免疫球蛋白和黏液蛋白 -3（T-cell immunoglobulin and mucin containing protein-3，TIM3）和淋巴细胞活化基因 -3（Lymphocyte activation gene-3，LAG3）也逐渐受到研究者重视。

CTLA-4 表达于 T 细胞，其结构与 T 细胞共刺激分子 CD28 相似。初始 T 细胞的 CTLA-4 存在于细胞质内，当 T 细胞受到刺激开始活化时，CTLA-4 迅速转移至细胞膜，并与 CD28 竞争性结合 CD28 配体 B7-1（CD80）和 B7-2（CD86），抑制 T 细胞活化所需第二信号，从而将 T 细胞活化阻断在初始阶段。在 CD4$^+$ 辅助性 T 细胞中，CTLA-4 可下调效应 T 细胞，上调调节性 T 细胞，终止免疫反应。CTLA-4 是免疫治疗的靶点之一，CTLA-4 抗体通过阻断 T 细胞表面的 CTLA-4 分子与抗原提呈细胞表面的 B7 分子结合使 T 细胞激活，肿瘤抗原特异性 T 细胞增殖扩增，发挥细胞毒效应。Ipilimumab（伊匹单抗）和 Tremelimumab（曲美母单抗）是抗 CTLA-4 的人源单克隆抗体，两者分别为 IgG1 和 IgG2 亚型，均已被 FDA 批准用于一线治疗转移性黑色素瘤。

PD-1/PD-L1/2 途径是另一免疫治疗的重要靶点。PD-1 表达于 T 细胞和 NK 细胞表面，PD-1 有两个主要配体：PD-L1 和 PD-L2。PD-L1 在 T 细胞、B 细胞、树突细胞、巨噬细胞、间充质干细胞、骨髓源性肥大细胞和一些非造血细胞上表达；PD-L2 在树突状细胞、巨噬细胞、骨髓源性肥大细胞与静止腹膜 B1 细胞上表达。许多肿瘤细胞高表达 PD-L1 和 PD-L2，其与 PD-1 结合后可抑制 T 细胞活化，导致 T 细胞耗竭，从而使肿瘤细胞逃避免疫监视。抗 PD-1 抗体阻断 PD-1 与 PD-L1 的相互作用，抑制了抑制性信号向 T 细胞内传递，维持具有杀伤功能的 T 细胞的持续活化。抗 PD-1 抗体 Pembrolizumab（派姆单抗，KEYTRUDA）和 Nivolumab（纳武单抗）是人源 IgG4 单克隆抗体，目前已被 FDA 批准用于多种恶性肿瘤的治疗，包括转移性黑色素瘤、非小细胞肺癌、肾细胞癌等；抗 PD-L1 抗体 Durvalumab 为人源性 IgG1 单克隆抗体，已被 FDA 批准用于治疗晚期膀胱癌。

二、食管癌患者 PD-L1/2 的表达水平及其与预后的关系

2005 年，日本学者 Ohigashi 等首次报道用 RT-PCR 法检测 41 例食管鳞癌术后标本，PD-L1/2 mRNA 表达率为 44%，并与不良预后相关（1 年总生存率 50%/100%，中位随访 25

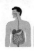

月，*P*=0.008）；免疫组化法检测 31 例样本，PD-L1 阳性率 42%，PD-L2 阳性率 48%，均与不良预后相关。由此说明，RT-PCR 法和免疫组化检测 PD-L1/2 表达能得到一致结果。但之后研究多以免疫组化检测 PD-L1 的表达。2015 年，韩国学者 Lim 等检测了 73 例新辅助放化疗（5-Fu/DDP，44Gy）和新辅助化疗后（5-Fu/DDP）的食管鳞癌术后标本，PD-L1 阳性率 56%，并与 OS 显著降低相关（17/33m，*P*=0.02），多因素分析 PD-L1 表达是预后不良因素（危险因素 2.29，*P*=0.023）。该研究还分析了 28 例治疗前和术后食管鳞癌配对样本，其中 19 例接受新辅助放化疗者，PD-L1 表达水平较疗前显著升高（*P*=0.007），9 例接受新辅助化疗者，PD-L1 表达水平较疗前显著下降（*P*=0.048）。2016 年，日本学者 Tanaka 等共分析了 180 例单纯手术和新辅助放化疗后手术的食管鳞癌样本，全组表达 PD-L1、PD-L2 分别为 53（29.4%）、88（48.3%）。全组分析显示 PD-L1、PD-L2 阳性者的 OS 均低于阴性者（*P*=0.001，*P*=0.023 7）。PD-L1 阳性者多接受过新辅助放化疗（*P*=0.013 9），而 PD-L2 阳性与是否行新辅助放化疗无相关性（*P*=0.612 7）。PD-L1 表达水平与放化疗疗效未见相关性（*P*=0.311 8），而 PD-L2 阳性者放化疗疗效不佳（*P*=0.003 4）。联合放化疗可能更为有效地激活抗肿瘤免疫应答，新辅助放化疗后 PD-L1 表达升高可能是抗肿瘤免疫活化的负反馈反应。2016 年，日本学者 Ito 等在 90 例单纯手术的食管鳞癌样本中检测 PD-L1 和人白细胞相关抗原 I（human leukocyte antigen class I，HLA-I）的表达，PD-L1、HLA-I 高表达分别为 17 例和 35 例，PD-L1 的高表达与肿瘤侵袭程度（*P*=0.037 9）、淋巴结转移（*P*=0.003 1）、复发（*P*=0.008 5）、低 OS 相关（5 年 OS%，28.4%/60.9%，*P*=0.011）。同时高表达 HLA-1 与 PD-L1 者预后极差（中位生存时间，13.1/102.5m，*P*=0.002 7）。联合 PD-L1 表达与多种免疫或肿瘤突变指标，可能为更为准确地预测预后提供新选择。

2011 年，德国学者 Loos 等检测了 101 例食管远端 barrett 腺癌的手术标本，PD-L1 阳性率 73%，高表达率 37%。PD-L1 高表达与较晚的 T 分期（*P*=0.002）、较晚的国际抗癌联盟（Union for International Cancer Control，UICC）分期（*P*=0.022）、手术不完全切除（*P*=0.009）相关。相对于 PD-L1 低表达或阴性者，PD-L1 高表达者 OS 显著降低（38/136 月，HR 3.5，*p*<0.001）。2015 年，美国学者 Derks 等检测了 354 例手术食管腺癌标本，PD-L2 阳性率 51.7%，而 PD-L1 阳性率仅为 1.7%，PD-L2 阳性与较早的 T 分期、较小的瘤体积、较高的分化程度相关，PD-L1、PD-L2 的表达水平与 OS 无关。研究者在检测食管癌前病变的标本中发现，PD-L2 仅表达于 barrett 食管中，而未见于其他类型的反流性食管炎中，研究者认为食管鳞状上皮化生为 barrett 的过程，伴随 Th2 细胞因子 IL-4、IL-13 的升高，此过程可诱导 PD-L2 的表达。

关于食管癌的研究多为小样本，接受的手术和术前治疗多样，评价阳性的标准不一，针对食管腺癌的报道有限。总体而言，与其他实体瘤的研究结果相似，食管癌 PD-L1/L2 的表达是预后不良因素，食管癌 CTLA-4 表达目前未见更加可信和有效的报道。

三、食管癌免疫治疗的临床试验

2010 年，英国学者 Ralph C 等报道了抗 CTLA-4 单克隆抗体 Tremelimumab 治疗转移性胃癌或食管腺癌的 II 期临床试验结果，Tremelimumab 每 3 个月给药一次直至疾病进展，该研究共入组 18 例患者，药物相关不良反应轻微。1 例死于复合性肠炎肠穿孔，4 例疾病稳定（Stable disease，SD），1 例部分缓解（Partial response，PR），持续 8 周期（25.4 个月）。

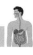

18 例中 5 例可检测到肿瘤相关抗原 5T4 的扩增，13 例可检测癌胚抗原变化的样本中有 5 例扩增，治疗后癌胚抗原扩增者 OS 好于未扩增者（17.1/4.7 月，*P*=0.004）。治疗前 IL-2 水平高者临床获益明显，同时伴随较大的药物相关不良反应。由此提示机体抗肿瘤免疫功能以及对免疫治疗的敏感性与疗效密切相关。

2017 年，日本学者 Toshihiro Kudo 公布了抗 PD-1 抗体 nivolumab 治疗食管鳞癌的开放、单臂、多中心、二期临床试验结果。入组标准为疾病进展期或不能耐受氟尿嘧啶类、铂类、紫杉类为基础化疗的食管鳞癌或腺癌。Nivolumab 静脉输注 3mg/kg，每 14 天一次。65 例入组患者均为食管鳞状细胞癌，其中 1 例因合并其他原发癌剔除出组。中位随访时间 10.8 个月，11 例（17%）疗效评价为客观缓解。4 级呼吸困难和 4 级低钠血症各 1 例，3 级肺感染 5 例，3 级食欲下降、3 级血肌酐磷酸激酶增高、3 级脱水各 1 例。严重不良事件包括肺感染 4 例、脱水 2 例、间质性肺病 2 例，低钠血症、呼吸困难、疲劳、肝功能异常、腹泻、胆管狭窄、胃肠炎、肺炎、水肿和背痛各 1 例，无治疗相关死亡。2018 年，中国学者黄镜等报道了抗 PD-1 抗体 SHR-1210 治疗复发或转移食管癌的 I 期临床试验结果。SHR-1210 静脉输注首次剂量 60mg，首次治疗 4 周后剂量升至 200mg，以后每 2 周输注 400mg 直至疾病进展或产生不可耐受的毒性。30 例患者入组，10 例疗效评价为客观缓解，中位无进展生存期（Progress free survival，PFS）为 3.6 月。3 例出现治疗相关毒性，肺炎 2 例，肌钙蛋白 I 升高 1 例，无 4 级不良反应。外显子测序分析发现肿瘤突变负荷和潜在突变相关的新抗原计数与对治疗的反应相关。15 例 PD-L1 染色 >5% 中 7 例达到客观缓解，而 9 例 PD-L1 染色 <5% 中仅 1 例达到客观缓解。

此外，肿瘤疫苗、过继性细胞治疗（Adoptive T-cell therapy，ACT）的应用也见报道。2008 年，日本学者 Hisashi Wada 等使用 NY-ESO-1 抗原作为肿瘤疫苗治疗 8 例食管癌患者，皮下注射 NY-ESO-1 重组蛋白每 2 周一次，在 8 例患者中 7 例产生诱导抗体，7 例可观察到 CD4+T 细胞反应，6 例可观察到 CD8+T 细胞反应。在 6 例可进行疗效评价的患者中，观察到 1 例 PR、2 例 SD 和 2 例混合临床反应，未见明显的不良反应。免疫组化分析 4 例患者接种前后肿瘤组织中 NY-ESO-1 和主要组织相容性复合体（major histocompatibility complex，MHC）I 类抗原表达和免疫细胞浸润情况，结果显示 2 例 CD4+ 和 CD8+T 细胞浸润消失，1 例 CD68+ 巨噬细胞数量增加，1 例肿瘤抗原消失。然而，疫苗接种后肿瘤最终仍能通过多种机制继续生长，检测肿瘤疫苗安全性及与放化疗结合等临床试验目前正在开展。

ACT 将体外扩增的肿瘤抗原特异性或非特异性的免疫细胞回输至肿瘤宿主体内发挥抗肿瘤效应。目前已有若干 ACT 治疗食管癌的 II 期临床试验，靶向的抗原包括黑色素瘤相关抗原 MAGE-A3、MAGE-A4、NY-ESO-1。ACT 存在的主要问题是难以从患者体内获得足量的 T 细胞进行回输，基因工程的发展有助于解决这一难题。2015 年，日本学者 Kageyama S 等首次将 T 细胞受体（T-cell receptor，TCR）基因转导的 T 细胞移植至 MAGE-A4 阳性表达的进展期食管癌患者体内，10 例患者分为三个回输剂量组。TCR-T 细胞在外周血可持续至少 1 个月，其水平与回输细胞量成正比，5 例患者持续了 5 个月以上。尽管移植的 T 细胞长时间持续，7 例患者在治疗后 2 个月内显示肿瘤进展，3 例基线水平肿瘤最小的患者存活超过 27 个月。嵌合抗原受体 T 细胞（Chimeric antigen receptor T-Cell，CAR-T）是基因工程 T 细胞的另一种类型，其将靶抗原特异性抗体的单链可变区和 T 细胞信号分子融合表达于 T 细胞表面，使 T 细胞发挥特异性杀伤肿瘤的功能。目前，CAR-T

在血液系统肿瘤中显示较好疗效。

四、预测食管癌免疫治疗疗效的新型生物学指标

多个实体瘤免疫治疗的临床试验报道基线 PD-L1 高表达者对免疫治疗获益更明显，部分入组标准中剔除 PD-L1 阴性者。正在进行的临床试验如 KEYNOTE-012 是抗 PD-1 抗体 pembrolizumab 治疗进展期胃癌或食管胃结合部癌，该试验剔除了 PD-L1 阴性者，初步研究结果显示 PD-L1 高表达者 ORR、OS、PFS 均高于低表达者（P=0.10、0.16、0.12）。CKECKMATE-032 是 nivolumab 治疗进展期胃癌或食管胃结合部癌，该研究对 PD-L1 的表达状态分别设 1% 和 5% 两个 cut-off 值，客观缓解率（Objective response rate，ORR）在 PD-L1 阳性组均显著高于阴性组（1%cut-off，27%/12%）（5%cut-off，33%/15%）。PD-L1 阳性者接受手术及放化疗效果差，但可在免疫治疗中获益，探索 PD-L1/L2 表达的调节机制、与肿瘤浸润 T 细胞或树突细胞的相关性，将为进一步阐明机制提供线索。

中国学者 Huang 等于 2018 年最新报道在 SHR-1210 治疗疾病进展或不能耐受化疗的晚期食管癌的 I 期临床试验中，肿瘤突变负荷、预测的新抗原数量高或 PD-L1 阳性患者预后较好。同年，日本学者 Doi 等报道了来自 KEYNOTE-028 的食管癌研究结果，干扰素 -γ 相关信号通路分子表达评分高的患者接受 pembrolizumab 治疗后肿瘤进展延迟，治疗反应明显。

现有的新免疫疗法治疗食管癌的临床试验大多同时包括鳞癌与腺癌，然而食管鳞癌和腺癌是不同的疾病类型，二者具有不同的分子标志，今后靶向治疗的临床试验应加以区分。一项早期研究中，Agrawal 等对 23 例食管癌（腺癌 11 例，鳞癌 12 例）进行全外显子测序，发现鳞癌存在 21% 的 Notch1 失活突变，而腺癌未发生失活突变。分析中国食管鳞癌患者 Notch1 基因序列，发现 48 例中仅 1 例突变（2%），提示预测预后的生物学标志物可能还受种族的影响。Wang 等用新一代基因测序技术分析与癌基因相关的 315 个外显子与 28 个内含子，鳞癌与腺癌有相似点也有侧重点，例如除 Notch1 外，鳞癌更频繁携带 PIK3CA 和 PTEN 的突变，而腺癌具有较高的 KRAS 突变与 HER2 基因扩增率。Hu 等通过全基因序列分析发现食管鳞癌突变的基因还有 *Janus kinase 3*（*JAK3*）、*Breast Cancer Susceptibility Gene 2*（*BRCA2*）、成纤维细胞生长因子 2（*Fibroblast growth factor 2*，*FGF2*）、*F-box/WD repeat-containing protein 7*（*FBXW7*）、*MutShomolog 3*（*MSH3*）、*Patched*（*PTCH*）、*Neurofibromin 1*（*NF1*）、*Human epidermal growth factor receptor 2*（*HER2*）、*Checkpoint Kinase 2*（*CHEK2*）等，其中许多是治疗潜在的靶点。虽然这些发现未进入临床实践，但为今后临床试验设计奠定了坚实基础。

食管癌免疫检查点分子的表达，通过抗肿瘤免疫逃逸的机制参与了食管癌的发生发展，针对免疫检查点分子的研究，将为食管癌免疫治疗疗效评价与预后评估、多种治疗方式联合应用提供新思路。

（庞青松　章文成）

参　考　文　献

1. ARAKI K, YOUNGBLOOD B, AHMED R.Programmed cell death 1-directed immunotherapy for enhancing T-cell function［J］.Cold Spring Harb Symp Quant Biol, 2013, 78 : 239-247.

2. WANG Q,WU X.Primary and acquired resistance to PD-1/PD-L1 blockade in cancer treatment［J］.Int Immunopharmacol,2017,46:210-219.

3. BRAHMER J,RECKAMP K L,BAAS P,et al.Nivolumab versus docetaxel in advanced squamous-cell non-small-cell lung cancer［J］.N Engl J Med,2015,373(2):123-135.

4. MOTZER R J,ESCUDIER B,MCDERMOTT D F,et al.Nivolumab versus everolimus in advanced renal-cell carcinoma［J］.N Engl J Med,2015,373(19):1803-1813.

5. SCHNEIDER H,DOWNEY J,SMITH A,et al.Reversal of the TCR stop signal by CTLA-4［J］.Science,2006, 313(5795):1972-1975.

6. BERMAN D,KORMAN A,PECK R,et al.The development of immunomodulatory monoclonal antibodies as a new therapeutic modality for cancer:the Bristol-Myers Squibb experience［J］.Pharmacol Ther,2015,148: 132-153.

7. WURZ G T,KAO C J,DEGREGORIO M W.Novel cancer antigens for personalized immunotherapies:latest evidence and clinical potential［J］.Ther Adv Med Oncol,2016,8(1):4-31.

8. OHIGASHI Y,SHO M,YAMADA Y,et al.Clinical significance of programmed death-1 ligand-1 and programmed death-1 ligand-2 expression in human esophageal cancer［J］.Clin Cancer Res,2005,11(8): 2947-2953.

9. LIM S H,HONG M,AHN S,et al.Changes in tumour expression of programmed death-ligand 1 after neoadjuvant concurrent chemoradiotherapy in patients with squamous oesophageal cancer［J］.Eur J Cancer,2016,52:1-9.

10. TANAKA K,MIYATA H,SUGIMURA K,et al.Negative influence of programmed death-1-ligands on the survival of esophageal cancer patients treated with chemotherapy［J］.Cancer Sci,2016,107(6):726-733.

11. ITO S,OKANO S,MORITA M,et al.Expression of PD-L1 and HLA Class Ⅰ in Esophageal Squamous Cell Carcinoma: Prognostic Factors for Patient Outcome［J］.Ann Surg Oncol,2016,23(4):508-515.

12. LOOS M,LANGER R,SCHUSTER T,et al.Clinical significance of the costimulatory molecule B7-H1 in Barrett carcinoma［J］.Ann Thorac Surg,2011,91(4):1025-1031.

13. DERKS S,NASON K S,LIAO X,et al.Epithelial PD-L2 Expression Marks Barrett's Esophagus and Esophageal Adenocarcinoma［J］.Cancer Immunol Res,2015,3(10):1123-1129.

14. WU P,WU D,LI L,et al.PD-L1 and Survival in Solid Tumors:A Meta-Analysis［J］.PLoS One,2015,10(6): e0131403.

15. RALPH C,ELKORD E,BURT D J,et al.Modulation of lymphocyte regulation for cancer therapy:a phase Ⅱ trial of tremelimumab in advanced gastric and esophageal adenocarcinoma［J］.Clin Cancer Res,2010,16(5): 1662-1672.

16. KUDO T,HAMAMOTO Y,KATO K,et al.Nivolumab treatment for oesophageal squamous-cell carcinoma:an open-label,multicentre,phase 2 trial［J］.Lancet Oncol,2017,18(5):631-639.

17. HUANG J,XU B,MO H,et al.Safety,Activity,and Biomarkers of SHR-1210,an Anti-PD-1 Antibody,for Patients with Advanced Esophageal Carcinoma［J］.Clin Cancer Res,2018,24(6):1296-1304.

18. WADA H,SATO E,UENAKA A,et al.Analysis of peripheral and local anti-tumor immune response in esophageal cancer patients after NY-ESO-1 protein vaccination［J］.Int J Cancer,2008,123(10):2362-2369.

19. CHEN X,WANG L,LI P,et al.Dual TGF-beta and PD-1 blockade synergistically enhances MAGE-A3-specific CD8(+)T cell response in esophageal squamous cell carcinoma［J］.Int J Cancer,2018,143(10): 2561-2574.

20. THOMAS R,AL-KHADAIRI G,ROELANDS J,et al.NY-ESO-1 Based Immunotherapy of Cancer:Current Perspectives［J］.Front Immunol,2018,9:947.

21. KAGEYAMA S,IKEDA H,MIYAHARA Y,et al.Adoptive transfer of MAGE-A4 T-cell receptor gene-transduced lymphocytes in patients with recurrent esophageal cancer［J］.Clin Cancer Res,2015,21(10): 2268-2277.

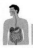
22. KNOCHELMANN H M,SMITH A S,DWYER C J,et al.CAR T Cells in Solid Tumors：Blueprints for Building Effective Therapies［J］.Front Immunol,2018,9：1740.

23. ZHAO Z,CHEN Y,FRANCISCO N M,et al.The application of CAR-T cell therapy in hematological malignancies：advantages and challenges［J］.Acta Pharm Sin B,2018,8(4)：539-551.

24. GARON E B,RIZVI N A,HUI R,et al.Pembrolizumab for the treatment of non-small-cell lung cancer［J］.N Engl J Med,2015,372(21)：2018-2028.

25. EGGERMONT A M M,BLANK C U,MANDALA M,et al.Adjuvant Pembrolizumab versus Placebo in Resected Stage Ⅲ Melanoma［J］.N Engl J Med,2018,378(19)：1789-1801.

26. BANG Y J,VAN CUTSEM E,FEYEREISLOVA A,et al.Trastuzumab in combination with chemotherapy versus chemotherapy alone for treatment of HER2-positive advanced gastric or gastro-oesophageal junction cancer (ToGA)：a phase 3,open-label,randomised controlled trial［J］.Lancet,2010,376(9742)：687-697.

27. DOI T,PIHA-PAUL S A,JALAL S I,et al.Safety and Antitumor Activity of the Anti-Programmed Death-1 Antibody Pembrolizumab in Patients With Advanced Esophageal Carcinoma［J］.J Clin Oncol,2018,36(1)：61-67.

28. AGRAWAL N,JIAO Y,BETTEGOWDA C,et al.Comparative genomic analysis of esophageal adenocarcinoma and squamous cell carcinoma［J］.Cancer Discov,2012,2(10)：899-905.

29. WANG K,JOHNSON A,ALI S M,et al.Comprehensive Genomic Profiling of Advanced Esophageal Squamous Cell Carcinomas and Esophageal Adenocarcinomas Reveals Similarities and Differences［J］.Oncologist,2015,20(10)：1132-1139.

30. HU N,KADOTA M,LIU H,et al.Genomic Landscape of Somatic Alterations in Esophageal Squamous Cell Carcinoma and Gastric Cancer［J］.Cancer Res,2016,76(7)：1714-1723.

第二部分

各　论

第四章

食管癌晚期症状临床康复

第一节 骨 转 移

因食管本身所具有的高度可扩张性，使食管癌患者往往在病变浸润食管周径二分之一以上、出现严重吞咽梗阻症状时才就诊，所以确诊时只有约 25% 的早期食管癌患者能考虑手术治疗，75% 患者由于肿瘤侵犯主动脉、气管、支气管以及出现食管气管瘘、恶性胸腹水、肝肺骨等全身广泛转移、恶病质、心肺功能差或由于存在其他禁忌证而失去外科治疗机会。尽管目前以外科手术为主的综合治疗使局部晚期食管癌的治疗取得一定疗效，但对无手术指征的晚期食管癌患者，进行放疗及化疗的综合治疗结果仍不满意，平均生存期仅 10 个月。

我国食管癌 90% 以上是鳞癌，食管癌骨转移率相对较低，国内大样本报道食管癌骨转移率约 0.7%~5%。西方国家由于食管癌中腺癌所占比例高，骨转移率相对较高，美国 Quint 等统计 838 例初诊食管癌，同期骨转移发生率 9%，尸检报道食管癌骨转移发生率 5.2%~8%，均为 20 世纪 80 年代之前的统计资料，其骨转移的诊断主要靠普通 X 光片及尸检获得。随着检测手段的进步，骨 ECT 以及 MRI 检测的敏感性提升，目前食管癌骨转移的发生率报告在 10%~20%。

虽然骨转移在食管癌中较肝、肺转移少见，但骨转移可引起疼痛、运动感觉障碍、脊髓压迫、病理性骨折、高钙血症等骨相关事件（skeletal-related events，SREs），严重影响患者的预后。

一、病因

肿瘤骨转移的产生是一个较为复杂的过程，肿瘤细胞随血流到达骨髓后，通过与成骨细胞、破骨细胞及骨基质细胞的相互作用，破坏骨组织，释放出骨组织中贮存的多种生长因子，使肿瘤细胞不断增生形成转移灶。根据骨骼破坏的类型，食管癌骨转移可分为溶骨性、成骨性、混合性三种类型。

二、临床表现及相关检查

（一）临床症状

食管癌骨转移部位的骨骼分区参照 Wilson 法划分为 5 大区域：

胸部骨：锁骨、胸骨、肩胛骨、肋骨；

脊柱：颈椎、胸椎、腰椎；

骨盆：髂骨、坐骨、耻骨、骶骨及骶髂处；

四肢骨：股骨、肱骨、桡骨；

颅骨、颌面骨。

骨转移常见转移部位依次为脊柱（39.8%）、胸部骨（25.5%）、骨盆（20.8%）、四肢骨（9.5%）、颅骨颌面骨（4.3%），其中最常见部位是脊柱和骨盆。原发部位于食管颈段、胸上段、胸中段、胸下段4组间在骨转移部位的分布上无差异。骨转移至不同部位可引起相应部位的症状。

1. 疼痛 肋骨转移引起的胸痛，多表现为胸壁部位局限的、有明确压痛点的疼痛。而四肢或躯干的骨转移引起该部位的局限性疼痛及放射性疼痛。

2. 脊髓压迫症状 脊柱转移引起后背部正中或病变部位疼痛以及脊髓的压迫症状，脊髓受压后的变化与受压迫的部位、外界压迫的性质及发生速度有关。随着病因的发展和扩大，脊髓、脊神经根及其供应血管受压并日趋严重，一旦超过代偿能力，最终会造成脊髓水肿、变性、坏死等病理变化，出现脊髓半切或横贯性损害及椎管阻塞，引起受压平面以下的肢体运动、感觉、反射、括约肌功能以及皮肤营养功能障碍，严重影响患者的生活和劳动能力。

3. 病理性骨折 骨转移是病理性骨折最常见的原因，特别是溶骨性骨转移，有时因病理性骨折后骨转移才被发现。临床表现有休克、软组织损伤、出血等。

4. 高钙血症 症状表现在消化、运动、神经、泌尿等系统。厌食、恶心、呕吐、便秘；乏力、肌肉疲劳、肌张力减低，烦渴，多尿；嗜睡、神志不清，甚至昏迷。病程长时，可以发生组织内钙沉积，如结膜、关节周围沉积及肾结石。高钙血症的临床表现与血钙升高幅度和速度有关。高钙血症分度如表4-1：

表4-1 高钙血症分度

高钙血症	血总钙值
轻度	2.75~<3mmol/L；
中度	3~3.5mmol/L；
重度	>3.5mmol/L，
高钙危象	≥ 3.75mmol/L

（二）检查

1. X线检查 这种方法是骨骼检查最常用的方法，但此法对骨转移癌的早期诊断较为困难，一般只有当骨骼被癌肿破坏达1cm以上且骨骼脱钙达到50%~70%时，X线平片才能观察到局限性的骨密度减低、骨小梁模糊或消失等征象。

2. CT检查 CT对食管癌癌骨转移的诊断比X线灵敏，能发现早期骨质破坏，一般无假阳性，但难以发现跳跃性椎体转移灶。

3. MRI检查 MRI对骨转移的诊断高度敏感，当疑有骨转移者应常规行骨核素显像检查，对多发性且明显放射性浓聚者判断为骨转移，而对于单发浓聚者采用X线平片或CT进一步证实，而多发性浓聚不太明显者宜采用MRI检查。MRI的检测骨转移的优点在于：①可三维成像，定位准确；②检查范围比较广，对早期发现和准确诊断四肢、骨盆、脊柱的转移瘤有独到的优点，它能显示出纵轴上的侵犯范围、髓腔内原发灶和转移灶，显示跳跃性转移灶；③直接显示受累血管情况，不需注射造影剂；④正常组织与转移瘤组织显示的对比度好；⑤骨髓破坏显示比较清楚；⑥无放射性损伤。

大多数骨转移 T_1 加权像为低或等信号，T_2 加权像为高信号，但由于骨转移瘤的表现型不同，MRI 的信号特点亦有相应的变化。同时，MRI 直接使肿瘤和骨髓成像，从而不致使成骨活性不高的病变（核素扫描为假阴性结果）漏诊。MRI 的这一优点已使其在某些方面取代了核素扫描成为骨转移诊断的金标准。

4. 放射性核素检查（ECT）　对骨转移的诊断率较高，能在 X 线平片及 CT 发现骨转移之前 3~6 个月检出转移灶，对于多发性骨转移诊断假阳性极少，对于单发性有一定假阳性。

5. PET（正电子发射体层扫描）检查　这种检查方法能观察到一般的影像学检查手段难以发现的微小病变。在判断疾病复发和转移时有一定优势，但不作为常规检查手段。

6. 骨穿刺活检　这种方法能明确诊断出骨转移癌的病理类型，对指导该病的治疗具有十分重要的意义。

（三）诊断

食管癌骨转移发生在不同的部位引起不同的临床表现，以骨损害、疼痛为主要表现。骨 ECT 较敏感，但是特异性不强，一般作为筛选手段，结合骨 ECT、X 线平片、CT 或 MR 任意一种影像学即可诊断骨转移。

三、食管癌骨转移的康复管理及策略

（一）预防性康复处理

晚期食管癌患者骨转移所致的骨相关事件已无有效治疗手段来达到治愈的目的，但可以通过积极的止痛治疗及对症处理来预防相关并发症，提高食管癌患者的生活质量，延长生存。

1. 骨转移药物治疗

（1）双膦酸盐：双膦酸盐（BPs）是癌症患者高血钙症和骨相关事件治疗的标准药物之一。数据显示，双膦酸盐可以有效缓解实体瘤骨转移所带来的骨痛。然而，双膦酸盐治疗方案并不是一种疼痛缓解治疗的替代性方案。双膦酸盐第一次静脉注入后，疼痛出现、甚至会加强，止痛药物（如对乙酰氨基酚）剂量增加是有必要的。双膦酸盐治疗开始前有必要进行预防性牙科检查。

（2）地诺单抗：地诺单抗（denosumab）是一种靶向 RANK 配体的抑制剂，主要用于预防癌症患者的骨相关事件。临床研究发现，相比唑来膦酸，地诺单抗可以延缓乳腺癌或去势治疗耐受性前列腺癌骨转移患者骨相关事件的出现。从疼痛治疗结果分析，相比唑来膦酸，地诺单抗可以延缓中度疼痛的发生并减少止痛药的使用量。不过，地诺单抗治疗开始前也需要进行预防性牙科检查，以防止下颌性骨坏死的发生。

2. 癌性疼痛康复治疗　骨转移属于食管癌发展到晚期的表现形式，患者中 50%~90% 发生疼痛，其中 50% 属于剧烈疼痛，30% 为难忍性剧痛。转移瘤患者的疼痛治疗包括放疗、化疗、外科姑息性手术、分子靶向治疗、免疫治疗等，部分患者可考虑应用中药外用止痛治疗。骨痛治疗可遵循世界卫生组织（WHO）三阶梯止痛治疗指南。此外，骨相关事件的预防康复还可以采取将止痛药物与放射治疗、放射性同位素和靶向治疗联合。

根据世界卫生组织癌痛三阶梯止痛治疗指南，癌痛药物止痛治疗的五项基本原则如下：口服给药、按阶梯用药、按时用药、个体化给药和注意具体细节。应当根据食管癌骨转移疼痛患者的性质、程度、正在接受的治疗和伴随疾病等情况，合理地选择止痛药物和辅助镇痛药物，个体化调整用药剂量、给药频率，积极防治不良反应，以期获得最佳止痛效果，且减少不良反应。

3．骨转移并发症预防康复

（1）高血钙治疗方法：

1）扩容、促尿钙排泄。

2）利尿：争取尿量达到 3~4L，避免用噻嗪类利尿剂。

3）限制钙摄入。

4）降钙素：起效快，但疗效不如双膦酸盐。

5）抑制破骨细胞活性：中度或重度高钙血症应用双膦酸盐是一种有效方法，推荐确诊后尽早用药，2~4 日起效，4~7 日达最好疗效，60%~70% 的患者血钙可降至正常水平，效果持续 1~4 周，再次用药与前次间隔 7~10 天。

（2）提高患者对病理性骨折等骨相关事件的防护意识：除合理应用双膦酸盐等治疗外，患者的翻身、搬动、起床、坐、立、行走，都需要注意，防跌倒，防骨转移部位过度负重，防用力不当、防突然扭转身体等动作，以减少因活动不当所致骨转移部位发生病理性骨折的风险。

（二）西医康复处理

对食管癌骨转移患者应采用综合性治疗，包括手术、放疗、双膦酸盐类药物治疗、对原发病的系统治疗（全身化疗和分子靶向治疗）、疼痛治疗、营养支持治疗等。

食管癌骨转移患者应预防五大严重的骨相关事件。第一是病理性骨折；第二是由于严重骨痛，患者需要接受放疗；第三是患者因为骨转移而需要手术；第四是高钙血症，这是因为骨转移破坏了骨组织，导致大量的骨钙释放出来，游离到血液中，引起血清离子钙浓度的异常升高，威胁生命健康；第五，如果骨转移发生在脊椎，那么就有可能造成脊髓压迫，造成瘫痪。

1．手术治疗 手术治疗在骨转移瘤的综合治疗中占有特殊的地位，特别是骨转移瘤引起的病理性骨折、脊柱不稳、脊髓压迫和疼痛，非手术治疗往往难以达到确切的疗效。对骨转移瘤患者进行手术治疗，需掌握好手术适应证，选择合适的术式，手术治疗骨转移瘤能缓解患者的疼痛，提高生活质量，并在合适的情形下延长患者的生命。但是，骨转移瘤的手术也同样有并发症，如感染、血肿和内固定松动等。

具体手术适应证如下：预计患者可存活 3 个月以上；全身状况好，能够耐受手术创伤及麻醉；预计外科治疗后较术前更好的生活质量，能够立即活动，要有助于进一步治疗和护理；预计原发肿瘤治疗后有较长的无瘤期；经全身治疗后，溶骨病灶趋于局限、骨密度增高；孤立的骨转移病灶；病理骨折风险高者。

2．放射治疗 放射治疗在治疗骨转移和转移性脊髓压迫症（MSCC）相关的疼痛领域有特殊的功效。随机前瞻性试验表明，放射治疗可以缓解 60%~80% 患者的疼痛症状。美国放射肿瘤学协会（ASTRO）对骨转移相关疼痛的治疗，根据疼痛级别给出了不同的方

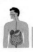

案，常见的姑息性放疗计划有单次大剂量 8Gy、4Gy×5 次、3Gy×10 次。姑息性放疗获得最好疗效的时间一般在 2~4 周后。立体定向放射治疗已成为一种新的治疗选择，它一般采用单剂量（10~16Gy）或低分割（9Gy×3 次或 6~8Gy×5 次），避免过度照射肿瘤周围的正常组织，例如椎骨或脊髓。

除外照射治疗外，核素内照射治疗也是可选择的方式之一。放射性核素聚集于转移病灶区，止痛显效及持续时间类似体外照射。优点为缓解广泛性骨转移疼痛，出现新的骨转移疼痛病灶发生率较低；缺点为骨髓抑制，发生率较高且恢复缓慢（12 周）。禁忌用于硬脑脊膜外的病变，10% 治疗初期短暂疼痛加重。目前骨转移癌放射性核素治疗的常用药物包括 ^{89}Sr 和 ^{153}Sm。^{89}Sr 是骨转移内科放射治疗中最常用的核素药物，半衰期 50.6 天，组织中最大射程 6.67mm，发射纯 β 射线，化学性质类似于钙，聚集在成骨活跃的部位。^{153}Sm 的半衰期为 46.3 小时，组织中射程为 3.4mm，发射 β 及 γ 射线。核素治疗的适应证和禁忌证如下：

适应证：

（1）骨转移肿瘤患者伴有明显骨痛；

（2）经临床、CT 或 MRI、全身骨显像和病理确诊多发骨转移肿瘤；

（3）WBC>$3.5×10^9$/L，PLT>$80×10^9$/L。

禁忌证：

（1）骨显像示转移灶仅为溶骨型冷区；

（2）严重骨髓、肝、肾功能障碍的患者；

（3）近期（6 周内）进行过细胞毒药物治疗的患者。

3. 姑息性系统性治疗　姑息性系统性治疗包括姑息性化疗、分子靶向治疗以及免疫治疗。

姑息性化疗是临床上针对手术后复发、转移或就诊时不能切除的晚期食管癌患者的一种姑息治疗手段。其治疗目标并不是彻底地消灭肿瘤，而是平稳地控制肿瘤进展，缓解患者的痛苦，延长生存期。目前对于姑息性化疗的时间尚无统一标准，姑息性化疗始终会在"人瘤共存"中进行。随着化疗药物研究的不断进展，使得姑息性化疗能够有效抑制肿瘤病灶的快速生长，同时长期用药以维持稳定。一般以获得良好的抗肿瘤效果、最小的不良反应以及患者生活质量得到明显改善为姑息性化疗方案的选择原则。大量文献报道显示，姑息性化疗对晚期食管癌患者延长生存时间和改善生活质量有重要意义。同时研究发现，姑息性化疗对于年轻与年老患者在不良反应、生活质量以及延长生存期方面并无明显的差异。

随着精准医疗时代的到来，分子靶向治疗逐渐成为恶性肿瘤治疗领域研究的热点。越来越多的研究证实，分子靶向治疗是晚期食管癌的一种有效治疗手段。目前，针对表皮生长因子受体（epidermal growth factor receptor，EGFR）、原癌基因人类表皮生长因子受体 2（human epidermal growth factor receptor 2，HER2）、血管内皮生长因子（vascular endothelial growth factor，VEGF）分子靶点的靶向治疗药物在晚期食管癌治疗中已取得一定疗效。研究报道，分子靶向治疗联合化疗治疗晚期食管癌有效率 40%~50%，中位生存时间在 9~16 个月。新型免疫检查点抑制剂 PD1 针对晚期食管癌的总缓解率约为 30%，中位缓解持续时间为 15 个月。由于分子靶向药物和 PD1/PDL1、CTLA4 等免疫检查点抑制剂目前处于Ⅲ期临床试验阶段，其疗效和安全性仍需多中心、大样本的随机对照研究进一步明确证实。

（三）中医康复处理

中医药不但增强化疗药物对肿瘤的抑制作用，而且还可以减轻化疗药物导致的消化道反应、骨髓抑制等不良反应，保护各脏器免受损伤，提高机体免疫力，提高患者生活质量，保障化疗顺利进行。

根据放射性治病特点，当属中医学"热毒""火毒"范畴。晚期食管癌患者接受放射治疗之后，机体被辐射之热邪灼伤，造成体内热毒之邪过盛，邪气伤阴耗气、损伤机体津液，损害脾胃之功能，影响气血生化之源，造成气阴两虚、脾胃失调、气血损伤或瘀毒热盛等证。根据其发病机制，中药多选用益气养阴、清热解毒之品，如沙参麦冬汤、清燥救肺汤或五味消毒饮等；饮食中应增加黄瓜、莴苣、梨子、银耳等以养阴生津。

（付 强 王 维 郑辉哲 肖彩芝）

参 考 文 献

1. 任鹏,于振涛.晚期食管癌的姑息治疗［J］.中国肿瘤临床,2013,40(10):604-607.

2. QUINT L E,HEPBURN L M,FRANCIS I R,et al.Incidence and distribution of distant metastases from newly diagnosed esophageal carcinoma［J］.Cancer,1995,76(7):1120-1125.

3. KIM T,GROBMYER S R,SMITH R,et al.Esophageal cancer-the five year survivors［J］.J Surg Oncol,2011,103(2):179-183.

4. 朱继庆,杨渤彦,林琳.食管癌骨转移的临床特征及预后［J］.中国肿瘤临床与康复,2015,22(11):1327-1331.

5. CUI F,SU M,CHEN C,et al.Bone Sequestration as a Consequence of Esophageal Carcinoma Metastasis Detected by ^{18}F-FDG PET/CT［J］.Clin Nucl Med,2018,43(11):846-847.

6. SUGIHARA T,KOIZUMI M,HAYAKAWA K,et al.Impending Atypical Femoral Fracture in a Patient of Breast Cancer With Bone Metastases Receiving Long-term Denosumab［J］.Clin Nucl Med,2018,43(5):365-366.

7. YEE A J,RAJE N S.Denosumab for the treatment of bone disease in solid tumors and multiple myeloma［J］.Future Oncol,2018,14(3):195-203.

8. CHOW R,HOSKIN P,HOLLENBERG D,et al.Efficacy of single fraction conventional radiation therapy for painful uncomplicated bone metastases:a systematic review and meta-analysis［J］.Ann Palliat Med,2017,6(2):125-142.

9. BONNER J A,HARARI P M,GIRALT J,et al.Radiotherapy plus cetuximab for squamous cell carcinoma of the head and neck［J］.N Engl J Med,2006,354(6):567-578.

10. TIAN J,SHANG M,SHI S B,et al.Cetuximab plus pemetrexed as second-line therapy for fluorouracil-based pre-treated metastatic esophageal squamous cell carcinoma［J］.Cancer Chemother Pharmacol,2015,76(4):829-834.

11. 李小军,冯春兰,罗海亮.八珍汤辅助放化疗治疗中晚期食管癌45例临床观察［J］.中医杂志,2016,57(5):416-419.

第二节 癌性胸腹水

癌性胸腹水，也称为恶性胸腹腔积液，是中晚期癌症常见的并发症之一，它的产生及发展直接影响着患者的生活质量和生存期，严重的胸腹水甚至可危及生命。几乎所有的恶性肿瘤均可引起癌性胸腹水，临床上常见的恶性肿瘤有肺癌（24%~42%）、原发灶不明腺癌（34%）、乳腺癌（23%~25%），其次为恶性淋巴瘤（12%~24%）、卵巢癌、胃肠道肿瘤等。而食管癌合并胸腹水的发生率相对较低，文献报道大约为10%，此类患者多处于中晚期。反复胸腹腔穿刺引流术、抽放积液只能暂时缓解患者症状，且可能导致胸腹水产生速度加快、增加感染机会、使机体丢失大量蛋白等营养物质，从而导致病情恶化。癌性胸腹水患者总体预后差，食管癌患者平均生存期为6~8个月。因此，有效地控制和消除癌性胸腹水，对延长患者的生存期及改善生活质量有着重要意义。

一、病因及发病机制

（一）病因

1. 毛细血管内静水压（Hydrostatic Pressure）增高 癌栓阻塞或肿块压迫，使上腔静脉或奇静脉（胸部）、门静脉或肝静脉（腹部）血循环受阻，当血管内压力过高时，可引起静脉血管床充血，静水压增高，致血管内外液体交换失衡，组织液回吸收减少而漏入胸腔或腹腔形成胸腹水。

2. 毛细血管内胶体渗透压（Oncotic Pressure）降低 晚期食管癌患者因进食困难或恶病质状态，导致低蛋白血症，血浆胶体渗透压降低，导致血浆外渗形成胸腹水。

3. 毛细血管通透性增加 肿瘤侵犯或种植胸腹膜，直接损伤胸腹膜毛细血管，使血管通透性增加，导致大量液体与蛋白质渗入胸腹腔，形成胸腹水。近年来发现，病变胸腹膜血管内皮生长因子（VEGF）分泌明显增加，导致血管内大分子物质的渗出，使血浆蛋白外渗，为胸腹腔积液形成提供了合适的微环境。VEGF强大的渗透作用成为诱发恶性胸腔积液的主要原因。抗VEGF治疗将是恶性胸腹腔积液治疗的新方向。

4. 壁层胸腹膜淋巴引流障碍 肿瘤淋巴管堵塞、发育性淋巴管引流异常，使壁层淋巴液流体静压力增高，可导致胸腹水的发生。

5. 胸腹腔内负压增加 食管癌肿破裂、胸导管破裂、食管癌肝转移性癌结节破裂等，导致胸腹腔内出血，负压增高，可形成胸腹腔血性积液和乳糜样积液。

6. 副癌综合征性胸腹水 与食管癌本身自分泌或旁分泌相关因子有关，但并非肿瘤转移或胸腹膜种植所致，癌性胸腔积液常继发于癌性肺不张、动静脉癌栓、上腔静脉阻塞、多处纵隔淋巴结受累等。

（二）发病机制

正常成人单侧胸膜腔内浆液量少于50ml，起润滑作用。近年研究证实，壁层胸膜每日分泌100~200ml胸腔积液，由壁层胸膜小孔重吸收。该小孔存在于壁层胸膜的间皮细胞之间，和淋巴网相通。正常情况下，脏层胸膜对胸腔积液的形成和重吸收作用很小，而壁层胸膜分泌胸腔积液与重吸收速度相当，因此不产生胸膜腔积液。腹水的产生机制较复杂，正常情况下，腹腔内积液量约150ml，起润滑作用。当体内外及血管内外液体交换失衡时可导致腹水。当食管癌侵犯胸膜、腹膜，或者出现转移性病灶（如纵隔、肺、肝等）引起病理性胸腹水产生增多和/或吸收减少时，就出现癌性胸腹水。

二、临床表现和诊断标准

（一）临床表现

胸腹水量较少者，临床症状和体征可不明显；大量胸腔积液时，可出现呼吸困难、胸闷、咳嗽等症状，症状的轻重与胸腔积液发生的速度有关，而与胸腔积液的量关系不大。大量腹水时主要临床表现为腹胀、足部水肿、易疲劳、消瘦以及腹围增加，大量腹水时可出现腹胀，压迫膈肌时可出现呼吸短促和呼吸困难。

合并胸腔积液患者体检时，胸腔积液水平以下叩诊浊音，呼吸音减低或消失及语颤减低。腹水患者查体可包括腹部膨隆、叩诊浊音，亦可有腹部包块、腹部压痛及反跳痛。

胸部和腹部 B 超很容易查出胸腔积液和腹水，CT 扫描不仅能查出胸腹水，还有助于查找原发灶。胸腹水穿刺细胞学检查有助于疾病的定性，帮助确诊癌性胸腹水。

（二）诊断标准及国际标准分级

胸腹水细胞沉淀或胸腹膜活检找到癌细胞是诊断癌性胸腹水的"金标准"。胸腹水常规评价应包括比重、pH、红细胞及白细胞计数、LDH、蛋白、细菌、结核、真菌染色和培养、组织学或细胞学检查等。癌性胸腹水 80% 为血性，属于渗出液，其比重常在 1.018 以上、蛋白含量大于 30g/L、粗蛋白试验（Rivulta）阳性、细胞数常在 500/µl 以上。如果未能从胸腹水中查到癌细胞而高度怀疑恶性肿瘤时，可借助胸膜或腹膜活检术来获取肿瘤组织。活检的阳性率与肿瘤累及胸腹膜范围及操作者经验等因素有关。

1. 胸腔积液分级

1 度胸腔积液：胸腔积液胸片表现少量积液（第 4 前肋水平以下），患侧肋膈角变钝；胸部 CT 示与胸膜平行的水样密度弧形带状影。

2 度胸腔积液：300ml 以上中量积液（第 4 前肋水平以上至第 2 前肋水平以下），积液线上缘呈外高内低的弧线；胸部 CT 示新月形低密度区，弧形线向后内侧凹陷，局部肺组织轻度受压。

3 度胸腔积液：2 000ml 以上大量积液（第 2 前肋水平以上），纵隔向健侧移位，横膈下移，肋间隙变宽。胸部 CT 示肺组织明显受压缩，体积缩小，贴近肺门，纵隔向对侧移位。

2. 腹水分度

癌性腹水分度可参考欧洲肝脏研究学会（EASL）的《肝硬化腹水、自发性细菌性腹膜炎和肝肾综合征处理临床实践指南》（2010 年）、国际腹水俱乐部（ICA）的共识（2003 年）及美国肝病研究学会（AASLD）的《肝硬化腹水成人患者处理指南》（2009 年）。

EASL 指南和 ICA 共识增加了单纯腹水（uncomplicated ascites）的定义，即无感染、无肝肾综合征的腹水。根据腹水多少又将其分为 3 度：

1 度腹水是指只有通过超声检查才能被发现的腹水；

2 度腹水是指患者伴有中度腹胀和对称性腹部隆起；

3 度腹水是指患者有大量腹水并伴有明显腹胀。

ESAL 指南还建议，对于不同程度的腹水患者，应给予不同的治疗方案：

对 1 度腹水患者，暂无须给予特殊治疗；

对 2 度腹水患者，应给予利尿和限钠治疗；

对 3 度腹水患者，严格限钠、利尿治疗同时腹腔穿刺放液治疗。

三、癌性胸腹水的康复管理及策略

（一）预防性康复处理

1. 饮食康复

（1）营养支持：给予高蛋白、高热量、粗纤维饮食。食管癌患者肠内营养支持能显著提高低肺功能食管癌患者的呼吸功能，对于减少肺部感染、促进疾病早期恢复具有重要作用。

（2）限制水、钠的摄入：目前不主张胸腹水患者完全禁止钠盐的摄入，轻者每日钠摄入量不超过1g，重者不超过0.5克，并适当限制水的摄入量。

2. 护理康复

（1）鼓励患者卧床休息：半卧位或卧位利于呼吸和缓解腹痛。

（2）增加水、钠的排出：宜多种交替使用或联合使用利尿剂，注意电解质的平衡。

（3）密切关注胸腹水引流情况：观察穿刺部位有无渗血或渗液、胸腹水的颜色、引流是否通畅，记录引流量，及时更换引流瓶，严格无菌操作，避免逆行感染。

（4）指导患者有效的咳嗽、咳痰，保持呼吸道通畅。

（5）做好心理护理，消除紧张情绪：患者对于胸腹水的焦虑会使其情绪低落、心情烦躁、失眠等，可导致各脏器功能失调，抵抗力下降，进而加重病情；同时还会增加肺部感染发生概率，降低患者对后续治疗的耐受性。对其进行心理护理干预及超前镇痛，可降低焦虑程度，提高后期治疗的耐受能力。

3. 基础疾病康复　对高血糖及低蛋白血症等其他基础病予以纠正处理，可以提高食管癌患者的呼吸功能，降低肺部感染的并发症，从而减少癌性胸腹水的发生。

（二）西医康复处理

1. 针对食管癌原发肿瘤治疗　食管癌患者一旦出现癌性胸腹水，均难以控制，是食管癌已进入晚期的标志之一，但并不意味着失去治疗价值。对于此类患者，首先应积极治疗食管癌原发肿瘤病灶。原发肿瘤病灶能否得到控制，直接影响着胸腹水量以及肿瘤病情进展。针对食管癌的治疗包括前所述及的手术、放疗、化疗、介入治疗等，但这些方法在使用时应注意：胸腹水量较少或起病初期、患者肝肾功能无明显异常时，上述治疗均可酌情应用。但需选择对肝肾功能损伤较小的方案。中等以上腹水时，肝肾功能明显异常，手术、放疗、化疗等治疗原则上不予采用，少数确有治疗价值者，治疗同时应给予适当的支持治疗。

2. 癌性胸腹水的内科治疗

（1）胸腹腔穿刺引流术：胸膜腔或腹膜腔穿刺引流排放胸腹水可迅速减轻胸腔和腹腔内压力，缓解重要脏器的压迫症状，暂时减轻患者痛苦。但若不给予相关专科治疗，胸腹水会在短时间内迅速增长，反复排放胸腹水会导致体液及蛋白质的大量丢失、水电解质紊乱、直立性低血压、诱发肝昏迷等严重后果，因此，排放胸腹水不作为首选治疗方法。但腹水影响呼吸及心、肾功能时，可考虑穿刺放胸腹水。胸腔积液首次不超过800ml，以后每次不超过1 000ml；腹水首次不超过1 000ml，以后每次不超过3 000~6 000ml。放胸腹水后还应适当补充白蛋白。

（2）胸腹水的回输：在确定胸腹水未感染、未找到癌细胞的情况下，可将胸腹水回输入患者体内，不仅可减轻患者痛苦，还可以防止大量排放胸腹水所造成的不良反应。若将胸腹水经透析或超滤浓缩后回输，不仅能保留机体蛋白质，提高血浆渗透压，减少胸腹水的生成，还能增加机体有效循环血量，增加肾小球滤过率，维持及纠正体内电解质平衡，比单纯胸腹水回输效果更好。可于4~8小时内抽出5 000~10 000ml胸腹水，经透析或超滤浓缩至500~1 000ml后在2周内行4次回输，常可取得较好的效果。严重心功能不全、凝血功能障碍及近期有消化道出血者禁用。

（3）胸腹腔内药物灌注治疗：

1）化疗药物：在适当排放胸腹水后，向胸腹腔内灌注化疗药物可以控制胸腹水的生成。这种方法不仅可使化疗药物在胸腹腔内维持较高浓度，而且不良反应比全身使用相同药物要小。据报道，当腹腔内注入 5-Fu 时，门静脉血的药物浓度是经外周静脉用药后的 10~20 倍。常用的化疗药物有丝裂霉素、顺铂、卡铂、5-Fu、多柔比星、博来霉素等。

2）硬化剂：如四环素、滑石粉、强力霉素等，有效率高，但不良反应大，药物来源有限。目前已不作为常规使用。

3）生物制剂：白细胞介素 2（IL-2）、干扰素（IFN-β、IFN-γ）、金黄色葡萄球菌素或香菇多糖等，同时腹腔内注入可能造成肠粘连，需慎用。

4）抗血管靶向药物：近年来研究显示，癌性胸腹水的产生与某些介质如血管内皮生长因子（VEGF）分泌增加有关。贝伐珠单抗是抗血管生成剂，可与 VEGF 结合，阻碍 VEGF 与其受体在内皮细胞表面的相互作用，同时降低组织间的液压，使肿瘤组织周边微环境正常化，从而达到消除胸腹水的目的。

3. 癌性胸腹水的外科治疗

（1）体腔持续循环热灌注治疗：高精度体腔持续循环热灌注治疗系统是将大量含抗肿瘤药物的温热灌注液体持续循环充盈于患者胸、腹腔，预防和治疗转移性胸、腹膜癌及其伴随的癌性胸腹水。1988 年，Spratt 等根据肿瘤细胞与正常细胞对温度耐受性的差异和热化疗协同效应，结合腹腔解剖学特点，设计了该技术。该技术的主要原理为：①通过持续的循环腹腔热灌注治疗，可以对腹膜上种植转移和腹腔内游离肿瘤细胞起到机械性冲刷作用，清除腹腔内残留的癌细胞和微小转移灶；②热效应对癌细胞有多重作用，在组织水平导致癌组织内微血管栓塞、肿瘤细胞变性、坏死，在细胞水平破坏细胞的自稳机制、激活溶酶体、破坏胞质和胞核并诱导细胞凋亡，在分子水平使癌细胞膜蛋白变性、干扰蛋白质、DNA 和 RNA 的合成；③热效应与化疗药物有协同作用，该协同作用在 42℃时明显增强，热效应可增强抗癌药物的渗透性，使药物的渗透深度从 1~2mm 增加至 5mm；④由于腹腔内给药主要经门静脉系统吸收，对于门静脉转移入肝的癌栓和癌细胞亦起到更强的杀伤作用。

（2）胸腔积液腹腔引流术：该方法适合于晚期食管癌患者，通过手术将胸腔积液引入腹膜腔。具体方法是在患者身上埋一个胸腹腔分流器，患者只需每日挤压分流器泵 4 次，每次 10 分钟，胸腔积液便会自动地从胸腔流入腹膜腔，通过大面积腹膜吸收，达到控制胸腔积液的目的。放置胸腹腔分流器，患者的痛苦较少，延续时间短，因此认为胸腹腔分流器分流可作为治疗癌性胸腔积液的方法之一。当在应用胸腔积液腹腔引流术治疗癌性胸腔积液时应注意以下几点：①选择病例要恰当，患者预期生存大于 3 个月；②患者及其家属必须自愿并有能力挤压胸腹腔分流器。

（3）胸膜切除术：胸膜切除术对部分食管癌伴癌性胸腔积液患者是有效的治疗方法之一，然而对多数患者来说，这种方法不做首选。胸膜切除术适应于患者一般情况好、病情平稳、肿瘤生长缓慢、除胸腔积液外几乎没有其他症状，尤其适合于治疗不能胸腔穿刺引流的多、小腔性渗出液的患者。临床上需谨慎选择病例。

（4）经颈静脉肝内门体分流术：经颈静脉肝内门体分流术（TIPS）是一种减轻门脉压

力的分流技术，基本可替代以往的分流手术技术，可减轻患者的腹水。与反复穿刺放腹水治疗相比，TIPS虽然可提高顽固性腹水患者的生存率，但会诱发患者肝性脑病风险，且价格较昂贵。

（三）中医康复处理

中医认为，癌性胸腹水属于"悬饮""癖饮""膨胀"范畴，是由于水液代谢失常引起。正如《素问·经脉别论》所说："饮入于胃，游溢精气，上输于脾，脾气散精，上归于肺，通调水道，下输膀胱，水精四布五经并行，合于四时五脏阴阳，揆度以为常也"。可以看出水的代谢，是由胃、脾、肺、肾、三焦五经之气，经过升、降、浮、沉的运动而成。当癌病引起脏腑失调，气化不行，肝、脾、肾三脏功能失调，三焦决渎无权，水液运行失常，水湿内聚于胸腹，血溢于脉外，发为恶性胸腹水，多为本虚标实，虚实错杂，气血水相互为患。目前中医药对癌性胸腹水的康复治疗是根据辨证论治原则，分别采用中药口服、腔内注射、中医外治等方法。

1. 中药康复

（1）辨证论治和单方验方：对癌性胸腔积液的中药治疗参照"悬饮"进行辨证论治。早期：痰饮内停胸胁，治以化痰利水，用椒目瓜蒌汤加减；中期：痰饮壅盛，治以攻逐痰饮，用十枣汤或葶苈大枣泻肺汤加减；晚期：脾肾阳虚，治以温补脾肾，用苓桂术甘汤合真武汤加减。癌性腹水的治疗参照"臌胀"进行论治，常见证型有：阳虚水泛证、气滞血瘀证、脾肾阳虚证等。治疗原则益气、温阳、化瘀、利水。癌性腹水患者，早期正虚，宜扶正祛邪并重。魏克民将癌性腹水分为4型进行辨证施治：气滞湿阻证治宜疏肝理气，运脾化湿，方用柴胡疏肝散加减；瘀结水留证治宜活血化瘀，利水，方用调营饮加减；脾肾阳虚证治宜温补脾肾，行气利水，方用附子理中丸合五苓散或济生肾气丸；肝肾阴虚证治宜补肝益肾，滋阴利水，方用六味地黄丸合一贯煎加减。

除了辨证经方的选择，很多学者将单方验方用于恶性胸腹水的治疗中，取得了良好疗效。吴荻等自拟消水汤（生黄芪、水红花子、乌药、猪苓、当归、枸杞子、莪术、白花蛇舌草、苦参）治疗脾虚湿困证肝癌腹水患者，结果显示有效率达87.9%。肖晓敏等用益气温阳化饮方（生黄芪、白术、茯苓、桂枝、葶苈子、白芥子、甘草）治疗癌性胸腔积液，疗效显著。

（2）中药制剂腔内灌注：中药胸腹腔内灌注药物浓度相对较高，作用时间相对延长，治疗癌性胸腹水具有一定效果。胸腹腔内灌注常用的中药制剂包括鸦胆子油注射液、艾迪注射液、苦参注射液等。对不能耐受化疗药物不良反应的中晚期肿瘤患者不失为一种有价值的治疗方法。

（3）中药外敷：中医"内病外治"理论认为，人体皮肤腠理与五脏六腑元真相贯通，药物可以通过体表、腠理到达脏腑，起到调整机体抗病祛邪的作用。临床实践证明，中药外敷可在某种程度上缓解部分腹压较大难以进食患者的痛苦。皮肤对中药的吸收作用好，药物发挥快，并可避免药物为消化道、肝脏所破坏。

2. 传统中医康复

（1）艾灸疗法：艾灸是中医学传统治疗方法的典型代表，通过点燃艾柱或艾条给穴位加热达到治疗疾病的目的，多用于寒性疾病。艾灸治疗癌性胸腹水不但起到温阳利水作用，并且通过穴位经络刺激传导作用。

（2）热敷疗法：近年来，热敷因其安全有效而逐渐成为一种新的治疗癌性胸腹水的手段。

将中药内服或中药外治法结合西医的腔内灌注化疗、生物免疫等治疗，可以同时发挥中西医抗癌控制胸腹水的目的，减轻患者不良反应，增强临床疗效，提高患者生存质量。

（付 强 王 维 肖彩芝 林榕波）

参 考 文 献

1. ANTUNES G，NEVILLE E，DUFFY J，et al.BTS guidelines for the management of malignant pleural effusions［J］.Thorax，2003，58 Suppl 2：ii29-ii38.

2. 葛均波，徐永健.内科学[M].5版.北京：人民卫生出版社，2014.

3. ARBER A，CLACKSON C，DARGAN S.Malignant pleural effusion in the palliative care setting［J］.Int J Palliat Nurs，2013，19（7）：320，322-325.

4. OEY R C，VAN BUUREN H R，DE MAN R A.The diagnostic work-up in patients with ascites：current guidelines and future prospects［J］.Neth J Med，2016，74（8）：330-335.

5. NERAGI-MIANDOAB S.Malignant pleural effusion，current and evolving approaches for its diagnosis and management［J］.Lung Cancer，2006，54（1）：1-9.

6. THOMAS R，FRANCIS R，DAVIES H E，et al.Interventional therapies for malignant pleural effusions：the present and the future［J］.Respirology，2014，19（6）：809-822.

7. ROBERTS M E，NEVILLE E，BERRISFORD R G，et al.Management of a malignant pleural effusion：British Thoracic Society Pleural Disease Guideline 2010［J］.Thorax，2010，65 Suppl 2：ii32-ii40.

8. 张菲菲，金世柱，刘自帅.恶性腹水的治疗新观点[J].胃肠病学和肝病学杂志，2017，26（4）：476-478.

9. 林霜，魏克民.魏克民对恶性腹水的辨证施治[J].陕西中医学院学报，2014，37（2）：17-18.

10. 吴荻，鲍万国，丁艳华，等.消水汤治疗原发性肝癌腹水的临床及实验研究[J].中国中西医结合杂志，2005，25（12）：1066-1069.

11. 肖晓敏，付先锋，郭红飞.益气温阳化饮方治疗肺癌并恶性胸腔积液疗效观察[J].江西中医药，2010，41（335）：28-29.

第三节 食欲缺乏及恶病质

食欲缺乏是指由多种功能性或器质性疾病引起的不想进食或进食量显著减少。严重的食欲缺乏称为厌食，它是引起恶病质的主要因素之一。恶病质是恶性肿瘤并发的一组多因素系统综合征，以进行性肌萎缩和体重减轻为主要特征，可伴随脂肪的分解，这种状况不能被常规营养支持逆转，致使进行性的机体功能障碍。其临床特征包括厌食、体重减轻、虚弱、贫血、慢性炎症反应、性功能障碍和胰岛素抵抗，可导致患者生存质量下降以及生存期显著缩短。研究发现，恶病质的发生机制复杂，它与肿瘤负荷、疾病进程、细胞类型之间无恒定关系。据流行病学调查显示，美国肿瘤患者群体中肿瘤恶病质的发病率在30%以上，老年人更为常见，其中食管癌、胰腺癌以及胃肠肿瘤等消化系统肿瘤发病率较高。

一、病因和发病机制

（一）病因

肿瘤恶病质按其病因可以分为原发性恶病质、继发性恶病质以及心因性恶病质三种。

1. 原发性恶病质 主要见于肿瘤代谢学的改变，肿瘤本身产生肿瘤物质通过激活一系列的信号通路扰乱组织的正常修复，分解代谢加速，合成代谢减慢，导致骨骼肌组织丢失。此外，肿瘤可引发全身性炎症反应，相关炎性物质的释放会降低患者食欲。

2. 继发性恶病质 主要见于进食障碍、摄入不足导致的营养不良，常见的是食欲缺乏和呕吐、腹泻或便秘、化疗引起的味觉嗅觉的改变、机械性梗阻或者肿瘤阻塞食管引起吞咽困难和吞咽痛等机械变化，使患者进食减少，甚至不能进食。

3. 心因性恶病质 主要是晚期肿瘤患者饮食受到心理因素的影响，求生意志减弱甚至丧失，从而导致食欲缺乏和厌食。

（二）发病机制

肿瘤恶病质的发生机制十分复杂，以持续性骨骼肌丢失（伴有或不伴脂肪组织丢失）为特征，不能被常规营养疗法完全缓解，逐步导致功能损伤。

1. 能量代谢异常 正常情况下，人体摄入及消耗能量保持平衡。肿瘤恶病质患者摄入减少、消耗增加，但即使给予肿瘤恶病质患者全肠外营养，也未必能扭转其体重下降，这是因为患者在此阶段存在多种原因造成的能量过度消耗现象，相关原因可能包括乳酸循环（CORI循环）观点、机体能量代谢紊乱与线粒体功能受损相关观点、细胞质钙过载观点等。

2. 骨骼肌萎缩 近年来研究发现，肿瘤患者的骨骼肌细胞代谢改变导致肌纤维蛋白降解，造成骨骼肌逐步萎缩的同时加快了恶病质的进程。

（1）泛素–蛋白酶体途径：泛素–蛋白酶体途径（ubiquitin–dependent proteasome pathway，UPP）是体内主要的三大蛋白降解途径之一，主要作用在于清除胞内蛋白，而这一过程需要消耗ATP。泛素分子在被泛素活化酶E1激活后与结合酶E2相连接，进而在泛素蛋白连接酶（E3）的作用下连接底物蛋白，最后被蛋白酶体降解。

（2）促恶病质细胞因子：恶病质患者体内会产生多种促恶病质细胞因子，如蛋白水解诱导因子（proteolysisinducing factor，PIF）、肿瘤坏死因子（tumornecrosis factor，TNF）、干扰素（interferon，IFN），白介素类（interleukins，ILs）以及血管紧张素Ⅱ等。这些细胞因子通过各自不同的信号通路发挥作用，促进肿瘤恶病质的进展。

（3）神经内分泌途径：许多体内激素会不同程度的改变蛋白质的降解过程。皮质激素在肿瘤恶病质患者中的升高可能与蛋白质异常降解相关。而糖皮质激素会阻止氨基酸进入肌肉组织，致使肌肉组织的蛋白质供应不足；同时，糖皮质激素还会抑制胰岛素、胰岛素样生长因子（insulin–like growth factors，IGF–1）、氨基酸磷酸化作用和p70核糖体蛋自S6激酶1活性，下调肌细胞生成素抑制肌肉蛋白质合成。

二、临床表现和诊断标准及国际标准分级

（一）临床表现

1. 食欲缺乏或厌食 初期食欲减退，摄食减少，伴乏力，逐渐发展为厌食、消瘦。

2. 营养不良 表现为极度消瘦，查体可见舟状腹、体重下降。BMI以及肢体测量学数据，例如小腿围、手臂肌围、肱三头肌皮褶厚度是临床中应用相当广泛的客观指标。去脂体重和脂肪含量可以通过如生物电阻抗分析仪（BIA）、双能X线吸收测定仪（DXA）、计算机断层扫描（CT）、超声或磁共振（MRI）等仪器设备来测定。

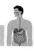

3. 全身衰竭　患者完全卧床，生活不能自理，伴随极大的心理痛苦、全身衰竭等综合征。内脏蛋白质状态的标志物，如血清白蛋白浓度下降，C反应蛋白等炎症标志物明显升高。

（二）诊断标准及国际标准分级

食管癌是一种预后不良的衰弱性疾病，晚期患者由于癌症发展造成营养不良和体重减轻，须通过体重减轻百分比和体重指数来筛选恶病质，同时诊断时应评估炎症因子（如C反应蛋白）、吞咽困难和食欲减退等。欧洲营养学会将癌性恶病质的分级标准和临床治疗应包含厌食或摄食量减少、分解代谢加强，肌肉量减少进而导致的功能障碍和社会心理精神障碍几方面。国际共识将恶病质分为恶病质前期、恶病质期和难治性恶病质期3期。具体分期标准如下：

1. 恶病质前期　体重下降≤5%，伴有厌食症、代谢改变者。

2. 恶病质期

（1）6个月内体重下降>5%（排除单纯饥饿）。

（2）BMI<18.5kg/m² 者出现体重下降>2%。

（3）四肢骨骼肌指数与少肌症相符（男性<7.26kg/m²，女性<5.45kg/m²），同时出现体重下降>2%。

以上常伴有摄食减少或系统性炎症。

3. 难治性恶病质期　晚期癌症患者出现分解代谢活跃，对抗癌治疗无反应，WHO体能状态评分低（3分或4分），生存期不足3个月者为已进入难治性恶病质期。

恶病质的分级包括体重丢失的速度、能量储备、蛋白质消耗的速度以及初始储备。例如，同样是BMI值减少5kg/m²，初始BMI为22kg/m²患者的恶病质较BMI为35kg/m²的要严重。另外，同样的BMI和丢失程度，相比于肌肉群正常的患者，伴有肌肉丢失出现的患者风险要大。诊断恶病质后要进一步评估如下三个方面：体重丢失（包括肌肉量及力量）、摄入量（包括厌食情况）以及炎症状态，尤其应重视对摄入量的评估。只有评估这些表型后，才能进行相应的针对性治疗。

三、食欲缺乏及恶病质的康复管理及策略

（一）预防性康复处理

在晚期食管癌患者中，营养不良和肌肉质量损失是常见的，并且对临床治疗效果有负面影响。它们可能是由食物摄入不足、体力活动减少和分解代谢紊乱引起的。为更好的预防、监测和治疗营养不良，应该为每一位食管癌患者的建立营养不良筛查的标准操作程序、职责确定及质量控制。营养干预的好处和风险必须在晚期食管癌患者中加以特殊考虑并平衡各种治疗模式。针对晚期食管癌患者的营养不良和恶病质，药物和营养素的作用有限，患者应定期进行体育活动，并采取适当的饮食营养护理。

1. 适量运动　运动被认为是一种有希望的能够防止肿瘤恶病质发生的措施。它可以增加胰岛素的敏感性，提高蛋白质的合成率，使机体抗氧化酶的活性上升，故被认为可能导致炎症反应的下降及免疫反应的增强。建议每周不少于5次体育锻炼，每日30~50分钟中等强度运动，以出汗为好，即使是卧床患者也建议进行适当运动（包括手、腿、头颈部及躯干的活动），肌肉减少的老年患者提倡抗阻运动。但目前并没有多中心、大样本的临

床研究显示运动对于对抗肿瘤恶病质的有效性。

2. 营养健康咨询 对于进展期食管癌患者，无论恶病质前期或恶病质期的高危人群，均应进行相应的营养治疗，包括通过营养咨询、营养教育手段等预防营养不良。营养咨询是营养师对咨询者进行营养分析的过程。咨询者可以通过这个过程获得改善健康的信息，进而达到改善健康的目的。

3. 营养健康教育 面对食管癌患者的临床营养教育通常包括三个方面：让患者理解饮食治疗的重要性和必要性；让患者掌握饮食治疗的基本内容与常见方法；告知患者饮食治疗过程中可能遇到的问题及解决方法。健康教育形式包括营养师讲课、发放营养保健指导手册（资料）、课后现场营养咨询及指导饮食制作等。营养健康教育作为一种干预措施，可以使医护人员全面了解食管癌患者的饮食情况，有利于健康教育后资料收集及反馈评估。

4. 治疗引起营养不良的原发疾病 对引起营养不良的原发病进行治疗，及时纠正合并症。

（二）西医康复处理

1. 药物治疗

（1）食欲刺激药：确切的食欲刺激剂主要包括醋酸甲地孕酮和糖皮质激素。甲地孕酮是合成的孕激素衍生物，可以通过直接和间接途径影响代谢并能够通过产生具有异化作用的细胞因子来提高患者的食欲，增加热量摄入。其不良反应以液体潴留最为常见，出血、深静脉血栓形成相对少见，故血栓、心脏病和液体潴留危险性高的患者禁用。各种类型的糖皮质激素亦能显著增加肿瘤患者食欲。目前，临床常用泼尼松 15~40mg/d，等效制剂效果基本相同，但药物的具体作用机制目前而言还不甚清楚，可能与抑制细胞因子释放有关。

（2）抗抑郁药：米氮平是一种四环类抗抑郁药，主要用于治疗抑郁症，通过改善患者情绪来增进患者食欲和维持体重，但同其他增进食欲的药物一样，虽然能使患者的厌食好转及体重升高，但骨骼肌和内脏的标志蛋白分子并不升高，对恶病质并没有明显作用。

（3）止吐药：甲氧氯普胺适用于因胃潴留造成的早期饱胀感和厌食症的治疗。而常用的 5 羟色胺 3 抑制剂（5-HT$_3$）如昂丹司琼等也可起到改善患者食欲的作用。屈大麻酚是一种来自印度大麻的止吐药，能够提高食欲和情绪。

（4）二十碳五烯酸（n-3 脂肪酸）：二十碳五烯酸（eicosapentae-noic acid，EPA）是 n-3 脂肪酸，可以抑制白细胞介素（interleukin，IL）-6 基因启动子，减少 IL-6 的产生。实验室和临床研究表明，EPA 具有抗肿瘤和恶病质作用。n-3 脂肪酸和 EPA 胶囊的应用已被证明对维持晚期胰腺癌患者体重和提高体重降低者的生活质量方面有重要作用。

（5）谷氨酰胺：谷氨酰胺（Gln）是人体内的一种非必需氨基酸，在维持机体新陈代谢方面有显著的作用。有研究证实，Gln 可增强危重症患者的机体免疫功能，人体中的 Gln 主要被肿瘤细胞消耗，而 Gln 的减少则会使机体免疫功能下降、肠道黏膜完整性缺失，机体蛋白质代谢障碍，这将加速肿瘤恶病质患者病情的恶化。临床上将含有 Gln 的制剂应用于恶性肿瘤患者，可以达到改善氮平衡、降低感染发生的目的。

（6）生长素释放肽：生长素释放肽 Ghrelin 是一种内源性脑肠肽，主要由胃底部 X/A 样细胞分泌，也见于胃以下远端肠道。Ghrelin 是唯一能够促进食欲的循环激素，其作用

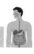

包括摄食调节，促进胃肠道蠕动和消化液的分泌，促进生长激素的分泌，促进脂质分解、脂肪合成、成肌细胞分化和肌肉生长，在消耗脂肪的情况下能够把蛋白质储存起来。同时Ghrelin能够抑制恶病质相关炎症因子如IL-1B、IL-6、TNF-α的产生。

阿拉莫林是一种新型生长素释放肽受体（Ghrelin-receptor）激动剂，其与食欲及能量代谢有关，可促进食欲、增加摄食，调节代谢和体重。Ⅲ期临床研究显示阿拉莫林可显著增加晚期非小细胞癌（non-small cell lung cancer，NSCLC）患者的体重。从安全性和有效性的角度，阿拉莫林可作为晚期癌症厌食和恶病质的治疗新型药物。

（7）沙利度胺：沙利度胺是一种TNF-α抑制剂，具有免疫调节以及抗炎症反应的特性，抑制相关促恶病质细胞因子以及肿瘤血管新生。在肿瘤恶病质患者中，沙利度胺可以减缓体重下降和瘦组织群的减少，改善食欲。美国食品和药物监督管理局在1995年批准沙利度胺可以用于治疗AIDS相关的厌食症，并随后准予其用于肿瘤恶病质患者。

2. 营养治疗　由于药物干预在治疗厌食及代谢紊乱中的作用非常有限，目前研究已经聚焦于营养治疗恶病质，包括肠内营养（EN）和肠外营养（PN）。指南推荐，肿瘤患者实施人工营养应首选EN，当EN无法实施或不能满足机体的营养需求或希望在短时间内改善患者营养状况时，则给予PN。在越来越复杂和长期的抗癌治疗过程中，我们的重点应该从食管癌疾病最终阶段的无效治疗转向早期支持患者的营养和功能状态。

（1）肠内营养（EN）：肠内营养指从消化道给予特殊医学用途食品，途径包括口服及管饲，后者包括鼻胃管、鼻肠管、经皮内镜下胃造口术（PEG）、经皮内镜下空肠造口术（PEJ）等。

肠内营养（EN）适用情况：

国内指南总体推荐：EN对部分选择性患者是有效的。对于难治性恶病质阶段，在不增加进食相关不适的情况下，可给予EN。

（2）肠外营养（PN）：对于有营养不良的肿瘤患者，在进行化疗的同时，如果无法实施EN，建议给予全肠外营养（TPN）或补充性肠外营养（SPN）。

ESPEN指南推荐PN用于预计生存期超过2个月、肠功能衰竭不能进食的患者。

国内指南总体推荐：针对进展期肿瘤患者，PN在极少数情况下需要应用，大部分情况不推荐使用，特别是对于难治性恶病质，PN所带来的不良反应往往大于益处。

需要注意的是，长期或重度营养不良的肿瘤患者在实施营养支持的初期，EN或PN应从小剂量开始缓慢增加，同时采取有效措施防止再喂养综合征。目前，指南推荐肿瘤患者的能量目标需要量按照间接测热法实际测量机体静息能量消耗值提供，无条件测定时可按照25~30kcal/（kg·d）提供。肿瘤患者的蛋白质目标需要量为按1.0~2.0g/kg提供。

食管癌合并食欲缺乏和恶病质的治疗，需要多学科联合治疗方案的制定和开展，对造成恶病质可纠正的原因应进行评估与分析，并结合患者的自身情况，对其进行适当的个体化治疗，以期取得更好的临床疗效。

（三）中医康复处理

食欲缺乏隶属于中医"纳呆""厌食"证范畴，多表现为不欲饮食，脾胃功能低下之症。其发生机制为癌症或/和抗癌药物损伤脾胃，导致脾虚胃弱，清阳不升，浊阴不降，水湿不化，酿生痰浊，阻滞气机。其证候特征为"脾胃虚弱，运化失司"。但随病情发展，结合患者临床表现，在疾病的后期一般发生癌症恶病质，人体正气亏虚，涉及多个脏器、气血阴阳的不足，应属于中医"虚劳"疾病范畴。

1. 中药疗法康复 中医认为脾为后天之本，运化水谷、水液，输布精微，为气血生化之源，脾胃所化生的精微物质濡润全身。若脾胃受损，则有运化、输布津液功能障碍，聚而成湿，阻滞气机，脾气不升则运化失常，胃失和降，最终导致食欲缺乏的症状。中医认为"久卧伤气，久坐伤肉"，食管癌患者体力多差，喜卧床，不喜动，人体之"气"则由此伤，不活动，则周身气血运行缓慢，脏腑四肢不得濡养，更觉无力，不喜食；《素问·逆调论》云："胃不和则卧不安"，放、化疗期间患者多有脾失健运，胃失和降，情绪更易受到影响，肝喜条达，恶抑郁，患者情志失调，致使肝气郁结，木郁不达，横逆犯脾胃，加之忧思伤脾，土虚木乘，最终导致脾失健运，胃气阻滞，气机升降失常，进一步导致患者的食欲缺乏。食管癌患者食欲缺乏的病机主要归结为：脾胃虚弱，气机阻滞，其主要治疗原则为健脾和胃，理气导滞。杨际平将本病分为5型论治：脾胃虚弱型治以健脾益气和胃，方用参苓白术散加减；脾胃阴虚型治以健脾益胃养阴，方用益胃汤或沙参麦冬汤加减；肝郁脾虚型治以疏肝理气，健脾益胃，方用柴芍六君子汤加味；脾虚湿阻型治以健脾渗湿，和胃化浊，方用四君子汤和藿香正气散加减；脾胃阳虚型治以温中健脾，方用黄芪建中汤或香砂六君子汤加减。

虚劳主要系因久病癌肿耗伤人体气、血、阴、阳所致，其病损部位主要在五脏。此外，由于癌症恶病质具有毒、瘀、痰、湿等病邪停滞的邪实因素，故本病在病变发展中多为虚实夹杂，本虚标实。对于其治疗应以补益为主，临床上应根据虚损性质的不同，分别采取益气、养血、滋阴、温阳的治法，选用方药同时要考虑结合五脏病位以增强治疗的针对性。五脏中脾为后天之本，肾为先天之本，故补益脾肾相对较为重要。可辅以清毒、祛瘀、化痰、利湿等祛邪治法以利正气恢复。

2. 食疗康复 中国食疗文化源远流长，以食养身，以食治病，已经成为中医学的一个特色。根据药食同源、辨证施食的原则，食疗改善肿瘤患者食欲缺乏已经成为中医一大特色。随着现代科学技术的高速发展，生命科学技术与中医西医的紧密结合，中医药的食疗在肿瘤防治中的作用将显示处它更大的优势，对于中医学的发展具有重要的意义。赵诚和等研究显示食疗能改善恶性肿瘤化疗期间的乏力和食欲缺乏症状。

3. 五行音乐疗法康复 据《黄帝内经》所述："天有五音：角、徵、宫、商、羽；地有五行：木火土金水；人有五脏：肝心脾肺肾。"五脏可以影响五音，五音可以调节五脏。把角、徵、宫、商、羽五音调和搭配，五行、五脏、五音三者融于一体，就形成了"五行音乐疗法"，选取依据宫、商、角、徵、羽5种名族调式音乐，其特性与五脏相应，直接或间接影响人的情绪和脏腑功能。"乐与人和、天人合一"是中医五行音乐治疗的理想境界，它强调阴阳平衡、五脏相因、情志相胜、三因制宜。早在20世纪90年代中期，西苑医院肿瘤科率先在国内开展肿瘤患者的五行音乐治疗。目前，中医五行音乐被广泛应用于肿瘤领域，对于肿瘤患者有镇静情绪、改善睡眠、增进食欲、缓解疼痛等作用。

4. 针灸疗法康复 针灸疗法作为祖国传统医学的一部分，历来受到医家的重视，随着针灸技术在肿瘤治疗中的不断应用，其治疗效果亦逐渐得到国内外医家的普遍认可。针灸在肿瘤患者治疗中起到缓解临床症状、改善放化疗不良反应、治疗术后并发症、增强机体免疫力等作用。程传刚等在常规治疗基础上加用针刺足三里、阴陵泉、曲池、上巨虚、

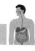

下巨虚、天枢、中脘等穴位，能加强脾胃运化，提高食欲，增加食量的摄入，最大程度改善肿瘤患者厌食症。

（付　强　王　维　肖彩芝　李素华）

参 考 文 献

1. ZHENG Y,CHEN H,LI X,et al.Pay attention to cardiac remodeling in cancer cachexia［J］.Support Care Cancer,2016,24（7）:3253–3259.
2. 陈可,陈博,熊茂明.肿瘤恶病质的发生机制及治疗策略[J].中华全科医学,2016,14（9）:1553–1556.
3. CAP M,STEPANEK L,HARANT K,et al.Cell differentiation within a yeast colony:metabolic and regulatory parallels with a tumor–affected organism［J］.Mol Cell,2012,46（4）:436–448.
4. ANANDAVADIVELAN P,LAGERGREN P.Cachexia in patients with oesophageal cancer［J］.Nat Rev Clin Oncol,2016,13（3）:185–198.
5. FEARON K,STRASSER F,ANKER S D,et al.Definition and classification of cancer cachexia:an international consensus［J］.Lancet Oncol,2011,12（5）:489–495.
6. ARENDS J,BACHMANN P,BARACOS V,et al.ESPEN guidelines on nutrition in cancer patients［J］.Clin Nutr,2017,36（1）:11–48.
7. AAPRO M,ARENDS J,BOZZETTI F,et al.Early recognition of malnutrition and cachexia in the cancer patient:a position paper of a European School of Oncology Task Force［J］.Ann Oncology Official Journal of the European Society for Medical Oncology,2014,25（8）:1492–1499.
8. 中华医学会肠外肠内营养学分会.肿瘤患者营养支持指南[J].中华外科杂志,2017,55（11）:801–829.
9. MALONE A,HAMILTON C.The Academy of Nutrition and Dietetics/the American Society for Parenteral and Enteral Nutrition consensus malnutrition characteristics:application in practice[J].Nutr Clin Pract,2013,28（6）:639–650.
10. 王建中,陈培丰.中医药抗癌症恶病质的研究概述[J].中国中医药科技,2007,14（2）:138–140.
11. 杨际平.癌症厌食的辨证施治[J].中国中医药现代远程教育,2008,6（7）:731–733.
12. 赵诚和,谢雅之,周韶梅,等.中医食疗系列方改善肿瘤患者化疗期间症状临床观察[J].世界科学技术 – 中医药现代化,2017,19（4）:663–667.
13. 程传刚,周立江,张宁苏.针灸疗法改善肿瘤患者癌性厌食临床研究[J].亚太传统医药,2017,13（23）:130–131.

第五章

食管癌慢性病共病临床康复

第一节 高 血 压

食管癌为消化道常见恶性肿瘤，发病率较高。对于早中期食管癌患者，手术是清除病灶、挽救患者生命的主要治疗方法。近年来，随着老龄化步伐的加快，食管癌合并高血压的患者逐渐增多，该类患者术前往往伴随有强烈的应激反应，长时间的高血压（外周血管阻力和左室负荷增大，冠脉供血减少）加上手术的打击，术后极易发生心、脑、肾等系统的并发症。有研究报道，老年食管癌、贲门癌术后心血管并发症的发生率为23.1%，心血管并发症的出现极有可能危及患者的生命。

一、病因及机制

高血压是以体循环动脉压升高为主要表现的临床综合征，是心脑血管疾病的重要危险因素，常伴有心、脑、肾等重要器官损害。近年来，食管癌合并高血压的患者逐渐增多，该类患者由于受到手术、麻醉等刺激因素的影响，围术期并发症发生的风险较高。有研究显示，高血压危险程度越高，食管癌合并高血压患者的术后心律失常和低氧血症的发生率越高。2013年中国高血压指南指出，对于高血压的患者行手术治疗前应接受降压治疗，并尽可能地将血压控制在满意范围，以减少围术期血压波动及心肌缺血的发生。在临床实际工作中，鉴于缩短住院时间以及控制住院费用等相关制度，合并有高血压的食管癌患者术前入院准备时间较短，部分患者血压控制水平尚不理想。有研究报道，当人体的舒张压每升高5mmHg时，冠心病的风险随之增加，但当舒张压降低4mmHg或收缩压降低9mmHg时，主要心血管事件会降低34%。因此，对于合并有高血压的患者术前需要严格控制好患者的血压水平，术前除了联合用药控压，还应该注意维持内分泌平衡，避免神经内分泌系统激活引起的脏器功能损害。其次，应该加强对患者的术前访视，降低患者的焦虑、抑郁等不良情绪反应。同时，应该选择对循环影响最小的麻醉方法和麻醉药，以减少术中血压波动带给患者心血管的损伤。胡佳腾等探讨术前血压调控对食管癌术后心血管并发症发生的影响，术前良好的血压控制不仅有利于食管癌合并高血压患者的血压稳定，而且能够减少术后心血管并发症，促进患者康复。

二、高危因素及诊断标准

（一）食管癌合并高血压的高危因素

高血压是以体循环动脉压增高为主要表现的临床综合征，是最常见的心血管疾病。可分为原发性及继发性两大类。在绝大多数患者中，高血压的病因不明，称之为原发性高血

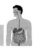

压，占总高血压患者的 95% 以上；在不足 5% 患者中，血压升高是某些疾病的一种临床表现，本身有明确而独立的病因，成为继发性高血压。原发性高血压患者除了可引起高血压本身有关的症状以外，长期高血压还可成为多种心血管疾病的重要危险因素，并影响重要脏器如心、脑、肾的功能，最终可导致这些器官的功能衰竭。近年来，尽管人们对高血压的研究和认识已有很大提高，相应的诊断或治疗方法也不断进步，但它迄今仍是心血管疾病死亡的主要原因之一。

食管癌合并高血压常见的高危因素有：①收缩压和舒张压的水平（1~3 级）；②男性 >55 岁；③女性 >65 岁；④吸烟；⑤总胆固醇 >5.72mmol/L；⑥糖尿病；⑦早发心血管疾病家族史（发病年龄男 <55 岁，女 <65 岁）。依据《中国高血压防治指南》记录患者相应的心血管危险因素，按所测血压均值分级，既往诊断为高血压现服降压药血压正常者归高血压Ⅰ级。根据指南按危险因素、靶器官损害及并存临床情况的合并作用将危险量化为低危、中危、高危和极高危四档。

（二）高血压的诊断标准

高血压的定义是指体循环动脉收缩压和 / 或舒张压的持续升高。流行病学调查证实，人群中血压水平呈连续性分布，正常血压和高血压的划分并无明确界线，高血压的水平也是根据临床及流行病学资料认为界定的。目前，我国采用国际上统一的标准，即收缩压大于或等于 140mmHg 和 / 或舒张压大于或等于 90mmHg 即诊断为高血压。根据血压增高的水平，可进一步分为高血压第 1、2、3 级。

上述高血压的诊断必须以非药物状态下二次或二次以上非同日多次重复血压测定所得的平均值为依据，偶然测的一次血压增高不能诊断为高血压，必须重复和进一步观察。

三、高血压的康复管理及策略

（一）预防性康复处理

食管癌围术期高血压的控制应全面综合考虑，维持神经内分泌平衡，避免神经内分泌系统激活引起的脏器功能损害是控制围术期高血压的主要目的。对混合型持续高血压患者，不必要求降至正常方行手术，否则有发生心肌缺血和脑缺血的危险，但围术期中最高不应超过 160/100mmHg。对于一般患者建议将围术期血压控制在 140/85mmHg 以下。周煌明等研究发现围术期的老年人高血压发病比例较高（56.54%），单纯型高血压比例（57.04%）比混合型高血压比例（42.96%）高。Goldman L 的研究表明，老年人单纯型高血压更易引起严重的靶器官并发症，也已证实围术期心肌缺血发生率与收缩压升高（>180mmHg）呈正相关，且术中血压多不稳定，手术后期血压更趋升高。

食管癌合并高血压预防措施：

1. 在对高血压患者实施手术治疗前应降压，并适当补充电解质，在患者血压稳定后实施手术治疗。

2. 围术期密切监测患者血压，并平稳控制，必要时通过极化液或是扩管药物措施改善患者氧供和心肌血供状况。

3. 术后，对患者实施心电监护。

（二）西医康复处理

1. 食管癌术前高血压控制　术前详细采集病史，全面体检，对手术的必要性、危险性做出正确的评价。对患者做好充分的术前评估和准备是很重要的。尽管老年人主动脉弓内的压力感受器对弓内压升高的敏感性有所下降，通过主动干涉仍有大部分人在短期内获得良好的降压效果。选择降压药时尽可能使用高降压谷峰比率的口服制剂，可以有效防止心率增快、血压增高、心肌缺血、夜间血压过低。术前抗高血压治疗使血压下降并保持平稳，冠脉供血及心脏功能处于较好状态，有利于麻醉与手术中循环功能的稳定，减少与避免并发症的发生。术前降压药除帕吉林一类单胺氧化酶抑制药外一般不需停药，可用至手术前夜，使血压稳定在一定水平。对老年人术前常规给予扩冠药物可减少术后心脏并发症。

2. 食管癌术后高血压控制　根据机体应激反应规律及术后血压变化情况将治疗分为三个阶段，治疗各有侧重：

（1）术后 4 天内机体高应激阶段：快速稳定内环境为主。术后疼痛、缺氧、水电酸碱平衡紊乱、贫血及低蛋白血症等使机体处于创伤高应激的因素急待解决。术后高血压大多发生在此阶段，应尽快查明原因并采取措施稳定内环境，同时用神经内分泌药物治疗。

（2）术后 4 天至 7 天应激反应稳定阶段：经过术后处理，绝大多数患者内环境稳定，血压正常可不必继续抗高血压治疗。仍有少部分患者因为免疫功能下降、感染、睡眠不足、糖尿病、并存心肺等基础疾病及治疗疏忽等因素使内环境不稳定，血压较高，应继续抗高血压与调节内环境治疗。

（3）手术 7 天后应激反应消退阶段：此阶段患者逐渐恢复饮食，病情稳定，仅有极少数术前舒张压 >105mmHg，合并心电图或心脏结构异常的病例仍可出现持续高血压，在排除其他原因后以口服降压药为主。术前发现 ST-T 改变者常规术中术后以硝酸甘油 5mg 加入 5% ~10% 葡萄糖溶液中静脉滴注，据血压变化调整其滴速，直至患者症状改善，血压平稳，心电图检查 ST-T 正常为止。在术后未能经口进食前，降压药、扩冠药可舌下含服，常选用硝苯地平 10mg，硝酸异山梨酯 10mg 或卡托普利 25mg，每 6~8h/ 次。

3. 其他重要处理措施　Avendano CE 等研究表明，FEV_1 低于 65% 的患者术后发生肺部感染的危险最大。有回顾性研究证明虽然术后肺部并发症的发生是多因素综合作用的结果，但术前监测患者的 V25 和 V50/V25 可为选择最优的手术方案提供依据并可预测术后发生肺部并发症的可能性。因此，术前应嘱患者戒烟酒，指导进行心肺功能锻炼，对慢性支气管炎、慢性阻塞性肺疾病患者可用雾化吸入、支气管扩张剂、抗生素，减少呼吸道分泌物，增加肺通气功能。开胸术后低氧血症是术后心肺并发症的主要原因，动脉氧分压在术后第二天最低，除术中吸痰膨肺、给氧外，术后应充分给氧，尤其是术后三天内特别重要，对血容量已补足，HGB 在 70~100g/L 时应视血压脉搏情况考虑输血以纠正组织缺氧。由于老年人多有慢性肺功能不全，宜低流量给氧，过高易诱发二氧化碳潴留。

（三）中医康复处理

中医认为，食管癌的发病是全身性疾病在人体的具体反应。在治疗过程中，应该采用天然中草药，通过对机体内环境的调节来实现标本兼治的效果。中医注重从患者整体入手，通过对不同患者、不同病因病机的辨证治疗，起到"培元固本""化痰散结""排毒

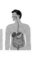

减毒"的功效，从而呈现出减轻患者痛苦、提高患者生活质量、延长患者生命的疗效。

高血压中医学多按眩晕、头痛论治，属于肝阳上亢、肝肾阴亏、风阳上扰、气血上逆，出现以头痛眩晕、血压增高为主要特征的慢性血脉疾病。

1. 辨证汤药

（1）肝阳上亢证：眩晕，头痛头胀，头重脚轻，面红目赤，急躁易怒，口苦，舌红，苔黄，脉弦有力。

治则：平肝潜阳。

方药：天麻钩藤饮加减。

石决明、钩藤、杜仲、天麻、黄芩、川牛膝、栀子、益母草、桑寄生、夜交藤、朱茯神。

（2）肝肾阴虚证：头晕目眩，耳鸣，健忘，口燥咽干，肢体麻木或痿软，胁痛，腰膝酸软，五心烦热，或有低热，颧红，盗汗，大便干结，舌红少津，脉弦细数。

治则：滋补肝肾、育阴潜阳。

方药：杞菊地黄丸加枳实、桂枝等。

熟地、山药、山茱萸、茯苓、泽泻、丹皮、枸杞、菊花。

（3）阴阳两虚证：眩晕耳鸣，体瘦神疲，畏冷肢凉，五心烦热，心悸腰酸，舌淡少津，脉弱而数。

治则：滋阴补阳。

方药：金匮肾气丸加减。

炮附子、肉桂、熟地、山茱萸、山药、茯苓、丹皮、泽泻。

（4）虚阳浮越证：眩晕头痛，皮肤灼热，面红如妆，口燥咽干，小便清长，便稀或结，下肢厥冷，精神委靡，舌尖红，苔薄黄，脉浮或弦，按之无力。

治则：温补肾阳、引火归元。

方药：右归饮加龙骨、牡蛎等。

熟地、山药、枸杞子、炙甘草、杜仲、山茱萸、肉桂、附子。

（5）瘀滞脉络证：眩晕，头痛，肢体出现斑疹、紫斑，唇紫，舌暗或有斑点，脉涩。

治则：行气化瘀通络。

方药：通窍活血汤加减。

赤芍、川芎、桃仁、红花、老葱、生姜、红枣、麝香、黄酒。

2. 辅助疗法

（1）针灸疗法：

1）气血不足：头晕目眩，心悸失眠，神疲乏力，气短懒言，肢体麻木或瞤动，面色淡白或萎黄，唇、甲色淡，舌淡嫩瘦薄，苔少，脉弱。

治法：以培补脾胃为主，毫针刺用补法，可灸。

处方：脾俞、足三里、气海、百会。

2）肝阳上亢：眩晕，头痛头胀，头重脚轻，面红目赤，急躁易怒，口苦，舌红，苔黄，脉弦有力。

治法：以清潜肝阳为主，毫针刺用泻法。

处方：风池、肝俞、肾俞、行间、侠溪。

3）痰湿中阻：胸闷，咳痰，脘痞，恶心，肌肤肿硬、顽麻不仁，苔白，脉滑。

治法：以运脾化痰为主，毫针刺用平补平泻法，可灸。

处方：丰隆、中脘、内关、解溪、头维。

（2）水针疗法：

处方：合谷、太冲、翳明。

处方：内关、风池、四渎。

方法：每次取穴 2~3 个，每穴注射 5% 或 10% 的葡萄糖液 1~2ml，或维生素 B$_{12}$ 100μg 注射液 0.5ml，隔日一次。

（3）耳针疗法：

选穴：肾、神门、枕、内耳、脑。

方法：每次取穴 2~3 个，中、强刺激，留针 20~30 分钟，间歇运针。

（4）头针疗法：

选区：双侧晕听区，每天一次，5~10 次为一个疗程。

（党海珍 胡 毅 姜忠华 孙胜杰）

参 考 文 献

1. 赵秀芸,李兆芝,易任德.老年眼科围手术前期血压安全范围探讨[J].中国实用眼科杂志,2015,33(8):906-908.

2. 任华,曾毅,徐岩,等.耳穴压豆按摩在改善骨科患者术前高血压状况中的应用[J].齐鲁护理杂志,2012,18(20):34-35.

3. 周煌明,张伟杏,陈惠忠,等.食管癌围术期老年人高血压发病状况及与术后并发症的关系[J].临床医学工程,2012,19(9):1493-1495.

4. 郭晨跃.术前高血压及血压控制与否对中短期心血管预后的影响[D].上海:复旦大学,2014.

5. 姚化建.老年食管癌及贲门癌术后心血管并发症的防治[J].临床合理用药杂志,2014,7(25):109-110.

6. 叶文炼,姜婉娜,金约西.不同降压水平对高血压患者眼鼻相关微创术后认知功能的影响[J].中国临床保健杂志,2014,17(4):396-397.

7. 张莉.川南地区成年眼科手术患者高血压相关疾病流行病学调查及不同方法对老年高血压患者围术期血压控制水平的效果评价[D].泸州:四川医科大学,2015.

8. 胡佳腾,吴卫兵,王俊,等.术前血压调控对食管癌术后心血管并发症发生的影响[J].黑龙江医药,2016,29(6):1053-1056.

9. 刘力生,龚兰生.1999 中国高血压防治指南(试行本)[J].中国医药导刊,2000,2(1):3-25.

10. 周煌明,张伟杏,陈惠忠,等.食管癌围术期老年人高血压发病状况及与术后并发症的关系[J].临床医学工程,2012,19(9):1493-1495.

11. GOLDMAN L.Cardiac risk in noncardiac surgery:an update[J].Anesth Analg,1995,80(4):810-820.

12. 王金之.基于 4D-CT 扫描放疗中食管癌靶区空间位置及重合度的变化[J].中华放射医学与防护杂志,2014,34(8):592.

13. STONE J G,FOEËX P,SEAR J W,et al.Risk of myocardial ischaemia during anaesthesia in treated and untreated hypertensive patients[J].Br J Anaesth,1988,61(6):675-679.

14. KAWAGUCHI Y.Preoperative assessment for the risk of postoperative pulmonary complications in patients with esophageal cancer[J].Nihon Geka Gakkai Zasshi,1990,91(11):1667-1674.

15. 刘颖珍,肖永隆,徐波,等.胸部肿瘤围术期血气监测及临床意义[J].中华胸心外科杂志,1994,10(3):220-221.

第二节　糖　尿　病

食管癌是一种常见的消化道恶性肿瘤之一，中国食管癌的发病率较高且呈逐渐上升趋势。随着中国饮食结构的改变及老龄化问题的出现，糖尿病的发病率逐年增高，食管癌合并糖尿病患者的数量也越来越多，其中多为 2 型糖尿病患者。食管癌患者的营养状况通常较差，若合并糖尿病，血糖水平不稳定，并发症的发生率更高。因此，在围术期控制血糖是减少糖尿病患者手术产生相关并发症的关键。

一、糖尿病相关并发症发生机制

1. 增加机体炎症反应及内皮损伤　相关研究表明，2 型糖尿病的发生、发展及胰岛素抵抗与炎症介质的作用密切相关。当机体受到手术创伤后，组织的坏死和缺血－再灌注损伤能激活体内单核/巨噬细胞系统，引起机体一系列炎症反应，导致多种细胞黏附分子、生长因子的表达，引起血管内皮功能紊乱，加重患者血管内皮损伤。

2. 机体免疫功能减退，感染概率增加　糖尿病血糖增高引起的一系列代谢改变是导致免疫功能下降的主要因素，如 $CD4^+/CD8^+$ 和 NK 细胞活性降低。同时，血糖增高可抑制单核－吞噬细胞系统及中性粒细胞功能，使得肺部清除病原菌的能力降低，增加感染概率。

3. 组织修复能力降低，不利于机体恢复　糖尿病患者创伤愈合障碍主要因为细胞浸润和肉芽组织形成受阻。研究发现，糖尿病患者在高血糖状态下，组织愈合所必需的基质蛋白、生长因子等成分被糖基化后，可使其信号传导受阻、结合力降低、细胞增殖抑制、血管生成障碍等，最终导致创面愈合延迟。细胞外基质中的蛋白发生糖基化后，可使新生血管形成过程中所必需的蛋白质降解，重塑过程发生障碍，导致创面愈合过程中血管生成不足，从多个方面直接导致组织修复能力降低。

二、2 型糖尿病诊断标准

1. 有糖尿病的症状，任何时间的静脉血浆葡萄糖浓度 ≥ 11.1mmol/L（200mg/dl）。

2. 空腹静脉血浆葡萄糖浓度 ≥ 7.0mmol/L（126mg/dl）。

3. 糖耐量试验（OGTT）口服 75g 葡萄糖后 2 小时静脉血浆葡萄糖浓度 ≥ 11.1mmol/L。

以上三项标准中，只要有一项达到标准，并在随后的一天再选择上述三项中的任一项重复检查也符合标准者，即可确诊。

三、糖尿病的康复管理及策略

（一）术前准备

术前详细询问糖尿病病史、糖尿病治疗情况和全面检查是发现隐性糖尿病和对已知糖尿病患者各器官功能做出评价的关键。术前检查包括血糖、尿糖、血酮体、尿酮体、血电解质、血尿素氮、肝功能、心电图、胸部 CT，请内分泌科等相关科室会诊，查体注意心血管、周围神经及眼底。

（二）护理措施

1. 心理健康教育　患者在得知自己身患疾病后，容易产生消极、焦虑的心理。应制定并实施系统化的健康教育，使患者对自身疾病有一个系统的认识，能够运用健康教育所学知识进行简单自我护理和病情监测。

2. 饮食指导 术前控制患者饮食以低糖、高蛋白饮食为主。主食以大米、白面、玉米面等淀粉类为主，副食中选择蛋白质含量多的豆制品，多吃瘦肉、鱼、鸡、牛奶，以补充氨基酸。进食困难者，为保证术前有足够的营养，需经静脉给予营养补充。

3. 预防感染 糖尿病患者抵抗力较低，容易导致感染，应注意病室空气及物表消毒，定期进行通风，为患者创造较好的治疗环境，医护人员在接触患者前也应进行消毒。定期观察患者伤口的恢复情况，进而预防感染。护理人员应定期检查患者的皮肤情况，避免发生压疮。

（三）术前血糖控制

术前停用口服降糖药，改用皮下注射胰岛素控制血糖，其目的是了解患者对胰岛素的敏感性，控制血糖达到目标的胰岛素用量，为术中、术后胰岛素的应用提供基础准备。可采用"三短一长"方案控制血糖，即三餐前使用短效胰岛素，睡前使用长效胰岛素的方案，检测8次血糖谱，即三餐前、三餐后2小时、睡前（22：00）、夜间（3：00），共8次血糖。三短胰岛素初始剂量为6u、6u、6u，术前长效胰岛素初始剂量为8u（或以0.2U/kg左右为起始剂量），根据空腹血糖（FBG）水平调整其用量，每1~2天调整1次。餐前短效胰岛素用量根据餐后血糖水平确定。术前控制血糖目标为餐前血糖4.4~6.1mmol/L，餐后2小时血糖 <10mmol/L，尿糖（±），无酮症和酸中毒。达到血糖控制目前后，稳定3天后安排手术。

四、西医康复处理

（一）术中管理

手术当天为禁食状态，应当停止皮下注射胰岛素。当天早上再次检查空腹血糖、尿糖及酮体。术中控制血糖在 4.4~11.1mmol/L。如血糖 >11.1mmol/L，则给予胰岛素降血糖治疗。可每半小时检测血糖，根据术中检测血糖变化决定胰岛素用量，必要时以胰岛素泵控制血糖，同时注意防止发生低血糖。

（二）术后患者的营养管理

1. 静脉营养（PN） 一般在术后早期使用，每天热量按25kcal/kg·d供应，营养液包括葡萄糖、氨基酸、脂肪乳、微量元素、电解质及胰岛素等。推荐糖：脂肪 = 5：5。葡萄糖与胰岛素按3~4g：1U 的比例加入营养袋。每4小时或6小时要检测血糖，使血糖控制在10mmol/L 以下，尿糖控制在（±），注意预防酮症酸中毒及高渗性昏迷。如果仍难以控制，可改用胰岛素静脉泵控制血糖，但需要 q2h 监测血糖，以精准调控血糖。

2. 肠内营养（EN） 食管癌术后一般选用鼻十二指肠营养管或空肠造瘘管进行肠内营养。术后第1天以30ml/h 匀速将500ml 0.9% 氯化钠经营养管持续泵入，根据患者是否出现腹胀、反流等不良反应，适当调整泵入速度。无明显不适者可于次日开始鼻饲肠内营养液500ml，优先使用糖尿病专用制剂，如瑞代、康全力等，不足的热卡和液体总量由静脉输液补充。肛门排气后，可将肠内营养液调整至1 000~1 500ml，同时减少静脉营养输入，并维持到患者能正常进食。肠内营养液泵入时可抬高床头 30°~40°，每2~4小时回抽了解消化情况，当回抽内容物 >100ml 时应减量或暂停营养输注，以防止反流发生。

（三）糖尿病相关并发症治疗

1. 感染 糖和蛋白质代谢异常，使机体免疫机制受损，防御功能缺陷，对细菌的入侵反应受到抑制。血液里高血糖也有利于细菌生长。围术期应用强效、广谱抗生素是必要的。同时应密切注意切口渗血、渗液情况，定时协助患者排痰。

2. 低血糖 血糖控制过度或术中、术后未补充足够糖分，致能量消耗过度；感染时，一般需要加大胰岛素用量，感染控制后未能及时调整胰岛素用量，均为低血糖发生常见因素。低血糖症可引起脑功能不良、心功能受损甚至死亡。控制血糖 <11.1mmol/L，尿糖（±~＋）即可。一旦发生低血糖反应，应立即复测血糖，输注 5%~10% 葡萄糖糖溶液，并复测血糖。

3. 酮症酸中毒、高渗性非酮症昏迷 多由于术前血糖控制不理想或漏诊糖尿病，术后摄入营养不足，脂肪动员酮体生成过多而致。机体对胰岛素的拮抗增加，未能及时调整胰岛素的用量使血糖过高（>33.3mmol/L）和或血钠超过 150mmol/L，导致细胞外液高渗透压及渗透性利尿，出现脱水、休克、电解质紊乱、肾衰、脑功能障甚至昏迷。积极补液、纠正低血容量和高渗脱水，小剂量胰岛素纠正高血糖及等渗、低渗液序贯使用是治疗成功与否的关键。

（四）康复期处理

做好饮食、药物及运动的指导，使患者能遵医嘱继续药物治疗和坚持长期饮食治疗及运动治疗，以平稳控制血糖。患者掌握自己监测血糖的方法，并根据血糖变化调整饮食和降糖药物。

五、中医康复处理

（一）中药康复

本病的病变脏腑主要在肺、胃、肾，尤以肾为关键，病机主要在于阴津亏损，燥热偏胜，而以阴虚为本，燥热为标，两者互为因果，但本病易发生血脉瘀滞及阴损及阳的病变。在辨证治疗用药上考虑到肿瘤患者大多正气亏虚，故本病虽有热毒，但用药祛邪不可过盛，要兼以顾护正气、调理脾胃。

1. 单方验方治疗

（1）降糖方（虎杖 20g、黄芪 15g、生地黄 12g、熟地黄 12g、黄连 10g、肉桂 10g）。

（2）半夏白术天麻汤（半夏 10g、天麻 15g、白术 15g、生姜 5g、陈皮 10g、大枣 3g、茯苓 10g、甘草 5g）。

（3）补阳还五汤（黄芪 50g、当归 20g、地龙 20g、天花粉 20g、山药 20g、川芎 15g、桃仁 15g、玄参 15g、红花 15g、生地黄 15g、五味子 15g）。

（4）黄连阿胶汤（黄连 15g、黄芩 15g、白芍 15g、阿胶 15g、天门冬 20g）。

（5）黄芪桂枝五物汤（炙黄芪 30g、丹参 30g、鸡血藤 30g、桑枝 30g、桂枝 12g、白芍 12g、苏木 15g、当归 15g、川牛膝 15g、川芎 15g、细辛 3g、黄连 9g、附子（先煎）6g、甘草 6g、生姜 18g、大枣 10g）。

（6）止痒息风汤（生地 15g、丹皮 15g、赤芍 12g、丹参 30g、玄参 15g、白鲜皮 12g、煅龙骨 20g、煅牡蛎 20g、白蒺藜 12g、生甘草 9g）。

（7）越鞠丸（白及 30g、乌贼骨 20g、玄胡索 20g、香附 15g、神曲 15g、栀子 15g、川芎 15g、白术 15g、炒白芍 15g、川楝子 15g、甘草 10g、大枣 3 枚、生姜 3 片）。

（8）七味白术散（人参 6g、茯苓 12g、炒白术 12g、甘草 3g、藿香叶 12g、木香 6g、葛根 15g）。

2. 中成药治疗

（1）阴虚热盛中成药：参花消渴茶、降糖宁胶囊、天芪消渴片、消渴灵胶囊、柏芪降糖胶囊、参黄消渴胶囊、参芪山药膏（外用）、大补阴丸、地麦消渴胶囊、降糖胶囊、降糖舒胶囊、降糖丸（参精止渴丸）、金芪降糖胶囊、金鳝消渴颗粒（苗药）、津力达颗粒、抗饥消渴片、麦味地黄合剂、平渴颗粒、芪黄消渴胶囊、芪味糖平胶囊、杞黄降糖胶囊、清胃消渴胶囊、人知降糖胶囊、三十六味消渴胶囊、沙梅消渴胶囊（彝医）、十六味消渴胶囊、十味降糖颗粒、糖尿灵片、天麦消渴片、维甜美降糖茶、消渴降糖片、消渴康颗粒、消渴平胶囊、益气生津茶、益糖平颗粒、益阴消渴胶囊、玉兰降糖胶囊、玉盘消渴片、玉泉颗粒、珍芪降糖胶囊、止渴降糖胶囊。

（2）气阴两虚中成药：甘芍消渴片、参芪降糖胶囊、甘露消渴胶囊、葛芪胶囊、枸杞消渴胶囊、降糖甲胶囊、渴乐宁胶囊、麦芪降糖丸、七味糖脉舒胶囊、人参糖肽注射液、三味补肾消渴口服液、山药参芪丸、十味玉泉胶囊、糖尿乐胶囊、天黄参消渴口服液、天芪降糖胶囊、西洋参黄芪胶囊、消渴降糖胶囊、消渴丸、益津降糖胶囊、益气生津降糖胶囊、益气消渴颗粒、益肾消渴胶囊、玉苓消渴茶、玉液消渴冲剂、振源胶囊、止渴养阴胶囊。

（3）气阴两虚（包括阴虚热盛、阴阳两虚）兼血瘀的中成药：地骨降糖胶囊、降糖通脉胶囊、渴络欣胶囊、芪蛭降糖胶囊、糖脉康颗粒、通脉降糖胶囊、愈三消胶囊、地芍消渴颗粒、桑枝颗粒、生津消渴胶囊（上消胶囊）、生芪消渴胶囊、糖维胶囊、消渴安胶囊、消渴清颗粒、消渴通脉口服液、养阴降糖颗粒、七味消渴胶囊等。

3. 中医药膳食疗

（1）膳食食谱：将膳食分成主食和副食类，主食主要为全麦饼、全麦面条、黄瓜白薯薏仁粥等。副食类主要为枸杞玉米汤、凉拌苦瓜、海带豆腐汤、豆芽雪梨汤等。

（2）药茶、药粥：药茶与药粥（如消渴茶、姜盐茶、枸杞叶粥、地骨皮粥等）日常饮食中多食用粥类食物，如燕麦粥；多食用高纤维的蔬果，不得食用油炸、烧烤类食物，不得饮酒等。

（3）辨证制定药膳食疗：津伤燥热型：五汁饮（即鲜榨新鲜马蹄汁 20ml、麦冬汁 10ml、梨汁 30ml、藕汁 20ml 和芦荟汁 25ml 混合而成）、麦冬生地茶（取麦冬 15g、生地 15g、元参 10g 和茶叶 10g 冲泡即可）、苦瓜杞子鲮鱼球（取 100g 鲮鱼肉绞碎制成球状，取 100g 鲜苦瓜、5g 杞子做配料即可）等。阴津亏虚型：葛根红枣绿豆汤（红枣 10 个，鲜葛根 30g 和绿豆 50g）、玉竹乌梅茶（5 个乌梅，玉竹、北沙参、石斛各 15g 和麦冬 9g）、花粉生地杂米饭（花粉 30g、生地 60g、杂米 100g）等。气阴两虚型：北芪淮山汤（黄芪 8g、淮山 10g、麦冬 10 个、生地 5g、兔肉 100g）、八宝饭（大米 100g、薏仁 10g、淮山 50g、莲子 10g、红枣 5 个、核桃 2 个、桂圆肉 5g、红豆 15g）、淮杞肉片（鲜淮山和瘦肉各 100g、杞子 10g）等。阴阳两虚型：核桃山萸肉炖杨苕（核桃 1 个、山萸肉 2g、巴戟 5g、熟地 10g、羊肉 100g）、韭菜杞子炒鸡丁（韭菜和鸡丁各 100g、杞子 10g）、芡实核桃杞子饭（芡实 15g、黑芝麻 10g、大米 100g、杞子 5g、核桃 2 个）等。

（二）传统中医康复

1. 针灸疗法　胃肠实热证以消谷善饥为主要临床症状，多采取清泻胃肠实热法，以上巨虚、下巨虚、足三里、胰俞为主穴，可明显控制食欲及促进胃肠蠕动，并可降低血糖；若

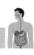

多饮、多食明显者，可配梁丘、漏谷、阴陵泉等穴。脾胃气虚证则以"损其有余，补其不足"为治疗原则，取足三里、三阴交、血海、隐白，施于补法或平补平泻，调节气血阴阳，使脾胃功能恢复；若气虚症状明显者，可加气海、中脘等穴。真元不足证以补益三焦元气、通调水道为主，以足三里、阴陵泉为主穴，配伍支沟、照海、章门、中脘以补益元气。

2. 灸法 对阴阳两虚的糖尿病性周围神经病变患者采取艾灸足三里（双）、太溪（双）、三阴交（双），每穴每次 30 分钟，以局部皮肤发红范围约 10cm×10cm 为度，可明显改善糖尿病性周围神经病变并伴有发冷的症状。

3. 敷贴疗法 当归四逆汤（当归 10g，桂枝 10g，木通 3g，细辛 3g，白芍 3g，甘草 3g）研末，用生姜汁调成糊状，敷中脘、天枢、足三里、脾俞、肾俞、涌泉治疗糖尿病周围神经病变。

4. 耳穴贴压 在耳穴表面贴敷籽粒（多为王不留行籽）刺激耳部穴位，取双侧耳穴、耳背沟、耳神门、渴点、心、耳尖、肾、肝和交感；耳郭采用酒精消毒，进行贴压。贴紧后，用拇指和示指在患者耳郭的正面和背面进行按揉穴位，手法应由轻及重，使患者有酸、胀感以及刺痛感。按压 3~5 次 / 日，30~60s/ 次，每隔 2~3 天换贴一次。

5. 穴位注射 将药物注射到相关俞穴或特定部位，具有活血行气、疏通经络的功效。红花黄素可修复损害的神经组织，改善神经电生理指标并具有抗炎、镇痛的疗效，予红花黄素取曲池（双）、手三里（双）、足三里（双）、三阴交（双）、阳陵泉（双）穴位注射，可明显改善糖尿病周围神经病变症状。

（徐驯宇 陈前顺 温俊平 舒 鹏 徐春丽）

参 考 文 献

1. FANG H J，SHAN S B，ZHOU Y H，et al.Diabetes mellitus and the risk of gastrointestinal cancer in women compared with men：a meta-analysis of cohort studies［J］.BMC Cancer,2018,18(1):422.

2. BACKEMAR L，DJARV T，WIKMAN A，et al.The role of diabetes and other co-morbidities on survival after esophageal cancer surgery in a population-based study［J］.Am J Surg,2013,206(4):539-543.

3. 高远,唐伟,刘超.2 型糖尿病与炎症的研究进展［J］.中华临床医师杂志（电子版）,2010,9：1635-1638.

4. MORIMOTO M，AZUMA N，KADOWAKI H，et al.Regulation of type 2 diabetes by helminth-induced Th2 immune response［J］.J Vet Med Sci,2017,78(12):1855-1864.

5. AYUK S M，ABRAHAMSE H，HOURELD N N.The role of photobiomodulation on gene expression of cell adhesion molecules in diabetic wounded fibroblasts in vitro［J］.J Photochem Photobiol B,2016,161(3):368-374.

6. WANG J M，QIU Y，YANG Z Q，et al.Inositol-Requiring Enzyme 1 Facilitates Diabetic Wound Healing Through Modulating MicroRNAs［J］.Diabetes,2017,66(1):177-192.

7. 钱荣立.关于糖尿病的新诊断标准与分型［J］.中国糖尿病杂志,2000,8(1):5-6.

8. AUGUSTIN K，KHABBUSH A，WILLIAMS S，et al.Mechanisms of action for the medium-chain triglyceride ketogenic diet in neurological and metabolic disorders［J］.Lancet Neurol,2018,17(1):84-93.

9. LI Y，FANG W，JIANG W，et al.Cryptococcosis in patients with diabetes mellitus Ⅱ in mainland China：1993-2015［J］.Mycoses,2017,60(11):706-713.

10. 吕娟.降糖方治疗 2 型糖尿病［J］.中医学报,2018,33(11):2090-2094.

11. 王玲玲.半夏白术天麻汤治疗脾虚痰湿型糖尿病合并眩晕［J］.中医学报,2018,33(11):2099-2103.

12. 杨良锋.补阳还五汤治疗 2 型糖尿病合并脑梗死 51 例观察［J］.中医学报,2018,33(1):54-58.

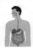

13. 李洪杰. 黄连阿胶汤加减治疗阴虚热盛型糖尿病的临床观察[J]. 糖尿病新世界,2018,21(3):66-67.

14. 毛德军,杨东,刘彦斌. 黄芪桂枝五物汤对老年糖尿病合并髋部骨折术后患者血液高凝状态的影响[J]. 中医学报,2018,33(11):2104-2108.

15. 傅晓辉. 止痒熄风汤加减联合氯雷他定片治疗血热生风型糖尿病皮肤瘙痒疗效观察[J]. 现代中西医结合杂志,2017,26(5):546-547.

16. 张亚利. 越鞠汤加减治疗气滞痰阻型糖耐量减低的临床效果[J]. 中医中药,2017,2(33):123-124.

17. 冯辉辉. 七味白术散加减治疗气阴两虚消渴病便溏的临床观察[J]. 世界最新医学信息文摘,2017,17(40):162-163.

18. 姜卓彤,刘鑫,石岩. 金匮肾气丸治疗2型糖尿病临床随机对照试验疗效系统评价[J]. 辽宁中医药大学学报,2015,17(12):125-128.

19. 李建德. 中成药在糖尿病治疗中的应用分析[J]. 世界最新医学信息文摘,2015,15(25):138.

20. 李俊,宋启宾. 中医药膳食疗对早期糖尿病患者临床疗效[J]. 岭南急诊医学杂志,2016,3(21):255-257.

21. 孙娜,刘慧娟. 辨证取穴治疗糖尿病[J]. 中医学报,2014,29(4):490-491.

22. 刘海芳,薛原,宋倩倩,等. 艾灸治疗糖尿病周围神经病变的临床观察[J]. 光明中医,2013,28(1):111-112.

23. 潘立民,孙素芹. 穴位贴敷治疗糖尿病周围神经病变的疗效研究[J]. 中医药信息,2016,33(3):96-99.

24. 温晓新. 红花黄素穴位注射治疗2型糖尿病周围神经病变临床观察[J]. 社区医学杂志,2014,12(11):23-24.

第三节　冠　心　病

　　目前我国食管癌患者的治疗多首选手术切除肿瘤及放射治疗的联合治疗方式。度过手术恢复期、身体得到基本恢复后再到肿瘤内科、放疗科行综合治疗。近年来,食管癌患者术后并发症发生率和手术死亡率显著降低,癌症患者的生存期也随之延长,综合治疗的并发症变得日益显著,其中就包括放射治疗造成的心脏损伤。放射线对心脏系统的损伤作用较强,其中以心肌细胞最强,而微循环系统则作用较弱。研究认为,心脏放射损伤一般都有血清酶谱升高、心功能降低,各种心律失常及心电图异常,严重的则表现为急慢性心包炎、心肌炎甚至全心炎,远期会导致心肌硬化及冠心病。

一、病因及机制

　　食管癌在中老年的发病率越来越高,因其病程缓慢,症状不明显,有时只表现为不同程度的上腹痛、厌食、吞咽异物感或吞咽困难;加上老年患者对病症变化不敏感,或表述不明,导致确诊时间延长。如果在以胸痛为主诉入院时心电图示ST-T段改变,经治医生考虑冠心病而忽略食管癌的诊断,导致误诊漏诊发生。

　　冠状动脉粥样硬化性心脏病指冠状动脉粥样硬化使血管腔阻塞,导致心肌缺血、缺氧而引起的心脏病,它和冠状动脉功能性改变(痉挛)一起,统称冠状动脉性心脏病,简称冠心病,亦称缺血性心脏病。

　　为了避免消化系统疾病误诊为冠心病,对于入院主诉为胸痛的中老年患者,要注意全面检查,均应作心电图检查,对异常心电图要进行动态观察。为了避免误诊漏诊的发生,对有胸痛且心电图提示非特异性ST-T段改变、心肌劳损或心肌缺血的老年患者,经短期

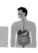

改善心肌供血治疗无效或不显效且同时伴有反胃、吞咽困难、厌食、呕吐、消瘦者，应在充分准备的前提下行消化内镜检查，以明确有无消化系疾病尤其是有无恶性肿瘤的存在。

二、高危因素及诊断标准

（一）食管癌合并冠心病的高危因素

1. 年龄 ≥ 60 岁。

2. 血压 ≥ 140/90mmHg。

3. 空腹血糖 ≥ 7.2mmol/L。

4. FEV_1/FEV ≥ 80%。

5. 血清钾 <4.0mmol/L。

6. 心电图异常。

（二）冠心病的诊断标准

据典型的发作特点和体征，含用硝酸甘油后缓解，结合年龄和存在冠心病易患因素，除外其他原因所致的心绞痛，一般即可建立诊断。发作时心电图检查可见以 R 波为主的导联中，ST 段压低，T 波平坦或倒置（变异型心绞痛者则有关导联 ST 段抬高），发作过后数分钟内逐渐恢复。心电图无改变的患者可考虑做负荷试验。发作不典型者，诊断要依靠观察硝酸甘油的疗效和发作时心电图的改变；如仍不能确诊，可多次复查心电图、心电图负荷试验或 24 小时动态心电图连续监测，如心电图出现阳性变化或负荷试验诱致心绞痛发作时亦可确诊。诊断有困难者可作放射性核素检查或考虑行选择性冠状动脉造影。考虑施行外科手术治疗者则必须行选择性冠状动脉造影。冠状动脉内超声检查可显示管壁的病变，对诊断可能更有帮助。冠状动脉血管镜检查也可考虑。

三、冠心病的康复管理及策略

我国 WHO 全球疾病负担研究结果预示，2020 年中国因心血管疾病死亡的人数将达400 万 / 年。

（一）预防性康复处理

1. 在患者实施手术治疗前，应充分准备，有效改善患者心肌功能、提高患者心肌储备。术中注意监测循环呼吸，预防和减少心律失常发生。

2. 心电图也应作为食管癌术后放疗患者的常规检查。

3. 食管癌术后放疗患者应高度重视患者心脏相关不适主诉，医师应时刻注意患者心脏的各种体征变化及临床表现，同时应随时评估患者放射相关性心脏病发生的可能性，争取做到早诊断、早治疗，尽可能避免治疗相关性不良事件的发生率，提高患者的生活质量。

4. 食管癌放疗的患者，尽可能减少放射性心脏损伤的发生，同时有针对性地进行放射性心脏损伤的治疗。

（二）西医康复处理

1. 抗血小板药物治疗　抗血小板治疗是冠心病预防与治疗的关键，但抗血小板药物的疗效人群个体化差异很大，部分患者在服用抗血小板药物后不能达到足够的血小板抑制程度，被称作"阿司匹林或氯吡咯雷抵抗"，因而冠心病治疗中的最佳剂量和新型抗血小板药物的开发一直是研究的重点。TRITON–TIMI–38 研究结果在 ACC2008 年会上揭晓，新

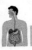

型 ADP 受体拮抗剂普拉格雷可使支架内血栓的发生率降低 52%，表明普拉格雷是一种比氯吡格雷作用更快、更强的血小板抑制剂。但普拉格雷虽可减少缺血事件，却增加主要出血事件，尤其对于年龄 75 岁或高于 75 岁、体重 60kg 或大于 60kg、有卒中或 TIA（短暂性缺血发作）病史的患者。在应用普拉格雷减少支架内血栓事件的同时要衡量其较高的出血风险。此外，尚有可逆性血小板 p2y12 受体拮抗剂 AZD6140、蛋白酶受体激动剂 SCH530348 等抗血小板药物正在研发当中。发布于 ACC2008 的 On-TIME2 试验是关于院外接诊时即开始应用高剂量的替罗非班治疗能否改善 STEMI 患者临床预后的研究。研究结果显示，替罗非班组患者 PCI 术后 1 小时 ST 段回落大于 3mm 者的比例明显高于对照组（44.3% *vs.* 36.6%，*P*=0.026），而且替罗非班组患者 PCI 术后 30 天时严重心血管不良事件也要明显低于对照组（26.0% *vs.* 33.3%，*P*= 0.013），同时替罗非班并没有增加患者严重出血事件的发生率（2.9% *vs.* 4.0%，*P*= 0.363）。表明对于拟行直接 PCI 治疗的 STEMI 患者，尽早应用高剂量替罗非班治疗，有助于改善患者的临床预后且不会增加出血事件的发生率。2009 年抗血小板药物研究中 CURRENT/OASIS-7 结果令人瞩目，该研究在 25 087 例行 PCI 的 NSTEACS 患者中随访 30 天证实，高剂量联用组（氯吡格雷首剂 600mg，维持量 150mg/d，加阿司匹林首剂 300mg，维持量 300~325mg/d）与低剂量联用组（氯吡格雷首剂 300mg，维持量 75mg/d，加阿司匹林首剂 300mg，维持量 75~100mg/d）相比，支架内血栓和心脏事件明显减少而大出血风险无明显增加；阿司匹林 300mg 与 100mg 相比出血并未增加；高剂量氯吡格雷在非 PCI 患者并无额外获益，在行 PCI 的 NSTEACS 患者高剂量氯吡格雷联用是有益的。

2009 年还有 2 项新型抗血小板药物临床研究结果同样令人瞩目。替卡格雷洛是第一个可逆的 P2Y12ADP 受体抑制剂，可快速抑制 ADP 诱导的血小板聚集。其Ⅲ期临床试验 PLATO 在 18 624 例 ACS 患者中随访 12 个月比较了替卡格雷洛（首剂 180mg，维持 90mg/d）与氯吡格雷（首剂 300mg，维持 75mg/d）的疗效，结果表明前者显著降低了血管性死亡（*P*=0.005）和心肌梗死（*P*=0.001）的发生率，脑卒中与大出血的发生率无显著变化，但增加了非 CABG 患者的出血率（*P*=0.03）。另一种新药坎格雷洛同样是可逆的 P2Y12ADP 受体抑制剂，但该药为静脉制剂，在 CHAMPION-PCI 研究中 5 362 例行 PCI 的患者静脉应用坎格雷洛 [首剂 30μg/kg，继之 4μg/（kg·min）] 或安慰剂，2~4 小时后改为口服氯吡格雷 600mg 并观察 48 小时，结果显示，坎格雷洛组终点事件（死亡，心肌梗死和再血管化）没有降低，但支架内血栓和死亡降低（*P*=0.02），出血率未增加。看来，还需要更多的临床研究来验证上述 2 种新药的疗效与安全性。另外，正处于临床评价阶段的新型抗血小板药物 SCH530348（凝血酶受体拮抗剂）结果也令人期待。

2. 抗凝药物治疗　新的进展主要集中于新型抗凝药物的研发。ISAR-REACT3 研究对比了直接凝血酶抑制剂比伐卢定和普通肝素用作 PCI 辅助抗凝药物时的临床效果，共入选 4 570 名拟行 PCI 治疗、肌钙蛋白阴性的冠心病患者，结果显示比伐卢定组术后 30 天死亡、心肌梗死、靶血管血运重建（TVR）等联合事件的发生率与普通肝素组基本相近，但比伐卢定组住院严重出血事件的发生率要明显低于普通肝素组（3.1% *vs.* 4.8%，*P*=0.008），即比伐卢定降低了 PCI 患者住院期间出血事件的发生率，但未减少严重心脏不良事件。在合并心房颤动的老年冠心病患者的抗凝治疗上，正在进行临床试验的药物有口服抗凝药物利伐沙班（拜瑞妥）和达比加群。RECORD 试验证明了利伐沙班预防术后静脉血栓栓塞事件的有效性和安全性。利伐沙班预防心房颤动血栓栓塞事件的试验正在进行中，期待着会有令人激动的结果。该药继获准在欧洲上市后 2009 年又获准在中国用于预防骨科静脉血栓形成。抗凝治疗可以降低心房颤动患者病死率已成为共识，但是应用华法林抗凝需要频繁监测限制其应用，新型抗凝药物不需要监测有望改变心房颤动抗凝比例低这一现状，但是新型抗凝药物在心房颤动患者中应用的安全性和有效性需要进一步评价。RE-LY 研究证实达比加群有益于心房颤动患者卒中的预防。此研究在 18 113 名心房颤动患者 1 年随访期中比较了两种剂量达比加群酯与调整剂量华法林的疗效和安全性，结果表明达比加群酯 150mg/d 明显降低脑卒中危险性 34%，而 110mg/d 在预防脑卒中方面与华法林疗效相当，但是主要出血事件明显减少（2.71% *vs.* 3.36%，P=0.003），显示了良好的应用前景。

3. 调脂药物治疗　多项国际大型临床研究不断展示老年冠心病患者从他汀类药物调脂治疗中获益的循证医学证据。WOSCOPS、ASCOT、CARD 等国际一级预防试验观察了使用他汀类药物降低 LDL-C 与 CHD 事件危险的关系，显示随着 LDL-C 水平的降低，CHD 事件危险性呈显著降低趋势。日本成人高胆固醇血症一级预防（MEGA）研究和中国冠心病二级预防研究（CCSPS）给予我们重要启示，对于轻、中度胆固醇升高的东方人群，应用常规剂量他汀治疗，能安全有效地降低冠心病事件危险。对老年人调脂治疗要考虑安全性。衰老、肝肾等多脏器功能衰退、患有多种疾病、对药物的耐受性差以及心血管危险因素并存，使机体对药物代谢作用减弱。尤其是在 75 岁以上的老年患者中，47% 常同时服用 5 种或 5 种以上药物，使发生药物相互作用的可能性增加。特别是对 80 岁以上的瘦弱老年女性患者使用他汀治疗，更应认真评估，慎重权衡风险与利益，以免发生严重不良反应。老年患者应用他汀类药物的剂量常常因为安全性考虑而不能盲目加大，一定程度的调脂（LDL-C 降低 20%）即可更多降低冠心病事件发生率。使用相同剂量他汀治疗，老年患者的血脂水平比年轻患者多降低 3%~5%，只需增加半倍剂量他汀就可使老年患者获得年轻患者增加一倍剂量所达到的使 LDL-C 再降低 6% 的疗效。2009 年欧洲心脏病学会（ESC）年会公布了最新 JUPITER 研究老年亚组分析结果，这项分析以 5 695 例 70 岁或以上的患者为研究对象。结果显示，老年患者服用他汀类药物，其心血管风险降低结果同其他患者一致，且安全性同样良好。此项亚组分析进一步巩固了瑞舒伐他汀的安全性优势。即便是在老年人群中（70 岁以上），积极降脂治疗仍可带来更多的获益，且安全性较好。

4. 其他药物治疗　β受体阻滞剂可降低老年冠心病患者病死率，减少心血管事件，缓解心绞痛症状，在无禁忌证时提倡积极使用，把患者心率控制在 60 次 /min 左右。血管紧张素转换酶抑制剂可降低老年冠心病（尤其是心功能受损）患者的病死率，减少心血管事件，如无禁忌证也应积极使用。硝酸酯类药物可有效缓解心绞痛症状和心肌缺血，对改善老年患者的生活质量具有重要价值。

（三）中医康复处理

食管癌相当于中医的噎膈。《素问》记载："食饮不下，膈塞不通，邪在胃脘"；"隔塞闭绝，上下不通，则暴忧之病也"，指出其病因虽与津液及情志相关，但致病邪气与胃关系密切。病位虽在食管，但属胃气所主，故其病变脏腑关键在胃，涉及肝脾肾三脏。临床研究亦表明胃幽门螺杆菌（helicobacter pylori，HP）感染与食管癌的发生存在密切关系；HP 感染所致的持续性炎症是诱发食管癌的关键因素。

食管癌初期，呈标实证候，主要为气、痰、瘀、毒内阻，以致食管狭窄，胃失和降。因而中医治疗时除理气化痰逐瘀外，当和胃降逆，调节脾胃升降，缓解饮食难下、呕吐等

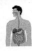

症状；后期多虚证，治疗常健脾益气、补益肝肾，但需要考虑到胃津亏损的病理实质，否则治疗时如因病久伤津而过分滋腻，则恐碍胃气，不利于水谷精微受纳。因此食管癌的现代医学治疗及传统中医用药不应忽视"胃本源"思想。而饮食预防上，则须注意防霉去毒、改正不良的传统饮食习惯等。

1. 辨证汤药 痛作时用冠心苏合丸等。

（1）寒滞心阳证：胸闷心痛，心悸，恶寒肢冷，面色苍白，唇紫，舌淡紫，苔白，脉弦紧或沉迟、结、代。

治则：温通心阳。

方药：当归四逆汤加檀香、川芎、乳香等。

当归、桂枝、芍药、细辛、炙甘草、通草、大枣。

（2）痰阻胸阳证：胸闷，胸心作痛，咳嗽，气喘，咳痰，心悸，唇色紫，舌淡紫，苔白腻，脉弦滑。

治则：祛痰化浊、宣痹通阳。

方药：瓜蒌薤白半夏汤加枳实、桂枝等。

瓜蒌、薤白、半夏、白酒。

（3）瘀滞胸络证：胸胁疼痛，痛处固定、拒按，或为胸闷心痛，唇紫，舌暗或有斑点，脉弦涩。

治则：行气化瘀、通络止痛。

方药：血府逐瘀汤加减。

当归、生地、桃仁、红花、枳壳、赤芍、柴胡、甘草、桔梗、川穹、牛膝。

（4）心阳气虚证：心悸、眩晕，心胸憋闷，神疲气短，畏冷肢凉，面色㿠白，嘴唇紫暗，或见下肢水肿，或有心痛，舌淡胖，苔白滑，脉弱而数或结、代。

治则：温补心阳。

方药：保元汤加白术、川芎、茯苓等。

秦艽、防风、羌活、独活、白芷、细辛、黄芩、石膏、生地、熟地、白芍、当归、川芎、白术、茯苓、甘草。

（5）心阴虚证：心悸或心痛，心烦，失眠多梦，盗汗，午后低热或颧红，口干，尿短黄，舌红少津，脉细数。

治则：滋补心阴。

方药：天王补心丹加减。

人参、玄参、丹参、茯苓、天冬、麦冬、生地黄、酸枣仁、远志、五味子、当归、桔梗、柏子仁。

（6）气虚血瘀证：神疲乏力，气短懒言，或有肢体痿废不用，麻木不仁，或见局部固定刺痛，或肢体见紫色斑块，或出血紫暗夹块，舌质紫暗或有斑点，脉虚而涩。

治则：益气化瘀。

方药：补阳还五汤加减。

黄芪、当归尾、赤芍、地龙、川芎、桃仁、红花。

2. 辅助疗法

（1）针灸疗法：

治法：以手少阴、厥阴经穴为主，佐以背俞穴。毫针刺用平补平泻法，阳虚者可施灸法。

处方：郄门、神门、心俞、巨阙。

随证配穴：

心血不足：膈俞、脾俞、足三里；

痰火内动：尺泽、内关、丰隆；

水饮内停：脾俞、肠胃俞、三焦俞。

（2）水针疗法：

选穴：内关、郄门、心俞、厥阴俞。

方法，采用丹参注射液，注入上述穴位，每次1~2穴，每穴注射0.5~1ml，每日或隔日1次，10次为一个疗程。本法适宜于心悸、胸闷、心绞痛。

（3）耳针疗法：

选穴：心、脑、下脚端、神门、小肠。

方法：每次选择2~3穴，捻转轻刺激，留针20~30分钟。

（党海珍　胡　毅　姜忠华　孙胜杰）

参 考 文 献

1. 中国抗癌协会食管癌专业委员会．食管癌规范化诊治指南［M］.2版．北京：中国协和医科大学出版社，2013.
2. DAVIS M，WITTELES R M. Radiation-induced heart disease：an under-recognized entity［J］.Curr Treat Options Cardiovasc Med，2014，16（6）：317.
3. BOERMA M. Experimental radiation-induced heart disease：past，present，and future［J］.Radiat Res，2012，178（1）：1-6.
4. FILOPEI J，FRISHMAN W. Radiation-induced heart disease［J］.Cardiol Rev，2012，20（4）：184-188.
5. 肖翠君，攸淑芳，李敬蕊．反流性食管炎误诊为冠心病108例分析［J］.中国误诊学杂志，2005，5（18）：3499-3500.
6. 彭定宏．反流性食管炎误诊为冠心病36例分析［J］.山东医药，2007，47（28）：93.
7. ZVENIGORODSKAIA L A，TARANCHENKO I V.The course of gastroesophageal reflux disease in elderly patients with concomitant ischemic heart disease［J］.Ter Arkh，2006，78（2）：42-45.
8. 张丽丽．右美托咪定对食管癌根治术患者单肺通气时肺内分流及动脉氧分压的影响［J］.安徽医科大学学报，2014，49（9）：1291-1294.
9. 陈永庆，王睿，仇彩霞．食管癌与胃幽门螺杆菌感染的关系［J］.中华医院感染学杂志，2009，19（9）：1130.

第四节　慢 性 肾 病

一、病因与病机

癌症患者往往比一般人群年龄更高并且倾向于表现出更高的共病率（糖尿病、高血压、心力衰竭和肝脏疾病）。在这些因素的基础上，癌症患者中，慢性肾脏病（chronic

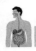
kidney disease，CKD）的患病率更高。Launay-Vacher 和同事对来自法国 15 个中心的 4 684 名实体瘤患者进行了回顾性研究，发现 CKD3 期或以上的患者的发病率更高。基于改良的肾病饮食公式（modification of diet in renal disease，MDRD），CKD 的发病率占总人口的 12%，而在年龄超过 75 岁的人群总人口中则增长到 23%。也有证据表明，癌症患者表现出在抗癌治疗过程中肾功能的显著丧失。Launay-Vacher 和同事也回顾性分析了 4 945 名实体瘤患者肾功能。并发现 2 年后估算的 GFR（estimated GFR，eGFR）从 91ml/（min·1.73m²）减少到 84ml/（min·1.73m²），并且 17.7% 的患者在随访结束时，病变从 CKD2 期变为 CKD3 期或 4 期。Christiansen 和他的同事们前瞻性研究了 37 267 名癌症患者，发现急性肾损伤（acute kidney injury，AKI）发生风险在肿瘤诊断的第一年为 17.5%，5 年以上发生风险则增至 27%。

癌症患者需要频繁治疗数月甚至数年，反复急性肾损伤显著加快了癌症患者的 CKD 进展。越来越多的证据表明，CKD 能使癌症患者的预后恶化。我国台湾的一项纳入 123 717 名普通人群的前瞻性队列，跟踪随访 7 年后发现，CKD 与肿瘤患者死亡率的增加呈显著正相关，肝癌患者合并 CKD 的死亡率是非 CKD 患者的 1.74 倍（HR 1.74，95%CI 1.24~2.44），泌尿系肿瘤患者更是高达 7.3 倍（HR，7.30；95% CI 2.48~21.46）。最近在澳大利亚进行的一项前瞻性研究中，纳入人群为平均年龄 71 岁的 4 077 名老年人，且平均随访 12.8 年，观察结果为随着 eGFR 每下降 10ml/（min·1.73m²），癌症死亡率增加了 18%，即使调整了年龄、性别、吸烟状态、血压、纤维蛋白原和空腹血糖水平，结果不变。

二、慢性肾脏病的定义和分期

1. 慢性肾脏病定义　肾脏结构或功能异常超过 3 个月，出现以下任何一项指标，持续时间超过 3 个月便可诊断：肾损伤：①白蛋白尿［尿白蛋白排泄率（AER）≥ 30mg/24h；尿白蛋白肌酐比值（ACR）≥ 30mg/g（或 ≥ 3mg/mmol）；②尿沉渣异常：出现血尿、蛋白尿等；③肾小管相关病变；④组织学异常；⑤影像学所见结构异常；⑥肾移植病史，或者肾小球滤过率（GFR）下降 eGFR<60L/（min·1.73m²）。

2. 慢性肾脏病分期　根据肾小球滤过率（GFR）通常分为以下 5 期（表 5-1）：

表 5-1　慢性肾脏病分期

分期	GFR［ml/（min·1.73m²）］	描述
G1	≥ 90	正常或增高
G2	60~89	轻度下降
G3a	45~59	轻至中度下降
G3b	30~44	中至重度下降
G4	15~29	重度下降
G5	<15 或透析治疗	肾衰竭

三、高危因素及诊断标准

我国 CKD 的患病率约为 1/10。CKD 不是一个独立的疾病，而是所有各种类型慢性肾

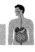

脏疾病的一个统称，它不能代替具体肾脏疾病的诊断。CKD 和癌症之间的联系是多方面的。CKD 常常在癌症患者中诊断，癌症治疗也大大加速了 CKD 的进展。此外，CKD 被认为是癌症进展的一个重要危险因素，降低了癌症患者存活率。因此，食管癌患者的康复治疗中关注慢性肾脏病诊治十分必要。

四、慢性肾病的康复管理及策略

（一）预防性康复处理

加强肾病宣教，筛查高危人群。慢性肾脏病如能得到早发现、早治疗，病情可得到良好控制，甚至可以逆转，因此筛查 CKD 意义很大。筛查对象和方式：无论有无危险因素都要进行筛查，建议每年进行一次尿常规（白蛋白尿）和血肾功（肌酐）的检测。对于 CKD 的高风险人群，如肾脏病家族史、糖尿病、高血压、高尿酸血症、高龄（>65 岁）及肥胖等，应开展一级预防，每半年开展一次 CKD 防治知识宣教，每年至少进行一次尿白蛋白/肌酐比（ACR）和血肌酐（SCr）的检测以估算肾小球滤过率。

重视早期防治，延缓 CKD 进展，具体措施如下：

1. 调整生活方式

（1）体育锻炼：提倡慢性肾脏病患者在医生指导下参加能够耐受的体育锻炼（每周至少 5 次，每次 30 分钟）。

（2）保持健康体重：维持 BMI 在 18.5~24.0。

（3）戒烟。

（4）规律作息，避免疲劳；尽量避免呼吸道感染的发生；放松心情，避免情绪紧张。

（5）定期检查尿常规、肾功能、肾脏 B 超等。

2. 营养治疗

（1）蛋白质及热量摄入：非糖尿病肾病 CKD1~2 期患者，原则上宜减少饮食蛋白质，推荐蛋白质摄入量 0.6~0.8g/（kg·d）。从 CKD3 期开始即应行低蛋白饮食，推荐蛋白质摄入量 0.6g/（kg·d）。实施低蛋白饮食治疗时，热卡摄入量需维持在 147kJ/（kg·d），超过 60 岁的老年患者活动量较小、营养状态良好者可减少至 126~147kJ/（kg·d）。糖尿病肾病的 CKD 患者，从出现微量蛋白尿起即应减少饮食蛋白质，推荐蛋白质摄入量 0.8g/（kg·d），从肾小球滤过率下降开始，即应实施低蛋白质饮食，推荐蛋白质摄入量 0.6g/（kg·d）。实施低蛋白饮食治疗时，患者的热卡摄入量应基本与非糖尿病肾病患者相似。但对于肥胖的 2 型糖尿病患者需适当限制热量（总热卡摄入量可比上述推荐量减少 1 050~2 100kJ/d），直至达到标准体重。

（2）盐的摄入：成人 CKD 患者钠的摄入量宜少于 90mmol/d（一般为氯化钠 5~6g/d）。

（3）其他营养物质摄入：鼓励慢性肾脏病患者参加有关病情严重程度，钙、磷、钾、蛋白质及尿酸摄入量方面的健康教育，接受专家的饮食指导和其他相关建议。

3. 防治 CKD 并发症，改善患者生活质量和生存率

（1）要认真防治心血管并发症：CKD 患者常有高血压及脂质代谢紊乱，随着肾功能不断进展，时常出现贫血、水、电解质及酸碱平衡紊乱、甲状旁腺功能亢进及钙、磷代谢紊乱、高同型半胱氨酸血症、高尿酸血症等，它们都可以导致心血管并发症。血液透析造瘘也能加重心脏负担。因此，心血管并发症已成为慢性肾衰竭尤其透析患者的第一位死

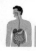

因，临床医师应熟知上述心血管病危险因素，并认真进行防治。

（2）要认真防治感染：CKD 患者中的肾病综合征及慢性肾衰竭患者常见免疫功能低下，也易发生营养不良，因此很容易合并感染。终末期肾病行血液透析或腹膜透析的诸多因素（如血管通路感染、腹透相关性腹膜炎等）更易致感染发生。因此，感染已是慢性肾衰竭及透析患者的第二位死因，故也应积极防治。

（3）要认真防治营养不良：难治性肾病综合征患者，长期处于低蛋白血症状态，易发生营养不良。慢性肾衰竭及透析患者的营养不良可分成两型：

Ⅰ型是单纯性的营养不良，系患者蛋白质及热量摄入不足和 / 或透析丢失营养成分引起；Ⅱ型是与微炎症状态相关的，微炎症促使患者基础能量消耗增加及蛋白质分解增强，诱发营养不良，此型营养不良更易产生并发症。Ⅰ型通过充分透析及加强营养能使营养不良显著好转，而Ⅱ型经上述治疗常常无效。因此，慢性肾衰竭及透析患者出现营养不良时，应常规检测血清高敏 C 反应蛋白，有条件时还应检测血清 IL-1、IL-6 及肿瘤坏死因子，以及时发现微炎症状态并加以处理。

（4）要积极防治肾性贫血：CKD 患者的贫血可由综合因素造成，包括铁剂及叶酸等造血原料摄入不足、红细胞寿命缩短、消化道出血及骨髓造血功能抑制等。但是，最重要的致病因素仍是肾脏促红细胞生成素生成减少，因此，应合理使用促红素，并在应用促红素治疗前后定期检测患者的血清铁蛋白及转铁蛋白饱和度，以指导合理补铁。

（5）要积极防治继发性甲状旁腺功能亢进症：CKD3 期以上患者，尤其慢性肾衰竭患者的继发性甲状旁腺功能亢进症及钙磷代谢紊乱十分普遍。过高的甲状旁腺素可导致皮肤瘙痒、肾性贫血及促红素低反应性以及高转化性肾性骨病（纤维性骨炎），故应积极防治。

（6）及时进行肾脏替代治疗，延长患者生命：CKD 患者进展至终末期肾病阶段即应及时进行肾脏替代治疗，包括血液透析、腹膜透析及肾移植治疗，以延长患者生命。通常出现尿毒症临床表现和体征、eGFR 下降至 5~8ml/（min·1.73m^2）时应开始透析治疗。而紧急透析指征包括：

1）药物不能控制的高钾血症：血钾 >6.5mmol/L；

2）水钠潴留、少尿、无尿、高度水肿伴有心力衰竭、肺水肿，高血压；

3）严重代谢性酸中毒：pH<7.2；

4）并发尿毒症性心包炎、胸膜炎、中枢神经系统症状如神志恍惚、嗜睡、昏迷、抽搐、精神症状等。

糖尿病肾病患者宜更早进行肾脏替代治疗，否则容易出现严重心、脑血管及神经并发症，将影响患者生活质量及生存率。

（二）西医康复处理

高血压、高血糖、高血脂及蛋白尿等既是导致 CKD 进展的危险因素，也是 CKD 常见的临床表现，必须积极加以控制。

1. 控制蛋白尿 24 小时尿蛋白定量超过 150mg 或尿蛋白（mg）/ 肌酐（g）大于 200mg/g 称为蛋白尿。24 小时尿白蛋白排泄率（AER）在 30~300mg 称为微量白蛋白尿。糖尿病肾病患者蛋白尿目标值应控制在 AER<30mg/d；非糖尿病患者，蛋白尿目标值应控制在 24 小时尿蛋白定量 <300mg。常用控制蛋白尿的措施包括：

（1）RAS 阻断剂：ACEI 和 ARB 具有降压及独立于降压之外的肾脏保护作用。尿白蛋白 30~300mg/d 的糖尿病患者推荐使用 ACEI 或 ARB。尿白蛋白 >300mg/d 时，无论是否存在糖尿病，均推荐使用 ACEI 或 ARB。目前不提倡联合应用 ACEI 和 ARB 延缓慢性肾脏病的进展。

（2）糖皮质激素及免疫抑制剂：多种原发性或继发性肾小球疾病，如膜性肾病或狼疮性肾炎，其发病机制主要由异常免疫反应所介导，需要使用糖皮质激素及免疫抑制剂治疗以达到蛋白尿持续缓解，常用的免疫抑制剂包括环磷酰胺、环孢素 A、他克莫司、吗替麦考酚酯、硫唑嘌呤、来氟米特等。应用时应根据患者病理类型和蛋白尿程度，并结合患者性别、年龄、体重、生育要求、有无相关药物使用禁忌证及个人意愿等，个体化地制定治疗方案。注意定期检测药物的血药浓度和防治相关药物的不良反应等。

2. 控制高血压 高血压可引起肾脏损害，也可促进 CKD 进展，还能引起心、脑血管等靶器官损害，更使 CKD 患者预后不良。积极控制 CKD 患者的高血压是控制或延缓 CKD 进展的重要措施。无论是否合并糖尿病，AER ≤ 30mg/d 时，都应该维持目标收缩压 ≤ 140mmHg，舒张压 ≤ 90mmHg；AER>30mg/d 时，维持目标收缩压 ≤ 130mmHg，舒张压 ≤ 80mmHg。控制高血压的措施除改善生活方式如低盐、生活规律、适当运动等，更应根据患者病情合理选用降压药物，做到个体化治疗。无蛋白尿的 CKD 并高血压患者，可选择 ACEI、ARB、CCB 等类药物；有蛋白尿的 CKD 并高血压患者，首选 ACEI 或 ARB；严重的高血压患者可选择 2 种或 2 种以上的抗高血压药物联合治疗。老年患者应综合考虑年龄、合并症等情况，并密切关注降压治疗相关的不良事件，如电解质紊乱、急性肾损伤、体位性低血压等。

3. 控制高血糖 糖尿病诊断依据美国糖尿病协会（ADA）2010 年指南推荐标准：

（1）糖化血红蛋白（HbA1c）≥ 6.5%。

（2）空腹血糖 ≥ 7.0mmol/L。

（3）在口服糖耐量试验中，口服 75g 葡萄糖 2h 后血糖 ≥ 11.1mmol/L。

（4）在有经典高血糖症状或高血糖危象的患者中，随机血糖 ≥ 11.1mmol/L。

糖尿病肾病诊断标准：①有糖尿病病史；②出现微量白蛋白尿；③伴有糖尿病视网膜病变。

血糖控制目标值为 HbA1c 为 7.0%；糖尿病患病时间短、预期寿命长、无心血管并发症并能很好耐受治疗者，可更加严格控制 HbA1c（<6.5%）；预期寿命较短、存在合并症或低血糖风险者，HbA1c 可放宽至 7.0% 以上。控制高血糖措施，包括糖尿病饮食控制、适当运动、口服降糖药或胰岛素治疗等。但药物治疗应根据 GFR 水平调整胰岛素及口服降糖药剂量，以防止低血糖及其他不良反应的发生。

4. 控制高血脂 血脂异常指血浆中脂质量和质的异常，通常指血浆中胆固醇和 / 或甘油三酯升高，也泛指包括低、高密度脂蛋白胆固醇在内的各种血脂异常。

（1）控制目标：应根据患者疾病的风险评估（CKD 分期，患者年龄，是否透析、肾移植，有无冠心病、糖尿病、缺血性脑卒中病史）而不是根据血浆胆固醇、低密度脂蛋白胆固醇的水平来确定治疗措施。

（2）控制措施：他汀类或加依折麦布适用于 50 岁以上的 CKD 未透析患者、成人肾移植和开始透析时已经使用这类药物的患者。对于 18~49 岁、未透析的肾移植患者，他汀类

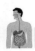

药物用于有以下 1 项或以上者：冠心病（心肌梗死或冠状动脉重建术）、糖尿病、缺血性脑卒中、10 年间发生冠心病风险大于 10%。注意部分他汀类药物要根据 eGFR 调整剂量。高甘油三酯血症患者，建议改变生活方式治疗，包括清淡饮食、适当运动等。

5. 控制高尿酸血症 近年逐渐认识到高尿酸血症不但是高血压及心血管疾病的独立危险因素，也是 CKD 进展的独立危险因素，因此应予积极治疗。

（1）控制血尿酸目标值：尿酸性肾病患者，血尿酸目标值应 <360μmol/L；有痛风发作的患者，血尿酸目标值控制在 <300μmol/L；继发于 CKD 的高尿酸血症患者，当血尿酸大于 480μmol/L 时应干预治疗。

（2）控制措施：低嘌呤饮食，尿量正常者需多饮水，适当碱化尿液，避免长期使用可能引起尿酸升高的药物（噻嗪类及襻利尿剂、烟酸、小剂量阿司匹林等）。降低血尿酸的药物包括抑制尿酸生成的药物（别嘌呤、非布司他等）和增加尿酸排泄的药物（苯溴马隆、丙磺舒等）。根据患者高尿酸血症的分型及 GFR 水平不同选择药物、调整用量：别嘌呤在 CKD3 期应减量使用，CKD5 期尽量避免使用；非布司他在轻、中度肾功能不全患者无需调整剂量；当 GFR<20ml/（min·1.73m^2）时应避免使用苯溴马隆。继发于 CKD 的高尿酸血症患者应积极治疗 CKD，降低血尿酸的药物是否可延缓 CKD 进展尚存争议。

（三）中医康复处理

《难经·五十四难》："肾之积，名曰贲豚。"本处所指的肾积，是指因癌、瘤等侵及肾系，主要使肾阴亏损，肝阳上亢，临床以血压高、肌肉软弱、抽搐、血钾低等为主要表现的肾系疾病。

1. 辨证汤药

（1）肝阳上亢证：眩晕，头痛头胀，头重脚轻，面红目赤，急躁易怒，口苦，舌红，苔黄，脉玄有力。

治则：平肝潜阳。

方药：天麻钩藤饮加减。

石决明、钩藤、杜仲、天麻、黄芩、川牛膝、栀子、益母草、桑寄生、夜交藤、朱茯神。

（2）肝肾阴虚证：头晕目眩，耳鸣，健忘，口燥咽干，肢体麻木或痿软，胁痛，腰膝酸软，五心烦热，或有低热，颧红，盗汗，大便干结，舌红少津，脉玄细数。

治则：滋补肝肾。

方药：左归丸加减。

熟地、山药、山茱萸、枸杞、菟丝子、鹿角胶、龟板胶、川牛膝。

（3）阴虚动风证：眩晕，肢体发麻，或手足瘈疭，震颤，形体消瘦，五心烦热，口燥咽干，小便短黄，大便干结，舌红少苔，脉细数。

治则：滋阴潜阳熄风。

方药：三甲复脉汤加减。

阿胶、地黄、麦冬、白芍、炙甘草、牡蛎、麻仁、鳖甲、龟板。

2. 辅助疗法

（1）针灸疗法：

治法：以补益肾气为主，毫针刺用补法，或针灸并用。

处方：肾俞、命门、三阴交、关元。

（2）电针疗法：

选穴：①八髎、然骨；②关元、三阴交。

方法：两组穴可交替使用，用低频脉冲电，通电 3~5 分钟。

（党海珍 胡 毅 刘洁琼 姜忠华 孙胜杰 杨国凯）

参 考 文 献

1. LAUNAY–VACHER V，SPANO J P，JANUS N，et al.Renal insufficiency and anticancer drugs in elderly cancer patients：A subgroup analysis of the IRMA study［J］.Crit Rev Oncol Hematol，2009，70（2）：124–133.

2. LAUNAY–VACHER V，OUDARD S，JANUS N，et al.Prevalence of Renal Insufficiency in cancer patients and implications for anticancer drug management：the renal insufficiency and anticancer medications（IRMA）study［J］.Cancer，2007，110（6）：1376–1384.

3. CHRISTIANSENA C F，JOHANSEN B M，LANGEBERG W J，et al.Incidence of acute kidney injury in cancer patients：A Danish population–based cohort study［J］.Eur J Intern Med，2011，22（4）：399–406.

4. WENG P H，HUNG K Y，HUANG H L，et al.Cancer–Specific Mortality in Chronic Kidney Disease：Longitudinal Follow–Up of a Large Cohort［J］.Clin J Am Soc Nephrol，2011，6（5）：1121–1128.

5. IFF S，CRAIG J C，TURNER R，et al.Reduced Estimated GFR and Cancer Mortality［J］.Am J Kidney Dis，2014，63（1）：23–30.

6. KDIGO.KDIGO 2012 clinical practice guideline for the evaluation and management of chronic kidney disease［J］.Kidney Int Suppl，2013，3（1）：1–150.

7. 上海慢性肾脏病早发现及规范化诊治与示范项目专家组.慢性肾脏病筛查诊断及防治指南[J].中国实用内科杂志，2017，37（1）：28–34.

8. National Kidney Foundation.KDOQI Clinical Practice Guideline for Diabetes and CKD：2012 Update［J］.Am J Kidney Dis，2012，60（5）：850–886.

9. American Diabetes Association.Standards of medical care in diabetes—2010［J］.Diabetes Care，2010，33 Suppl 1：S11–S61.

第五节 慢性肺疾病

世界卫生组织（WHO）关于慢性肺疾病的定义为慢性气道疾病和其他结构性肺疾病，最常见的是慢性阻塞性肺疾病（COPD）、支气管哮喘、职业性肺病和肺动脉高压，其他还包括支气管扩张、阻塞性睡眠呼吸暂停综合征。我国慢性病死亡率与健康寿命损失前三位分别为心血管疾病、恶性肿瘤、呼吸系统疾病。在我国食管癌、慢性阻塞性肺疾病的健康寿命损失分别为世界平均水平的 6 倍、2 倍。尽管目前国内外尚缺乏食管癌与慢性肺疾病共病的流行病学资料，但依据食管癌和慢性肺疾病在人群中较高的发病率，食管癌与慢性肺疾病共病的情况并不少见。国外有研究资料显示在食管癌手术治疗的患者中，合并COPD 者占 5.5%，合并哮喘者占 3.1%。国内研究资料显示在老年食管癌手术治疗的患者中，合并 COPD 者占 21.7%，且 COPD 显著增加食管癌患者术后并发肺部感染的风险。慢性肺疾病的评估和管理不仅在食管癌围术期十分重要，其相关的临床康复对提高患者长期生存和生存质量也具有重要意义。WHO 所定义的慢性肺疾病在我国最常见的依次为：慢

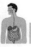

性阻塞性肺疾病、支气管哮喘、支气管扩张。

一、慢性肺疾病概述

1. 慢性阻塞性肺疾病 慢性阻塞性肺疾病（chronic obstructive pulmonary disease, COPD）简称慢阻肺，是以持续气流受限为特征的可以预防和治疗的疾病，其气流受限多呈进行性发展，与气道和肺组织对烟雾等有害气体或有害颗粒的异常慢性炎症反应有关。慢阻肺与慢性支气管炎和肺气肿有密切关系，起病缓慢，病程较长。主要表现为慢性咳嗽、咳痰、不同程度和形式的呼吸困难，晚期有体重下降、食欲减退等。早期可无异常体征，随疾病进展可出现桶状胸，呼吸变浅、增快，缩唇呼吸等；双侧语颤减弱；肺部过清音；双肺呼吸音减弱，呼气相延长，可闻及湿和/或干啰音。主要根据吸烟等高危因素史、临床症状、体征及肺功能检查等，并排除可以引起类似症状和肺功能改变的其他疾病，综合分析确定诊断。肺功能检查是判断持续气流受限的主要客观指标，使用支气管扩张剂后，$FEV_1/FVC<0.7$ 可确定为持续气流受限。

2. 支气管哮喘 支气管哮喘简称哮喘，是由多种细胞（如嗜酸性粒细胞、肥大细胞、T 淋巴细胞、中性粒细胞、平滑肌细胞、气道上皮细胞等）和细胞组分参与的气道慢性炎症性疾病。哮喘是世界上最常见的慢性病之一，我国患病率约为 0.5%~5%，且呈逐年上升趋势。典型症状为反复发作喘息、气急、胸闷或咳嗽、伴有哮鸣音的呼气性呼吸困难，可在数分钟内发生，并持续数小时至数天，可经平喘药物治疗后缓解或自行缓解，夜间及凌晨发作或加重是重要的临床特征。发作时双肺可闻及广泛哮鸣音，呼气相延长。具有典型上述表现，与接触变应原、冷空气、物理、化学性刺激、病毒性上呼吸道感染、运动等有关；或临床表现不典型者但三项中至少一项阳性（支气管激发试验或运动试验阳性、支气管舒张试验阳性、昼夜 PEF 变异率 ≥ 20%）；除外其他疾病所引起的喘息、气急、胸闷或咳嗽，可诊断。

3. 支气管扩张 支气管扩张症大多继发于急、慢性呼吸道感染和支气管阻塞后，反复发生支气管炎症，致使支气管壁结构破坏，引起支气管异常和持久性扩张。近年来发病率有减少趋势。主要症状为慢性咳嗽、咳大量脓痰和/或反复咯血，无明显诱因者常隐匿起病。体检可闻及湿啰音和干啰音，病变严重者可出现杵状指（趾）。根据反复咳脓痰、咯血病史和既往有诱发支气管扩张的呼吸道感染病史，高分辨 CT 显示支气管扩张的异常影像学改变，即可明确诊断为支气管扩张。纤支镜检查或局部支气管造影，可明确出血、扩张或阻塞的部位，还可经纤支镜进行局部灌洗，采取灌洗液标本进行涂片、细菌学和细胞学检查，协助诊断和指导治疗。

4. 其他 如阻塞性睡眠呼吸暂停综合征、肺动脉高压、肺结核等，应注意肥胖、打鼾、活动后呼吸困难、结核接触史或长期低热等相关临床表现及危险因素，必要时完善睡眠监测、胸部 CT、超声心动图、痰检等辅助检查化验。

二、慢性肺疾病的康复管理及策略

食管癌合并慢性肺部疾病，其治疗难度和风险显著增加，须经过外科、放疗科、肿瘤内科、呼吸科、麻醉科甚至心内科等多学科讨论（MDT），充分评估，综合考虑选择合适的治疗方法。在慢性肺部疾病急性期或活动期患者禁忌行手术、放化疗等高风险治疗，在肺部疾病稳定、患者一般情况改善后，再根据食管癌分期选择抗肿瘤治疗方案。选择手术治疗时，在围术期必须经过严格的评估和管理。拟行放化疗患者，治疗前评估肺功能情况、体质评分，如果肺功能和体质评分基本正常，则可以行放化疗，但在制定放疗计划时必须严格控制如 V5<45%，V10 ≤ 40%，V20 ≤ 20%，V30 ≤ 15%，V40 ≤ 10%。在选用化疗药物时，应尽量避免选择对肺损伤大的药物如紫杉醇和多西他赛。放疗期间密切关注患者有无咳嗽、发热等症状，谨防放射性肺炎和诱发肺部感染。

食管癌合并慢性肺疾病康复治疗的目标：减少肺疾病发作及风险，强化生活方式的改变，提高生活质量。

（一）预防性康复治疗

1. 戒烟　是预防慢阻肺最重要的预防措施，在疾病的任何阶段戒烟都有助于防治慢阻肺的发生和发展。对于其他常见的慢性肺疾病戒烟可延缓慢性肺部疾病的进展，积极戒烟是慢性肺部疾病康复的前提。

2. 脱离职业和环境污染　减少有害气体或有害颗粒的吸入。因职业或环境粉尘、刺激性气体（如油漆、油烟等）所致者，应脱离污染环境。

3. 保暖　气温突变往往是慢性肺部疾病急性加重的诱因，保暖预防感冒是慢性肺部疾病患者在冬春季节需要特别注意的。

4. 呼吸生理训练　每天适当练习腹式呼吸、主动咳嗽、扩胸拉伸等呼吸生理动作，有助于预防或减少病患因食管癌手术或放化疗所致肺部感染及慢性肺疾病的发作。

5. 肌力锻炼　适当全身性运动，如定时进行步行及登楼梯锻炼，避免过度劳累，有助于患者增肌、改善肌肉力量，减少慢性肺疾病的加重。

6. 饮食　慢性肺疾病的长期消耗导致患者营养不良。要求尽可能达到理想体重，平衡摄入营养物质，注意维生素及微量元素的补充，避免高糖类饮食及过高热卡的摄入，以免产生过多的二氧化碳。合并肺心病患者需要控制钠水摄入减轻心脏负荷。

7. 氧疗　存在慢性缺氧的患者应进行家庭氧疗，但常见的慢性肺疾病如慢阻肺、哮喘、支气管扩张疾病的晚期常出现缺氧合并二氧化碳潴留的情况，应注意进行控制性氧疗，避免加重二氧化碳潴留。病情严重的患者推荐家庭无创通气。

8. 疫苗接种　流感疫苗、肺炎链球菌疫苗、细菌溶解物、卡介苗多糖核酸等对防止慢阻肺患者反复感染可能有益。

此外，对于有慢阻肺高危因素的人群，应定期进行肺功能监测，以尽可能早期发现慢阻肺并及时予以干预。

（二）西医康复处理

1. 食管癌围术期加速康复治疗　术前评估患者手术风险及耐受性，加强宣教，有利于患者术后康复。合并慢性肺病的患者术前应常规评估肺功能和胸部影像。术前对慢阻肺患者、吸烟者应严格戒烟 2 周以上，练习咳嗽、排痰，加强呼吸功能锻炼。术中尽量缩短手术时间，关胸前嘱麻醉医师吸痰膨肺，以减少术后肺不张的发生。术后协助患者进行有效的排痰，保持呼吸道通畅，加强呼吸道护理，充分给氧及有效镇痛，必要时予以纤维支气管镜吸痰、气管切开或应用人工呼吸机辅助呼吸，防止气道阻塞致肺部感染。

2. 一般治疗

（1）支气管扩张剂：吸入支气管扩张剂是控制慢阻肺和支气管哮喘的主要措施。常用的支气管扩张剂有 β_2 肾上腺素受体激动剂，短效有沙丁胺醇、特布他林，长效 β_2 肾上腺素受体激动剂有沙美特罗、福莫特罗；抗胆碱能药物，短效有异丙托溴铵，长效有噻托溴铵。

（2）祛痰药：对痰液不易咳出的患者可应用祛痰药。常用药物有氨溴索或者羧甲司坦，也常用乙酰半胱氨酸雾化吸入祛痰。

（3）糖皮质激素：慢阻肺高风险患者，长期吸入糖皮质激素与长效 β_2 肾上腺素受体激动剂的联合制剂可增加运动量，减少急性加重发作频率，提高生活质量。糖皮质激素是控制哮喘发作最有效的药物，常用方法为吸入；如吸入糖皮质激素无效可短期口服短效糖皮质激素，如泼尼松或泼尼松龙；重度或严重哮喘发作时应及时给予静脉激素，可选择琥珀酸氢化可的松或甲泼尼龙。

（4）白三烯调节剂：有抗炎和舒张支气管平滑肌的作用，常用药物有孟鲁司特和扎鲁司特。

（5）茶碱类药物：有舒张支气管和气道抗炎作用，常用药物有氨茶碱和缓释茶碱。由于茶碱的治疗窗窄以及代谢个体差异较大，有条件的应在应用茶碱时监测血药浓度。

3. 抗感染治疗 当慢性肺疾病患者合并感染时，应根据患者疾病的严重程度和预判的病原菌、所在地常见病原菌及其药敏情况积极选用抗生素治疗，在经验性抗感染治疗前应积极留取合格痰或其他标本送微生物学检查。初始抗菌治疗的建议：对无铜绿假单胞菌危险因素者，主要依据急性加重严重程度、当地耐药状况、费用和潜在的依从性选择药物。

4. 氧疗 对于具有静息状态下低氧血症的严重患者，长期氧疗（>15 小时/天）对其血流动力学、呼吸生理、运动耐力和精神状态会产生有益影响，可改善患者生活质量，提高生存率。因此，提倡在医生指导下施行长期家庭氧疗。氧疗方法：一般采用鼻导管吸氧，氧流量为 1.0~2.0L/min，吸氧时间 >15 小时/天，使患者静息状态下，达到 $PaO_2 \geqslant 60mmHg$ 和/或使 SaO_2 升至 90% 以上。

5. 呼吸支持治疗 如患者存在严重的呼吸衰竭，可通过无创或有创方式实施呼吸支持，常用有经鼻高流量、无创正压通气、有创正压通气。无论何种方式都只是生命支持的一种手段，在此条件下，应通过治疗消除诱因，使呼吸衰竭得到改善或逆转。用无创正压通气治疗作为辅助治疗，可改善患者呼吸困难和运动耐力，包括持续气道正压通气技术、压力支持和比例辅助通气等模式。通常采用 2 种无创通气方式：①运动中进行无创正压通气；②运动期间使用夜间无创正压通气治疗。

6. 营养治疗 营养不良可影响肺部修复、表面活性剂合成、通气控制以及对缺氧的反应、呼吸肌功能和肺的机械功能以及体内水的平衡，进而可以导致呼吸肌萎缩、运动能力降低、增加患者住院率。营养不良患者短期补充营养可在骨骼肌功能没有明显变化时改善呼吸肌耐力，增加呼吸肌力。对于高碳酸血症患者，高脂肪高热量膳食可以缓解高碳酸血症。

7. 物理治疗

（1）呼吸训练：重建生理呼吸模式，强调腹式呼吸或缩唇呼吸锻炼，先呼后吸，经口呼气，用鼻吸气，细吸深吸（吸/呼比为 1/5~1/2），缓慢呼吸。可用双手一手放于胸骨底部感觉横膈肌活动，另一手置于上胸部感觉胸部和呼吸肌的活动，反复练习可防止肺泡、气管迅速塌陷，增加膈肌活动，促进更多残余气体排出，改善通气量。

（2）呼吸肌训练：可用抗阻呼吸器训练增强吸气肌肌力，用沙袋挺腹训练增强腹肌肌力，主要是增加最大呼气肌和吸气肌的肌力、耐力，从而有助于肺泡排空，并改善肺泡侧支通气和小气道分泌物向大气道引流。

（3）胸廓活动度及胸部扩张训练：通过扩胸、挺胸、体侧屈、胸大肌、胸小肌牵张、胸壁被动加压积极充分吸气后保持等动作训练，增加胸廓活动度，加强胸廓运动能力，有助于肺组织膨胀、扩张，增加肺容量，促进过量支气管分泌物的排出，改善通气－灌注关系，增加肺通气量。

（4）清除气道分泌物：通过有效咳嗽训练、机械振动排痰、体位引流排痰法，改善气道分泌物的清除，减少慢阻肺急性加重。体位引流前注意先湿化、雾化、稀释痰液，据患者情况摆放体位，配合胸部扩张训练、叩击震颤、主动有效咳嗽。引流过程中注意生命体征。

（5）雾化吸入疗法：有助于抗炎、解痉、利于排痰、保护黏膜和纤毛功能。

（6）膈肌起搏／电刺激呼吸：适用于经呼吸锻炼后膈肌运动仍不满意或由于粘连限制了膈肌活动时。

8. 作业治疗

（1）提高上肢活动能力的作业活动：应用弹力带、功率车、体操棒、提重物等加强上肢肩带部肌群训练，增强辅助呼吸肌肌力。

（2）提高耐力的作业活动：选择有氧训练为主的活动，文体活动中快走、划船、骑车、游泳等，文娱治疗中的游戏、登山、跳健身舞等及职业治疗中的木工活、家务劳动、陶瓷工艺制作等，可明显增加患者的活动耐力，减轻呼吸困难症状，改善精神状态。

9. 心理治疗 食管癌及慢性肺部疾病易复发，并发症多，其治疗及康复是一个漫长的过程，带给患者的不仅是身体上的不适，更有心理上的负担，二者相互影响。通过心理治疗，可使患者正确认识疾病，减轻对疾病的恐惧，应对康复过程中各阶段的心理问题，从而提高患者治疗及康复依从性，使康复得以顺利进行，进而提高患者生活质量。

（三）中医康复处理

1. 中药治疗 根据中医辨证分型（如风寒壅肺证、表寒肺热证、痰浊阻肺证、痰热郁肺证、肺气郁痹证、肺气虚耗证、肺肾气虚证等），适当选用中药方剂或中成药（如健脾固肾丸、补肾益肺胶囊、固本咳喘胶囊等）。

2. 药膳调理 可根据辨证分型选择合适的药膳（如九仙薯蓣煎、玉参焖鸭、贝母炖兔肉、川贝雪梨等）食用调理。

3. 适宜技术 包括针灸疗法、推拿疗法、耳穴压豆、穴位外敷、熏洗疗法、拔罐治疗、膏方治疗等。

4. 中医传统运动锻炼 中国传统体育运动，如太极拳、八段锦、六字诀、五禽戏、易筋经等，集畅情志、调呼吸、强体魄于一体，对慢性肺病患者增强体质和肺功能的康复有良好的效果。

5. 日常保健 纠正患者的日常不良饮食和生活习惯，加强保健意识非常重要。患者宜选择蒸煮的高蛋白和高维生素类清淡而富营养食物，并补充无机盐，避免摄入过多糖类类及萝卜、洋葱等易产气食品，同时忌辛辣、煎炸、生冷、咸、甜等食品。患者要禁烟酒，适房事，慎风寒，适寒温，可常服扶正固本方药增强正气，提高抗病能力，秋冬季节

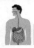

气候变化之际尤需避免感受外邪。鼓励患者通过适当运动锻炼、音乐欣赏、书法绘画等方式移情易性，保持乐观开朗的情绪，避免忧思恼怒的不利影响（情志疗法）。

（程剑剑　况红艳　舒　鹏　张文平　包宇旺　温　芳）

参 考 文 献

1. WHO.Global surveillance，prevention and control of chronic respiratory disease［R/OL］.［2019-02-22］.https：//www.who.int/gard/en/.

2. 王玥，徐勇勇，谭志军，等.我国慢性病与疾病负担的国际比较［J］.中华健康管理学杂志，2014，8（2）：124-127.

3. HE L R，QIAO W，LIAO Z X，et al.Impact of comorbidities and use of common medications on cancer and non-cancer specific survival in esophageal carcinoma［J］.BMC Cancer，2015，15：1095.

4. 刘华之，侯良，周瑞芬，等.老年食管癌患者术后并发肺部感染的危险因素和菌群分布及药物敏感性［J］.中国老年学杂志，2018，38（12）：2865-2867.

5. 中华医学会呼吸病学分会慢性阻塞性肺疾病学组.慢性阻塞性肺疾病诊治指南（2013年修订版）［J］.中华结核和呼吸杂志，2013，36（4）：255-264.

6. 中华医学会呼吸病学分会哮喘学组.支气管哮喘防治指南（2016年版）［J］.中华结核和呼吸杂志，2016，39（9）：675-697.

7. 成人支气管扩张症诊治专家共识编写组.成人支气管扩张症诊治专家共识［J］.中华结核和呼吸杂志，2012，35（7）：485-492.

8. NCCN.NCCN Clinical Practice Guidelines in Oncology：Esophageal and Esophagogastric Junction Cancers（2018.V2）［S］.2018.

9. KOYAMA N，KATAYANAGI S，KAWACHI S.Pre-existing interstitial lung disease as a risk factor for pneumonitis associated with ramucirumaband paclitaxel in patients with gastric cancer：The impact of usual interstitial pneumonia［J］.PLoS One，2018，13（6）：e0198886.

10. WATAD A，BRAGAZZI N，GRYSMAN L.Lungs in White Induced by Docetaxel［J］.Isr Med Assoc J，2017，19（6）：393-394.

11. 中国医师协会胸外科分会快速康复专家委员会.食管癌加速康复外科技术应用专家共识（2016版）［J］.中华胸心血管外科杂志，2016，32（12）：717-722.

12. 中国老年保健医学研究会老龄健康服务与标准化分会.中国社区心肺康复治疗技术专家共识［J］.中国老年保健医学杂志，2018，16（3）：41-51.

13. 周仲瑛.中医内科学［M］.北京：中国中医药出版社，2017.

14. 王小纯.滋阴补肺中医药膳［J］.家庭科技，2014（9）：36.

15. NG B H，TSANG H W，NG B F，et al.Traditional Chinese exercises for pulmonary rehabilitation：evidence from a systematic review［J］.J Cardiopulm Rehabil Prev，2014，34（6）：367-377.

16. 朱震，张世勤.健身气功肺康复法对慢性阻塞性肺疾病稳定期患者呼吸功能及生存质量的影响［J］.吉林中医药，2012，32（8）：803-804.

17. 陈麒，田君，蒋骏，等.改良中医呼吸导引康复技术治疗慢性阻塞性肺疾病稳定期患者的临床观察［J］.上海中医药大学学报，2017（3）：33-39.

第六节　慢性脑血管病

目前，全球主要的慢性病包括心脑血管疾病、癌症、慢性呼吸系统疾病以及糖尿病等。慢性脑血管病包括出血性和缺血性，慢性脑血管病可急性发作，即脑卒中，在较短时间的急性期后，即为更长时间的恢复期和后遗症期，且有发病率高、死亡率高和致残率高的特点。中国每年新发卒中患者约 200 万人，其中 70%~80% 的脑卒中患者因为残疾不能独立生活，严重危害人类健康。缺血性脑卒中约占全部脑卒中的 69.6%~70.8%。目前尚无食管癌合并脑卒中的流行病学资料，国内外有食管癌围术期合并脑卒中的散在报道。脑卒中是食管癌术后重返 ICU 的常见原因之一，且高龄患者更易出现术后并发症，因此对食管癌合并脑卒中患者应给予一定的重视。

一、脑血管病临床表现及诊断

1. 临床表现　一侧肢体（伴或不伴面部）无力或麻木；一侧面部麻木或口角歪斜；说话不清或理解语言困难；双眼向一侧凝视；单眼或双眼视力丧失或模糊；眩晕伴呕吐；既往少见的严重头痛、呕吐；意识障碍或抽搐。

2. 影像学检查　脑梗死的早期 CT 可无异常发现，起病约 24 小时后梗死区呈明显低密度改变。脑出血时 CT 示血肿灶为高密度影。多模式 MRI 较敏感。血管病变检查可显示脑动脉狭窄、闭塞、出血或扭曲部位和程度。

3. 诊断　急性起病；局灶（少数为全面）神经功能缺损；影像学（脑 CT/MRI）表现；排除非血管性病因。

二、慢性脑血管病的康复管理及策略

食管癌合并慢性脑病时，临床分期、KPS 评分、营养评价及脑功能状态等诸多因素可能影响手术、放疗、化疗、免疫治疗等治疗手段与时机选择。此外，可能对食管癌患者的治疗效果及预后造成一定的影响。由于缺血性脑卒中致残率、病死率高，目前认为预防是最好的措施。在积极控制血压、血糖、血脂的基础上，积极预防急性脑血管意外，同时进行食管癌的治疗，以使慢性脑病合并食管癌的患者能真正从合理的治疗方案中获益，进而提高患者的生活质量，延长患者的生存时间。

（一）预防性康复处理

1. 生活方式干预

（1）合理饮食、控制体重：建议低钠摄入量（食盐 ≤ 5g/d）和增加钾摄入量（≥ 3 510mg/d），低脂、高蛋白、丰富维生素饮食，肥胖和超重者应减轻体重，使 BMI<24，腰围：男性 <90cm，女性 <85cm，以降低脑卒中风险。

（2）适当体育活动：成年人（部分高龄和身体因病不适运动者除外）每周 4~7 次，每次持续 30~60 分钟的体力活动（如快走、慢跑、骑自行车或其他有氧运动形式）。

（3）戒烟戒酒：不饮或限制饮酒。不吸烟，彻底戒烟，避免被动吸烟。

（4）减轻精神压力，保持心理平衡。

2. 血压管理　筛查人群中的高血压患者并定期监测血压。早期或轻度高血压患者首先采用改变生活方式治疗，中度以上高血压患者除改进饮食习惯和不良生活方式外，应进行持续合理的药物治疗。积极治疗高血压是预防脑出血或出血复发的有效手段，病情稳定的脑卒中患者，推荐降压目标 <140/90mmHg，伴有糖尿病或肾病患者依据其危险分层及耐受性还可进一步降低。

3. 血糖管理 脑卒中二级预防建议：尽早筛查血糖，及早发现糖尿病或糖尿病前期。建议疾病稳定期糖化血红蛋白（HbA1c）控制在小于 7.0%（平均血浆葡萄糖为 8.6mmol/L）水平。对糖尿病病史短、预期寿命长及无严重心血管疾病的患者，可选择更加严格的标准 HbA1c 水平（6.5%）（平均血浆葡萄糖为 7.8mmol/L）。对于有严重低血糖事件发生史、预期寿命短、存在严重并发症、糖尿病病史长且血糖难以控制者，可考虑将目标 HbA1c 提高为 8.0%（平均血浆葡萄糖 10.2mmol/L）。

4. 血脂管理 对于有动脉粥样硬化证据的缺血性脑卒中患者，长期使用他汀类药物可以预防缺血性脑卒中复发，胆固醇降低目标为 LDL-C<100mg/dl，伴有多种危险因素的极高危患者目标值为 LDL-C<70mg/dl（1.8mmol/L）或较基础值下降 ≥ 50%。若缺血性脑卒中患者考虑其病因可能是动脉粥样硬化所致，即使胆固醇水平正常、无冠心病或无动脉粥样硬化证据，也应考虑他汀类药物治疗以降低血管性事件发生风险。同时，需结合生活方式干预，包括控制体重和合理膳食等协助控制血脂水平。

（二）西医康复处理

1. 急性期

（1）一般治疗：维持氧饱和度 >94%，必要时吸氧、气道支持及辅助呼吸药物治疗。持续生命体征监测、神经系统评估，警惕心律失常，避免增加心脏负担。积极控制体温、对症支持治疗，严密监测管理血压和血糖，防治并发症。

（2）特异性治疗：静脉溶栓治疗是目前缺血性脑卒中患者最主要恢复血流措施（有效时间窗 4.5~6 小时内），应根据适应证和禁忌证标准严格选择。存在溶栓禁忌的患者充分评估后可考虑血管内介入治疗，包括机械取栓、动脉溶栓、血管成形术等。

（3）根据治疗情况尽早口服抗血小板药物（阿司匹林或氯吡格雷）以及他汀药物。根据个体化情况酌情使用神经保护药物，如依达拉奉、胞磷胆碱、吡拉西坦等。

（4）外科手术能够快速清除血肿、缓解颅高压、解除机械压迫，是高血压脑出血治疗的重要方法。

2. 慢性期抗栓治疗 对缺血性脑卒中患者，应早期启动二级预防，控制危险因素，同时根据病情抗栓治疗。

（1）抗血小板治疗：对于非心源性栓塞性缺血性脑卒中患者，除少数情况需要抗凝治疗，大多数情况均建议给予抗血小板药物预防缺血性脑卒中复发。氯吡格雷（75mg/d）、阿司匹林（50~325mg/d）单药治疗都可以作为首选药物。不推荐常规应用双重抗血小板药物，但对于有急性冠状动脉疾病或近期有支架成形术的患者，推荐联合应用氯吡格雷和阿司匹林。

（2）抗凝治疗：对于非心源性缺血性脑卒中患者，不推荐首选口服抗凝药物预防脑卒中复发。仅某些特殊情况下可考虑给予抗凝治疗，如主动脉弓粥样硬化斑块、基底动脉梭形动脉瘤、颈动脉夹层、卵圆孔未闭伴深静脉血栓形成或房间隔瘤等。

3. 早期康复治疗 卒中康复是经循证医学证实的对降低致残率最有效的方法。卒中单元注重早期康复，对病情稳定（生命体征稳定，症状体征不再进展）脑卒中患者应尽早康复治疗。轻、中度脑卒中患者，在发病 24 小时后可以进行床边康复、早期离床期的康复训练，康复训练应以循序渐进的方式进行，必要时在监护条件下进行。康复训练强度要考虑到患者的体力、耐力和心肺功能情况，在条件许可的情况下，开始阶段每天至少 45

分钟的康复训练。

（1）良肢位摆放、体位转移和关节活动度训练：脑卒中卧床期应将患者摆放于良肢位，即利用各种软性靠垫将患者置于舒适的抗痉挛体位。鼓励患侧卧位，适当健侧卧位，尽可能少采用仰卧位，尽量避免半卧位，保持正确的坐姿。一般每 2 小时体位转换 1 次。

体位转移的训练内容包括患者床上侧面移动、前后方向移动、被动健侧翻身、患侧翻身起坐训练、辅助和主动翻身起坐训练、床上搭桥训练以及床上到轮椅、轮椅到床上的转移训练等。其原则应该按照完全被动、辅助和完全主动的顺序进行。在身体条件允许的前提下，应尽早离床。

关节活动度训练可以维持关节正常的活动范围，防止肌肉失用性萎缩的发生，促进全身功能恢复。一般每个关节每天活动 2~3 次。开始肢体软瘫时关节活动范围应在正常范围的 2/3 以内，避免机械性损伤。

（2）早期站立、步行康复训练：脑卒中偏瘫患者应在病情稳定后尽快离床，借助器械进行站立、步行康复训练。早期积极进行抗重力肌训练、患侧下肢负重支撑训练、患侧下肢迈步训练及站立重心转移训练，以尽早获得基本步行能力。

（3）肌力训练和康复：脑卒中早期应重视瘫痪肌肉的肌力训练，针对相应的肌肉进行渐进式抗阻训练、交互性屈伸肌肉、肌力强化训练。针对相应的肌肉进行功能电刺激治疗、肌电生物反馈疗法，结合常规康复治疗，可以提高瘫痪肢体的肌力和功能。

（4）肌张力变化和痉挛的康复：痉挛的处理要从发病早期开始，抗痉挛肢位、关节活动度训练、痉挛肌肉缓慢牵伸、夹板疗法等方法可缓解肢体的痉挛，必要时口服抗痉挛药。康复训练结合早期局部注射 A 型肉毒素，可以减少上下肢的痉挛程度，改善肢体功能。

（5）早期语言功能的康复：建议由言语治疗师对存在交流障碍的卒中患者从听、说、读、写、复述等几个方面进行评价，针对性的早期开展语言功能障碍的康复，给予相应的简单指令训练、口颜面肌肉发音模仿训练、复述训练，口语理解严重障碍的患者可以试用文字阅读、书写或交流板进行交流。

（6）认知障碍的康复：脑卒中后认知障碍，可应用精神状态量表进行筛查，待急性期过后进行认知障碍详细的评测和针对性的康复。

（7）吞咽障碍的康复和营养管理：所有脑卒中患者应尽早完成标准的吞咽功能临床床旁评价，饮水试验可以作为误吸危险的筛选方法，阳性者进一步行视频 X 线透视吞咽检查确诊。可通过口轮匝肌训练、舌运动训练、增强吞咽反射能力的训练、咽喉运动训练、空吞咽训练、冰刺激、神经肌肉电刺激等方法吞咽功能训练。卒中患者应在入院 48 小时内进行营养筛查，对不能经口维持足够的营养和水分的患者、有胃食道反流和误吸风险的患者应考虑经鼻胃管肠内营养。

（8）心脏功能和呼吸功能康复：脑卒中卧床患者应尽早离床接受运动功能康复训练，下肢肌群具备足够力量的卒中患者，建议进行增强心血管适应性方面的训练，如活动平板训练、水疗等。合并呼吸功能下降、肺内感染的患者，建议加强床边的呼吸道管理和呼吸功能康复，以改善呼吸功能，降低卒中相关性肺炎的发生率和严重程度。

（9）肩痛、肩关节半脱位和肩手综合征的康复：脑卒中早期应避免用力牵拉患者的肩关节，可采取局部经皮电刺激、持续肩关节活动范围训练、保护肩关节等措施来预防和治

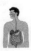

疗肩痛和肩关节半脱位。避免过度的肩部屈曲外展运动和做双手高举过头的滑轮样动作。对于手部肿胀明显的患者可采取外用加压装置减轻肢体末端肿胀。

（10）深静脉血栓和肺栓塞的预防和康复：对所有脑卒中的患者均应评价 DVT 的风险。早期下床、康复是预防 DVT 的有效方法。此外，分级弹力袜及间歇气动压力装置作为辅助治疗措施。高度怀疑 DVT 或肺栓塞的特定患者，可给予预防剂量的肝素或低分子肝素。对有肺栓塞风险同时有抗凝禁忌的患者可考虑安置临时或永久性下腔静脉滤器。

（三）中医康复处理

1. 中药治疗　根据中医辨证分型（如肝阳暴元、风火上扰证，风痰瘀血、痹阻脉络证，痰热腑实、风痰上扰证，痰湿蒙塞心神证，痰热内闭心窍证等），适当选用中药方剂或中成药（如天麻钩藤饮、半夏白术天麻汤、参附汤合生脉散、灯盏花素片等）。

2. 药膳调理　根据辨证分型选择合适的药膳（如天麻鱼头、鲜蘑萝卜条、竹沥粥等）食用调理。

3. 适宜技术　主要为针灸疗法，中风患者在常规治疗的基础上加用中医针灸疗法有助于提高治疗效果，促进患者神经功能的恢复，提高生活自理能力。

4. 日常保健　改变不良生活方式，养成良好的作息，饮食上宜食用富含丰富维生素、蛋白质等易消化的食物，少食多餐、禁辛辣食物、禁烟酒。中国传统体育运动，如太极拳、五禽戏、八段锦等，集颐养性情、强身健体等，通过意守、调整呼吸、整体和谐的运动达到调整中枢神经系统功能活动，有调和阴阳平衡的作用。患者可在日常生活中根据个人喜好选择运动方式，有助于调整身体功能状态及疾病的恢复。

（况红艳　舒　鹏　蒋亚芬　阮　帅）

参考文献

1. 雷党党, 杨华, 井明霞. 基于全球疾病负担视角下慢性非传染性疾病范围界定［J］. 中国卫生经济, 2014, 33（7）: 21-23.

2. 中华医学会神经病学分会, 中华医学会神经病学分会脑血管病学组, 中华医学会神经病学分会神经血管介入协作组. 中国急性缺血性脑卒中诊治指南 2018［J］. 中华神经科杂志, 2018, 51（9）: 666-682.

3. 李海朝, 李晨辉. 围术期并发脑卒中 12 例分析［J］. 中国误诊学杂志, 2007, 7（18）: 4402-4403.

4. SCHIEMAN C, WIGLE D A, DESCHAMPS C, et al. Patterns of operative mortality following esophagectomy［J］. Dis Esophagus, 2012, 25（7）: 645-651.

5. 刘传信, 王志强, 王振军, 等. 食管癌术后重返 ICU 患者的病因及临床预后分析［J］. 现代肿瘤医学, 2017, 25（15）: 2421-2423.

6. 《中国高血压防治指南》修订委员会. 中国高血压防治指南（2018 年修订版）［J］. 心脑血管病防治, 2019, 19（1）: 1-44.

7. 国家卫生计生委脑卒中防治工程委员会. 中国脑卒中血糖管理指导规范［S］. 2015.

8. 国家卫生计生委脑卒中防治工程委员会. 中国缺血性脑卒中血脂管理指导规范［S］. 2015.

9. 中华医学会神经病学分会, 中华医学会神经病学分会脑血管病学组, 中华医学会神经病学分会神经血管介入协作组. 中国急性缺血性脑卒中早期血管内介入诊疗指南 2018［J］. 中华神经科杂志, 2018, 51（9）: 683-691.

10. 中华医学会神经病学分会脑血管病学组缺血性脑卒中二级预防指南撰写组. 中国缺血性脑卒中和短暂性脑缺血发作二级预防指南 2010［J］. 中华神经科杂志, 2010, 43（2）: 154-160.

11. 中华医学会神经病学分会, 中华医学会神经病学分会神经康复学组, 中华医学会神经病学分会脑血管病学组.中国脑卒中早期康复治疗指南[J].中华神经科杂志,2017,50(6):405-412.

12. WINSTEIN C J,STEIN J,ARENA R,et al.Guidelines for Adult Stroke Rehabilitation and Recovery:A Guideline for Healthcare Professionals From the American Heart Association/American Stroke Association[J]. Stroke,2016,47(6):e98-e169.

13. 中风病辨证诊断标准(试行)[J].北京中医药大学学报,1994(3):64-66.

14. 崔军,于向东.中风恢复期的药膳食疗[J].中国食物与营养,2001(5):42-45.

15. 石学敏,李军,阎莉,等.针刺治疗中风病的临床研究[J].上海针灸杂志,1992(4):4-7.

第七节 慢 性 肝 病

慢性肝病(CLD)是一种以肝细胞损伤为特征的疾病,晚期表现为肝纤维化和肝硬化,常见类型包括非酒精性脂肪性肝病(NAFLD)、慢性病毒性肝炎、酒精性肝病、药物性肝病、自身免疫性肝病、遗传代谢性肝病等。慢性乙型肝炎病毒(HBV)感染在中国高达9 300万。目前国内外尚缺乏食管癌合并CLD的流行病学资料。国内个别研究数据显示HBsAg阳性队列中食管癌的人年发病率为0.65%,HBV很可能是食管癌的致癌或促癌因子。食管癌患者中5.07%合并病毒性肝炎,肝炎组吻合口瘘与切口感染率明显高于无肝炎组。肝功能障碍对食管癌患者术前评估及术后恢复有很大影响,增加手术难度及术后并发症发生率,影响预后。因此,加强食管癌合并CLD患者的围术期评估和康复管理尤为重要。

一、慢性肝病概述

1. 非酒精性脂肪性肝病(NAFLD) NAFLD是一种与胰岛素抵抗和遗传易感密切相关的代谢应激性肝损伤,疾病谱包括非酒精性肝脂肪变、非酒精性脂肪性肝炎、肝硬化和肝细胞癌。随着肥胖和代谢综合征的流行,NAFLD已成为我国第一大慢性肝病和健康体检肝脏生物化学指标异常的首要原因。该病起病隐匿且进展缓慢,无特异性症状和体征。NAFLD的诊断需要有弥漫性肝细胞脂肪变的影像学或组织学证据,并且要排除乙醇(酒精)滥用等可以导致肝脂肪变的其他病因。肥胖、高血压、2型糖尿病和代谢综合征是疾病进展的危险因素。主要治疗为改变不良生活方式、减肥和改善胰岛素抵抗、针对代谢综合征及肝损伤的药物治疗、肝移植。

2. 慢性病毒性肝炎 病毒性肝炎是由肝炎病毒引起的传染病,主要分为甲、乙、丙、丁、戊五种类型,我国慢性病毒性肝炎以慢性乙型肝炎(CHB)为主,部分为慢性丙型肝炎。据推算,我国约有3 000万CHB患者,每年约有65万人死于HBV所致的肝脏疾病。该病常见临床表现为乏力、全身不适、食欲减退、肝区不适或疼痛、腹胀、低热,查体可见面色晦暗、巩膜黄染、可有蜘蛛痣或肝掌、脾大等。急性肝炎病程超过半年,或原有乙型、丙型、丁型肝炎或HBsAg携带史,又因同一病原再次出现肝炎症状、体征及肝功能异常者可诊断为慢性肝炎。发病日期不明或虽无肝炎病史,但肝组织病理学检查符合慢性肝炎,结合症状、体征、化验及B超检查综合分析,亦可诊断。肝穿刺活体组织学检查更有利于临床诊断、分级、分期和鉴别诊断。接种乙型肝炎疫苗是预防HBV感染最有效的方法。丙型病毒性肝炎目前尚无有效的疫苗,但其仍属于可防可治的疾病。

3. 酒精性肝病　酒精性肝病是由于长期大量饮酒所导致的肝脏疾病。至今尚缺乏酒精性肝病的全国性大规模流行病学调查资料。临床症状为非特异性，可无症状，或有右上腹胀痛、食欲缺乏、乏力、黄疸，病情加重时可有神经精神症状和蜘蛛痣、肝掌表现。依据长期饮酒史（超过 5 年，折合乙醇量男性 ≥ 40g/d，女性 ≥ 20g/d，或 2 周内有大量饮酒史，折合乙醇量 >80g/d）、症状、体征、肝功能异常、典型的 B 超或 CT 表现，并排除嗜肝病毒现症感染及药物、中毒性肝损伤和自身免疫性肝病等，可诊断该病。戒酒是治疗酒精性肝病最重要的措施，戒酒过程中注意防治戒断综合征。

4. 其他　如药物性肝病、自身免疫性肝病、遗传代谢性肝病等，应注意病程、危险因素、特殊用药史、血清自身抗体、家族遗传史、生长发育及神经系统状况，结合肝功能、铜蓝蛋白、乳酸、血脂等化验结果，必要时完善肝穿刺活检、基因突变检测明确诊断。

二、慢性肝病的康复管理及策略

食管癌合并 CLD 严重影响食管癌患者的治疗和预后，临床治疗棘手，尚无万全之策，可能延误癌症治疗或影响 CLD 进程，甚至引起暴发性肝炎、肝衰竭等严重后果，给家庭和社会带来了沉重的负担，如何权衡利弊制定综合治疗方案才是成功治疗的关键。食管癌临床分期、体能评分、营养评价、肝脏储备功能 Child-Pugh 评分及乙肝病毒 DNA 载量等因素，均会影响手术、放疗、化疗、靶向药物、免疫治疗等治疗手段的选择。术前完善肝脏储备功能的评估与处置，开展多学科讨论，避免药物性肝损伤，及时复查肝功能生化指标，可最大限度降低 CLD 对食管癌诊治过程的影响，使食管癌合并 CLD 患者能从合理的治疗中受益，延长生存时间，提高生存质量。

（一）预防性康复治疗

1. 戒酒　是治疗酒精性肝病的根本措施。戒酒可改善组织学，防止病情进展以及提高生存率。通过早期戒酒，30% 酒精性肝病患者可完全恢复正常。戒酒治疗包括行为干预和药物干预。

2. 营养支持　原则上是高蛋白、高糖、低脂肪、含维生素丰富的食物，避免生冷刺激饮食。肝硬化者忌干、硬、有棱角食物。肝昏迷者忌高蛋白饮食。

3. 适当休息，劳逸结合　良好的休息有利于肝细胞的修复、生长，促进肝功能恢复。不引起明显疲劳的适度体力运动，可增强机体抗病能力。

4. 保持良好心态　CLD 患者抑郁症的发生率显著高于普通人群，同时心理因素也影响 CLD 患者的发展和预后。CLD 的康复非朝夕之事，情绪干预和心理健康辅导有助于提高诊治依从性、自我护理能力。

5. 避免意外暴露　避免破损的皮肤或黏膜暴露肝炎病毒感染者的血液和体液。若意外暴露，应立即检测病毒血清学，及时主动或被动免疫治疗。

6. 疫苗接种　接种乙型肝炎疫苗是预防 HBV 感染的重要环节。乙型肝炎疫苗的接种对象主要是新生儿，其次为婴幼儿、15 岁以下未免疫人群和高危人群。单用乙型肝炎疫苗阻断母婴传播的阻断率为 87.8%。

7. 避免感染　呼吸道感染和消化道感染是 CLD 医院感染常见的类型，其他如泌尿生殖系统感染、皮肤软组织感染、腹腔感染等。发生感染后机体屏障功能减弱，内毒素及病原菌产物可发生易位，通过血流进入肝脏造成肝脏损伤，可引起慢性肝病的急性加重。

（二）西医康复处理

1. 保肝药物合理应用

（1）维生素及辅酶类：能够促进能量代谢，保持代谢过程中酶的正常活性，主要包括水溶性维生素和脂溶性维生素，后者剂量大时可加重肝脏负担，应慎用。

（2）必需磷脂类：可促进肝细胞膜再生，协调磷脂和细胞膜功能，降低胆结石形成指数。常用药物为多烯磷脂酰胆碱，不良反应少。

（3）解毒保肝药物：可提供巯基或葡萄糖醛酸，增强解毒功能。常见药物为谷胱甘肽、硫普罗宁、青霉胺等。

（4）抗炎保肝药物：通过多种作用机制发挥作用。有肾上腺皮质激素样作用，促进胆色素代谢的退黄和解毒作用，抑制自由基和过氧化脂质产生保护肝细胞作用，抑制前列腺素 E_2 形成的抗炎作用等。主要为甘草甜素制剂，如甘草酸二铵、复方甘草甜素等。常见不良反应有低钾、水钠潴留、水肿等。

（5）利胆保肝药物：腺苷蛋氨酸作为甲基供体的前体参与重要生化反应，有助于防止胆汁淤积。熊去氧胆酸是正常胆汁成分的异构体，可增加胆汁分泌，促进胆石溶解和胆汁排出。严重肝功能不全、胆道完全梗阻者禁用。

（6）生物制剂：如肝细胞生长因子，促进肝细胞再生。

（7）降酶药物：对细胞色素 P450 有诱导作用，加强解毒能力。常用药物为双环醇和联苯双酯片，应逐渐减量，肝硬化患者禁用。

2. 微生态调节治疗　肠道微生态参与多种慢性肝病的发生发展过程，肠道菌群失调与慢性肝病两者互为因果，互相影响。微生态调节剂包括益生菌、益生元、合生素，医用益生菌有地衣芽孢杆菌活菌胶囊、双歧杆菌三联活菌胶囊、枯草杆菌二联活菌肠溶胶囊、乳酸菌素片等。给予患者益生菌治疗，能使失调的肠道菌群恢复，提高肠道抗感染能力，减轻肝损伤并改善肝功能，与其他肝病治疗药物联合应用，发挥辅助治疗作用。

3. 抗病毒治疗　抗病毒治疗是慢性乙肝的根本治疗方法。其适应证主要根据血清 HBV DNA 水平、血清 ALT 和肝脏疾病严重程度来决定，同时结合患者年龄、家族史和伴随疾病等因素，综合评估患者疾病进展风险后决定是否启动抗病毒治疗。目前抗乙型肝炎病毒药物主要为干扰素 α（IFNα）、聚乙二醇化干扰素 α（PegIFNα）、核苷酸类似物（如恩替卡韦、阿德福韦、拉米夫定等）。丙型肝炎抗病毒方案有 PegIFNα 联合利巴韦林、直接抗病毒药物（西咪匹韦、索非布韦、达塞布韦等）。

4. 围术期康复管理　围术期脏器保护对食管癌合并 CLD 患者术后康复至关重要，脏器保护理念应贯穿整个治疗过程。术前行肝储备功能评估，如 Child-Pugh 分级、MELD 评分、ICG-R15 等，若结果提示肝功能处于严重失代偿阶段，术后并发症发生率大大增加，需首先积极改善肝脏功能，稳定内环境。加速康复外科的理念已在多个外科领域得到开展，其核心在于减少应激和创伤。对于食管癌合并 CLD 患者。术中应给予适宜的麻醉深度和充分镇痛，尽量缩短手术时间，维持循环稳定，避免肝脏过度充血或缺血。术后警惕感染性并发症，多为呼吸道感染和肠道菌群易位，缩短禁食、禁饮时间有利于胃肠道保护，加强营养支持、早期活动可提高机体免疫功能。

5. 营养支持治疗　营养不良是 CLD 的一个重要并发症，可与 CLD 可形成恶性循环，

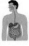

且肝功能越差，营养不良发生率越高。通过实验室生化指标（如前白蛋白、白蛋白、肌酐 - 身高指数等）、营养评价、人体组分测量、营养风险筛查等手段可早期发现营养不良。营养支持治疗可降低病死率、改善临床结局。

6. 运动疗法

（1）NAFLD 患者，推荐运动强度在中等及以上强度的有氧运动，可先从低强度开始，要求每天锻炼的时间 20~60 分钟，每周坚持 3~5 天。有氧运动的方式有慢跑、骑自行车、游泳、打太极拳、跳健身舞、球类运动等，长期坚持可以消耗多余的脂肪，改善 NAFLD 的肝功能，加速糖的利用，减少糖的脂肪转化。运动疗法应注意循序渐进，不宜空腹进行，且应秉持体重不宜下降过快的原则，通常以 6 个月减轻体重的 10% 为宜。

（2）乙型肝炎患者不宜长时间、剧烈运动，以免加重肝脏负担诱发肝病发作。病情稳定者，推荐散步、慢跑、倒行、瑜伽、太极拳、登山等运动，以不感到劳累为宜。

7. 人工肝支持治疗 人工肝是通过一个体外的机械、理化和生物装置，清除各种有害物质，补充必须物质，改善内环境，暂时替代衰竭肝脏的部分功能，为肝细胞再生及肝功能恢复创造条件。各种原因引起的慢性肝病急性加重导致肝衰竭时可考虑人工肝支持治疗，同时充分评估和预防出血、凝血、循环不稳定、继发感染等并发症，权衡利弊。人工肝支持系统分为非生物型、生物型和混合型三种，推荐采用联合治疗方法为宜，选择个体化治疗。

（三）中医康复处理

1. 中药治疗 根据中医辨证分型（如气滞湿阻证、寒水困脾证、水热蕴结证、瘀结水留证、阳虚水盛证、阴虚水停证等），适当选用中药方剂（如柴胡疏肝散合胃苓汤、实脾饮、中满分消丸合茵陈蒿汤、调营饮等）或中成药（如水飞蓟宾胶囊、复方鳖甲软肝片、扶正化瘀胶囊、金匮肾气丸等）。

2. 药膳调理 可根据辨证分型选择合适的药膳（如怀山赤豆鲫鱼汤、鸭子汤、茵陈粳米粥、山药桂圆炖甲鱼）食用调理。

3. 适宜技术 包括针刺法、灸法、中药敷脐法、耳穴压豆、膏方治疗等。

4. 日常保健

（1）饮食调摄：肝病患者宜高蛋白、高热量、高维生素、适量脂肪饮食，同时兼顾维生素与微量元素的摄入，少食多餐。少食生冷、辛辣油腻、粗硬食物。根据病情限制水钠摄入量。

（2）情志调养：中医认为"肝主疏泄，性喜调达"，慢性肝病病程较长，患者的情绪常常不稳定，容易产生抑郁悲观、烦躁易怒、失望冷漠等负面情绪，如能通过积极的引导和心理疏导及时予以化解，则不会对恢复造成明显影响，但若长期得不到纠正则会影响肝脏功能而加速病情恶化。

（3）体育锻炼：慢性肝病患者普遍体质低下，适度和适时的运动锻炼有助于增强体质，要求患者在活动后以无心慌、气短、乏力等表现，避免加重肝脏负担。中医传统体育运动八段锦、太极拳、五禽戏、一指禅、易筋经等可以修身养性强身，也应适度而为。肝病按摩保健操，就是每天按摩相应穴位，如胸腹部的期门、日月、章门穴，下肢的足三里、三阴交，后背的肝俞、胆俞等，活动量小，更适合于肝病患者锻炼。

（况红艳　舒　鹏　蒋亚芬　陈晓雪　陈辉星）

参 考 文 献

1. LOZANO R，NAGHAVI M，FOREMAN K，et al.Global and regional mortality from 235 causes of death for 20 age groups in 1990 and 2010：a systematic analysis for the Global Burden of Disease Study 2010［J］.Lancet，2012，380（9859）：2095-2128.

2. 王贵强，王福生，成军，等．慢性乙型肝炎防治指南（2015 年更新版）［J］.临床肝胆病杂志，2015，31（12）：1941-1960.

3. 陈正言，蔡美如，朱东兵．血清乙型肝炎表面抗原阳性与食管癌关系的队列研究［J］.中国慢性病预防与控制，2004，12（3）：107-109.

4. 张英国，刘国伟，李超，等．病毒性肝炎对食管癌患者术后恢复的影响［J］.中华胸部外科电子杂志，2017，4（1）：13-17.

5. RINELLA M E.Nonalcoholic fatty liver disease：a systematic review ［J］.JAMA，2015，313（22）：2263-2273.

6. 中华医学会肝病学分会脂肪和酒精性肝病学组．非酒精性脂肪性肝病防治指南（2018 年更新版）［J］.临床肝胆病杂志，2018，34（5）：947-957.

7. LU F M，ZHUANG H.Management of hepatitis B in China ［J］.Chin Med J（Engl），2009，122（1）：3-4.

8. 病毒性肝炎的诊断标准［J］.中西医结合肝病杂志，2001，11（1）：56-60.

9. 陈红松，窦晓光，段钟平，等．丙型肝炎防治指南（2015 年更新版）［J］.临床肝胆病杂志，2015，31（12）：1961-1979.

10. 中华医学会肝病学分会脂肪肝和酒精性肝病学组．酒精性肝病诊疗指南［J］.中国肝脏病杂志（电子版），2010，2（4）：49-53.

11. 周宝桐．保肝药物的合理使用［J］.中华全科医师杂志，2005，4（5）：311-312.

12. 吴斌，史亦丽．临床常用微生态制剂的组成分析与合理用药［J］.临床药物治疗杂志，2010，8（5）：21-25.

13. 杨磊，代世韬，姚尚龙．肝移植麻醉精细化管理——科学与艺术的体现［J］.器官移植，2018，9（6）：414-416.

14. 中华医学会感染病学分会肝衰竭与人工肝学组．肝衰竭诊治指南（2018 年版）［J］.现代医药卫生，2018，34（24）：3897-3904.

15. 吴勉华，王新月．中医内科学［M］.北京：中国中医药出版社，2012：268-270.

16. 殷鑫，候宝峰．肝硬化的康复疗法［J］.陕西中医学院学报，2000，23（2）：19-20.

第六章

手术并发症的临床康复

第一节　术后肺部感染

由于食管癌手术时间长，麻醉、术中失血、手术对肺组织的挤压牵拉及胸腔胃的建立，都对肺功能造成巨大影响。食管癌术后肺部并发症的发生率占术后并发症总发生率的50%，占术后死亡原因的48.1%，其中并发术后肺部感染的发病率约为20%左右。因此，围术期的肺保护措施能有效预防和治疗术后肺部并发症的发生，是外科手术患者快速康复的有力保证。

一、术后肺部感染高危因素及诊断标准

（一）引起术后肺部感染的高危因素

1. 食管癌患者一般年龄较大，机体各方面的生理功能均发生不同程度的衰退现象，且多数患者合并有心血管或呼吸系统疾病，导致正常的系统代偿能力显著下降。

2. 长期吸烟合并慢性阻塞性肺疾病，可导致患者肺功能降低，肺泡表面活性物质减少，通气/血流比例失调，气道分泌物增多，顺应性降低，肺黏膜纤毛运动能力差。

3. 合并糖尿病，尤其是血糖控制不佳者由于长期高血糖状态，机体血浆渗透压上升，吞噬细胞功能减弱，免疫功能较为低下，全身各个器官均易发生感染。

4. 手术创伤大、耗时长、术侧肺和肺门易受挤压和挫伤，可导致患者出现低血压、肺不张等情况，加重了肺组织的损伤程度。

5. 手术中气管插管、呼吸机使用等侵入性操作，对肺组织的挤压、挫伤，可破坏纤毛运动，抑制咳嗽反射，使机体对细菌的清除能力减弱，增加了感染的机会。

6. 术后疼痛和迷走神经肺门支损伤，降低咳嗽反射的兴奋性，造成不敢咳嗽或无力咳嗽，不利于患者排除气道分泌物，使细菌及呼吸道分泌物潴留在下呼吸道，导致肺部感染。

7. 术中术后输液过量导致急性相对性肺水肿。

（二）肺部感染诊断标准

1. 咳嗽、脓痰。

2. 发热、体温>38.0℃。

3. 肺部闻及湿啰音。

4. 白细胞计数大于12.0×10^9/L。

5. 胸部 X 线片或胸部 CT 可见肺部浸润影或炎性病灶。

6. 痰细菌培养（＋）。

具备以上 3 项或 3 项以上可确诊为肺部感染。

二、术后肺部感染康复管理及策略

（一）预防性康复处理

1. 戒烟

（1）指导戒烟：吸烟者肺部并发症的相对危险度是未吸烟者的 1.4~4.3 倍。即使在无慢性肺疾病的患者中，吸烟也可增加肺部并发症的发生。术前戒烟可以降低术后并发症的发生。

对于吸烟的肺癌患者，术前必须给予戒烟咨询及干预。对于没有成瘾或烟草依赖程度较低的吸烟者，可以凭毅力戒烟，但经常需要给予简短的戒烟建议，并激发其戒烟动机；对于烟草依赖程度较高者，往往需要给予更强的戒烟干预才能最终成功戒烟，如尼古丁替代疗法。

（2）戒烟时间：术前停止吸烟 48 小时可减低二氧化碳在血中的含量，术前停止吸烟 2 周，可以改善分泌物的清除能力。

2. 呼吸功能锻炼　呼吸功能锻炼能够有效提高呼吸肌耐力和强度，提高对手术的耐受能力，从而减少术后呼吸频率和耗氧量，减轻呼吸肌疲劳，促进呼吸功能恢复，继而降低术后肺部并发症发生率。

（1）术前锻炼：

1）登楼梯锻炼：方便且有效，既能作为术前肺功能监测的补充，辅助筛选食管癌手术患者，也可以作为术前增加肺功能的一种锻炼方式，但对于膝关节病变、慢性阻塞性肺疾病及心功能不全等患者不建议使用；相关研究显示，登楼试验能够登 2 层楼的患者的肺部感染发病率为 32%，能够登 4 层楼的患者肺部感染发生率为 11%，能够登 7 层楼的患者术后肺部感染发生率小于 5%。

2）术前沙袋加压腹式呼吸训练、用力呼气技术及有效咳嗽训练，能够有效促进术后呼吸功能恢复。

3）吹气球练习：简单易学、趣味性强、患者依从性高，同时吹气球通过作用力和反作用力原理给予气道正压，能够增强呼吸肌力，促进肺泡扩张，更利于加强肺功能和术后肺康复。

（2）术后卧床期锻炼：

1）当术后清醒、病情平稳后即可开始练习，先采取腹式呼吸练习，即吸气时腹部隆起，呼气时腹部缓慢回缩，减少对胸部手术切口的刺激。方法：用鼻子吸气，在 4~6 秒内将气体缓慢呼出。每天 3~5 次，每次做 5~10 下。

2）术后 1~2 天，可在腹式呼吸后，增加胸式呼吸练习，吸气时胸廓隆起，呼气时还原放松。通过胸廓有节律的扩张和放松，改善血液循环，防止组织粘连及伤口皮肤的紧缩，促进伤口的愈合。

（3）术后恢复期锻炼：先坐起在床上活动四肢，根据患者耐受能力，循序渐进每天增加活动量，直到能够在走廊做短距离活动，既能增加肺活量，减少肺部感染的发生，同时还能预防下肢静脉血栓的发生，促进肠蠕动的恢复，增强体质，促进机体康复。

（4）术后保健期锻炼：术后 1~3 个月后，在上述练习的基础上，逐渐增加全身体能训练。采取低、中强度有氧运动。以下内容可选择单项或多项组合。每次 20~30 分钟，每天 1~2 次。

1）步行：步行速度不做要求。行走的地点最好在公园、林荫大道等空气清新、噪声低、安全的场所。

2）运动踏车：转速为 40~80 转 /min，负荷为 0~30W，时间 10~20 分钟。

3）游泳：可使用游泳圈或漂板，每次 30 分钟以内，每周 3~5 次。

4）太极拳、瑜伽等：运动中强调呼吸的配合，有助于改善呼吸功能。

3. 清理呼吸道

（1）有效咳嗽指导：患者采取坐位，上身向前向下，弯腰屈腿，一手按压胸部，一手按压腹部，根据患者情况也可以屈膝侧卧，双手按压腹部，咳嗽方法是深呼吸数次后，张口深吸一口气，用力咳嗽 3 次；或者连续小声咳嗽数次，当感觉痰液已经接近咽部时，深吸一口气后屏气 3 秒，然后用力将痰咳出。如果患者咳痰力量不足，护士可以配合使用示指和中指按压胸骨上窝处气管，咳嗽瞬间松手，刺激气道将痰液排出。

（2）翻身叩背：翻身叩背的操作时间应选在餐前 1~2 小时或餐后 2 小时进行，患者取坐位，操作者五指并拢握空掌，指腹和大小鱼际肌作为着力点，避免使用手心和掌根叩击，利用前臂带动腕关节，从下往上、由外向内往肺门方向快速有节奏地叩击患者背部，注意避开手术切口和脊柱，每次叩击 1~2 分钟，叩击后患者需配合主动咳嗽，将痰液排出。

（3）机械排痰：机械振动排痰比人工叩背更舒适、节力且力量均匀持久、容易控制。

（4）雾化吸入：能湿化气道，保护呼吸道功能，稀释痰液，解除呼吸道痉挛。

（5）吸痰：如果患者痰多却咳痰无力，出现呼吸窘迫伴随血氧饱和度下降时则应立即给予鼻导管深部吸痰以防止窒息。经鼻咽部吸痰时，患者宜采用去枕仰卧位，开放气道，可以采取抬下颌或垫高肩背部使头后仰，便于吸痰管经鼻咽部顺利进入，吸痰时经鼻腔插入深度不宜超过 15cm，使导管前端达到咽部刺激诱发咳嗽反射即可，如果患者痰量过多，在其他辅助排痰措施效果不明显时，需尽早采用纤维支气管镜吸痰。

4. 术后体位管理

（1）尽量半卧位，减轻胸腔胃内容物反流入气管引起吸入性肺炎，同时该体位有利于呼吸运动及咳嗽排痰；

（2）严禁左侧卧位，因该体位易致胃液反流而引起误吸。

5. 疼痛管理　食管癌手术创伤大，术后剧烈疼痛影响患者有效咳嗽和术后活动，不利于肺功能恢复，容易诱发肺部感染。

（1）指导患者做腹式呼吸，避免切口震动和导管摩擦胸壁造成疼痛；

（2）咳痰时护士或家属双手按压切口两侧，减少咳嗽时切口的牵拉痛；

（3）协助咳痰和功能锻炼前 30 分钟使用镇痛药，减轻活动导致的剧烈疼痛。

6. 引流管护理　食管癌术后胃液引流和胸腔引流对肺复张有直接影响。引流胃液可以减轻胃扩张对肺组织的挤压，同时避免胃液反流刺激吻合口；胸腔引流将积血、积气、积液排出体外，消除死腔，预防感染，恢复胸腔压力，促进肺复张。

（1）胃管护理：妥善固定胃管，避免非计划拔管和保持胃管引流通畅，术后挤压胃管和使用20ml生理盐水每天冲管2次，能够防止胃管堵塞。当胃液引流不畅、生理盐水冲管无效时，可以使用20ml注射器连接胃管边回抽边调节胃管深度，一般来说，吻合口在颈部时胃管留置距离鼻翼35cm为宜；如为胸腔内吻合，则以40cm左右为宜。

（2）胸腔引流管的护理：保持引流通畅，维持负压和无菌状态。方法是术后患者清醒后取半卧位以利于引流，督促患者深呼吸、咳嗽锻炼，每小时挤压胸引管一次，观察切口敷料、引流液颜色、性质、量；更换引流瓶时要严格无菌操作，夹闭引流管避免气胸；告知患者及家属引流瓶放置在引流口下方60~100cm为宜，避免倾倒或倒转，预防逆行感染。

7. 心理支持 患者术前的焦虑会使患者情绪低落，心情烦躁，夜间失眠，可导致各脏器功能失调，抵抗力下降，进而加重病情；同时还会降低患者对手术的耐受性，增加肺部感染发生概率。术前进行心理护理干预及术后超前镇痛，可降低焦虑程度，对手术的耐受能力有所提高。

8. 营养支持 食管癌术前肠内营养支持能显著提高低肺功能患者的呼吸功能，为围术期治疗提供必要支持。此外，食管癌术后营养支持对于减少肺部感染、促进疾病早期恢复具有重要作用。营养支持的方法主要有肠内营养和肠外营养两种。由于肠内营养更符合生理需求，且费用低、安全、应用更方便。目前临床使用较多的肠内营养品是含有膳食纤维的聚合性喂养品能全力，或使用自制肠内营养液。输注营养液时先用30ml温水冲管，注意营养液输入的浓度、温度和速度，能全力使用前需摇匀、自制匀浆液要用双层纱布过滤后使用，以免堵管；营养液的温度保持在38~42℃，速度不宜过快，低温和快速输注营养液可导致腹泻，可使用输液泵或肠内营养泵连续匀速泵入，每隔3~4小时使用30ml温水手动冲管一次，避免堵管发生。如果食物残渣沉积导致管道堵塞，尝试用温水冲管并负压抽吸，无效时可使用碳酸饮料、5%碳酸氢钠或胰腺酶碱性溶液注入管内溶解，夹闭导管10分钟后再用生理盐水冲洗导管；使用导丝通管必须在放射线下确认导管全程折返，盲目使用导丝可能导致导管损坏。

9. 术前基础病处理 对术前高血糖及低蛋白血症等其他基础病的纠正处理，可以提高食管癌患者的呼吸功能，降低肺部感染的发生。

10. 术中避免损伤喉返神经 由于喉返神经的损伤可引起吞咽活动异常及声门关闭障碍，患者不能有效咳嗽及排痰，导致误吸及肺部感染发生率增加，故术中游离左、右喉返神经须精确、轻柔、简洁，避免损伤喉返神经。

11. 手术方法改进
（1）微创技术：包括胸腔镜、腹腔镜、纵隔镜及机器人辅助手术的应用在一定程度上减少了手术创伤，加速了术后康复；

（2）采用管状胃代食管手术方式，可以减少术后反流、胸胃综合征的发生，对患者术后呼吸功能影响较小；

（3）术中进行幽门成形术或幽门拉伸术可在一定程度改善术后胃排空的功能，防止术后因幽门梗阻所致胃排空障碍相关的吸入性肺炎的发生。

（4）近年较受推崇的"功能性食管癌切除术"在一定程度上可减少肺部感染的发生率，该术式主要保留了迷走神经或其肺门支及支气管动脉，尽可能地保证了气管支气管的血供及自主神经支配，一定程度上降低了呼吸功能紊乱的发生率。

（二）西医康复处理

1. 密切观察生命体征及氧分压的变化，给予吸氧，调整给氧流量，使氧分压保持在 0.90 以上。

2. 协助排痰，给予患者背部叩拍从肺底由下向上、由外向内叩拍胸壁，每侧肺叶反复叩击 1~3 分钟，同时鼓励患者咳痰；用生理盐水 20ml+ 庆大霉素 8 万 U+ 沐舒坦 30mg+ 地塞米松 5mg 的混合液进行超声雾化吸入，3 次 / 天，15~20 分钟 / 次，持续用药 3~5 天；对于分泌物较黏稠者，可采用纤维支气管镜肺泡灌洗，根据镜下所见结合影像学资料选定病变吸痰部位，并留痰做细菌培养及药敏，同时用温生理盐水 + 糜蛋白酶 + 地塞米松进行灌洗并吸出黏稠痰液。

3. 给予足量、有效的抗生素：对抗生素的使用应以早期、短程、适当增大剂量、有针对性及联合用药为原则，并根据痰培养及药敏结果调整抗生素。

4. 机械通气：已有急性呼吸衰竭的通气相关性肺炎的患者，应防止二氧化碳潴留，为有效控制感染创造条件。

5. 加强营养，纠正水电解质平衡，补充白蛋白。

（三）中医康复处理

1. 单方验方治疗

（1）射干麻黄汤：射干 15g，炙麻黄 12g，款冬花 8g，紫菀 10g，法半夏 12g，大枣 8g，五味子 10g，甘草 6g，生姜 15g。将所有药物以清水浸泡 15 分钟，300ml 清水煎煮至 150ml 药汁，每日早晚 2 次口服，2 周为一个疗程。

（2）清金饮（《明医杂著》）：杏仁、白茯苓、橘红、五味子、桔梗、炙甘草。

（3）九味消毒汤：白花蛇舌草 30g，天花粉 15g，野菊花 15g，虎杖 15g，浙贝母 15g，鱼腥草 15g，桑白皮 15g，芦根 15g，苦参 8g。水煎服，每日 1 剂，分 2 次口服。

2. 中成药治疗

（1）痰热清：成人一般一次 20ml，重症患者一次可用 40ml，加入 5% 葡萄糖注射液或 0.9% 氯化钠注射液 250~500ml，静脉滴注，控制滴数每分钟不超过 60 滴 / 次，1 次 / 日。

（2）炎琥宁：用 5% 葡萄糖注射液或 5% 葡萄糖氯化钠注射液稀释后滴注，一日 0.16~0.4g，一日 1~2 次。小儿酌减或遵医嘱。

（3）双黄连注射液：生理盐水或 5% 葡萄糖注射液 500ml 稀释。每次每公斤体重 60mg，每日一次。

（4）金荞麦片：口服，一次 4~5 片，一日 3 次。

3. 药膳调理

（1）萝卜梨藕汁：白萝卜、藕各 250 克，梨 100 克，蜂蜜 25 克。白萝卜洗净去皮，梨去皮、核，藕洗净，分别切碎后打成汁，加入蜂蜜搅匀，均分成 3 份，早、中、晚分别饮服。

（2）梨贝膏：梨 500 克，款冬花、百合、麦冬、川贝母各 15 克，冰糖 25 克，蜂蜜 100 克。将诸药加水煎后，去渣取浓汁；将梨去皮切碎，与冰糖、蜂蜜一起兑入浓汁中，文火煎成膏。每日 2 次，每次 15 克，温开水冲服。

（3）雪梨枸杞银耳羹：雪梨 250g，枸杞子 20g，大枣 5 枚，银耳 30g，冰糖或蜂蜜适量。功效：润肺生津、益气补虚。制法及用法：银耳水发后，除去根部泥沙及杂质，红枣

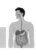

洗净去核，雪梨洗净去皮再切成小块。加入适量清水，放入银耳、大枣、枸杞子、雪梨烧开，小火炖至烂熟，加入冰糖或蜂蜜调味。日服1~2次。

（4）沙参山药猪排汤：北沙参100g，鲜山药500g，大枣10枚，枸杞子20g，猪排骨500g。功效：益气养阴、健脾补肺。制法及用法：猪排骨洗净，置入沙煲中，加清水适量，再入北沙参、大枣、枸杞子，加料酒、生姜、胡椒适量，武火烧开，改小火慢炖，再入鲜山药炖至烂熟。饮汤食肉及山药。

（5）四君蒸鸭：党参30g，白术15g，茯苓20g，嫩鸭1只。功效：健脾益气。制法及用法：将嫩鸭洗净去腥，里外抹适量食盐及料酒，将党参、白术、茯苓切片入纱包置鸭腹内，再加少许姜、葱，关腹，武火蒸至鸭肉烂熟。饮汤食肉。

（6）虫草炖老鸭：虫草5~10根，净土老鸭1只。功效：补肾益肺。制法及用法：将土老鸭洗净去腥，放入砂煲，加入适量清水，武火烧开，撇去血沫，加入冬虫夏草，再加料酒、生姜、胡椒适量，改小火缓慢煨炖至老鸭烂熟，起锅前加入精盐、味精即可。饮汤食肉。

4. 适宜技术

（1）针灸治疗：针灸穴位取左侧照海、行间，右侧鱼际、列缺、外关、支沟为主穴进行扎针，留针60分钟，每日针灸一次。

（2）穴位按摩治疗：对于咳嗽比较剧烈的患者，按摩肺俞、风府、合谷等穴位进行止咳；多痰的患者按摩丰隆、足三里等穴位；伴有鼻塞、流涕的患者，按摩迎香穴；咳喘剧烈的患者，按摩天突、膻中、肺俞、定喘等穴位。

（3）耳穴贴压：取肺、气管、神门、皮质下。操作方法：患者取坐位，耳郭皮肤常规消毒后，使用0.4cm×0.4cm粘有王不留行籽的胶布贴，用镊子夹住，贴在所选的耳穴上。每日按压3次，采用点压手法。每次每穴可按压27下，如有脱落或移位，及时更换，两耳同时贴压，留置4天。耳穴取肺、气管、神门、皮质下，肺、气管加强肺主治节功效，改善咳嗽、咳痰症状；神门、皮质下镇静安神、调节气机、助心行血。

5. 日常保健

（1）康复锻炼治疗：患者术后病情稳定后可进行适当的运动，运动可以选择太极拳、健身操、散步等方式，增强患者的体质。呼吸锻炼可以增加患者呼吸肌的强度，消除肌肉的无效作用，降低呼吸时氧的消耗量，通过减少胸腔运动的方式，减轻患者的难受程度。呼吸锻炼的方式有胸式或腹式呼吸体操、中医保健呼吸操等。

（2）音乐疗法：由于食管癌属于恶性肿瘤，患者或因情志抑郁而不能排解，情绪急躁而坐卧不宁，甚至产生绝望心理。不良情绪会影响到食管癌患者术后生活质量及康复。在护理过程中，根据患者的偏阴质或偏阳质特点，选择合适的音乐疗法，偏阴质患者给予雄壮、刚健的音乐，偏阳质患者给予轻柔、舒缓风格的音乐，目的是帮助患者克服焦虑、恐惧、悲伤、失望等负面心理。

（3）肺部护理：观察患者咳嗽、咳痰情况，保持呼吸道通畅。通过拍背协助患者排痰，而肺阴虚、气阴两虚的患者不宜拍背排痰，应教会患者正确咳嗽方法，通过调节肺气，做到有效排痰，预防肺部感染。

（朱坤寿 舒 鹏 陈晓辉 郑庆丰 陈玉超）

参 考 文 献

1. EGUCHI R,IDE H,NAKAMURA T,et al.Analysis of postoperative complications after esophagectomy for esophageal cancer in patients receiving neoadjuvant therapy［J］.Jpn J Thorac Cardiovasc Surg,1999,47:552–558.

2. MOTOYAMA S,KITAMURA M,KAMATA S,et al.Severe aspiration pneumonia after surgery for reconstructed gastric tube cancer treated with extracorporeal life support［J］.Jpn J Thorac Cardiovasc Surg,1999,47:394–397.

3. CHAN W H,WONG W K,CHAN H S,et al.Results of surgical resection of oesophagealcarcinoma in Singapore ［J］.Ann Acad Med Singapore,2000,29:57–61.

4. URSCHEL J D,SELLKE F W.Complications of salvage esophagectomy［J］.Med Sci Monit,2003,9:RA173–RA180.

5. TAKEUCHI M,KAWAKUBO H,MAYANAGI S,et al.Postoperative Pneumonia is Associated with Long–Term Oncologic Outcomes of Definitive Chemoradiotherapy Followed by Salvage Esophagectomy for Esophageal Cancer ［J］.J Gastrointest Surg,2018,22:1881–1889.

6. JIAO W J,WANG T Y,GONG M,et al.Pulmonary complications in patients with chronic obstructive pulmonary disease following transthoracic esophagectomy［J］.World J Gastroenterol,2006,12:2505–2509.

7. LEE H K,VAPORCIYAN A A,COX J D,et al.Postoperative pulmonary complications after preoperative chemoradiation for esophageal carcinoma:correlation with pulmonary dose–volume histogram parameters［J］.Int J Radiat Oncol Biol Phys,2003,57:1317–1322.

8. YOSHIDA N,NAKAMURA K,KURODA D,et al.Preoperative Smoking Cessation is Integral to the Prevention of Postoperative Morbidities in Minimally Invasive Esophagectomy［J］.World J Surg,2018,42:2902–2909.

9. SCHOLTEMEIJER M G,SEESING M F J,BRENKMAN H J F,et al.Recurrent laryngeal nerve injury after esophagectomy for esophageal cancer:incidence,management,and impact on short–and long–term outcomes［J］. J Thorac Dis,2017,9:S868–S878.

10. LEIBMAN S,SMITHERS B M,GOTLEY D C,et al.Minimally invasive esophagectomy:short–and long–term outcomes［J］.Surg Endosc,2006,20:428–433.

11. NAKAMURA M,IWAHASHI M,NAKAMORI M,et al.An analysis of the factors contributing to a reduction in the incidence of pulmonary complications following an esophagectomy for esophageal cancer［J］.Langenbecks Arch Surg,2008,393:127–133.

12. VAN DER SLUIS P C,VAN DER HORST S,MAY A M,et al.Robot–assisted Minimally Invasive Thoracolaparoscopic Esophagectomy Versus Open Transthoracic Esophagectomy for Resectable Esophageal Cancer:A Randomized Controlled Trial［J］.Ann Surg,2019,269(4):621–630.

13. ZHANG W,YU D,PENG J,et al.Gastric–tube versus whole–stomach esophagectomy for esophageal cancer:A systematic review and meta–analysis［J］.PLoS One,2017,12:e0173416.

14. LAW S,CHEUNG M C,FOK M,et al.Pyloroplasty and pyloromyotomy in gastric replacement of the esophagus after esophagectomy:a randomized controlled trial［J］.J Am Coll Surg,1997,184:630–636.

15. LANDRENEAU J P,STRONG A T,EL–HAYEK K,et al.Laparoscopic pyloroplasty versus endoscopic per–oral pyloromyotomy for the treatment of gastroparesis［J］.Surg Endosc,2019,33:773–781.

16. DAVIS B R,SAROSIEK I,BASHASHATI M,et al.The Long–Term Efficacy and Safety of Pyloroplasty Combined with Gastric Electrical Stimulation Therapy in Gastroparesis［J］.J Gastrointest Surg,2017,21:222–227.

17. BOSHIER P R,ADAM M E,DORAN S,et al.Effects of intraoperative pyloric stretch procedure on outcomes after esophagectomy［J］.Dis Esophagus,2018,31(10).

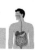

18. PEYRE C G,DEMEESTER T R.Vagal–sparing esophagectomy［J］.Adv Surg,2008,42：109–116.

19. LI Y,DAOUD A,ZHENG Y,et al.Vagus nerve preservation during minimally invasive esophagectomy with 2–field lymphadenectomy for esophageal carcinoma：A more physiological alternative［J］.Multimed Man Cardiothorac Surg,2018,5：2018.

20. 刘梅.射干麻黄汤联合西药对肺部感染后咳嗽老年患者的疗效观察［J］.辽宁中医杂志,2016,43(4)：795–797.

21. 吴钊.九味消毒汤治疗肺部感染66例［J］.光明中医,2010,25(6)：969–970.

22. 王东梅,张怡,冷建春.中医扶正疗法在老年肺炎治疗中的应用探讨［J］.中国中医急症,2012,21(9)：1447–1448.

23. 赵岩松,杨进,龚婕宁.麻杏石甘汤、清燥救肺汤对小鼠病毒性肺炎作用机理的研究［J］.江苏中医药,2007,39(11)：81–83.

24. 顾凤琴,刘宗莲,邹金盘,等.痰喘1号冲剂治疗痰热咳喘的研究［J］.光明中医,1998,13(74)：45–46.

25. 孟明,陈冬志,武变瑛,等.痰热清注射液对流感病毒感染小鼠免疫功能的影响［J］.河北大学学报(自然科学版),2006,26(5)：52–53.

第二节　术后吻合口瘘

吻合口瘘是指食管癌切除、重建（食管－胃、食管－空肠、食管－结肠等吻合）术后，消化道内容物经吻合口外溢至消化道外（颈部、胸腔、腹腔等部位）的病理现象。从广义上讲，吻合口瘘是食管癌术后发生于吻合和缝合区域的一组瘘相关并发症，至少应包括食管瘘、吻合口瘘、管胃瘘（食管替代器官瘘）、缝合残端瘘。但由于诊治策略相同，国内外文献一般不再加以详细区分，统称为"吻合口瘘"，本文遵此惯例，以食管胃吻合口瘘为例进行探讨。

吻合口瘘是食管癌术后最常见和最严重的并发症，也是导致患者术后死亡的主要原因之一，约占食管癌术后全部死亡的40%。因此，术后吻合口瘘的临床防治和综合康复十分重要。最近，囊括14个国家24家大型食管外科中心在内的"全球食管切除并发症共识专家组"、美国胸外科医师学会数据库和日本国立癌症数据库报告食管癌术后吻合口瘘的发生率分别为11.4%、12.9%和13.3%。国内文献报告术后吻合口瘘的发生率为1.8%~9.2%。文献报告，食管胃吻合口瘘的发生率与吻合口部位有一定关系，颈部吻合口瘘的发生率要高于胸内吻合。近年来，随着食管外科手术技术的进步（器械吻合逐步取代传统手工吻合）和围术期处理经验的积累，吻合口瘘的发生率和死亡率明显降低。

一、病因及机制

吻合口瘘的发生原因极其复杂，一般而言与手术技术和患者自身两个方面的因素都有关。瘘的具体部位也很难确定，除非二次开胸探查，否则临床很难鉴别是吻合口瘘还是胸胃断端瘘，抑或食管、胃壁穿孔。概括起来，吻合口瘘的发生原因和可能机制大体如下：

（一）手术因素

1. 吻合口血液供应不好、血运差　血液供应不好是发生吻合口瘘的重要原因。手术中过多损伤了食管替代器官（胃、空肠、结肠）的营养血管、食管残端游离过长而导致吻合口区域血液供应不良。胃游离过程中操作粗暴、过分揉搓挤压导致黏膜下小血管损伤和

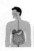

微循环障碍进而局部坏死、穿孔。

2. 吻合口张力过大 术中食管替代器官游离不充分，或者既往腹部手术史造成胃周围粘连游离困难、勉强吻合，术后胃肠减压不充分、食管替代器官排空障碍严重扩张而导致吻合口张力过大甚至撕裂。

3. 吻合技术不当 手工吻合时，吻合口两端的黏膜缝合不全、缝合针距过大或过小、黏膜对合不佳，或者打结力度不当、缝线切割了吻合口区域组织。器械吻合时，吻合器和缝合器个别缝钉脱落、圆形吻合器型号选择欠佳、食管黏膜撕裂，或者圆形吻合器的钉砧头与机身对合不良、食管黏膜环切割不完整造成吻合不完全，上述情况术中未发现、未及时补救。

4. 术后处理不当 胃肠减压管不通畅、上消化道排空障碍（例如胃扭转、幽门梗阻），造成胸胃过度膨胀。强行拔除误缝于吻合口处的胃肠减压管或空肠营养管，撕裂吻合口。

5. 吻合部位和食管替代器官的选择 文献报道，颈部吻合口瘘的发生率为 13.64%，明显高于胸腔内吻合口瘘的发生率为 2.96%，二者相差近 5 倍，可能与吻合口张力大、血运不良都有关。结肠代食管吻合术后吻合口瘘的发生率一般要高于胃代食管吻合术。

（二）患者因素

1. 吻合口周围感染 术后发生脓胸，脓液浸泡吻合口。或者吻合缝线感染溃烂，局部形成脓肿，然后破溃而发生吻合口瘘。

2. 愈合能力差 患者严重营养不良、贫血、糖尿病，或术后大剂量使用糖皮质激素等引起吻合口愈合不良。

3. 过早进食 术后患者自行拔除胃管，不能有效胃肠减压导致吻合口张力过大；过早进硬质食物，撑破吻合口。

4. 术前放疗 研究表明，术前接受超过 55Gy 的放疗剂量的食管癌患者（一般是指根治性放疗失败后的补救性食管癌切除术），术后吻合口瘘的发生率明显升高。但是，计划性术前新辅助放疗并不显著增加术后吻合口瘘的风险。

二、临床表现与分类

（一）临床表现

1. 持续性发热 食管癌术后一周之内的体温升高，多为手术造成的创伤应激反应。若体温恢复正常后，再度出现持续性发热、退热药无效，除外肺部感染，应首先考虑吻合口瘘。

2. 全身中毒症状 脉搏增快，呼吸急促，尿少，腹胀，白细胞增多等，严重者发生感染中毒性休克、甚至死亡。

3. 胸闷、胸痛 患侧胸闷、胀痛不适，呼吸时加重，可向肩背及上腹部放射。

4. 呼吸困难 可有不同程度的气胸、呼吸困难，严重时呼吸衰竭。

（二）临床分类

目前国内外并无统一的食管癌术后吻合口瘘分类和分级标准。大体上有以下几种分类方法，从不同角度反应了吻合口瘘的严重程度，供临床抉择。

1. 按发生时间分类

（1）早期瘘：术后 3 天内出现的吻合口瘘，约占 10%。早期瘘的发生多与术中吻合技术不当有关。

（2）中期瘘：术后 4~14 天出现的吻合口瘘，约占 80%。多与局部组织愈合能力差、术后处理不当、吻合口周围感染有关。

（3）晚期瘘：术后 2 周以上出现的吻合口瘘，约占 10%。多与吻合口周围感染有关。

2. 按吻合口部位分类

（1）颈部吻合口瘘：全身中毒症状一般无或较轻，主要表现为颈部红、肿、压痛，或皮下气肿。

（2）胸部吻合口瘘：全身中毒症状较重，表现为持续性发热、胸闷胸痛、心率加快、呼吸困难、全身乏力。

（3）腹部吻合口瘘：见于经腹食管下段贲门癌切除术后，吻合口位于腹腔。表现为发热、腹痛、腹胀。

3. 按瘘口大小分类

（1）微小瘘：食管钡餐透视时可见钡剂呈线样漏出，周围没有残腔，也没有气液平面。这种微小瘘多无临床症状，且多可自愈。但若未及早发现，患者继续进食则会使瘘口扩大成为大瘘。

（2）较大瘘：瘘口可为几毫米、十几毫米或几十毫米，消化道与胸膜腔或纵隔相通形成脓胸。临床症状较重。经过保守治疗多可愈合。

（3）撕脱瘘：吻合口完全或者几乎完全撕裂或脱开。多见于术后早期，临床症状极重、死亡率高，可表现为感染中毒性休克、急性呼吸衰竭等。多需再次手术重新吻合。

（三）症状、体征及相关检查

1. 症状　持续性发热、胸闷、胸痛、心悸、气促、乏力等全身中毒症状。

2. 体征　液气胸严重时，纵隔可向健侧移位。患侧胸部饱满、触觉语颤消失，叩诊上部鼓音、下部浊音，听诊呼吸音减弱或消失。颈部吻合口瘘则表现为局部切口渗液、红、肿、热、痛。

3. 食管钡餐或泛影葡胺造影　患者口服钡餐或泛影葡胺食管 X 线透视，若见造影剂自消化道外溢，可确诊为吻合口瘘。并可确定瘘口的部位、大小。

4. 口服亚甲蓝　口服亚甲蓝（俗称美蓝）后，如果胸腔穿刺液或引流液出现蓝色，可确诊为吻合口瘘，这是诊断吻合口瘘最简便最常用的方法。但若瘘口较小，单次口服美蓝，胸腔积液未必变蓝，需多次重复检查。

5. 胸部 X 线或 CT 检查　术后一周之内出现吻合口瘘时，胸腔可出现多个气液平面，或者一个大脓腔，肺受压迫而萎陷，纵隔向健侧移位。如果术中对侧胸膜破裂，则可表现为双侧液胸或液气胸，并且短期内变化明显。个别患者表现为吻合口周围的包裹性积液或气液平面。

6. 胸膜腔穿刺　穿刺抽出带臭味的浑浊液体可初步诊断为吻合口瘘，若穿刺液中混有食物残渣，即可确诊。

7. 电子胃镜检查　由于胃镜检查过程中不可避免地需要充气、牵拉，增加吻合口和胸胃的张力，操作不当则有可能使小瘘变成大瘘，所以食管癌术后一周之内一般视为胃镜检查的相对禁忌（急性吻合口出血除外）。一周之后，疑诊吻合口瘘、其他方法难以确诊者，可请经验丰富的消化内镜医师行电子胃镜检查。内镜下可直视观察瘘口位置、大小，吸出脓液，并可同期放置空肠营养管、内引流管或者覆膜支架封堵瘘口。

8. 实验室检查 最近研究表明，食管癌术后C反应蛋白（CRP）能有效预测吻合口瘘的发生风险。文献报告，以术后第5天CRP水平8.3mg/dl为临界值，预测术后吻合口瘘的敏感性为89.3%，特异性为60.8%。

三、术后吻合口瘘的康复管理及策略

（一）预防性康复处理

如前所述，食管癌术后吻合口瘘的发生原因是多方面的，预防性康复措施应该有针对性地从术前准备、术中操作、术后处理等三方面进行。应该强调，多学科集束化管理（包括口腔卫生、营养、饮食、心理护理、康复训练等方面）有助于吻合口瘘的预防和康复。

1. 充分做好术前准备 大部分吻合口瘘发生在中晚期食管癌患者，这些患者营养状况较差，由于肿瘤梗阻和感染坏死导致肿瘤上方食管炎性水肿、组织脆弱，术后势必严重影响吻合口的组织愈合。因此，术前应积极纠正贫血、改善营养状况，必要时可行食管冲洗和应用抗生素。

2. 仔细优化手术操作 吻合口瘘的发生原因虽然复杂，但最主要的因素还是手术操作本身，而最核心的问题就是张力和血运。胸外科医师应重视以下几个方面：

（1）切口暴露良好：无论开放、胸腹腔镜或者机器人手术，手术入路选择适当对于手术顺利实施至关重要。

（2）手术操作轻柔：术中仔细操作，或应用温盐水纱布敷贴食管替代器官（如胃），避免过度牵拉和揉搓胃，防止术后胃壁血肿或血栓形成，影响局部血运。

（3）保障吻合口血运：术中应切实保留拟吻合区域的血供，游离胃时尽可能同时保留胃网膜右血管、胃右血管及其血管弓，食管拟吻合近端不宜游离过长以免损伤节段性供血的食管血管支。游离胃时，可预留大弯侧带蒂大网膜片，吻合完毕后环绕吻合口全周，以增加血供。

（4）减轻吻合口张力：食管替代器官游离要充分，采用分层包套或者胃浆肌层悬吊的方法，确保吻合口无张力。

（5）提高吻合技术：良好的吻合是手术成败的关键，无论手工还是机械吻合，食管外科医师均应充分掌握其技巧并熟练应用，用自己最熟悉、最擅长的方法实施吻合操作。

（6）学习创新理念：手术中采用血管超声检查、吲哚菁绿荧光显像等方法，对拟吻合区域食管替代器官（如管状胃）的血运情况进行评估，选择血运良好的部位进行吻合，可能预防术后吻合口瘘的发生。此外，术中采用预留的带血管蒂大网膜包绕覆盖吻合口区域，也有可能预防术后吻合口瘘发生。对这些食管外科的新进展和新理念，胸外科医师需要不断学习并适当应用。

3. 及时准确术后处理

（1）术后严密观察病情变化，及时发现和处理胸腔积液和积气、脓胸、肺不张、胸胃扩张和排空障碍、微小瘘等情况。

（2）术后患者开始进食后，遵循少食多餐、循序渐进、避免过硬的饮食管理原则。

（二）西医康复处理

食管癌术后吻合口瘘的治疗应根据患者一般情况、瘘的部位、瘘口大小、瘘的发生时间等因素，选择合适的治疗措施。在此期间，患者及家属了解相关知识，增加治愈的信心，积极配合非常重要。

手术后 24 小时内发生的吻合口瘘，可以考虑再次急诊手术修补；超过 24 小时的吻合口瘘，一般不宜手术，多采取保守治疗。颈部吻合口瘘处理相对容易，早期切开引流，一般都能很快治愈。对于撕脱瘘，一经确诊，若条件许可应尽早手术。

1. 保守治疗 食管癌术后吻合口瘘的治疗原则是充分引流、控制感染、营养支持治疗、防治并发症以及其他疗法。患者和家属对于新增加的各种特殊引流管和治疗措施导致的不适应该充分理解和配合，在条件许可的情况下，积极活动，促进引流液排出、防止下肢静脉血栓形成。

（1）充分引流：吻合口瘘浸泡在脓液中根本无法愈合，需要创造干燥的局部环境。因此，充分引流是感染控制的前提，是吻合口瘘保守治疗成功的关键。吻合口瘘发生后，应充分和彻底引流消化道内外、吻合口周围区域，措施包括：持续胃肠减压、胸腔闭式引流、纵隔引流、颈部切开引流等。引流管应尽可能靠近脓腔最低点，保持引流通畅，必要时可双管冲洗，保证脓液及时排出，不在局部积存。有分隔的脓腔需多管引流，或者在患者后背靠近吻合口的部位切除部分肋骨，打开分隔，开窗引流。颈部吻合口瘘则应拆除全部切口缝线，敞开引流，及时换药，并预防下行性纵隔感染。

（2）控制感染：留取脓液，做细菌培养和药敏鉴定，根据培养结果合理选用抗生素。必要时，可使用甲硝唑或稀碘伏溶液冲洗脓腔。

（3）营养支持治疗：肠外营养可采用中心静脉置管，静脉输注葡萄糖－氨基酸－脂肪乳等高营养制剂。肠内营养可采用空肠造瘘管或空肠营养管，输注要素饮食。

（4）防治并发症：鼓励患者下床活动及吹气球，促进患侧肺膨胀，缩小脓腔，与瘘口粘连促进愈合。及时防治营养液反流、误吸、腹泻等肠内营养并发症。注意及时诊治下肢静脉血栓形成等并发症。

（5）其他疗法：消化内镜下放置可回收食管覆膜支架也可用于治疗吻合口瘘，应该在充分引流、脓腔较小的基础上进行，一般需间隔 2 周调整支架位置，2~3 个月脓腔消失后，可取出覆膜支架，文献报告治愈率达 72%。

2. 手术治疗

（1）手术适应证：

1）发生时间在 24 小时之内的早期瘘，局部感染不太严重；

2）预计胸胃长度足够行更高位吻合；

3）保守治疗难以奏效的撕脱瘘；

4）患者一般情况较好，感染中毒症状轻，能够耐受二次手术；

5）保守治疗 2~3 个月以上，感染中毒症状消失，需要重新选择替代器官的再次手术。

（2）急诊手术：

1）吻合口瘘修补术：术后 12 小时之内确诊的吻合口瘘，开胸探查，可用丝线修补瘘口，然后用带蒂胸膜片或带蒂肋间肌包盖吻合口。

2）再次吻合术：术后 12~24 小时确诊的吻合口瘘，单纯修补的成功率极低，多需要拆除原食管胃吻合口。切除吻合口周围炎症反应重的区域，并彻底清创，选择血运良好的食管和胸胃区域，重新做更高位的食管胃吻合。将原先的食管胃弓下吻合改为弓上吻合，弓上吻合改为颈部吻合。

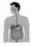

3）姑息手术：如果吻合口瘘经上述手术后再次发生瘘，或者术中探查局部感染严重、胸胃长度有限而无法修补或再次吻合，可考虑行姑息手术。包括：a.将食管残端旷置于颈部或前胸部；b.胃残端封闭，还纳入腹腔；c.空肠造楼术。为下一步择期消化道重建做准备。

（3）择期手术：吻合口瘘经过保守治疗2~3个月以上，患者感染中毒症状消失、一般情况改善，可重新选择替代器官、再次行消化道重建手术，一般采用结肠代食管。

（三）中医康复处理

保守治疗是处理胸腔内食管胃吻合口瘘的重要方法。吻合口瘘发生后，当患者的急性感染中毒症状消失、一般情况改善、可以经口进食或管饲饮食时，加用中医中药，采取中西医综合治疗可以取得较好的效果。实验研究表明，采用中药口服能改善术后创面疼痛、渗出等并发症，具有控制炎症、生肌等作用，并能促进创面生长愈合，缩短创面愈合时间。中药口服属于内治之法，能作用于全身，扶正与祛邪同用，使机体气血调和，阴阳平衡，从而达到治疗的目的。

吻合口瘘中医文献称之为"漏管"，认为手术伤口处理不当，邪毒入侵，经络阻塞，气血凝滞，邪毒瘀滞，化为腐肉，留恋不去，而发本病。病位在食管，病机为本虚标实，气血亏虚为本，瘀血痰浊邪毒流滞为标。

1. 辨证分型治疗

（1）气血两虚，邪毒留恋证：患者术后，以创口黯淡难愈，终日渗液不止，或面白少华，头晕倦怠，不欲饮食，少气懒言为主要症状，舌淡，苔薄白，脉细弱。治以益气补血，托毒生肌。选方八珍汤合四妙汤加减。加减运用：分泌物排出不畅者，加皂角刺、白芷托毒排脓；食欲缺乏者，加山药、薏苡仁健脾和胃。

（2）阴虚火旺，邪毒留恋证：患者素体阴虚，或罹患他疾，糖尿病等，以疮疡缠绵难愈，术后伤口日久不愈，渐成窦道，创口黯淡，脓水清稀为主症。面色潮红，夜寐盗汗，低热烦躁，舌红，少苔，脉细数。治以养阴生津，托毒生肌。选方大补阴丸和透脓散加减。加减运用：盗汗明显者，加鳖甲、银柴胡潜阳清虚热；口干欲饮者，加生地、芦根养阴生津。

（3）脾肾虚寒，邪毒留恋证：素体阳气不足，以局部开始漫肿无头，酸痛无热，皮色不变，日久溃腐成漏，脓液清稀量少，有腥臭味，或夹有败絮样物，畏寒肢冷，腰膝酸软，食少纳呆为主症。舌淡，苔薄白，脉沉细无力或沉迟。治以温肾健脾，托毒生肌。选方阳和汤和透脓散加减。加减运用：食少纳呆者，加白术、山药、健脾和胃；畏寒肢冷，阳痿不举者，加鹿茸、淫羊藿温肾助阳。

（4）痰热蕴结，邪胜肉腐证：以红肿绕喉，坚硬疼痛，壮热口渴，头痛颈强，大便燥结，小便短赤为主症。舌红绛，舌苔黄腻，脉弦滑或洪数。治以清热化痰，合营托毒。选方普济消毒饮合托里消毒散加减。加减运用：壮热口渴者，加生地、天花粉、生石膏；便秘者，加枳实、生大黄、芒硝；气喘痰壅者，加竹沥、天竺黄、莱菔子。

2. 中成药治疗

（1）六神丸：10粒，口服，每日3次。

（2）蟾酥丸：3~5粒，口服，每日3次。

（3）小金丹：0.6g，口服，每日2次。

（4）参芪扶正注射液：250ml，静脉滴注，每日 1 次。

（5）丹红注射液：一次 20~40ml，加入 5% 葡萄糖注射液 100~500ml 稀释后缓慢滴注，一日 1 次。

3. 单方验方治疗

（1）黄连闭管丸《外科正宗》：胡黄连、穿山甲、石决明、槐花。

（2）内消散《外科正宗》：金银花、知母、贝母、天花粉、白及、半夏、穿山甲、皂角刺、乳香。

（3）清心排脓汤《张皆春眼科证治》：生地、木通、白芷、天花粉、薏苡仁、茯苓、甘草。

（4）十四味建中汤《和剂局方》：当归、白芍、白术、甘草、人参、麦冬、川芎、肉桂、附子、肉苁蓉、半夏、黄芪、茯苓、熟地黄。

4. 药膳调理
辨证施膳是中医调理特点之一，根据辨证分型进行饮食指导，才能保证足够的营养。膳食管理总的原则是膳食搭配要营养均衡，使热量、蛋白质、糖类、脂肪酸、维生素、无机盐、纤维素、微量元素和水等有适当的比例。每日的食品中包括有鲜奶、蛋、肉、大豆制品。米、面、杂粮、新鲜蔬菜、水果、油糖、盐等。饭菜要多样化、清淡、易消化，少吃辛辣等刺激性食品。

叮嘱患者摄入高蛋白、易消化、流质的食物，温度适宜，适当添加一些薏仁、山药、百合等健脾益气的中药。痰气交阻型饮食应细、软，富营养，少食多餐，可食苡仁粥，忌辛辣煎烤之品；瘀血内结型宜半流或全流质，可选用乳类、蛋类、碎菜等；津亏热结型以清补为主，如豆浆、淡菜、梨汁等，少量多次分服，以养阴生津、清热润燥；气虚阳微型本证衰竭严重，饮食调养更为重要，应给予富营养、易消化的补益之品，如鸡、鲫鱼、甲鱼等炖煮，随汤频服，亦可服用陈皮、桂枝、当归以扶助正气。

（1）北芪炖乌骨鸡汤功效：补虚，益气，止汗。制法：乌骨鸡 250g，黄芪 150g。乌骨鸡除去毛脏，加姜、葱入沙锅炖熟后，放油、盐调味服食。每周 1 次，连服 3~4 周。现代药理研究表明，黄芪含有多种氨基酸、多糖叶酸，微量元素硒、硅等，能增强网状内皮系统的吞噬功能，提高抗病能力，具有良好的抗癌预防作用。

（2）米皮糠粥功效：抗癌解毒，健脾养胃。制法：米皮糠、玉米粉，加清水 500ml，共入砂锅，上火烧沸，再以小火煮至粥成，加调味服食，每日 2 次。现代药理认为，米皮糠中的多糖类化合物可能有抗肿瘤功效。

（3）黄豆煨排骨汤功效：补血养肝，利水消肿。制法：黄豆 500g，排骨 1 000g，葱、姜各 15g。黄豆洗净泡发，排骨切成小块，锅内放油 2 匙烧热，放葱、姜随即倒入排骨翻炒，入盐、黄酒 15g，焖烧 8 分钟，盛入大砂锅加黄豆、水武火沸开，改微火慢煨 3 小时即成。佐餐食。黄豆中含有多种微量元素，其中所含的硒、钼等能阻断致癌物与细胞内脱氧核酸结合，起到抗癌作用，黄豆中所含丰富的胡萝卜素，在体内转化维生素 A，从而可以刺激免疫系统更有效地抗御恶性肿瘤。另外，黄豆中含有较多的纤维素，促进肠蠕动。

5. 适宜技术
（1）艾灸治疗：艾灸通过灸热刺激肌肤，使组织微循环改善，从而疏通经络，调和气血，能够起到温经散寒、扶阳化瘀之效，对肿瘤等疾病具有良好效果。取穴中脘、神阙、足三里，充分暴露后以艾条温和灸。艾条在穴位处距皮肤 2~3cm 悬灸，以患者局部感觉温热、皮肤红晕、灼痛能够耐受为度，15~20min/次，1次/日。针灸应用在食管癌患者治疗中具有着较好的临床效果，可有效增强患者机体免疫，减少并发症发生率，还可以更好地抑制肿瘤细胞的转移及生长，提高患者生存质量。主要以循环取穴为主，搭配局部俞穴，交替针刺与针灸：廉泉、气海、列缺、中脘、足三里、膻中、三阴交、合谷、神阙、上脘及内关等，每次留针 30 分钟，每天 1 次。

胸膈胀满疼痛时，可轻轻按摩局部，并可以四黄水蜜外敷或针刺内关、中脘以止痛止呕。胸闷疼痛者可外敷四黄水蜜以止痛，剧痛者按医嘱给予止痛药。及时治疗便秘，便秘可用番泻叶 8~10g 热水焗服。疼痛加重，可在睡前采用针刺、耳穴压豆等预防措施，使患者在夜间得到充分休息，减少劳累。

（2）穴位注射：取穴膻中、膈俞、胸椎 4~9 夹脊穴。药物肿节风注射液。方法为每次选穴 2~4 穴，每穴注射 0.5ml，隔日 1 次。

6. 日常保健

（1）气功疗法：习练智能气功《捧气贯顶法》《三心并站桩》《形神桩》等功法。每天坚持四次练功（即早、晚和中午、下午）每次练功两个多小时，加用意识，默念。

（2）生活起居调理：遵循天人相应、顺应自然、平衡阴阳、起居有常的原则，根据四时阴阳的变化规律来进行生活起居护理。作息时间因季节而异，春季阳气升发，应晚睡早起；夏季阳气旺盛，天气炎热，应晚卧早起，中午暑热最盛之时应适时休息；秋季阳气始敛，阴气渐长，应早卧早起；冬季阴寒盛极，阳气闭藏，应早睡晚起。同时，虚证、体弱的患者，应以静为主，辅以轻度活动；实证或急性患者，在术后宜静卧休息，待症状减轻以后，可循序渐进地恢复活动；注意精神的摄养。

（3）情志调理：术后患者因各种情绪导致阴阳失调、气血不和、经脉阻塞，在护理过程中，将中医的说理疏导、劝说疏导、移情相制、顺情从欲、气功调神等情志护理方法运用于临床，术后根据患者心理承受能力向患者或家属介绍护理办法和注意事项等，疏导患者情绪，使其保持积极乐观的心态。

（4）肺功能锻炼：预防肺部感染，指导患者进行咳嗽训练。并施以穴位按摩，取天突、中府、肺俞、太渊等穴，一日 2~3 次，每次每穴 15~20 次。同时结合中医呼吸操：身体放松，取立位，一手置腹部，一手置胸部，深吸一口气，慢慢呼出，如此反复一吸一呼为循环；呵欠动作（打哈欠）：每 5~10 分钟呵欠 1 次，持续吸气约 5 秒后慢呼气。动作要领：深吸气，鼓肚皮；慢呼气，收肚皮。

（常　栋　舒　鹏　张德荣　陈素玉　陈玉超）

参 考 文 献

1. HAGENS E R C, ANDEREGG M C J, VAN BERGE HENEGOUWEN M I, et al.International Survey on the Management of Anastomotic Leakage after Esophageal Resection［J］.Ann Thorac Surg, 2018, 106（6）: 1702–1708.

2. LOW D E, KUPPUSAMY M K, ALDERSON D, et al.Benchmarking Complications Associated with Esophagectomy［J］.Ann Surg, 2019, 269（2）: 291–298.

3. RAYMOND D P, SEDER C W, WRIGHT C D, et al.Predictors of Major Morbidity or Mortality After Resection for Esophageal Cancer: A Society of Thoracic Surgeons General Thoracic Surgery Database Risk Adjustment Model

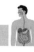

[J].Ann Thorac Surg,2016,102(1):207-214.

4. TAKEUCHI H,MIYATA H,GOTOH M,et al.A risk model for esophagectomy using data of 5354 patients included in a Japanese nationwide web-based database[J].Ann Surg,2014,260(2):259-266.

5. GUO J,CHU X,LIU Y,et al.Choice of therapeutic strategies in intrathoracic anastomotic leak following esophagectomy[J].World J Surg Oncol,2014,12:402.

6. HUANG J,ZHOU Y,WANG C,et al.Logistic regression analysis of the risk factors of anastomotic fistula after radical resection of esophageal-cardiac cancer[J].Thorac Cancer,2017,8(6):666-671.

7. GRIMMINGER P P,GOENSE L,GOCKEL I,et al.Diagnosis,assessment,and management of surgical complications following esophagectomy[J].Ann N Y Acad Sci,2018,1434(1):254-273.

8. YUAN Y,WANG K N,CHEN L Q.Esophageal anastomosis[J].Dis Esophagus,2015,28(2):127-137.

9. MESSAGER M,WARLAUMONT M,RENAUD F,et al.Recent improvements in the management of esophageal anastomotic leak after surgery for cancer[J].Eur J Surg Oncol,2017,43(2):258-269.

10. MARKAR S R,ARYA S,KARTHIKESALINGAM A,et al.Technical factors that affect anastomotic integrity following esophagectomy:systematic review and meta-analysis[J].Ann Surg Oncol,2013,20(13):4274-4281.

11. MARKAR S R,KARTHIKESALINGAM A,PENNA M,et al.Assessment of short-term clinical outcomes following salvage esophagectomy for the treatment of esophageal malignancy:systematic review and pooled analysis[J].Ann Surg Oncol,2014,21(3):922-931.

12. PARK J K,KIM J J,MOON S W.C-reactive protein for the early prediction of anastomotic leak after esophagectomy in both neoadjuvant and non-neoadjuvant therapy case:a propensity score matching analysis[J].J Thorac Dis,2017,9(10):3693-3702.

13. ASTI E,BONITTA G,MELLONI M,et al.Utility of C-reactive protein as predictive biomarker of anastomotic leak after minimally invasive esophagectomy[J].Langenbecks Arch Surg,2018,403(2):235-244.

14. GUYTON K L,HYMAN N H,ALVERDY J C.Prevention of perioperative anastomotic healing complications:anastomotic stricture and anastomotic leak[J].Adv Surg,2016,50(1):129-141.

15. WATANABE M,OKAMURA A,TOIHATA T,et al.Recent progress in perioperative management of patients undergoing esophagectomy for esophageal cancer[J].Esophagus,2018,15(3):160-164.

16. KARAMPINIS I,RONELLENFITSCH U,MERTENS C,et al.Indocyanine green tissue angiography affects anastomotic leakage after esophagectomy.A retrospective,case-control study[J].Int J Surg,2017,48:210-214.

17. WIGGINS T,MARKAR S R,ARYA S,et al.Anastomotic reinforcement with omentoplasty following gastrointestinal anastomosis:A systematic review and meta-analysis[J].Surg Oncol,2015,24(3):181-186.

18. SCHAHEEN L,BLACKMON S H,NASON K S.Optimal approach to the management of intrathoracic esophageal leak following esophagectomy:a systematic review[J].Am J Surg,2014,208(4):536-543.

19. LOW D E.Diagnosis and management of anastomotic leaks after esophagectomy[J].J Gastrointest Surg,2011,15(8):1319-1322.

20. 刘晨,张洁颖,陈倚.中药口服促进术后创面愈合的 Meta 分析[J].中国卫生标准管理,2017,8(9):83-86.

21. 陈红风.中医外科学[M].2版,北京:人民卫生出版社,2014.

22. 王明鹏,陶可胜.食管癌的中医治疗[J].中国社区医生,2012,3(11):5.

23. 范敏,勾云,蔡小敏.中医护理干预对食管癌术后康复及肺部感染效果观察[J].中国医药科学,2018,8(12):126-128.

24. 赵得国.食管癌的药膳食疗[J].东方食疗与保健,2009,3:18-20.

25. 孙文博,张永智,史志刚.针灸治疗食管癌的临床分析[J].饮食科学,2017,2(17):59.

26. 周浣贞,彭惠婷.针灸为主治疗晚期食管癌的临床观察[J].上海针灸杂志,1994,13(6):255-256.

第三节　术后喉返神经损伤

食管癌手术喉返神经损伤，使患者住院时间延长，并降低了生活质量。现阶段，食管癌患者在围术期发生喉返神经损伤的原因主要包括：手术操作者对于人体喉返神经的走行、解剖特征不熟悉，导致其在操作期间不够精细，粗暴锐性分离、钝性分离、盲目牵拉均可损伤其喉返神经；肿大淋巴结、喉返神经关系密切，或存在重度粘连现象，切除病变组织时容易损伤其喉返神经；肿瘤病灶较长，并存在向外侵袭现象；个别患者术前即存在声音改变，而术前检查时并未引起临床医师注意，导致其术前准备不够充分；对切除纵隔和根部淋巴结方面过于重视，强行开展手术，易损伤其喉返神经，且清扫范围扩大，甚至导致喉返神经离断，为患者术后康复造成极大困难，甚至危及其生命安全。喉返神经损伤后表现声音嘶哑、进食后呛咳、吸入性肺炎，发生喉返神经麻痹出现声嘶后，需要进行纤维喉镜检查，以便确定声带瘫痪的情况。

一、病因及机制

目前，对于可切除的食管鳞癌来说，手术 R0 切除仍是最主要的治疗方式。手术中，淋巴结的清扫占有重要地位。淋巴结转移率和淋巴结转移数也是食管鳞癌预后的独立危险因素。喉返神经旁淋巴结是食管鳞癌的常见转移部位，在上段食管鳞癌甚至达到 43.3%，同时有部分学者将这站淋巴结作为预测颈部淋巴结是否转移的独立危险因子。因此，喉返神经旁淋巴结清扫在食管鳞癌根治术中有重要的地位。

但是，淋巴结的清扫也带来了相应的手术并发症，而术中淋巴结清扫引起的喉返神经损伤导致的声音嘶哑是食管鳞癌根治性切除最常见的并发症之一，发生率为 3.5%~24%。喉返神经损伤会导致声带麻痹，同时也会增加肺部并发症及吻合口瘘发生的概率。因此，喉返神经旁淋巴结的清扫对术者的经验及技巧要求很高。围术期如何有效的预防和保护喉返神经损伤，减少声音嘶哑发生，对进行有效的咳嗽咳痰，加快食管癌术后快速康复至关重要。

术后喉返神经损伤高危因素：

1. 喉返神经以及喉返神经周围的右锁骨下动脉存在解剖变异，变异率为 0.5%~1%，增加术中识别喉返神经的难度，术中易过度牵拉或者切断喉返神经，引起永久性或者暂时性的声带麻痹。

2. 左侧喉返神经勾绕主动脉弓后走行于气管食管沟内，右侧喉返神经勾绕右锁骨下动脉后进入气管食管沟。喉返神经和食管关系紧密，手术中游离胸上段及颈段食管易损伤喉返神经。

3. 食管癌上纵隔淋巴结与喉返神经毗邻且转移率高，有报道转移率为 18%~43.4%，胸中上段肿瘤可直接侵犯喉返神经或者转移的淋巴结侵犯喉返神经，术中为达到根治需切除喉返神经。

4. 食管癌术后喉返神经周围组织水肿或血肿压迫喉返神经，或术后瘢痕组织收缩压迫牵拉喉返神经。

5. 术中清扫喉返神经时局部止血不彻底，视野模糊，层次不清，易损伤喉返神经。

6. 喉返神经淋巴结清扫时清扫太彻底，神经裸化明显，营养神经的血管切断从而影响神经的功能。

7. 三野淋巴结清扫会增加颈段喉返神经损伤的风险。

二、临床表现、体征及相关检查

喉返神经的损伤主要包括部分或者完全切断、神经营养的血供受损、热损伤、误扎、挫伤、牵拉。声带的功能取决于喉返神经受损的程度，且部分的喉返神经损伤在术后 1 年内会恢复。喉返神经损伤的诊断流程是根据先前的文献报道执行的。两侧喉返神经均分为前支和后支，前支支配声带的内收肌，后支支配声带的外展肌。喉返神经损伤主要表现为声音嘶哑、失声、饮水呛咳、呼吸困难或窒息。喉返神经暂时性麻痹，多由水肿、血肿或瘢痕压迫所致，一般在 3~6 个月内自行恢复。损伤极轻者术后 1~2 周即可恢复。

当患者出现以上临床表现时，喉镜及纤维喉镜检查是必需的。喉镜检查确诊喉返神经损伤的主要依据：单侧损伤时可见患侧声带处于旁中位，位于较低的平面，杓状软骨向前倾，并位于健侧之前，深吸气时患侧声带固定不动；双侧损伤时，声带呈旁中线位，杓状会厌襞松弛，两侧杓状软骨前倾，甲杓肌呈松弛状，深吸气及发声时，两侧声带停滞不动。

三、术后喉返神经损伤康复管理及策略

（一）预防性康复处理

1. 术前　作为外科医生，要严格把握手术适应证及加强呼吸功能锻炼。

（1）严格把握手术适应证：术前胸部 CT 提示双侧喉返神经淋巴结明显肿大或者肿瘤位于胸上段外侵明显的，根据 NCCN 指南，应先行新辅助化疗或者放化疗，再完善相关检查评估手术适应证，若肿瘤缩小或者喉返神经淋巴结缩小后行手术治疗能降低喉返神经损伤概率。对于术前就合并声音嘶哑的患者，需例行喉镜检查声带活动情况明确喉返神经状态。

（2）加强呼吸功能锻炼：喉返神经损伤会影响声带活动度，影响声门的开闭，从而影响术后呼吸功能及肺部感染率。方法包括：登楼梯锻炼、术前沙袋加压腹式呼吸训练、用力呼气技术及有效咳嗽训练、吹气球练习。所有患者术前应指导戒烟。

2. 术中　预防喉返神经损伤是预防康复的重中之重。

（1）术者应熟悉喉返神经的解剖。特别是右喉返神经的变异率比较高，常有 2~5 个分支，术中容易损伤。熟悉气管食管沟和环甲关节这两个解剖学标志。

（2）术中操作要提高外科医生的手术技巧，这里推荐将我们的"五化理念"（创面的无血化，神经脉络化，血管骨骼化，无瘤化，操作的太极化）用于术中的食管鳞癌喉返神经旁淋巴结清扫：

1）创面的无血化处理是整个清扫过程的基础，一旦创面出血较严重，整个解剖层次就很模糊，这样误伤喉返神经的概率就会大大增加；

2）神经的脉络化是喉返神经旁淋巴结清扫的核心，对于右侧喉返神经，沿右侧迷走神经后侧缘纵行切开纵隔胸膜，于迷走神经与右锁骨下动脉交汇处辨认右喉返神经主干，从主干向分支清扫右喉返神经旁淋巴结；对于左侧喉返神经，于食管及气管左侧之间暴露

左喉返神经主干，沿气管食管沟，从主干到分支，从下到上清扫左侧喉返神经旁淋巴结；

3）血管骨骼化是指清扫淋巴结时，转移的淋巴结常围着血管生长，要彻底清扫淋巴结就是要血管的骨骼化，避免遗漏的阳性淋巴结；

4）无瘤化就是淋巴结要切除得彻底，不能只为了活检取病理而切一块组织，要完整、彻底的切除；

5）操作的太极化是指清扫喉返神经旁淋巴结的时候，要用适当的力度提拉淋巴结，保持一定张力，让淋巴结与血管或者喉返神经形成适当的间隙，贴着淋巴结表面完整分离喉返神经旁淋巴结。

（3）不影响手术切除范围的情况下，食管颈段不宜游离过高，吻合口最好在环甲关节平面以下，这样可减少喉返神经损伤概率。

（4）有学者提出术中用仪器检测喉返神经的功能，可以减少喉返神经损伤，但是这项功能成本太高。我们推荐这部分患者使用术中检测喉返神经功能：①患者经济条件许可；②医院有丰富经验的仪器使用医师。

3. 术后 对于外科医生来说，最重要的是要早期发现食管癌喉返神经损伤，特别是要鉴别其他原因引起的暂时性喉返神经损伤与手术操作引起的喉返神经损伤，做到早发现、早治疗。喉返神经的损伤会导致声带麻痹，肺部感染率会增加，增加吻合口瘘发生的概率。依据我们的经验，如果患者有以下症状：①声音嘶哑；②咳嗽咳痰不能；③呼吸困难，考虑立即行电子纤维支气管镜检查，镜下看声带的活动功能来判断喉返神经是否损伤，同时另外一个目的是吸取不能咳出而滞留的痰液，减少肺部感染。术后第 1 天注意观察患者的发音情况及呼吸情况防止误吸及呛咳。若术后 2 到 3 天开始出现声嘶，多与术中气管插管等因素引起的声带水肿相关，术后多能恢复。当术后发生喉返神经损伤时，有效的术后管理可减少术后其他并发症：

（1）及时清理呼吸道分泌物：正确的咳嗽排痰可以预防和减少由于缺氧、二氧化碳潴留、细菌感染和分泌物不易排出等原因引起的肺部相关并发症。喉返神经损伤会影响声门的开闭功能，从而影响排痰，需指导和协助患者进行有效咳嗽排痰：

1）协助患者取坐位，低头减轻吻合口张力，患者的右手对颈部切口加压保护吻合口，然后鼓励患者咳嗽排痰，咳嗽同时予拍背；

2）咳嗽配合较差或者咳嗽不到位者，有经验的医师可以按压气管刺激气管膜部；

3）对于痰多者在定时定次数咳嗽排痰的同时，还应按需排痰；

4）痰多、黏稠不易咳出者，首先需要计算患者出入量是否均衡，口干等缺水症状是否明显，液体量不足的同时可配合雾化吸入促进痰排出。

5）上述方法效果不佳、大气道痰较多所致双肺呼吸音较低或者痰鸣音及湿啰音明显时，应及时鼻导管吸痰或纤维支气管镜下吸痰。

（2）持续胃肠减压时间延长：食管癌术后常规胃肠减压 7 天左右，术后若出现喉返神经损伤时，为减少误吸引起的吸入性肺炎，持续胃肠减压时间应适当延长至术后 11 天。为保持胃肠减压管通畅，每天需用 20ml 生理盐水 2 次 / 天冲洗胃管，注意观察 24 小时胃液量。

（3）营养支持：目前主要还是主张食管癌术后早期通过静脉及肠内营养管这两种方式进行营养支持。临床使用较多的肠内营养品是含有膳食纤维的聚合性喂养品或使用自制肠内营养液。输注营养液的温度保持在 38~42℃，速度不宜过快，低温和快速输注营养液可能导致腹泻，可使用输液泵或肠内营养泵连续性匀速泵入。术后患者营养管理十分重要：

1）保持营养管通畅，需妥善固定，防止患者无意识拔出或脱出，每次灌注营养液前后均需用温水冲洗管腔，以免食物残留在腔内变质及阻塞管腔。

2）加强营养支持，宜灌注高热量、高蛋白、低脂肪、易消化的流质饮食，以增强患者体质、促进伤口愈合和顺利康复。喉返神经损伤患者由于声带麻痹，进流质饮食可出现呛咳、误吸增加形成肺炎的危险。

（4）注意鼻、咽、口的卫生：术后禁食期间，每日用清水清洁鼻腔，早晚需刷牙并用漱口液漱口，保持鼻、咽及口腔卫生，减少口咽部细菌，防止分泌误吸而引起肺部感染。

（5）术后体位管理：食管癌术后喉返神经损伤声门关闭不全，是误吸引起吸入性肺炎的高危因素。因此，尽量半卧位，减轻胸腔胃内容物反流入气管引起吸入性肺炎，同时该体位有利于呼吸运动及咳嗽排痰。

（6）心理支持：食管癌手术创伤大，术后咳嗽、气喘，患者易情绪低落、心情烦躁、夜间失眠，可导致各脏器功能失调，抵抗力下降。术后进行心理干预，应及时关心体贴患者，细致地解释治疗方案，解除焦虑，以求达到最佳的状态接受治疗。

（二）西医康复处理

单侧喉返神经永久性损伤，通常可以通过对侧喉返神经代偿而逐渐恢复。声带麻痹在进行机械性永久性治疗前应观察 6 个月到 1 年，声带功能无法恢复时才能手术。手术方式的选择应根据病因、类型、严重程度、患者的特殊需求等情况而定。对高度怀疑喉返神经损伤的患者应进行早诊断、早治疗，及时处理声带麻痹所引起的喉梗阻、误吸、呛咳等症状。

1. 非手术治疗

（1）疼痛治疗：对术后患者因切口创伤、肌肉韧带拉伤、胸腔引流管持续刺激等多重原因出现经典的急性持续性刺激疼痛提出相应的处理方法：

1）术中肋间神经冷冻技术；

2）疼痛数字评分，根据评分等级展开相应镇痛处理；

3）患者保持半卧位，减少腹腔对胸腔的压力；

4）固定胸带，咳嗽、排痰时按压切口，以及尽早拔管；

（2）术后监测及呼吸道管理：患者全麻后以及气管插管、留置胃管的刺激，气道分泌物增多、黏稠而不易咳出、清除的处理办法：

1）血气分析、呼吸功能评估根据实情采取相应处理；

2）术后患者易出现糖代谢紊乱，对血糖实施监测；

3）指导患者正确咳嗽；

4）对咳痰困难出行气管镜吸痰，甚者气管切开后辅助呼吸机。

（3）加强胃管、营养管、进食护理：术后由于胃解剖位置的改变、贲门功能的失调以及喉返神经、迷走神经胃支的损伤等，需要：

1）延长胃肠减压时间；

2）喉返神经损伤者需长期禁食；

3）进食由糊状向易消化软食过渡，速慢，少食多餐，避免刺激性食物

4）终身睡眠取高枕卧位，睡前 2 小时禁食，避免腹压升高等以免引起反流。

（4）加强术后健康教育：增强患者及其家属对术后在院内、院外的相应特殊护理知识，有利于避免错误护理，及时发现异常情况，出现异常情况时可正确地紧急应对，提高患者术后生存质量。

2. 手术治疗 评估手术治疗效果方式有电子喉镜检查声带、嗓音评估及声学分析、喉肌电图检查、膈肌动度及肺功能测试。

（1）喉返神经减压术：于环甲关节后方暴露喉返神经逆行探查或在甲状腺下极气管食管沟处找到喉返神经顺行追踪至神经损伤处，如为缝线结扎压迫或瘢痕粘连且病程 4 个月内者，手术显微镜下剪除缝线，去除瘢痕，松解神经。

（2）膈神经移植术：暴露一侧膈神经，在锁骨下静脉上缘平面切断左侧手术需防胸导管损伤切断同侧环咽肌，暴露喉返神经喉内段及喉内各分支在发出 Galen's 吻合支后切断此段喉返神经（喉返神经前支），以 11-0 无创缝线将膈神经与喉返神经前支远心断端行端端吻合 4~5 针；在环杓关节平面以上切断喉返神经内收肌支，将内收肌支的近心断端植入环杓后肌中，9-0 无创缝线缝合固定 1 针。

（3）颈袢神经肌蒂移植术：单纯神经肌蒂移植术仅用于不适合行膈神经移植术及喉返神经减压术时。

（4）声带外展术：修复损伤的喉返神经后，有时呼吸量不足，双侧喉返神经损伤时明显，认为是修复神经时常发生内收肌与外展肌收缩不满意所致。因此，对于神经修复来说，声带外展术是治疗双侧喉返神经损伤的另一种选择。声带外展术的径路一般分为两种：①喉外途径：将一侧杓状软骨摘除及声带外移；②喉内途径：采用手术显微放大镜及悬吊式直接喉镜，在杓状软骨部位作一切口，于黏膜下游离杓状软骨后切除，将声带外移缝合，可获得满意效果。

（三）中医康复处理

中医认为本病病位在喉，病属本虚标实或虚实夹杂之证。本虚指肺脾气虚，标实指热邪、痰湿、血瘀结聚喉窍。正虚致气血痰湿聚而不散为患，发为本病。与明代《医学纲目》"喉喑"和现代中医"暴喑""急喉喑"相似。

1. 辨证分型治疗

（1）风热犯肺，邪壅喉窍证：以喑哑，咽喉疼痛，咳嗽，可有少量黄痰，声带充血肿胀，或黏膜下出血，声带表面可见少许黏液样分泌物，全身见发热，鼻塞，头痛为主症。舌质红，苔薄黄，脉浮或浮数。

（2）手术失误，喉窍受损证：以术后突然声嘶，喉部不适，喉黏膜充血、干燥，闭合时声门区有小缝隙为主症。舌质暗淡，苔白，脉涩。

（3）肺肾阴虚，喉窍失濡证：以声音嘶哑，时轻时重，缠绵不愈，咽喉干燥，焮热微痛，痒咳少痰为主症。常有"清嗓"习惯。此症常于午后加重；声带呈暗红色，或声带干燥变薄，全身伴有头晕，耳鸣，腰膝酸软、虚烦失眠，手足心热。舌质红，少苔。脉细数。

（4）肺脾气虚，喉窍失养证：以声嘶日久，语音低沉，讲话费力，不能持久，劳累后症状加重。声带松弛无力，闭合差或声带肿胀，表面有分泌物，全身兼有倦怠乏力，少气

懒言，纳呆便溏为主症。舌质淡胖，苔白，脉细无力。

2. 单方验方治疗

（1）金银花 10g，麦冬 10g，络石藤 15g，胖大海 1 枚，泡茶频服。

（2）清咽宁肺汤（《统旨方》）：桔梗 10g，山栀 10g，黄芩 10g，桑白皮 10g，甘草 5g，前胡 10g，知母 10g，贝母 10g。

（3）二子二石汤（《中医症状鉴别诊断学》）：月石 10g、海浮石 20g、胖大海 10g、诃子 10g、山慈菇 15g、土贝母 10g、橘核 10g、荔枝核 10g。

3. 中成药治疗

（1）六神丸：每次 10~20 粒，口服，每日 3~4 次。

（2）清音丸：水蜜丸一次 2 克，大蜜丸一次 1 丸，一日 2 次，口服，温开水送服或嚼化。

（3）金嗓散结丸：一次 60~120 丸，一日 2 次，口服。

4. 药膳调理

（1）偏阴血虚者：

百银薏枣饮：薏苡仁、银耳、百合各 10g，大枣 10 枚；

黑木耳粥：黑木耳 15g，红枣 12 枚，黑芝麻 5g，粳米 50g；

首乌鲫鱼汤：鲜鲫鱼 2 条，制首乌 15g，黄酒 15ml。

（2）偏阳气虚者：

桂圆山药粥：龙眼肉、山药、炒薏苡仁各 10g，枸杞子 5g，大枣 10 枚，粳米 50g；人参香菇汤：香菇 25g，红参 5g，黄豆 50g；

黄芪童子鸡汤：童子鸡 1 只，黄芪 9g。

5. 中医药在治疗喉返神经损伤中的作用

（1）苏俊仁等研究证明，补阳还五汤能改善神经损伤小鼠的运动功能，有改善微循环、抗氧化、消炎和调节免疫等药理作用，从补气、活血、逐瘀的目的出发，收到了良好的治疗效果。

（2）刘小君等从中药牛膝中提取出的神经再生素（NRF）对损伤的神经再生起到了良好的治疗效果。

6. 适宜技术

（1）避开颈动脉直刺双侧人迎 0.5~0.8 寸，得气后加电针强刺激，留针 30 分钟。留针期间嘱患者尽力发"噫""啊"音。如伴喉上神经损伤时起针后嘱患者练习含冷开水漱口，每天 1~2 次，10 天为一个疗程，每 3 个疗程休息 1 周。

（2）推拿疗法：常用的方法是以推、拿、揉、按、点为主，手法要求轻快柔和，避免粗暴用力。常用的推拿部位有面部、口底部、喉部、颈部及肩背部，推拿穴位有人迎、水突、廉泉、扬声等，还可用环甲关节和环杓关节推拿等。

（康明强 孙汉治 舒 鹏 余绍斌 陈玉超）

参 考 文 献

1. AKUTSU Y,MATSUBARA H.Lymph node dissection for esophageal cancer［J］.Gen Thorac Cardiovasc Surg, 2013,61：397-401.

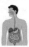

2. WU N,CHEN Z,PANG L,et al.Prognostic significance of lymph node characteristics on survival in esophageal squamous cell carcinomas［J］.Wien Klin Wochenschr,2013,125：26-33.

3. JANG H J,LEE H S,KIM M S,et al.Patterns of Lymph Node Metastasis and Survival for Upper Esophageal Squamous Cell Carcinoma［J］.Ann Thorac Surg,2011,92：1091-1097.

4. TANIYAMA Y,NAKAMURA T,MITAMURA A,et al.A strategy for supraclavicular lymph node dissection using recurrent laryngeal nerve lymph node status in thoracic esophageal squamous cell carcinoma［J］.Ann Thorac Surg,2013,95（6）:1930-1937.

5. LI H,YANG S,ZHANG Y,et al.Thoracic recurrent laryngeal lymph node metastases predict cervical node metastases and benefit from three-field dissection in selected patients with thoracic esophageal squamous cell carcinoma［J］.J Surg Oncol,2012,105：548-552.

6. NATSUGOE S,OKUMURA H,MATSUMOTO M,et al.Reconstruction of recurrent laryngeal nerve with involvement by metastatic node in esophageal cancer［J］.Ann Thorac Surg,2005,79：1886-1889.

7. DUDA M,ADAMČÍK L,ŠKROVINA M,et al.Complications and risks of the surgery of tumors of the upper digestive tract（Foregut）Part Ⅰ:Esophagus［J］.Rozhl Chir,2013,92（9）:523-529.

8. COLVIN H,DUNNING J,KHAN O A.Transthoracic versus transhiatal esophagectomy for distal esophageal cancer:which is superior？［J］.Interact Cardiovasc Thorac Surg,2011,12（2）:265-269.

9. KASASHIMA H,KUBO N,OHIRA M,et al.Successful resection of esophageal carcinoma with aberrant right subclavian artery using video-assisted thoracoscopic surgery:report of two cases［J］.Anticancer Res,2014,34：899-904.

10. GOCKEL I,KNEIST W,KEILMANN A,et al.Recurrent laryngeal nerve paralysis（RLNP）following esophagectomy for carcinoma［J］.Eur J Surg Oncol,2005,31：277-281.

11. PERTL L,ZACHERL J,MANCUSI G,et al.High risk of unilateral recurrent laryngeal nerve paralysis after esophagectomy using cervical anastomosis［J］.Eur Arch Otorhinolaryngol,2011,268：1605-1610.

12. WATANABE H,KATO H,TACHIMORI Y,et al.Significance of extended systemic lymph node dissection for thoracic esophageal carcinoma in Japan［J］.Recent Results Cancer Res,2000,155：122-133.

13. GELPKE H,GRIEDER F,DECURTINS M,et al.Recurrent laryngeal nerve monitoring during esophagectomy and mediastinal lymph node dissection［J］.World J Surg,2010,34：2379-2382.

14. SCHNEIDER B,SCHICKINGER-FISCHER B,ZUMTOBEL M,et al.Concept for diagnosis and therapy of unilateral recurrent laryngeal nerve paralysis following thoracic surgery［J］.Thorac Cardiovasc Surg,2003,51：327-331.

15. 陈世彩,郑宏良,周水淼,等.双侧喉返神经损伤神经修复治疗术式探讨[J].听力学及言语疾病杂志,2006,14：249-253.

16. 田道法.中西医结合耳鼻咽喉科学［M］.北京:中国中医药出版社,2013.

17. 赵金铎.中医症状鉴别诊断学［M］.北京:人民卫生出版社,1985.

18. 王慧杰,王朝霞,郭一多.扶正培本清化汤（散）结合药膳治疗胸部常见中晚期恶性肿瘤的临床研究［J］.中医临床研究,2011,3（22）:67.

19. 苏俊仁,施杞,周重建.中医药促进周围神经损伤再生修复的研究进展[J].福建中医学院学报,2005,15（1）:1-3.

20. 张登文,罗宗涛,姚珍松.中医中药治疗周围神经损伤研究近况[J].现代中西医结合杂志,2002,11（2）:124-126.

21. 刘小君,程琼,丁斐.牛膝提取物神经再生素促小鼠神经再生的实验研究[J].时珍国医国药,2009,20（1）:16-18.

22. 关怀.透刺廉泉为主治疗喉返神经损伤12例[J].上海针灸杂志,1997,16（5）:22.

第四节 术后乳糜胸

乳糜胸是食管癌术后常见的并发症。由于胸导管与食管相邻，且食管肿瘤发现时多为中晚期，肿瘤组织与周围组织粘连或浸润比较严重，导致分离病灶时手术难度增高，即有损伤胸导管及其分支的可能，术中容易误伤胸导管，引起淋巴乳糜液外漏并积存于胸膜腔内。

一、病因及机制

胸导管是人体中最粗、最长的淋巴管，收集了全身近 3/4 的淋巴液，起于第 12 胸椎和第 2 腰椎之间的乳糜池。胸导管与食管解剖位置关系紧密，引起术后乳糜胸的高危因素：

1. 胸导管壁薄及经食管裂孔入胸后与食管伴行较长，这两大特点使得术中分离食管时易损伤胸导管主干或侧支。

2. 胸导管解剖走行变异常见 国外学者报道胸导管的变异率高达 40%~60%。第 8 胸椎以上可为双根或多根，长度为 36~45cm，直径为 2~4mm，即使术中远离胸导管解剖亦可能损伤胸导管分支。

3. 胸导管与淋巴管道之前存在交通支，术中淋巴结清扫太彻底，胸导管周围组织游离过多使得胸导管裸化明显，易损伤胸导管侧支和小淋巴管。

4. 术前新辅助治疗，特别是放疗能够使局部组织水肿、质脆，术中易损伤胸导管。

5. 局部晚期食管肿瘤外侵明显，常浸润周围组织而发生粘连，特别位于食管中上段癌，手术中游离食管时层次不清晰，容易损伤胸导管。

6. 腔镜手中能量器运用不规范合理，过多运用电钩等锐性分离，或超声刀等易造成能量平台的热损伤。乳糜胸一旦发生，胸腔大量积聚乳糜液压迫肺组织导致呼吸困难以及大量淋巴液丢失会导致免疫抑制，营养不良，循环衰竭等危及生命。国外文献报道食管癌术后乳糜胸的发生率为 1%~9%。预防性结扎胸导管及术后乳糜胸临床治疗策略目前仍有许多争议之处。因此，本文旨在结合我们团队的食管癌诊疗经验，提出围术期如何有效的预防乳糜胸及术后如何积极治疗乳糜胸，有利于加速食管癌术后外科快速康复。

二、临床表现、体征及相关检查

胸腔引流管引流油脂样乳白色液体，胸腔引流液苏丹 III 染色检测为阳性和甘油三酯定量 >1.24mmol/L 的患者均考虑诊断为乳糜胸。此外还需警惕以下几点：

1. 胸腔积液者，手术后胸腔引流量较多或持续时间较长，尤其每天引流量 >500ml，连续 3 天以上，应高度怀疑乳糜胸。

2. 胸腔引流液苏丹 III 染色和甘油三酯定量检查两者均阴性，但高度怀疑乳糜胸的患者，可以考虑经口、胃肠减压管或空肠造瘘管给予奶制品 10g 后观察胸腔引流量有无显著增加，再次行苏丹 III 染色和甘油三酯定量检查。

3. 胸腔引流液经静置后分 3 层，上层油样，中层透明，下层组织细胞残渣样改变。

三、术后乳糜胸康复管理及策略

（一）预防性康复处理

1. 预防的关键是手术医师具备丰富的解剖基础和临床经验及三维立体概念，辨清楚胸导管与周围组织关系，熟悉胸导管走行路线（图6-1）。

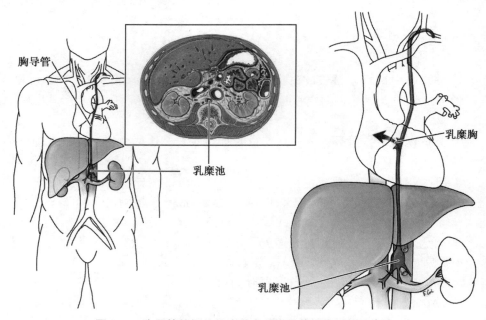

图 6-1　胸导管的解剖及胸腔术后胸导管损伤引起乳糜胸

2. 食管癌根治术中在游离肿瘤时在保留无瘤原则的情况下应尽量靠近食管。

3. 清扫淋巴结时对于成束组织应尽量结扎。

4. 腔镜术中应合理规范的使用能量器械，尽量避免热损伤。

5. 术中可疑胸导管损伤或病变外侵严重时，可预防性低位结扎胸导管。

6. 手术结束前，详细认真依次检查胸导管结扎部位、胸导管走行部位及清扫淋巴结区域，检查有无清亮液体溢出，有怀疑的地方应予以结扎。

（二）术后乳糜胸的观察及护理

1. 观察

（1）胸腔引流液的性质和量：食管癌术后患者早期因禁食，乳糜液中所含的脂肪很少，外观为淡红色或淡黄色液体，易误认为普通胸腔积液；若患者鼻饲或者肠内给予蛋白质和脂肪含量较多，则呈白色乳状胸腔积液，可分为3层，上层为黄色奶油样液体，中层为乳白色，最下层为细胞沉积。

（2）体温：乳糜液中含有甘油三酯、大量淋巴细胞、抗体和电解质等，抗感染力强，乳糜胸合并感染者不多见，因此体温一般不升高。

（3）脱水及消瘦：乳糜液中包含大量脂肪、水及电解质，乳糜胸特别是进食或者给予肠内营养后，每日胸腔引流量大，当引流量每日在1 000~1 500ml以上时，可出现营养不良、电解质紊乱、消瘦、水肿及抵抗力低下。

（4）压迫症状：胸腔引流管拔出后或者引流管堵塞等引流不通畅时，乳糜液较多时会压迫肺，出现气促、呼吸困难、发绀等症状，如不及时处理可出现呼吸衰竭甚至休克。

2. 护理

（1）心理护理：患者术后出现乳糜胸时本身多合并胸痛及咳嗽等各种不适、术后长期禁食及治疗费用高等情况，常常伴有焦虑、悲观等消极情绪。护理人员应及时关心体贴患者，耐心听取其诉说，细致地解释禁食的意义和重要性，解除焦虑，以求达到最佳的状态接受治疗。

（2）胸腔闭式引流管的护理：该护理最重要的是保持胸腔引流管通畅，避免导管扭曲、折叠、受压所致引流管堵塞；准确记录每日乳糜量和性质。勤换胸腔闭式引流瓶，并注意严格无菌操作，以防止胸腔内感染。

（3）胸腔粘连剂胸腔注入的护理：在充分引流胸腔内液体的前提下，用高渗糖、红霉素等胸腔粘连剂胸腔内注入，以促进胸腔内粘连形成（详细过程请参考下文治疗康复内容）。

（4）营养支持护理：胃肠外营养的护理乳糜胸一旦确诊后即禁食，可显著减少乳糜液的外引流，从而减少蛋白质、脂肪、电解质等营养物质丢失。同时，应给予胃肠外营养支持。通过锁骨下静脉置管或者PICC置管等留置中心静脉导管后输入氨基酸、葡萄糖、脂肪乳以及水、电解质、多种维生素，同时给予生长抑素或奥曲肽减少乳糜液产生，可使胸导管流量减少、降低压力、促进周围组织生长粘连等使瘘口逐渐缩小，同时补充随乳糜液丢失的营养物质，使患者保持良好的营养状态保持内环境的相对稳定，降低吻合口瘘的发生。

（5）呼吸道管理：食管癌术后本身易出现肺部感染、胸腔积液、肺不张甚至呼吸衰竭等并发症；术中胸膜腔负压消失，肺泡塌陷及手术过程中的刺激使呼吸道分泌物增多；术后消耗增加，加上手术伤口疼痛，留置各引流管道，禁食禁饮使痰液黏稠不易咳出等致使咳痰困难。乳糜胸的出现使得胸腔积液、肺不张风险增加，大量淋巴液的丢失使得免疫力低下增加肺部感染风险。因此，临床上应加强呼吸道管理，指导、协助患者进行有效咳嗽咳痰是围术期康复管理的重中之重。咳嗽时应先用手摁住颈部切口，时刻保持低头动作，嘱患者先行深吸气，吸满后憋气3~5秒，然后再用力将痰咳出。痰稠不易咳出时，先雾化吸入有助于痰排出，可适当增加雾化吸入的次数，使痰液稀释。鼓励患者咳嗽、深呼吸，必要时练习吹气球，预防肺不张，同时合理使用抗生素，预防和减少肺部感染。

（三）西医康复处理

研究表明术后乳糜胸死亡率有显著差异，波动于0%~82%。治愈乳糜胸需要胸导管瘘口闭合和乳糜液减少两个基本条件。目前认为胸导管损伤愈合机制是瘘口周围胸膜腔闭塞而非损伤胸导管本身的愈合。

1. 保守治疗

（1）生命体征和水电解质及酸碱平衡：完全禁食、全胃肠外营养支持。生长抑素在淋

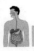

巴液和乳糜液产生的各个环节都有抑制作用，可减少流经胸导管的淋巴液和乳糜液。应用生长抑素和质子泵抑制剂：生长抑素（思他宁）6mg/d，24 小时静脉维持微注泵入，奥美拉唑 40mg/d，静脉滴注。记录 24 小时出入量，监测电解质情况，根据检验情况适当补充电解质，保持水电解质及酸碱平衡，维持内环境稳态。

（2）营养支持：进食及肠内营养会促进乳糜液的渗出，因此需要完全禁食，全胃肠外静脉营养支持。大多乳糜胸静脉营养支持时间比较久，可优先置入 PICC 或者锁骨下静脉穿刺行深静脉置管。每天热卡应大于 35kcal/（kg·d）。

（3）保持引流管通畅：乳糜液聚集在胸腔内，易使胸腔内压力增高，纵隔移位，压迫肺组织，从而影响生命征及呼吸。因此，保持引流管通畅至关重要。胸管已拔除者重新放置，鼓励或刺激患者咳嗽，充分张肺，促使脏壁胸膜粘连，封闭胸膜腔。胸管不通畅者，需查找阻塞原因，可适当调整管道位置，必要时重新置管保持引流通畅。

（4）胸腔黏连剂：常用粘连剂为高渗葡萄糖、滑石粉、红霉素、凝血酶等。

1）高渗葡萄糖：将无菌注射用 50% 高渗葡萄糖 100ml，沿胸管内注入，注入后夹闭胸引管 2~3 小时，嘱患者转动体位，使高渗葡萄糖均匀散布在胸膜腔内，每天重复 1 次，对于患者一般状况好转者，保持胸引管通畅，直至胸腔引流量 <50ml/d，复查胸片提示肺完全复张后拔除胸引管。

2）滑石粉：将用高压消毒的无菌国产脱石棉滑石粉 2g 加 2% 利多卡因 5ml 用生理盐水溶液稀释至 20ml。

3）红霉素：先用 10% 葡萄糖注射液溶解无菌注射用红霉素冻干粉 0.75~1g，加入 2% 利多卡因 4ml 配成 50ml，再肌注吗啡 10mg 或者布桂嗪 100mg 15~30 分钟后，再由胸引管内注入配好的混合液至胸腔。

4）凝血酶：经引流管胸腔内人凝血酶 500u（用生理盐水 20ml 溶解），注药后夹闭引流管让患者平卧或略头低位，约 12 小时后让患者坐起并放开引流管引流，观察 6 小时，乳糜液明显减少，然后再按上述方法应用凝血酶，乳糜液渐次减少，3 次后治愈。

2. 手术治疗

（1）手术时机：合适的早期手术干预后，食管癌术后乳糜胸的死亡率可以降低至 10% 以下，因此手术适应证的把握、及时手术干预至关重要。有研究表明手术时机为保守治疗 5 天后成人胸管引流量达大于 10ml/（kg·d）。国内学者认为保守治疗后成人胸管引流量达大于 1 500m/d 持续 2 天，或 1 000ml/d，持续 3 天，或 500ml/d 持续 7 天；儿童 >100ml/（kg·d），或超过 2 周仍引流出乳糜液者，建议及时开胸手术结扎胸导管。

（2）手术方式：术前 2 小时经胃管注入橄榄油 200ml 或口服牛奶 200~250ml 有助于术中在奇静脉和降主动脉之间、脊柱前方寻找胸导管及其瘘口。经原切口进胸，术中能找到瘘口则在其上下方缝扎，若找不到瘘口则在膈肌上低位缝扎胸导管，此外可加胸膜机械闭锁或胸膜切除术。用 10 号丝线在膈肌上至第 8 胸椎水平位（第 8 胸椎水平位以下胸导管多为单根）与膈裂孔之间用小弯分离钳紧贴胸椎体前缘，将胸主动脉与奇静脉间的胸导管及其周围所有组织分离集束结扎，松紧适度，切勿过度牵拉，以免撕裂胸导管（图 6-2）。

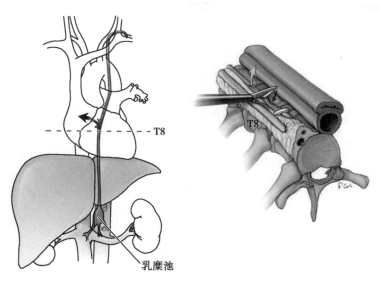

图 6-2　结扎胸导管示意图

（3）手术入路及预防性胸导管结扎的争议：对于乳糜胸的手术入路尚有一定争议。乳糜胸若发生在患侧，应采取原切口进胸，从而避免双侧开胸对患者呼吸功能造成影响；保守治疗时间过长或双侧乳糜胸者，建议右侧开胸。不少学者报道术中常规结扎胸导管可降低乳糜胸的发生率。而傅剑华等研究发现，结扎组乳糜胸的发生率高于非结扎组，示预防性胸导管结扎术并不能有效预防乳糜胸的发生。考虑到：①胸导管变异多、管壁薄，游离后结扎可能会造成直接损伤；②结扎胸导管后近期远端压力升高，可能导致胸导管破裂；③细小的胸导管分支损伤大多可保守治愈。因此，我们不主张常规预防性结扎胸导管，建议关胸前仔细检查纵隔床，如发现有液体不断渗出，应考虑到可能损伤了胸导管，特别是对胸中、上段食管癌外侵及与周围组织粘连严重者，或术中高度怀疑胸导管损伤者可考虑预防性结扎胸导管。

3. 淋巴管造影术及胸导管栓塞治疗　有学者认为淋巴管造影术适用于确诊乳糜胸患者的早期干预治疗，不用考虑胸腔引流量的多少。淋巴管造影术可以明确乳糜胸破口所在位置及胸导管解剖走行情况，尤其适用于胸导管结扎失败的情况。

步骤：首先用 1% 异硫蓝混合 1% 利多卡因注射于脚趾之间显像小的淋巴管，随后在足背部做一小的水平切口游离淋巴管，穿刺针插入淋巴管，外接一个持续泵碘造影仪器，泵入造影剂显像并确认乳糜池、胸导管等结构，经皮穿刺乳糜胸或者较粗的淋巴管，穿刺成功后置入导丝，将套管沿着导丝进入胸导管，注入造影剂显示胸导管解剖结构及破口所在位置，并行介入栓塞治疗（图 6-3）。

Cope and Kaiser 报道和胸导管栓塞的成功率是 73%，在导管插入成功的前提下胸导管栓塞成功率能够达到 90%。导管介入手术的成功主要取决于三个因素：乳糜池及胸导管造影显像的质量、患者的体型、术者的经验。当然除了经皮穿刺导管介入术之外，还有经锁骨下静脉导管介入术。胸导管结扎失败时，采用淋巴管造影术结合胸导管介入栓塞手术是个比较好的方式。

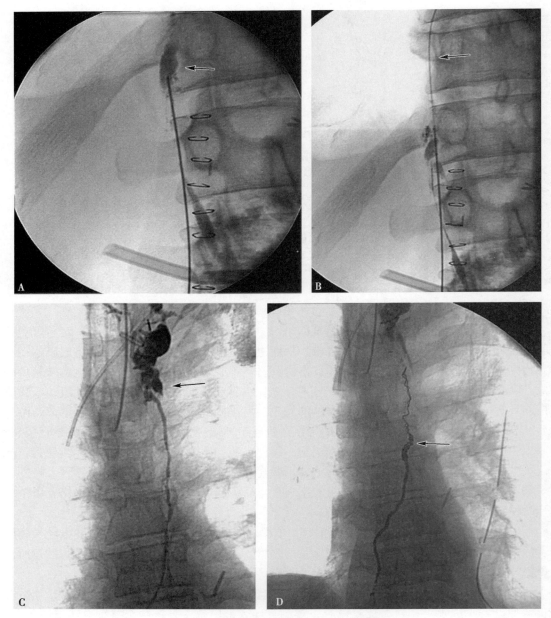

图 6-3 淋巴管造影剂及导管介入栓塞图

（四）中医康复处理

中医认为乳糜胸属饮停胸胁的"悬饮"范畴，可表现为胸胁胀满疼痛，咳嗽或唾涎时两胁引痛，甚则转身及呼吸均牵引作痛，心下痞硬胀满，或兼干呕、气急等症状。本病的病位在胸胁，亦与肺、脾、肾关系密切。

1. 辨证分型治疗

（1）邪犯胸肺证：寒热往来，身热起伏，汗少，或发热不恶寒，有汗而热不解，咳嗽，痰少，气急，胸胁刺痛，呼吸、转侧疼痛加重，心下痞硬，干呕，口苦，咽干，舌苔

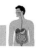

薄白或黄，脉弦数。治法：和解宣利，代表方：柴枳半夏汤加减。常用药：柴胡、黄芩、瓜蒌、半夏、枳壳、青皮、赤芍、桔梗、杏仁等。加减：若痰饮内结，肺气失肃，见咳逆气急，加白芥子、桑白皮；胁痛甚者，加郁金、桃仁、延胡索以通络止痛；心下痞硬，口苦，干呕，加黄连，与半夏、瓜蒌合用以苦辛开痞散结；身热盛汗出，咳嗽气粗，去柴胡，加麻黄、杏仁、石膏以清热宣肺化痰。

（2）饮停胸胁证：胸胁疼痛，咳唾引痛，痛势较前减轻，而呼吸困难加重，咳逆喘促不能平卧，或仅能偏卧于停饮的一侧，病侧肋间胀满，甚则可见胸廓隆起，舌苔白，脉沉弦或弦滑。治法：泻肺逐饮。代表方：椒目瓜蒌汤合十枣汤加减，或控涎丹或葶苈大枣泻肺汤加车前子、椒目、茯苓等。常用药：葶苈子、桑白皮、苏子、瓜蒌皮、杏仁、枳壳、川椒目、茯苓、猪苓、泽泻、冬瓜皮、车前子、甘遂、芫花等。加减：若痰浊偏盛，胸部满闷，舌苔浊腻者，加薤白、杏仁；如水饮久停难去，胸胁支满，体弱、食少者，加桂枝、白术等通阳健脾化饮，不宜再予峻攻；或见络气不和之候，可同时配合理气和络之剂，以冀气行水。

（3）络气不和证：胸胁疼，如灼如刺，胸闷不舒，呼吸不畅，或有闷咳，甚则迁延，经久不已，阴雨天更甚，可见病侧胸廓变形，舌苔薄，质黯，脉弦。治法：理气和络，代表方：香附旋覆花汤加减。常用药：旋覆花、苏子、柴胡、香附、枳壳豁痰开痹；久痛入络，痛势如刺者，加桃仁、红花、乳香、没药以行气活血和络；饮留不尽者，胁痛迁延，经久不已，可加通草、路路通、冬瓜皮等以祛饮通络。

（4）阴虚内热证：咳呛时作，咯吐少量黏痰，口干咽燥，或午后潮热、颧红、心烦、手足心热，盗汗，或伴胸胁闷痛，病久不复，形体消瘦，舌质偏红，少苔，脉小数。治法：滋阴清热，代表方：沙参麦冬汤合泻白散加减。常用药：沙参、麦冬、玉竹、白芍、天花粉、桑白皮、桑叶、地骨皮、甘草等。加减：若阴虚内热，潮热显著，可加鳖甲、功劳叶以清虚热；虚热灼津为痰，肺失宣肃而见咳嗽，可加百部、川贝；痰阻气滞，络脉失畅，见胸胁闷痛，酌加瓜蒌皮、枳壳、广郁金、丝瓜络。

口服中药治疗需注意服用药物与食物配伍。清热解毒药物忌食发物及辛辣、油腻之物。温补类药物忌食生冷、寒凉、滋腻之物。清热利湿药忌食荤油肉食。健脾和胃药忌食产气食物。

2. 中成药治疗

（1）八珍颗粒：一次1袋，一日2次，适于气血两虚，面色萎黄，食欲缺乏，四肢乏力。

（2）甘露消毒丹：9g/次，3次/日，适用于湿热蕴结证。

（3）失笑散：一次6~9g，一日1~2次，适用于瘀血阻滞证。

（4）小柴胡颗粒：一次1~2袋，一日3次，适用于寒热往来、胸胁苦满、心烦喜吐、口苦咽干之少阳证。

3. 药膳调理 推荐以下几种药膳用于食管癌术后乳糜胸患者康复的调理。

（1）板蓝根饮：板蓝根15g、猫爪草15g、威灵仙10g、制南星6g、人工牛黄1g、白糖30g。功效：清热解毒，化结抗癌。

（2）大蒜鲫鱼汤：大蒜30g、鲫鱼300g、绍酒8g、姜4g、盐3g、味精3g。功效：活血化瘀，行水通利。

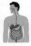

（3）韭菜牛奶：韭菜 500g、牛奶 250g、白糖 30g。功效：养胃，消肿，止呕。

（4）诃子菱角饮：诃子 15g、菱角 15g、苡仁 30g、白糖 20g。功效：祛湿，利水，消痞，散结。

4．适宜技术

（1）针灸：针刺肺俞、期门、天突、列缺、支沟、外关等穴位，有清肺止咳、理气止痛之功。胸胁疼痛明显者，可加刺支沟、期门等穴。

（2）穴位贴敷：可选水分、水沟、水突、水泉、水道五大要穴，用大黄做外敷，有益肺健脾，利水化湿之效。

（3）推拿：可选阴陵泉穴做点按推拿，此穴为人体足太阴脾经上的重要穴道之一，配水分，有利尿消肿的作用。

（4）热敷：主要以局部为主，以术后乳糜胸患侧为主要部位，选择皮肤无破损处，常规消毒或洗净擦干，以"芒硝袋"局部热敷，宜 40~70℃为佳，以不烫伤皮肤为度，局部外敷 15 分钟，一日可重复数次。

5．日常保健

（1）纠正不良饮食及生活习惯：凡有乳糜胸病史者，平时应避免风寒湿冷，注意保暖；饮食宜清淡，不宜食肥甘生冷之物；戒烟酒，注意劳逸结合，以防诱发。

（2）情志疗法：即心理、精神调摄，要树立战胜癌魔的信心，要有乐观的心情来面对疾病；要注意锻炼身体，做到早起早睡，劳逸结合；家属要护理好患者的饮食问题，要做到少食多餐，多喝温开水；患者必须在专业医师指导下用药，以便达到理想的效果，切勿自行随意服药。

（3）体育锻炼：术后定期练习"八段锦"，长期练习，可以达到通行经络、增强体质的目的，要求在专业人员指导下，自术后 2~4 周始，每日下午练习一次，连续练习 6 个月。其中第三式"调理脾胃单臂举"功法额外习练 3 个循环。

（康明强　舒　鹏　余绍斌　林济红　张济周）

参 考 文 献

1. JOHNSON O W, CHICK J F B, CHAUHAN N R, et al. The thoracic duct: clinical importance, anatomic variation, imaging, and embolization [J]. Eur Radiol, 2016, 26: 2482-2493.

2. SHAH R D, LUKETICH J D, SCHUCHERT M J, et al. Postesophagectomy chylothorax: Incidence, risk factors and outcomes [J]. Ann Thorac Surg, 2012, 93 (3): 897-904.

3. DOUGENIS D, WALKER W S, CAMERON E W, et al. Management of chylothorax complicating extensive esophageal resection [J]. Surg Gynecol Obstet, 1992, 174: 501-506.

4. REISENAUER J S, PUIG C A, REISENAUER C J, et al. Treatment of Postsurgical Chylothorax [J]. Ann Thorac Surg, 2018, 105: 254-262.

5. 王福玲, 王墨芝, 牛亚非. 食管癌术后乳糜胸的观察及护理 [J]. 齐鲁护理杂志, 2001, 7 (8): 587-588.

6. 王建娥. 食管癌术后乳糜胸的观察与护理 [J]. 浙江医学, 2013, 35 (20): 1864-1865.

7. MILSOM J W, KRON I L, RHEUBAN K S, et al. Chylothorax: an assessment of current surgical management [J]. J Thorac Cardiovasc Surg, 1985, 89: 221-227.

8. PILLAY T G, SINGH B. A review of traumatic chylothorax [J]. Injury, 2016, 47: 545-550.

9. ROMERO S, MARTIN C, HERNANDEZ L, et al. Chylothorax in cirrhosis of the liver: analysis of its frequency

and clinical characteristics［J］.Chest,1998,114：154-159.

10. MERIGLIANO S,MOLENA D,RUOL A,et al.Chylothorax complicating esophagectomy for cancer：a plea for early thoracic duct ligation［J］.Thorac Cardiovasc Surg,2000,119：453-457.

11. ORRINGER M B,BLUETT M,DEEB G M.Aggressive treatment of chylothorax complicating transhiatal esophagectomy without thoracotomy［J］.Surgery,1988,104：720-726.

12. DUGUE L,SAUVANET A,FARGES O,et al.Output of chyle as an indicator of treatment for chylothorax complicating oesophagectomy［J］.Br J Surg,1998,85：1147-1149.

13. 汪景锋.食管癌术后乳糜胸的诊断与防治[J].河南外科学杂志,2015,21(4):112-113.

14. 傅剑华,胡祎,黄伟钊,等.预防性胸导管结扎术在食管癌根治术中应用的评价[J].癌症,2006,25(6):728-730.

15. ITKIN M,KUCHARCZUK J C,KWAK A,et al.Nonoperative thoracic duct embolization for traumatic thoracic duct leak：Experience in 109 patients［J］.General Thoracic Surgery,2010,3：584-590.

16. COPE C,KAISER L R.Management of unremitting chylothorax by percutaneous embolization and blockage of retroperitoneal lymphatic vessels in 42 patients［J］.J Vasc Interv Radiol,2002,13：1139-1148.

17. 周仲瑛.中医内科学[M].北京:中国中医药出版社,2003.

第五节　术后出血

　　食管癌根治术是一复杂的手术，操作步骤多，手术创面大，容易发生术后出血。近年，因为微创技术在食管癌外科的推广与应用，食管癌术后出血的发生率有所下降，据报道，其发生率在 2.5% 左右。通常术后出血发生于术后 24 小时以内，超过 24 小时以后发生出血称为术后迟发性出血。按出血位置可分为腔内出血和手术创面引起的腔外出血。

一、术后出血的高危因素

　　1. 肿瘤分期　食管癌肿瘤进展程度决定了食管癌根治术中的切除范围及难度，越晚期的肿瘤往往需要进行更大范围的切除，产生更大的创面，增加了术后出血的可能。另外，对于局部晚期的患者推荐新辅助放化疗以提高切除率，但新辅助治疗后组织局部水肿，影响组织层次分辨。

　　2. 患者体质　食管癌患者术前常存在进食困难，造成营养不良，机体代偿能力差，可影响肝脏合成凝血因子，造成凝血功能异常。另外，若患者伴有心脏或其他疾病，需长期口服抗凝药物也可导致凝血功能异常，增加术后出血风险。

　　3. 解剖变异　食管癌根治术操作步骤多，手术涉及颈、胸、腹。存在血管解剖变异时将影响手术时间，增加手术难度，如异位主动脉弓、迷走锁骨下动脉等，这些变异将影响手术时间，给手术带了许多不确定性和困难，也将增加术后出血风险。

　　4. 手术方式　微创食管癌根治术相比开放切口减少了术后出血的发生率。胸腹腔镜缩小了切口，减小了切口出血引起术后出血的可能性，其放大的视野有助于关胸、关腹时进行彻底止血。另外，部分患者施行三野淋巴结清扫、空肠结肠代食管增加了创伤，也增加了术后出血风险。尚有部分患者因胸、腹腔手术史或其他因素造成胸、腹腔粘连而不得不进行粘连松解。

二、术后出血的类型及机制

（一）腔内出血

1. 吻合口出血　食管癌术后腔内出血以吻合口出血最为常见，临床上表现为胃肠减压管的持续新鲜的血液引出，严重时甚至可表现为呕血、便血。值得引起重视的是部分患者因为胃肠减压不畅而致使存在腔内出血未能及时引出，不能及时诊断术后出血，故术后3天内须每日密切关注患者生命征，如脉搏及血压。脉搏增快多出现在血压下降之前，是失血性休克的早期判断指标。常用脉搏/收缩压计算休克指数，帮助判定是否存在失血性休克，指数0.5多表示无休克；1.0~1.5有休克；>2.0为严重休克。另外，通过观察皮肤及巩膜情况以及对尿量的监测也有助于及时发现术后出血。

2. 管状胃出血　目前，管状胃在进行消化道重建时相比于全胃具有明显优势，已逐步成为趋势。制作管状胃时应用切割闭合器沿胃大弯进行，少数患者可出现管状胃腔内出血。

（二）腔外出血

1. 颈部创面出血　食管癌根治术中McKeown术式（三切口）在消化道重建时于颈部进行胃食管吻合，因此在颈部需要做一长约5cm切口，并经过颈部肌群至胸廓入口处。颈部肌群血供丰富，并常有小血管需要进行结扎处理，另外部分患者行三野清扫后扩大了颈部创面，增加了术后出血风险。因此，如果处理不当可导致术后颈部出血。颈部切口位置浅表，发生出血时多表现为颈部纱布渗血，较容易观察。但其空间狭窄，紧邻气管，若引流不及时可出现压迫症状，引起呼吸困难等相关症状，须立即进行处理。

2. 胸腔创面出血　胸腔出血在腔外出血中最为常见。食管主体位于胸腔内，食管癌根治术中对食管系膜的游离路径长，且紧邻胸主动脉，在切除中下段食管系膜时需要对发自胸主动脉的食管固有动脉及支气管动脉进行结扎处理；而在切除上段食管系膜时则需要处理发自甲状腺下动脉的血管。另外，因为奇静脉横跨食管，所以常常也需要进行离断。最后管状胃上提至胸腔，制作管状胃时的创面出血也可能引起胸腔出血。胸腔出血表现为胸管内持续性的鲜红液体引出，部分患者诉有胸闷、心悸。出血量较大时可形成血块积于胸腔影响肺复张，造成低氧血症及肺部感染发生。体征上则表现为贫血面容，巩膜苍白，心率加快，血压降低。

3. 腹腔创面出血　食管癌根治术中食管替代物常用胃来进行替代，需要进行胃游离。术后腹腔出血原因多来自胃游离时需要处理的血管，如胃短血管、胃后血管、胃左血管等。另外，脾及脾动脉出血也不容忽视。而对于选用空肠、结肠代食管的患者，创面更大，更容易引起术后出血。术后腹腔出血主要表现为腹胀、腹腔引流管持续引出鲜红液体。

（三）食管癌术后迟发性出血

食管癌术后迟发性出血是指出血与手术分离切割无关的出血。发生在术后5~6天后，多伴发吻合口瘘或胸胃瘘。吻合口或胸胃瘘漏出的消化液感染侵蚀周围血管所致出血，出血量往往较大，很快会导致出血性休克。

三、术后出血的康复管理及策略

（一）预防性康复处理

1. 充分了解患者病史　术前应充分了解患者病史，如是否存在特殊合并症及既往用药史。若患者存在口服阿司匹林、华法林等抗凝药，要保证停药时间再行手术治疗。这些对于评估食管癌术后出血危险因素有指导意义。

2. 尽早行干预措施　对于术前有明确高危因素患者可在术前进行预防治疗。伴有血液性疾病致凝血异常，可在血液科治疗调整后再行手术。对于存在解剖变异或特殊手术的患者术前完善相关检查。

3. 术中预防康复　术后出血预防比治疗更重要，术中做到合理的处理和决策往往能够杜绝术后出血的发生。

（1）胸部操作：目前，胸腔镜在食管癌根治术中的应用已经接受广泛认可。从开放走向微创，不仅减小了切口，而且降低了因切口而引起术后出血的可能。游离食管系膜时应采用"撽面杖法"与"套带法"相结合的策略以尽量显露发自主动脉的食管固有动脉，并依次于根部确切结扎。处理奇静脉弓时可应用 Hemolock 夹闭或切割闭合器离断。清扫隆嵴下淋巴结时应尽量做到整块切除，以防止破碎的淋巴结创面渗血。另外，此处常有支气管动脉分支经过，可使用电凝充分止血。而在清扫双侧喉返神经旁淋巴结时，对神经功能的保护普遍受关注。有部分学者提议清扫时应避免使用能量器械，以剪刀锐性游离。但由此也可能增加了术后创面出血的风险。另有学者建议与神经保持一定距离下可应用能量器械，对走行于附近的血管进行处理，既保护了神经也可拥有良好的创面。在关胸时应注意升高血压，清洗胸腔后自上而下检查食管床创面情况，对于高危区域可适当应用止血材料。在腔镜视野下放置引流管，以保证其术后的位置及通畅引流。最后，每个切口均应在直视下充分止血后进行关闭。

（2）腹部操作：腹腔操作包括对胃的游离和管状胃的制作。对胃的游离目前基本从开放走向杂交手辅助和全腔镜下完成。推荐使用超声刀沿胃大弯上行游离，注意保护胃网膜右动脉血管弓，并依次采用 Hemolock 或生物钛夹切确离断胃短及胃后血管。期间应注意避免对脾包膜的损伤。可从胰腺上缘向上寻找胃左血管，逐层打开胃左血管鞘，暴露胃左动、静脉，采用 Hemolock 或生物钛夹夹闭后处理之。目前，管状胃的制作一般在上腹部 8~10cm 的手术切口辅助下完成。将食管从颈部离断后可将胃及食管从腹腔拉出，并以切割闭合器沿胃大弯顺行裁剪出一宽径为 2~5cm 的管状胃，裁剪时应注意避开血管。在完成裁剪后，应嘱麻醉师升高血压，观察管状胃创面情况，同时对有出血的地方进行全层缝合止血。在确保止血确切的情况下可进行管状胃浆膜化。腹腔应于脾区放置一引流管进行引流。

（3）颈部操作：于颈部做切口时注意由浅至深依次结扎处理小血管。行胃食管吻合时应注意避免血管区，降低术后吻合口出血的可能，同时在吻合完成时应注意直视下检查腔内有无出血。在确保无出血的情况下方可将管胃残端进行闭合。目前尚无证据说明手工吻合可减少吻合口术后出血的发生，但细心检查下可避免此类情况发生。另外，于颈部吻合口旁可放置一细引流管进行负压引流，以观察颈部切口情况。

4. 术后预防性康复　术后 3 天内密切关注患者引流管情况，并间隔对引流管进行挤

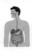

压、冲洗疏通，保证各引流管通畅引流。及时复查血常规关注患者血红蛋白情况。对于存在术后出血高危因素或出现了潜在出血倾向的患者可及时予止血药物进行干预，但同时要避免血栓的发生。

（二）西医康复处理

1. 腔内出血　初期可以尝试口服稀释去甲肾上腺素。不建议胃肠减压管内注入稀释的去甲肾上腺素液，因很难判断出血点来自吻合口还是管状胃。如果是胃食管吻合口出血，从胃肠减压管进药，药液很难达到吻合口位置。一般的黏膜渗血通过口服稀释的去甲肾上腺素大都能得到控制。如果采用口服去甲肾上腺素的方法无法控制出血，就要考虑出血点来自黏膜下小血管的可能，最好采用内镜检查，找到出血点用电灼或钛夹钳夹止血。对于部分患者，也可采用 DSA 帮助发现出血部位，但要慎用栓塞出血血管，原因是会影响吻合口的愈合。如果采用内镜治疗仍无法控制出血，要及时经胸或经腹加固缝合。

2. 腔外出血

（1）颈部创面出血：颈部出血表现为负压引流管引流持续鲜红液体或纱布多量渗血。此时应根据出血速度选取保守或手术止血。出血速度缓慢可通过换药，适当压迫切口，辅以止血药物进行止血。当出血速度较快时或保守治疗效果不理想则应果断急诊敞开切口探查出血点进行止血。

（2）胸、腹部创面出血：胸腔出血时应根据出血速度，观察是否是活动性出血。可先考虑保守治疗，输血，应用止血药物。但若患者出现以下情况应果断进行二次手术止血：

1）持续脉搏加快、血压降低，经补液后仍不能稳定。

2）胸管引流量每小时超过 200ml，持续 3 小时。

3）血红蛋白、红细胞进行性下降，引流液血红蛋白量与周围血相近。

在二次手术前应回顾手术记录或观看手术录像进行回顾可能出血的位置。探查胸腔时应注意清除血块，冲洗胸腔寻找出血点。

（三）中医康复处理

1. 专方验方

（1）三黄泻心汤：治以泻火降逆、止血化瘀，选药大黄、黄檗、黄连、白及、三七粉、云南白药。

（2）黄土汤加味煎汤口服，治以温阳止血，选药灶心土、阿胶、黄芩、生地、白术、附子、甘草。

（3）地榆散加味频频冷服，治以清热止血，选药石榴皮、枳壳、地榆、黄芩、赤石脂、甘草。

（4）地榆止血汤频频冷服，治以补益肝肾，止血活血，选药地榆炭、杜仲炭、黄芪、当归、人参、焦山楂、阿胶、三七粉、生地、熟地、白术、茯苓、白芍、山药。

（5）云南白药和止血散加减，治以化瘀止血，选药三七粉、炒白术、乌贼骨、党参、甘草、茯苓、大黄炭。

（6）自拟方"宁血液"，治以清热凉血，活血止血，选药当归 12g，三七 5g，川芎 10g，阿胶 10g，白及 6g，茜草 12g，水牛角 3g，竹茹 12g，侧柏叶 15g，丹皮 15g，党参 15g，黄芪 15g，茯苓 15g，甘草 6g，口服兼保留灌肠。

（7）自拟建中汤加减，治以补中摄血，选药饴糖 30g、附子 10g，桂枝 10g，生姜

10g，枳壳 10g，砂仁 10g，吴茱萸 10g，藕节炭 15g，仙鹤草 10g，三七粉 3g，黄芪 20g，党参 20g，当归 15g，芍药 20g，炙甘草 5g。

（8）宁络止血汤，治以收敛止血，选药当归、仙鹤草、白芍药、蒲包、生地黄、山茱萸、三七粉、清半夏、生龙骨、黄连、甘草、赤石脂。

（9）三黄止血汤，治以凉血止血，选药炒栀子 10g，黄连 10g，丹皮 10g，仙鹤草 10g，石斛 10g，黄芩 10g，象皮末 10g，三七粉 10g，知母 20g，五倍子 15g，制大黄 5g，乌贼骨 10g。

（10）自拟方"上消止血汤"，治以益气止血，选药黄芪 30g，党参 15g，茯苓 15g，焦白术 12g，炒白芍 20g，白及 15g，制大黄 10g，海螵蛸 20g，煅瓦楞 25g，炒蒲黄 15g，三七参 6g，仙鹤草 10g，黑地榆 15g，炙甘草 10g。

2. 中成药

（1）云南白药：此为我国治疗出血的常用中成药，有化瘀止血，活血止痛，解毒消肿之效。

（2）三七血伤宁胶囊：止血定痛，祛瘀生新。用于瘀血阻滞、血不归经之各种出血证及瘀血肿痛，如食管癌术后的出血。组成：三七、重楼、制草乌、大叶紫珠、山药、黑紫藜芦、冰片、朱砂。

（3）十灰丸：凉血止血。用于吐血及一切出血不止诸症。组成：大蓟（炒炭）、小蓟（炒炭）、茜草（炒炭）、栀子（炒炭）、牡丹皮（炒炭）、棕榈（煅炭）、侧柏叶（炒炭）、白茅根（炒炭）、大黄（炒炭）、荷叶（煅炭）、白及。

（4）槐角丸：清肠疏风，凉血止血。用于食管癌术后出血导致的便血。组成：槐角（去枝梗，炒），地榆、当归（酒浸一夜，焙）、防风（去芦）、黄芩、枳壳（去瓤，麸炒）。

（5）脏连丸：清肠止血。用于食管癌术后出血导致的便血。组成：黄连，黄芩，地黄，赤芍，当归，槐角，槐花，荆芥穗，地榆炭，阿胶。

3. 药膳调理

（1）参芪粥：炙黄芪 30~60g，党参 15~30g，大米 100g，白糖适量，熬煮成粥。3~5日为一个疗程，每日 2 次。煎煮法：黄芪、人参切薄片，冷水泡 30 分钟，入砂锅煎沸，改小火煎成浓缩液，取液。再加冷水如上法煎取二液，去渣。两次煎液合并，分成二份，每日早晚同大米煮成稀粥，入白糖煮后服食。适合气虚型患者。

（2）西洋参粥：西洋参 10g，切薄片，粳米 100g，中火煮开，文火熬 30 分钟，煮成稀粥，入白糖煮后服食。每日 2 次，3~5 日为一个疗程。适合气虚型患者。

（3）粳米阿胶粥：阿胶 30g，粳米 100g，红糖少许，先用粳米煮粥，待粥将熟时，放入捣碎的阿胶，边煮边搅匀，稍煮二、三沸，即可服食，每日 2 次，早晚服用。适合血虚型患者。

（4）牛奶大枣粥：大枣 25g，莲子肉 10g，牛奶 200g，粳米 100g。先将粳米与大枣、莲子肉煮成粥，粥将成时加入牛奶，再煮沸即可，每日 2 次，早晚服食。适合血虚型患者。

（5）肉苁蓉粥：每次用肉苁蓉 15g，水 100ml，煮烂去渣。精羊肉 100g 切片入砂锅内，加水 200ml，先煎煮沸，待肉烂后，再加水 300ml、粳米 50g，煮至米开，汤稠，加入少许生姜、葱，再煮片刻停火。一次食用，每日食 1 次，5~7 日为一个疗程。适合阳虚型患者。

（6）黄羊肉粥：可根据季节选用。取新鲜精羊肉 200g，洗净切成块，同粳米适量熬粥，每日 1 次，每次一小碗。适合阳虚型患者。

（7）枸杞子粥：枸杞子 10g，大米 100g，煮粥食，每日 2 次，每次一小碗。适合阴虚型患者。

（8）桂鱼粥：新鲜桂鱼 1 条，约 0.5 公斤，糯米 100g，姜片 10g，葱 2 根，植物油，精盐适量。桂鱼活杀，去头、鳞和内脏，洗净后除皮去骨，取其净肉，切块，待粥煮开，加入鱼肉，文火煮熟，入葱花，姜末，离火，再焖 10 分钟，即可食之。此方对于阴虚患者疗效甚佳，有条件者，可经常服食。适合阴虚型患者。

4. 中药在治疗食管癌术后出血中的作用

（1）大黄，味苦，性寒，具有泻下攻积、清热泻火的作用。唐容川在《血证论》指出"大黄一味既气药，又血药，止血不留瘀，尤为妙药"。现代药理学研究证明，大黄主要通过以下机制发挥止血作用：①大黄富含鞣质，可收敛止血；②大黄含大黄酚，可迅速降低局部毛细血管通透性，减少渗出，改善血管脆性，缩短凝血时间；③大黄含 α- 儿茶素可促进血小板的凝聚与黏附；④大黄含没食子酸，可加大 α_2- 巨球蛋白的含量，加快血液凝固；⑤大黄含大黄素，能收缩远端消化道，促进其蠕动，促进排便，使瘀血排除。

（2）三七，味甘，性温和，具有止血化瘀、消肿镇痛的作用。其止血有效成分为三七素，可缩短凝血酶原时间，并使血小板数量明显增加，抑制炎性物质渗出，改善毛细血管通透性，促进溃疡面愈合，使出血及凝血时间缩短。三七既能促进血液凝固，又有纤溶的作用，即止血和活血化瘀双向调节；还能促进各类细胞分裂、生长和增殖，具有显著的造血功能。

（3）白及，味甘苦，性微寒，具有收敛止血、消肿生肌的作用。白及水浸液呈胶状，具有高黏度的特点，可保护胃肠黏膜和溃疡面；其成分可促进创面肉芽增生，愈合并能促进血小板凝集形成血凝块，防止血液外流，具有良好的局部止血作用。

（4）云南白药对多种出血性疾病都有明显的疗效，可以加速止血，缩短病程。其所含药物成分可以缩短凝血酶原时间，增加凝血酶原含量，并能诱导血小板的聚集和释放，从而缩短出血时间和凝血时间。同时还对炎症物质的释放有抑制作用，对于改善微循环、改变血管通透性等方面均有效用。

（5）血余炭，其粗晶具有促内源性系统凝血功能，与血浆中 cAMP 含量有关。亦有报告指出，血余炭粗晶对 ADP 诱导的血小板聚集有增强作用，对血小板黏附率有增加趋势，能缩短部分凝血活酶时间，能明显降低血小板内环核苷酸含量，并有一定抗炎作用。

5. 适宜技术

（1）针刺：

1）吐血：

治法：和胃止血。以足阳明、足太阴经穴为主。

主穴：足三里、公孙、膈俞、内关。

配穴：胃热者，加内庭；肝火者，加行间；久病体虚者，加关元、气海，灸隐白。

操作：足三里、公孙用补法；膈俞、内关用泻法。

2）便血：

治法：清热化湿，化瘀止血。以督脉、足太阳经穴为主。

主穴：长强、承山、大肠俞、脾俞、次髎。

配穴：劳倦内伤者，加百会、命门、关元；湿热下注者，加太白、阴陵泉。

操作：脾俞用平补平泻法，余穴用泻法。

（2）艾灸：虚寒性出血可艾灸关元、气海、足三里。

6. 日常保健　预防是关键环节。为了预防出血的发生，应注意饮食与摄生，在治疗原发疾病，控制其发展的同时，必须做到以下几点。①饮食调节：胃部疾病的患者，要特别注意饮食调节，进食定时。消化性溃疡者，宜少食多餐，切忌过饥过饱，避免辛辣、煎、炸、炙、坚硬的食物，戒烟酒、浓茶、浓咖啡等。食管或胃底静脉曲张者，更应避免过硬、过热及辛辣等饮食，进食应细细咀嚼，不宜过快，以防不慎损伤已曲张之静脉，导致出血。吐血者要禁食，以免病情加剧；②精神调节：情绪要安定。避免长期持续的精神紧张与劳累，养成良好生活习惯；③劳逸结合：避免持续的、重体力劳动，尤其是与体力不能相应的工作；④避免某些药物：阿司匹林、吲哚美新、糖皮质激素、利血平等，均易导致上消化道出血的发生，故应避免应用。

（陈奇勋　舒　鹏　林江波　林济红　高　磊　范佳伟）

参考文献

1. GOENSE L,VAN DIJK W A,GOVAERT J A,et al.Hospital costs of complications after esophagectomy for cancer［J］.Eur J Surg Oncol,2017,43（4）:696–702.

2. SHAPIRO J,VAN LANSCHOT J J,HULSHOF M C,et al.Neoadjuvant chemoradiotherapy plus surgery versus surgery alone for oesophageal or junctional cancer（CROSS）:long–term results of a randomised controlled trial［J］.Lancet Oncol,2015,16:1090–1098.

3. VAN HAGEN P,HULSHOF M C,VAN LANSCHOT J J,et al.Preoperative chemoradiotherapy for esophageal or junctional cancer［J］.N Engl J Med,2012,366:2074–2084.

4. YAMASHITA K,MAKINO T,YAMASAKI M,et al.Comparison of short–term outcomes between 2–and 3–field lymph node dissection for esophageal cancer［J］.Dis Esophagus,2017,1,30（11）:1–8.

5. TAKEUCHI H,MIYATA H,OZAWA S,et al.Comparison of Short–Term Outcomes Between Open and Minimally Invasive Esophagectomy for Esophageal Cancer Using a Nationwide Database in Japan［J］.Ann Surg Oncol,2017,24（7）:1821–1827.

6. ZHANG W,YU D,PENG J,et al.Gastric–tube versus whole–stomach esophagectomy for esophageal cancer:A systematic review and meta–analysis［J］.PLoS One,2017,7,12（3）:e0173416.

7. BOOKA E,TAKEUCHI H,KIKUCHI H,et al.Recent advances in thoracoscopic esophagectomy for esophageal cancer［J］.Asian J Endosc Surg,2019,12（1）:19–29.

8. SHANMUGASUNDARAM R,HOPKINS R,NEEMAN T,et al.Minimally invasive McKeown's vs open oesophagectomy for cancer:A meta–analysis［J］.Eur J Surg Oncol,2019,45（6）:941–949.

9. 刘文利.中西医结合治疗上消化道出血的临床运用［J］.内蒙古医药,2013,32（16）:62–76.

10. 黄仁安.中西医结合治疗消化性溃疡并上消化道出血的疗效观察［J］.湖北中医杂志,2006,28（11）:35.

11. 何中平,廖志雄,张望荣.中西医结合治疗肝硬化合并上消化道出血疗效观察［J］.湖北中医杂志,2008,30（7）:28–29.

12. 刘辉华,陆石俊.中西医结合治疗高危急性非静脉曲张性上消化道出血疗效观察［J］.新中医,2011,43（9）:20–21.

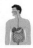

13. 胡海霞. 中西医结合治疗冠心病伴上消化道出血 39 例临床观察[J]. 中西医结合心血管病电子杂志，2014,2(12):191-192.
14. 张自富,李代梅. 中西医结合治疗肝硬化门静脉高压上消化道出血 31 例[J]. 现代中医药,2006,26(4):31-33.
15. 王菲. 自拟建中止血汤加减治疗上消化道出血的疗效观察[J]. 中国卫生产业,2014,11(14):190-191.
16. 邓志刚,邓晖,张迪. 宁络止血汤治疗上消化道出血的临床分析[J]. 中国医药指南,2012,10(27):272-273.
17. 李盛开. 三黄止血汤为主治疗急性上消化道出血 50 例临床效果观察[J]. 中医临床研究,2012,4(12):21-23.
18. 刘旗升. 中西医结合治疗轻度上消化道出血 56 例临床观察[J]. 四川中医,2009,27(8):71-72.
19. 张昊,屈振亮. 上消化道出血的中医辨证施治及治疗效果分析[J]. 中国中西医结合外科杂志,2016,22(3):309-312.
20. 杨殿洪,王新舜. 上消化道出血的中医治疗[J]. 医学信息,2010,23(7):219-220.

第六节　术后肺栓塞

　　肺栓塞是由于内源性或外源性的栓子堵塞肺动脉主干或分支，引起肺循环障碍的临床和病理生理综合征。肺栓塞发生率约为 1.17/1 000 人年，其中约 34% 患者表现为突发致死性肺栓塞。食管癌手术耗时长、创伤大，术后卧床时间相对较长，属于肺栓塞发生的高危人群，严重威胁到围术期生命安全，已被越来越多的胸外科医生所重视。

一、术后肺栓塞的高危因素

　　1. 年龄因素　尸检资料表明，肺栓塞的发生年龄多在 50~65 岁，儿童患病率约为 3%，而 60 岁以上可达 20%。90% 致死性肺栓塞发生在 50 岁以上，在女性 20~39 岁者其深静脉血栓的发生率较同龄男性高 10 倍。

　　2. 活动减少　食管癌术后患者需较长时间的卧床，加之术后患者有各种引流管，使其下床活动意愿减弱，卧床时间延长，肌肉失去泵的作用，降低了静脉血流的驱动力，导致血流瘀滞，深静脉血栓形成。

　　3. 静脉曲张和血栓性静脉炎　肺动脉造影和肺灌注扫描显示，51%~71% 的下肢深静脉血栓形成者可能合并肺栓塞。静脉曲张和深静脉血栓性静脉炎患者多合并血栓，一旦静脉内压急剧升高或静脉血流突然增多，栓子脱落而发生肺栓塞。

　　4. 心肺疾病　25%~50% 的肺栓塞患者有心肺疾病，特别是心房颤动并伴有心衰的患者最易发生。

　　5. 手术创伤及手术方式　相较于其他普胸外科手术，食管手术手术范围更大，手术时间更长，手术造成组织损伤、创伤的修复需要较强的凝血功能，但过度的凝血可增加血栓形成的风险。手术时间越长导致手术创面暴露于外的时间越长，组织损伤的时间加长，进而促进外源性凝血系统，导致血凝异常。有研究表明仅有 0.04% 的腹股沟疝修补术患者会发生静脉血栓，而食管切除术患者的 DVT 的发生率高达 1.6%。

　　6. 肿瘤　肿瘤患者发生静脉血栓栓塞症的风险是普通人群的 4 倍，接受化疗的肿瘤患者发生风险是健康人群的 6 倍。而目前有相当一部分食管癌患者在术前需要接受新辅助化疗。这也增加了术后发生肺栓塞的风险。

7. 其他原因 肥胖、某些血液病、糖尿病、肺包囊虫病等。

二、临床表现及相关检查

（一）临床表现

呼吸困难常突然发生，可以是憋喘、气促或肺源性心脏病样表现，常常原因不明，无气道堵塞及胸腔积液、积气；胸痛（胸膜受累所致）较为少见；咯血更为少见。以上为肺梗死三联征，临床典型病例不足 1/3，多数仅 1~2 个症状，以原因不明的呼吸困难最为常见。另外，可能表现为晕厥、猝死，后者往往难以逆转，容易导致死因不明。

（二）相关检查

1. 动脉血气分析 往往提示低氧、低二氧化碳血症；

2. 胸片 有助于排除其他肺部疾病；

3. 心电图 提示右室损伤表现（如 V1~4 导联 T 波倒置，V1 导联 QR 波，S Ⅰ Q Ⅲ T Ⅲ、完全性或不完全性右束支传导阻滞等），有时会表现为窦性心动过速或房颤。

4. D-二聚体 血 D-二聚体测定受恶性肿瘤、创伤、感染等多种因素影响，故 D-二聚体 >0.5μg/ml 并无诊断意义。其阴性预测价值高，能够可靠排除急性肺栓塞；而阳性不能直接诊断肺栓塞。

5. 肺动脉 CT 血管造影（CTPA） CTPA 仍是肺栓塞重要的诊断手段。Wells 评分肺栓塞低度可能、中度可能和高度可能时，CTPA 阴性预测值分别为 96%、89% 和 60%，而阳性预测值则分别为 58%、92% 和 96%。如果肺栓塞临床可能性低而 CTPA 阴性，则可排除肺栓塞；当肺栓塞临床可能性高而 CTPA 为阴性，则需进一步检查。如果肺栓塞可能性中度或高度且 CTPA 在段或段以上肺动脉发现栓子，则可确诊肺栓塞；肺栓塞可能性低且 CTPA 阳性的预测价值不大。

6. 肺灌注显像 肺灌注显像是疑诊肺栓塞可靠的检查手段，肺通气扫描的目的是增加检查的特异性。肺灌注显像具有安全性高和过敏反应发生率低的优点，辐射剂量远远低于 CTPA。

7. 超声心动图 急性肺栓塞导致右心室后负荷增加和右心室功能衰竭，可通过超声心动图检查评估。疑诊肺栓塞时，超声心动图结果正常并不能排除肺栓塞，而结果异常也不能直接诊断肺栓塞。约 25% 肺栓塞超声心动图可发现右心室扩张，也是进行危险分层的有价值指标。另外，超声心动图还有助于发现其他休克原因如心脏压塞、急性瓣膜功能紊乱、严重左心室功能衰竭、主动脉夹层或低血容量等。

三、术后肺栓塞的诊断标准

食管癌术后患者术后处于应激状态，症状较多，容易掩盖肺动脉栓塞病情，常见症状临床表现如下。

呼吸困难：常突然发生，可以是憋闷、气促或肺源性心脏病样表现，常原因不明，无气道堵塞及胸腔积气、积液。在心电、血氧监护上则表现为血氧饱和度下降。

胸痛：胸膜受累所致，较为少见。但常与食管癌术后胸部切口疼痛相混淆，不易辨认导致误诊。

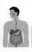

咯血：多于术后第 2~3 天开始咯血，从痰中带血丝到咯紫黑色血块，此症状较为罕见。

以上三症状称为肺栓塞三联征，但典型的三联征的发生率不足 20%，多数仅表现为不明原因的呼吸困难，甚至有部分患者无任何症状。另外可能表现为晕厥、猝死等。

食管癌术后的疼痛表现可能会掩盖肺栓塞的相关症状，容易漏诊和误诊，应结合相关评分系统进行早期诊断，及早干预（表 6-1，表 6-2）。

表 6-1 临床可能性评分系统（Wells 评分）

变量	分值
既往有 DVT 或肺栓塞	1.5
近期有手术或制动	1.5
肿瘤	1
症状	
咯血	1
体征	
心率 >100 次 /min	1.5
DVT 临床症状	3
诊断其他疾病的可能性小于肺栓塞	3

注：临床可能性：低度 <2.0；中度 2.0~6.0；高度 >6.0

表 6-2 肺栓塞赋值表

危险因子	赋值
年龄	年龄值
男性	+10
肿瘤	+30
心力衰竭	+10
慢性肺部疾病	+10
心率 ≥ 110 次 /min	+20
收缩压 <100mmHg	+30
呼吸频率 ≥ 30 次 /min	+20
体温 <36℃	+20
神志改变	+60
SaO_2<90%	+20

注：总分 ≤ 65 分，为 I 级；66~85 分，为 II 级；86~105 分，为 III 级；106~125 分，为 IV 级；>125 分，为 V 级。低危组（I ~ II 级）总分 ≤ 85 分；高危组（III~ V 级）总分 >85 分

四、术后肺栓塞的康复管理及策略

（一）预防性康复处理

食管癌术后患者是肺栓塞的高危人群，且发病时较为凶险，容易产生误诊及漏诊，严重威胁到围术期生命安全，已被越来越多的胸外科医生所重视。近年随着食管癌术后EARS的推广，肺栓塞发病率呈下降趋势。由此经验提示，肺栓塞预防胜于治疗。

1. 充分了解患者病史 术前应充分了解患者病史，如是否存在下肢静脉曲张，既往是否有深静脉血栓病史，有无心脑血管疾病，是否合并糖尿病以及术前用药情况。这些对于评估食管癌术后肺栓塞危险因素有指导意义。

2. 完善术前相关检查 术前了解患者凝血及D-二聚体情况，对于高危患者常规行下肢静脉彩超，必要时可行肺动脉CTA检查，以排除PTE。

3. 尽早行干预措施 对于术前有明确高危因素患者可在术前进行预防措施，如术前预防性抗凝或治疗基础疾病。必要时可联系多学科会诊，协助诊治，如术前放置滤器防止肺栓塞。而在术后则应尽量避免使用止血药物。在条件许可下尽快进行预防性抗凝，同时密切关注出血征象。

4. 术前宣教及锻炼

（1）宣教：应告知患者及其家属肺栓塞风险及预防办法，取得患者配合。

（2）锻炼：食管癌患者术后近期因引流管及心电监护限制不便下床运动，此时床上运动对于预防PTE则至关重要。术前进行床上运动锻炼，能够有利于患者预防下肢静脉血栓情况发生。方法：嘱患者反复进行下肢伸直与屈曲锻炼。另嘱患者家属协助之，并间断进行下肢按摩。

5. 术中预防康复 术中注意减少手术时间，减少麻醉用药及复苏时间。同时，术中注意创面干净，术中彻底止血，避免术后应用止血药物。尽量减少术后引流管的数量，以便患者术后尽早活动。

6. 术后预防性护理

（1）术后密切关注患者下肢情况及是否有PTE相关症状。

（2）给予气压泵进行下肢肌肉按摩。尽早拔除尿管及引流管，鼓励患者尽早下床活动。

（3）静脉置管及时进行肝素抗凝。

（4）预防肺部感染发生等其他并发症，减少卧床时间。

（二）西医康复处理

高危肺栓塞患者一旦确诊，迅速启动再灌注治疗。溶栓时间窗通常在急性肺栓塞发病或复发后2周以内，症状出现48小时内溶栓获益最大，溶栓治疗开始越早，疗效越好。

非高危患者，根据其临床症状可分为中危和低危患者。超声心动图或CT血管造影证实存在右心室功能障碍，同时伴有心肌损伤生物标志物肌钙蛋白升高者为中高危，对这类患者应进行严密监测，以早期发现血流动力学失代偿，一旦出现即启动补救性再灌注治疗。右心室功能和/或心脏标志物正常者为中低危。对非高危（中高危、中低危、低危）患者不推荐常规溶栓治疗。对于一些中高危患者全面权衡出血获益风险后可给予溶栓治疗。

1. 一般处理 监测呼吸、心率、血压、静脉压、心电图及血气的变化；防止栓子再次脱落，绝对卧床，保持大便通畅，避免用力；适当使用镇静药物缓解焦虑和惊恐症状；胸痛者予以止痛。

2. 血流动力学和呼吸支持 呼吸循环支持治疗：经鼻导管或面罩吸氧；严重呼衰者，可经面罩无创机械通气或经气管插管机械通气；避免做气管切开以免溶栓或抗凝过程中局部大出血。急性右心衰及其导致的心排血量不足是肺栓塞患者死亡的首要原因。因此，肺栓塞合并右心衰患者的支持治疗极其重要。对心脏指数低、血压正常的肺栓塞患者，给予适度的液体冲击，有助于增加心输出量；但是扩容治疗会加重右室扩大，减低心排出量，建议液体负荷量控制在 500ml 内。

3. 抗凝治疗 急性肺栓塞初始抗凝治疗的目的是减少死亡及再发栓塞事件。长期抗凝治疗的目的是预防致死性及非致死性静脉血栓栓塞事件。怀疑急性肺栓塞的患者在等待进一步确诊过程中即应开始抗凝治疗。高危患者溶栓后序贯抗凝治疗。中、低危患者抗凝治疗是基本的治疗措施。常用的静脉抗凝药物：普通肝素、低分子量肝素、磺达肝素和那屈肝素。常用的口服抗凝药物：利伐沙班、阿哌沙班、华法林、达比加群和依度沙班。而对于食管癌术后短期内发生的急性肺栓塞，建议予低分子肝素抗凝治疗。常用的普通肝素给药方法是静脉滴注，首剂负荷量为 80U/kg（一般 3 000~5 000U），继之 700~1 000U/h 或 18U/（kg·h）维持。用普通肝素治疗需要监测激活的部分凝血活酶时间（APTT），APTT 至少要大于对照值的 1.5 倍（通常是 1.5~2.0 倍）。肝素需与华法林重叠使用，直到 INR 达标（2.0~3.0）2 天后再停用肝素。急性肺栓塞的抗凝时间长短应个体化，一般至少需要 3 个月。

4. 溶栓治疗 食管癌术后并非是溶栓治疗的禁忌证。对于心源性休克及/或持续低血压的高危肺栓塞患者，如无绝对禁忌证，溶栓治疗是一线治疗。但溶栓的剂量常常需要个体化判断。监测血气、中心静脉压，观察患者的呼吸窘迫是否好转，是临床上观察治疗是否有效的重要参考依据。当常规剂量无效时可以考虑倍增剂量。高危患者存在溶栓禁忌时可采用导管碎栓或外科取栓。

（三）中医康复处理

1. 单方、验方治疗

（1）失笑勇安汤加减：此方由失笑散合四妙勇安汤加味组成，主要药物为五灵脂、蒲黄、当归、川芎、玄参、忍冬藤、甘草，全方共奏活血祛瘀、通络止痛之效，可改善易栓症患者的血小板参数、凝血指标、临床症状。

（2）肺痹汤与千金苇茎汤序贯使用：肺痹汤组方：苍术，白术，猪苓，茯苓，黄芪，金银花，生晒参，薏苡仁，大腹皮，瓜蒌皮，穿山龙，红景天，木瓜，牛膝，炙款冬花，紫菀，盐黄檗，盐知母；千金苇茎汤组方：苇茎，薏苡仁，桃仁，冬瓜仁。前者开泻宣痹，后者化痰利水，有利于改善重症肺栓塞患者临床症状。

（3）逐瘀养肺汤：方药由黄芪、党参、当归、白术、桃仁、红花、川芎、紫菀、厚朴、桔梗、泽兰、地龙组成。可以通过改善血液黏滞性与流动性，促进阻塞血管复通，恢复血氧供应，降低肺动脉压，改善肺栓塞患者预后。

（4）豁痰祛瘀方：即白半夏汤加味，由陈皮、白酒、全瓜蒌、半夏、薤白、丹参、益母草等组成。研究证明豁痰祛瘀方联合大剂量 rt-PA 溶栓治疗急性肺栓塞，可显著提高临

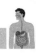

床疗效，缓解临床症状，提高血气分析指标，降低 TNF-α、D- 二聚体的水平。

（5）补肺化瘀通络汤：由黄芪、苏木、党参、麦冬、瓜蒌子、瓜蒌皮、五味子、桃仁、水蛭、红花、桔梗组成。研究表明，与单纯西医治疗相比，补肺化瘀通络汤联合西医治疗可降低 D- 二聚体含量、肺动脉压、肺 CPA 检出阳性率，并提高治疗有效率。

2. 中成药治疗（活血化瘀中药注射剂） 中药注射剂是中药现代化的方向，具有高效、速效的特点，在急救和治疗重症患者方面有不可替代的作用。

常用活血化瘀中药注射剂包括疏血通、灯盏花类、川芎嗪、红花黄色素、丹参、血必净、血栓通等，临床上联合西医常规治疗肺栓塞，能不同程度的提高临床疗效，改善预后。有研究显示，中药注射剂血必净注射液可减轻肺血栓栓塞后兔肺组织炎症浸润情况，减少梗死面积；肺组织超微结构结果显示，血必净注射液可改善肺血栓栓塞后兔肺组织血管内皮细胞、肺泡 Ⅰ、Ⅱ 型上皮细胞损害，减轻肺血栓栓塞后的细胞通气功能障碍。

3. 日常保健

（1）保持大便通畅：术后第 1、2 天鼻饲缓泻剂番泻叶，行气通腑，促进排气及肠道功能尽早恢复。

（2）心理护理：了解患者心理需求，及时帮助解决；卧床休息，患者卧床时做好擦身与翻身护理，避免压疮发生；饮食指导，注意患者饮食禁忌，补充所需营养；预防肺栓塞护理，观察指导患者日常活动，尽量卧床休息，做好对机体的按摩工作。

（康明强　舒　鹏　谭黎杰　高　磊　林济红　戴　媛）

参 考 文 献

1. ANNIBALI O，NAPOLITANO M，AVVISATI G，et al.Incidence of venous thromboembolism and use of anticoagulation in hematological malignancies：Critical review of the literature［J］.Crit Rev Oncol Hematol，2018，124：41-50.

2. LAW Y，CHAN Y C，CHENG S W K.Epidemiological updates of venous thromboembolism in a Chinese population［J］.Asian J Surg，2018，41（2）：176-182.

3. 中华医学会呼吸病学分会肺栓塞与肺血管病学组.2018 年肺栓塞诊治指南［J］.中华医学杂志，2018，98（14）：1060-1087.

4. Mantziari S，Gronnier C，Pasquer A，et al.Incidence and Risk Factors Related to Symptomatic Venous Thromboembolic Events After Esophagectomy for Cancer［J］.Ann Thorac Surg，2016，102（3）：979-984.

5. 王瑞宁.D- 二聚体检测在胸外科患者术后肺栓塞中的诊断价值［J］.中国实验诊断学，2013，17（7）：1231-1233.

6. 余开颜，李赛琪，李俊，等.胸外科患者术后肺栓塞的诊断与治疗［J］.中国胸心血管外科临床杂志，2013，20（1）：119-120.

7. JCS Joint Working Group.Guidelines for the diagnosis，treatment，and prevention of pulmonary thromboembolism and deep vein thrombosis（JCS 2009）［J］.Circ J，2011，75（5）：1258-1281.

8. Zwischenberger B A，Tzeng C W，WARD N D，et al.Venous Thromboembolism Prophylaxis For Esophagectomy：A Survey of Practice Patterns Among Thoracic Surgeons［J］.Ann Thorac Surg，2016，101（2）：489-494.

9. STREIFF M B.Diagnosis and initial treatment of venous thromboembolism in patients with cancer［J］.J Clin Oncol，2009，27（29）：4889-4894.

10. HUISMAN M V，BARCO S，CANNEGIETER S C，et al.Pulmonary embolism［J］.Nat Rev Dis Primers，2018，4：18028.

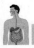

11. 孟洁．活血化瘀法干预易栓症的临床疗效分析及一个遗传性易栓症家系的分子遗传学初步研究［D］. 广州：广州中医药大学，2017.

12. 赵润杨，张德生，孟泳，等．肺痹汤与千金苇茎汤序贯使用辅助治疗重症肺血栓栓塞51例临床观察［J］. 中医杂志，2018，59（15）：1305-1309.

13. 张守军，王苹，肖云艳，等．补肺化瘀通络汤治疗慢性肺栓塞临床研究［J］. 四川中医，2016，34（7）：76-78.

14. 韦云威．活血化瘀中药注射剂治疗肺栓塞的研究进展［J］. 临床合理用药杂志，2015，8（20）：178-180.

15. 吕波．化瘀解毒法对急性肺血栓栓塞症兔D-二聚体、内皮素-1、B型脑利钠肽表达影响的研究［D］. 贵阳：贵阳中医学院，2014.

16. 许萌，金丽娟．中医护理在下肢深静脉血栓形成患者中的应用［J］. 中西医结合护理（中英文），2016，2（1）：58-60.

第七节 术后心律失常

食管癌术后心律失常是胸外科围术期较为常见的并发症之一，常发生在术后前3天。一旦发生，轻则加重患者病情影响预后，重则造成心脏衰竭进而发生猝死等严重后果，给患者生命健康造成重大影响。因此，了解胸外科围术期患者术后发生心律失常情况和危险因素，对早发现、早诊断、早治疗和预防该并发症的发生具有积极意义。心律失常是指心脏冲动的起源部位、心搏频率和节律以及冲动传导的任一异常，主要类型包括期前收缩、心房扑动与心房颤动、室上性阵发性心动过速、室性心动过速与心室颤动、心动过缓等。心律失常是开胸术患者术后常见并发症之一，有研究表明开胸术患者术后心律失常发生率为20%~54%。

一、机制及高危因素

（一）机制

患者行经胸食管癌根治术，胸腔负压消失，血流动力学改变，心脏负荷增加，同时全麻手术、创伤等刺激，术中牵拉压迫肺组织使肺通气/血流灌注值降低，术后呼吸动力不足、咳痰无力致分泌物潴留，切口疼痛使患者呼吸浅快等因素都可影响肺通气和换气功能，导致低氧血症及CO_2潴留，心肌耗氧量、传导性、自律性和应激性增强，异位自律细胞兴奋性相对提高，引起心律失常。

（二）高危因素

1. 高龄 高龄患者常伴有心、肺血管功能退行性改变，动脉粥样硬化，窦房结细胞及心脏传导束神经纤维细胞数目随年龄增长逐渐降低；同时高龄患者易产生紧张、焦虑、恐惧、失眠等情绪，致使交感神经高度兴奋，继而引发和加重术后心律失常。

2. 术前营养状况及心理状态 食管癌患者术前摄食减少，术后禁食、贫血，机体代偿能力较差，对手术及术后持续胃肠减压的耐受力较日常更差，机体处于应激状态，交感神经兴奋，儿茶酚胺分泌增加，高心输出量甚至心脏重构、外周血管收缩等都可导致心脏和血管负荷增加，从而增加心肌耗氧量，诱发术后心律失常、心绞痛、心衰、高/低血压。

3. 术前高血压或心律失常 术前伴有高血压者，术后血压控制不平稳，心肌对氧的利用率降低，更易诱发心肌缺血，引起心律失常。而术前心律失常，在经过手术打击后更容易加重病情发展。因此对这类患者术前需采取积极的预防措施，有效控制血压，改善心肌功能，加强围术期监护，做好对症处理、对因治疗。

4. 电解质紊乱 电解质紊乱者术后心律失常发生率显著升高，考虑心律失常为 K^+、Mg^{2+} 低所诱发。电解质作用于心肌的膜电位及动作电位，故水、电解质紊乱容易引起心律失常。而食管癌患者长期摄食减少、胃肠吸收减少，引起营养不良，术后贫血、胃肠减压及低氧血症等因素均可造成水、电解质失衡，也成为术后心律失常发生的主要因素。

5. 低肺功能 食管毗邻心肺，术后肺功能进一步下降，引起排痰不畅，机体易处于低氧血症状态，影响心肌血供，最终导致心律失常。

二、临床表现、体征及相关检查

食管癌术后心律失常多发生在术后 3 天内，临床表现因人而异，因心律失常类型而异。最常见的症状包括心悸、胸闷、心脏停搏感。部分患者因术后胸部及上腹部切口疼痛可掩盖症状，而部分室早、房早等未引起血流动力学改变患者可无明显症状。严重心律失常可以导致心输出量下降及重要脏器血流量灌注不足，由此引发乏力、气促、出汗、头晕、黑蒙，甚至诱发心绞痛发作。

食管癌患者术前应常规检查 12 导联心电图、超声心动图明确心脏功能情况。而对于既往有心律失常发作或者高龄、肺功能差及其他存在术后心律失常高危因素的患者，应常规进行 24 小时动态心电图检查，必要时还可加做运动负荷实验。食管癌患者术后多处于卧床状态，床边心电图及床边心在彩超对术后心律失常类型及心功能情况的判定有重要作用。

三、诊断标准

（一）诊断方法

1. 术前详细追问既往病史，完善相关检查，评估术后心律失常高危因素。

2. 术后密切关注患者的症状及体征。心律失常患者常表现为胸闷、心悸，对部分患者亦可无任何症状。

3. 食管癌术后心律失常的确诊依靠术后床边持续心电监护。根据心电监护仪所示心律情况可初步诊断心律失常及其类型，结合床边常规心电图 12 导联可判定是否为心律失常及其类型。

（二）分型（表6-3）

表 6-3 心律失常的分型

血流动力学稳定型	无症状	患者没有心律失常导致的任何症状
	轻微临床症状	心悸或心脏停搏感
血流动力学不稳定型	晕厥前症状	晕厥前症状如头晕、眩晕或要晕倒感
	晕厥	突然丧失感觉，但可自行恢复
	心脏性猝死	无法预测的循环衰竭导致突然死亡，通常原因为心律失常，从症状发生至死亡时间为 1 小时内
	突然心脏骤停	无法预测的循环衰竭导致突然死亡，通常原因为心律失常，从症状发生至死亡时间在 1 小时内，治疗干预（如除颤）可逆转预后

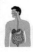

四、术后心律失常的康复管理及策略

（一）预防性康复处理

1. 术前预防康复

（1）仔细询问既往病史，评估高危因素。

（2）积极改善患者心肺功能，治疗其基础疾病，充分完善术前准备。

（3）术前积极心理干预：对患者的个性、家庭、工作及经济收入进行认真评估，并详细讲解食管癌的发生、发展、必需的检查和治疗及治疗过程中可能出现的不良反应及应对措施等；然后采取一对一方式沟通，认真倾听，从中找出心理问题，矫正其认识，纠正错误观念；同时鼓励家属为患者提供高水平的家庭支持，劝导家属在患者面前保持良好的心态，对于患者的引流物不要表现出讨厌情绪，使患者感受到来自家庭和亲人的关爱。

2. 术中预防康复

（1）术中应操作仔细、轻柔，尽量减少对心肺牵拉及挤压，减少出血，保持血压平稳，尽可能减少麻醉和手术时间。

（2）术中显露并保护好迷走神经：心脏迷走神经损伤将引起心肌细胞对内源性儿茶酚胺的反应改变，易诱发心律失常。

（3）对于明显存在术后心律失常高危因素、心肺功能较差的患者，可根据患者肿瘤临床分期决定是否改变手术方式，如改行充气式经颈纵隔镜食管癌根治术，可减小对心肺功能的影响。

（4）术中麻醉注意维持体温稳定，保证液体平衡，密切监护心电及电解质情况。

3. 术后预防康复

（1）术后严密心电及血氧饱和度监护，及时发现异常心律图，并分析类型及原因。密切关注患者血压情况，波动超过基础血压30mmHg者，应排除血管活性药物或其他原因，适当调整输液速度。对全麻术后低体温患者，应注意术后保暖，可使用电热毯或暖灯等。

（2）鼓励并锻炼咳嗽，对未能自行咳痰的患者，及时采用电动吸痰或纤支镜吸痰，及时纠正低氧血症。如血氧饱和度低于93%~94%，应改变鼻导管吸氧方式为面罩吸氧。严密监测生命体征和电解质变化并给予积极处理，可降低术后心律失常的发生率。

（3）合理用药：对疼痛敏感者根据个体情况，及时使用镇痛泵或肌注哌替啶、氯诺昔康片等镇痛药物。术后剧烈疼痛影响患者精神状态，可增加患者心率及心脏负担，容易诱发肺部感染。术后充分镇痛对于缓解患者焦虑、减轻新增负担有积极作用。对快速心律失常首选胺碘酮，并注意补充血容量及调节滴注速度。

（二）西医康复处理

并非每个患者都需要抗心律失常药物。应根据心律失常患者的症状、心律失常的类型及其对血流动力学的影响，来判断是否需要治疗。处理目标通常包括发作时心律失常的控制、去除病因病灶、预防复发等几个方面。

1. 室上型心律失常　房性心律失常是最常见的类型，包括心房颤动、心房扑动和室上性心动过速。一般于术后2~3天出现。对2 588例普胸外科手术患者的研究发现，房颤总发病率约12.3%，其中食管癌患者术后房颤发病率约17.2%。对房颤治疗目的应直指降低死亡率，而非只改善症状。目前房颤的三大治疗策略已转变为：抗凝、复律和上游治疗。其中抗凝治疗减少了脑卒中的发生率，是降低房颤患者死亡的直接措施，因而抗凝治疗跃居治疗策略首位。上游治疗：2010 年欧洲心脏病学会（ESC）房颤指南首次将上游治疗正式定位治疗策略之一。其强调的是对心房颤动的一、二级预防。通过运用相关药物治疗引起房颤的高危因素，进而预防新发房颤，同时避免已发生房颤者复发。

治疗总则：对术后患者应积极寻找和纠正触发心律失常的因素，如纠正严重低氧血症、电解质紊乱（低钾血症）或低蛋白血症；对胸片提示肺不张或肺炎的患者，应采取积极治疗，保证患者术后的有效通气和良好血氧供应。房性心律失常患者有时可出现严重循环障碍，需要紧急处理，这类患者电复律的成功率近 90%，但需要在短暂麻醉下进行。

药物治疗：对于窦性或室上性心动过速的患者，在血钾正常的前提下可予西地兰 0.4mg 静推，每 4~6 小时一次，饱和剂量 1.2mg，此后每日 0.2mg 维持。血压稳定时也可予普罗帕酮 70mg 或维拉帕米 5mg 静推，并密切关注患者血压、心律。顽固性室上速可予酒石酸美托洛尔口服。对于心肺颤动患者，治疗目的为复律及控制心室率。血压正常且无明显症状可予地高辛减慢房室传导且不损害心肌收缩力。在患者有循环障碍的紧急情况下，可适当应用钙离子通道阻滞药，但须警惕支气管痉挛的发生。胺碘酮对房颤的复律转换率高达 80%，另一类药物伊布利特的转换率则在 50%~70%。同时，应在允许的情况下尽早使用肝素抗凝治疗。在患者恢复进食后应用华法林维持治疗 3~6 个月，推荐国际标准化比值 2.0~3.0。心房扑动的患者如伴有急性血流动力学障碍或充血性心力衰竭，则应紧急同步直流电复律。

2. 室性心律失常 食管癌患者术后出现恶性室性心律失常的情况不足 1%。通常表现为室性期前收缩、室性心动过速。室性期前收缩多由于低钾血症、低氧血症及洋地黄中毒所致。对于偶发室性期前收缩，可不予特殊处理。频发室性期前收缩或 R on T 现象时易发生室性心动过速或室颤，须立即治疗。可予利多卡因 1~2mg/kg 静脉注射，30 分钟可重复。或者胺碘酮 5 分钟内静脉注射 150~300mg 后微注泵维持治疗。对疑为洋地黄中毒引起的室性期前收缩二联律，首选药物为苯妥英钠 2mg/kg 静脉注射。尖端扭转型室性心动过速易转为室颤，应选用异丙肾上腺素、同时补充钾和镁剂，也可以使用电击复律或临时起搏器。

（三）中医康复处理

1. 中医药在心律失常中的作用及机制 目前用于临床的主要药物有人参、黄杨宁、黄连、苦参等。研究认为：黄杨宁有降低胆固醇和血液黏稠度、改善微循环、增强心肌收缩、改善心功能的作用，属于抗心律失常药物中延长动作电位时同类药物；人参对缺血性心肌电生理有稳定作用；延胡索抗房颤机制与其延长心房和房室有效不应期有关；而苦参具有"奎尼丁样效应机制"，即通过影响心肌细胞膜钾、钠离子传递系统降低心肌应激性，延长绝对不应期，从而抑制异位节律起搏点。

现已研究证实多种中药单体及中药方剂的有效成分具有抗心律失常作用，包括生物碱类（苦参碱，麻黄碱，乌头碱，吴茱萸碱）和醚类成分（细辛醚）。苦参干燥茎的有效成分之一氧化苦参碱，对缺血缺氧性左心室流出道慢反应自律细胞的电生理保护作用是明显的，抗心律失常作用是显著的。麻黄有效成分麻黄碱可刺激钾、钙通道激活。附子可通过调节心肌细胞膜钠、钾、钙电流而影响心肌细胞兴奋性和传导性，此作用主要由其有效成分乌头碱及去甲乌头碱而发挥。而细辛的主要心血管作用为扩张冠状动脉和强心，具体是

通过其有效成分 β- 细辛醚阻滞钙通道和激活心肌细胞膜钠通道实现上述作用。藏红花提取液能够减少电信号传导，延长动作电位时程，100mg/（kg·d）时可显著减轻缺血再灌注引起的室性心律失常（室性心动过速、室颤）的发作次数、持续时间及严重程度。

2. 适宜技术

（1）针灸疗法：

1）化裁取穴：

治法：调理气血，安神定悸，以手厥阴、手少阴经穴为主。

主穴：内关、郄门、神门、厥阴俞、巨阙。

配穴：心胆虚怯者，加胆俞；心脾两虚者，加脾俞、足三里；阴虚火旺者，加肾俞、太溪；水气凌心者，加膻中、气海；心脉瘀阻者，加膻中、膈俞；善惊者，加大陵；烦热者，加劳宫；多汗者，加膏肓。

2）温针灸：

主穴为神门、内关、膻中、关元。配穴为足三里、气海。膻中平刺，余直刺。用毫针针刺得气，于内关、关元、足三里三穴针柄上安置艾条，点燃，待燃尽后，祛除灰烬，反复 3 次，共留针 30 分钟左右，10 日为一个疗程，间隔 2 日，再继续下一疗程。

（2）耳穴压豆：将王不留行籽以胶布粘在心、交感、神门、枕、肾皮质下等耳穴区，采用补虚泻实法贴压刺激。心神不宁、气阴两虚者采用补法：用指尖一压一松、间断地按压耳穴，每次间隔 0.5 秒，不宜用力过重，以贴压处感到胀而略感沉重刺痛为度，每穴每次可点压 20~30 下，每日 4~6 次。痰热扰心、心脉瘀阻者采用泻法：用拇、示指置于耳郭的正、背面，相对压迫贴于耳穴上的贴压物，拇、示指可边压边左右移动或做圆形移动，持续压迫 20~30 秒，使贴压处出现沉、重、胀、痛感，每日 4~6 次。虚实夹杂者，两种手法同时采纳。双耳交替施治，隔日更换 1 次，2 周为一个疗程。

（3）埋线疗法：

耳穴：主穴：心、皮质下；配穴：快速型心律失常选择降率点、神门、耳中；缓慢型心律失常选肾上腺、交感、缘中、兴奋点。头针治疗带：主带：额旁Ⅰ带、额中带透额顶带前 1/3；配带：快型选左额旁Ⅱ带；慢型选额顶带后 1/3。

体穴：主穴：内关、郄门、太渊、厥阴俞透心俞、膈俞、膻中、足三里；配穴：快型选神门透灵道、心平透少海、太冲、太溪、三阴交；慢型选神藏、胸 1~7 夹脊、关元透气海、脾俞、肾俞、后溪。

（4）穴位贴敷：

吴茱萸药粉贴敷。取穴：以双侧神门、内关、心俞为主穴。心阳不振加关元、足三里振奋心阳；心虚胆怯加百会、胆俞补心壮胆；心脾两虚加脾俞、足三里补益心脾；心血瘀阻加曲泽、膈俞活血化瘀。治疗 4 周为 1 疗程。

通痹散贴敷。通痹散药物组成：川芎 12g，降香 6g，冰片（研末）10g，肉桂 6g 等。具体用法：取左右心俞、厥阴俞穴，每日贴 16 小时后揭去，一日敷贴一次，10 日为一个疗程。加减：若失眠、心慌，加敷神门穴；若胸闷明显，加敷至阳穴；若纳差、腹胀，加敷足三里穴。

（5）推拿按摩疗法：

按摩背俞穴：①背部放松法：用一指禅推法，大鱼际揉法和掌根揉法，擦法配合使用，在患者胸腰部往返治疗数遍，沿足太阳膀胱经第1~2侧线操作，时间8分钟；②肘点压脊法：用肘点压棘突旁两侧的华佗夹脊穴。自上而下胸3至胸12往返点压时间为5分钟；③拇指按诸穴法：点按厥阴俞、心俞、肝俞、膈俞、点揉内关穴，手法由轻至重，时间为8分钟。再重复作背部放松法二遍结束手法治疗，一天1次，12次为一个疗程。

3. 日常保健

（1）膏方调治：心脏病疾患为慢性疾病，当缓治以求本。封蛰之际，常拟膏方调之，以期来年之康健。膏方调补应做到通补兼施，针对不同的体质与病症，把握好通与补的尺度，使补而不腻，通而不损。治疗心律失常，温阳药常选择炙细辛、炙桂枝、淫羊藿、鹿角胶、郁金等，还要佐以健脾通利之旋覆花、延胡索、麦芽、鸡内金等；滋阴药常用生地、天麦冬、玉竹、玄参、石斛等；补气药常用黄芪、黄精、白术、淮山药、红参、太子参、西洋参；活血化瘀药用桃仁、丹参、红花、赤芍、姜黄、川芎、葛根、延胡索、香附、青陈皮等理气活血之品收膏，早晚空腹各一匙开水冲服或含化。

（2）规律生活，劳逸结合：患者应注意寒暑变化，避免外邪侵袭而诱发或加重心悸。注意劳逸结合。轻症患者，可进行适当体力活动，以不觉疲劳、不加重症状为度，应避免剧烈活动及强体力劳动。气功疗法，如八段锦、太极拳等可以达到调畅呼吸、通行经络、增强体质的目的。重症患者，平时即有心悸、气短等症状，应卧床休息，待症状消失后也应循序渐进地增加活动量。

（3）足浴：足浴作为一种传统的养生保健的方法，具有疏通经络、振奋阳气、运行气血的作用，对心律失常疗效显著。方药以党参、黄芪、白术、茯苓、当归、川芎、红花、乳香、没药等益气活血化瘀之品为主；将药物加水煎至200ml备用，以1∶20比例兑入温水，将患者双脚放入适宜温度的药液中，浸泡约30分钟，每天1次。

（4）音乐疗法：内经中记载自然界音律和人体有密切关系。强调经络气血与音乐密切相关。音乐能调节人的情绪，调节人的精神心理状态，而情绪和自主神经系统等有着联系，从而改善症状。音乐疗法简单、方便，不受时间和地点的限制，对于亚健康的患者非常受益，值得我们重视、推广和研究。

（林江波　王晓露　谭锋维　高　磊　康明强　李卿佩）

参 考 文 献

1. DAY R W，JAROSZEWKI D，CHANG Y H，et al.Incidence and impact of postoperative atrial fibrillation after minimally invasive esophagectomy［J］.Dis Esophagus,2016,29(6):583-588.

2. 中华医学会心电生理和起搏分会,中国医师协会心律学专业委员会.室性心律失常中国专家共识［J］.中华心律失常学杂志,2016,20(4):279-326.

3. Chen L T,Jiang C Y,et al.Impact of atrial arrhythmias after esophagectomy on recovery:A meta-analysis［J］.Medicine(Baltimore),2018,97(23):e10948.

4. 俞峥,王新连,徐伟峰,等.食管癌术后心律失常的高危因素分析［J］.现代肿瘤医学,2017,25(21):3441-3443.

5. FUJIWARA H,SHIOZAKI A,KONISHI H,et al.Single-Port Mediastinoscopic Lymphadenectomy Along the Left Recurrent Laryngeal Nerve［J］.Ann Thorac Surg,2015,100(3):1115-1117.

6. 黄佩珊,李晓娟,朱淡萍.护理干预对食管癌患者术后并发心律失常的影响［J］.广东医学,2010,31(7):929-930.

7. 林强.临床胸部外科学[M].北京:人民卫生出版社,2013.

8. AHMADINEJAD M,HASHEMI M,TABATABAI A,et al,Incidence and Risk Factors of an Intraoperative Arrhythmia in Transhiatal Esophagectomy[J].Iran Red Crescent Med J,2015,17(12):e22053.

9. ZURBUCHEN U,SCHWENK W,JUNGHANS T,et al.Vagus-preserving technique during minimally invasive esophagectomy:the effects on cardiac parameters in a swine model[J].Surgery,2014,156(1):46-56.

10. OJIMA T,NAKAMORI M,NAKAMURA M,et al.Randomized clinical trial of landiolol hydrochloride for the prevention of atrial fibrillation and postoperative complications after oesophagectomy for cancer[J].Br J Surg,2017,104(8):1003-1009.

11. 莫测,李建强.心律失常的中医药辨证治疗[J].安徽中医临床杂志,2002(6):514-515.

12. 李晓辉,李晓欢,杨红梅,等.浅析针灸辨治心悸[J].中西医结合心血管病电子杂志,2017,5(27):17-18.

13. 姚凤祯,万冬梅.针刺治疗心律失常的研究进展[J].中医药信息,2006(6):16-17.

14. 李淑霞,井冬,张建.体针结合耳穴压豆治疗心脏神经官能症32例[J].光明中医,2012,27(1):99.

15. 叶珩,叶平初.耳、头、体穴联合埋线治疗心律失常[J].针灸临床杂志,2001(2):55-56.

16. 林赟霄,杨娟,王佑华,等.周端教授应用膏方治疗心悸经验拾零[J].西部中医药,2016,29(4):60-62.

17. 胡运琴.膏方调理心悸临床体会[J].慢性病学杂志,2010,12(10):1263-1265.

第八节 术后肋间神经痛

术后肋间神经痛是指食管癌手术后胸壁切口已愈合而切口部位疼痛症状持续存在2个月以上或反复发作。疼痛为烧灼样或针刺样疼痛、感觉迟钝或过敏,也称为胸廓切开术后疼痛综合征。术后肋间神经痛发生率在食管癌开胸手术后第3个月时为80%,在第6个月时为75%,术后一年后为61%;严重疼痛的发生率是3%~5%,还能影响大约50%患者的日常生活。术后肋间神经痛是食管癌开胸手术后常见的并发症,这种慢性疼痛已经成为影响患者术后生活质量的一个显著问题。

一、病因及机制

1. 肋间神经损伤 起因还不完全清楚,多数认为肋间神经损害是最重要的病理因素。当肋骨切除、胸壁开口器牵拉肋骨时的机械损伤以及偶然发生的肋骨骨折损伤了肋间神经,或肋间神经陷入伤口愈合后的瘢痕中,或者患者自身营养不良,如神经修复的维生素B缺乏等,就会导致神经源性痛。

2. 神经敏化 外周组织损伤是通过外周敏感化和中枢敏感化的两种机制来调节神经系统反应性的,从而促使术后痛觉过敏状态的形成。手术造成的组织及神经末梢损伤与物理切割等因素均可引起炎症反应。组织损伤使损伤细胞和炎症细胞释放炎症介质,其中有些炎症介质直接激活外周伤害性感受器,并导致自发性疼痛;而其他的炎症介质则通过炎性细胞的间接作用,刺激另外一些致痛物质的释放。这些炎症介质或物质作用于外周神经元末梢,使高阈值伤害性感觉神经元的传导敏感性增加,即外周敏感化。外周神经损伤后,在神经损伤区及相应的感觉神经元细胞产生大量的自发性放电,即称为异位放电。这种异位放电长期作用于脊髓,引起脊髓水平的敏感化,进而导致神经病理性痛症状的产生持久的炎症和神经损伤引起的刺激可导致脊髓的持续兴奋,这种现象称为"中枢敏化"。

二、临床表现、诊断与鉴别诊断

（一）临床表现

典型临床表现是沿手术刀口从背部胸椎至前胸部呈半环形区域的持续烧灼性的、酸痛、放电样的或电击样的疼痛，多数以自发痛、牵涉痛、痛觉过敏及痛觉超敏为特征，对阿片类药物治疗效果欠佳，这些特点都符合神经病理性痛的表现。有时疼痛可放射至远离刀口部位同侧的肩部和腹部感觉障碍。

体格检查时可发现相应皮肤区域感觉过敏，在相应的脊椎旁、腋中线、胸骨旁、肋骨边缘出现压痛点；于肋间神经各分支穿出处尤为显著。病程长的患者可有肌肉发僵、痉挛或挛缩，同侧肩部活动障碍，胸腔间隙变窄、软骨板硬化、增生、脊柱侧弯等体征。

（二）诊断

有开胸手术史或胸部外伤史，有肋间神经神经损伤的临床表现和体征，X线、CT、骨扫描等诸多检查排除器质性病变者即可诊断。

（三）鉴别诊断

术后肋间神经痛与手术后肿瘤复发的疼痛必须鉴别，以免延误病情。手术后肿瘤复发的疼痛一般发生手术后，其间有一段无痛期。有些为疼痛的性质发生改变与以往不同，或原有的轻微疼痛突然加重。有的疼痛可为典型的癌痛性质即在持续痛中伴有暴发痛。X线、CT、骨扫描等实验室检查可找到阳性体征。

三、术后肋间神经痛的康复管理及策略

（一）预防性康复处理

如前所述，食管癌术后肋间神经痛是一种神经病理性疼痛，它是由外周传入神经以及中枢对伤害性刺激敏感化而形成的，术中及术后多种因素均可影响其产生。它多由开胸术后产生的急性疼痛发展而来，因此，有效地控制开胸术后急性疼痛的形成，阻止疼痛信号的发出及传导是治疗术后肋间神经痛的关键。针对疼痛产生的机制采取多模式及超前镇痛，是目前镇痛的主要发展方向。

1. 改进手术方式

（1）切口选择：在选择切口时应兼顾患者术后疼痛，与后外侧开胸手术相比，腋前线切口保留背阔肌，术中损伤较小，术后疼痛轻，上肢运动影响小。

（2）肋间肌瓣保护：在开胸手术中需要用到胸廓撑开器。小心地剥除第5肋下的肋间肌肉形成游离的肋间肌瓣，避免胸廓撑开器压迫肋间肌肉及神经，可明显降低术后短期和长期的疼痛。

（3）关胸缝合技术：肋间神经的损伤不仅仅在开胸过程中，术中关胸缝合时也会因缝合技术压迫肋间肌肉和肋间神经，引起长期的术后疼痛。肋间肌瓣外关胸技术与传统肋间肌瓣内关胸方法相比，可以明显地减轻术后疼痛。

（4）胸腔镜技术：目前电视胸腔镜技术已广泛地应用于胸科手术。结果显示了胸腔镜手术对术后疼痛的预防有明显效果。

2. 术中镇痛

（1）超前镇痛：疼痛的产生除了5-羟色胺、缓激肽、组胺等释放外，最主要的是因

为前列腺素的释放，而前列腺素的释放并不是在患者术后醒来时，而是在手术刀落下的那一刻，超前镇痛在术前给予镇痛药即基于此现象，在刺激之前阻止或抑制前列腺素等炎症介质的产生，从而减轻机体的疼痛反应。

（2）术后合理止痛：术后麻醉止痛不但减轻术后短期疼痛，并且可降低慢性疼痛的发生。术后麻醉止痛方法有硬脑膜外阻滞、椎旁阻滞、肋间神经阻滞、药物镇痛以及各种方法的联合应用。

（二）西医康复处理

1. 药物治疗　抗惊厥类药物可用于神经损伤所致的撕裂痛、放电样疼痛及烧灼痛，常用的药物包括加巴喷丁和普瑞巴林。阿片类药物单药联合小剂量加巴喷丁（每 12 小时 200mg）能提高对神经性疼痛的控制率。普瑞巴林单药治疗神经病理性疼痛优于芬太尼。在吗啡的基础上，联合普瑞巴林对神经病理性疼痛的缓解率优于阿米替林和加巴喷丁。

2. 微创介入治疗

（1）神经阻滞术：椎旁阻滞及肋间神经阻滞并发症少、易操作，肋间神经阻滞的同时，辅以维生素和小剂量激素，通过阻断疼痛传导、抑制感觉神经刺激、松弛肌肉、扩张血管、消除局部无菌性炎症、减轻水肿、营养神经以达到止痛和促进神经修复。

（2）神经毁损术：有报道，采用神经射频热凝术毁损病变肋间神经，术后 2 个月内疼痛完全消失，1 年内无需止痛药物干预。近年来有报道用脉冲射频技术取代持续、高温、凝固组织的射频技术，该技术采用高频率（300~500 KHz）、低电压（40~60V），止痛效果相当，但不会导致明显的组织损伤，减少了感觉缺失和运动功能障碍。

3. 多模式镇痛　多模式镇痛是指联合应用不同作用机制的多种镇痛药物或采用机制不同的多种镇痛措施，取长补短，阻断疼痛病理生理机制的不同时间和靶位，减少外周和中枢敏感化，以达到镇痛效果更佳、不良反应最少的效果。美国麻醉医师协会强烈支持将局部麻醉及区域阻滞作为多模式镇痛的一个重要组成部分。对顽固性的术后肋间神经痛主张采用多模式镇痛，以加强患者的康复。

（三）中医康复处理

1. 中医药在治疗食管癌术后胸痛的作用　临床胸痛病因、病机较复杂，其发病机制仍未明确，中西医治疗方式众多，但考虑西医疗效不佳，中医被广泛应用于临床胸痛治疗中。中医治疗胸痛主要通过补法、通法两方面发挥作用：

（1）补法：因气虚、阴虚而引起的胸痛，多采用益气养阴之法。中老年人是胸痛的高发人群，多合并糖尿病、高血压等内科疾病，多为严重气阴失养且部分由阳虚致阴损及阳损而发展为胸痛，故临床治疗可辅以养阴药物。因气血虚弱而引起的胸痛，此胸痛为"虚"痛，患者临床表现以心悸怔忡为主，按之则痛止，中药治疗可发挥其补心益脾、养血安神之效。

（2）通法：因手术所致的胁络受伤，因瘀血停留、阻塞胁络而发为胸痛，多采用活血化瘀之法，同时由于术后正气受损，多辅以益气健脾之药，可增活血化瘀之功，达消除胸痛之良效。痰浊所致之胸痛，临证结合其夹瘀结毒的具体情况进行论治，同时兼顾术后"本虚"的病理特点，达到化痰软坚，解毒祛瘀的功效。

经现代研究证实，中医药治疗食管癌术后疼痛机制主要在于以下几个方面：①对中枢神经系统作用：主要包括增加阿片肽类的含量，抑制第二信使神经递质 NO 的释放，降低

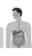

脑组织中前列腺素 E2（PGE2）的含量，提高中枢 5–HT 的含量，通过阻断 DA 受体，抑制中枢 FOS（原癌基因 c-fos 的表达产物）的表达等；②外周作用：主要包括减少外周致痛物质的分泌，减轻局部致痛物质的堆积，增加外周内源镇痛物质的释放以及调节 c-fos 基因等；③恢复机体免疫功能：中药可补气生血，使免疫功能尽快恢复。因此，加用中药可使机体较快恢复，预防和控制由于手术所致的急慢性胸痛。

2. 适宜技术

（1）针刺疗法：取百会、涌泉、人中、三阴交、足三里、双侧合谷，使用毫针（0.3mm×50mm），1 次／日，每次留针 25 分钟。14 天为一个疗程，连续治疗 2 个疗程。针刺在对疼痛治疗中有重要作用，对特定穴位进行针刺可起到镇痛效果。通过针刺，可以疏通经络、调和气血，从而调整脏腑和经络气血运行，使经络通调而疼痛得止。人中、百会可调节阴阳、醒神开窍；涌泉穴、三阴交能调和血气；足三里、合谷可解痉通脉、镇静止痛、提高人体防御能力。且针刺无不良反应，安全可靠，能有效改善食管癌患者的生活质量。

（2）艾灸疗法：选穴数量一般以 4~6 个穴位，主要选择背部俞穴或"阿是穴"，因为背部俞穴是机体内五脏六腑经气输注的通道，是脏腑与外界沟通的桥梁。治疗时以陈年艾绒搓条，如患者的中指大，要搓紧，以免明火和碎火。在要灸的穴上顺逆（先顺时针方向按摩，后逆时针方向按摩）各按 81 次，再灸。早、中、晚各灸 1 次，以早晨的灸治最为重要，必不可少。只要患者在灸时感到舒服些，时间可以延长，并且可以随时痛随时灸，以对抗疼痛。此外，还可以配合针刺疗法行温针灸治疗。

（3）穴位埋线疗法：埋线多选肌肉比较丰满的部位的穴位，以背腰部、腹部穴及四肢最常用。取穴精简，选穴原则与针刺疗法相同。针灸能镇痛已经众所周知，穴位埋线是在针灸留针的基础上发展起来的，此也具备了留针所具有的作用。而且通过留针可以保持针灸的持续作用，加强治疗效果。穴位埋线疗法中的羊肠线在体内长久刺激，对五脏六腑功能进行调节，符合《内经》中"深纳而久留，治疗顽疾"的思想。

（4）推拿按摩疗法：

揉颊车：患者取坐位，立于患者背后，用双手食中二指同时揉按颊穴 1 分钟左右。

拿肩井：用双手拇、示、中三指同时拿肩井穴 15 次左右，动作要缓和，要具有连贯性。

捏人迎：立于患者身前，用拇、示、中三指均匀而有节律地轻捏两侧人迎穴 15 次左右。

点承浆：用示指或中指均匀而有节律的轻点承浆穴 1 分钟左右。

揉廉泉、按天突：用左手拇指轻揉患者廉泉穴右手示指重按天突穴，双手一轻一重动作要均匀和缓，可操作 1 分钟左右。

按列缺、揉合谷、点内关：用一手拇指重按列缺穴并用另一手拇指揉按同侧合谷穴，双手要做到时轻时重，时缓时急交替用力；后以双手拇指同时点按两侧内关穴力度要相等。

摩两胁：患者取仰卧位，用双掌在两侧胁肋部有节律的环旋抚摩 2~3 分钟。

揉中脘、神阙、关元：用手掌由上向下分别揉按三穴 5 分钟左右，动作要柔和而均匀。

点下肢穴：患者仍取仰卧位，依次点按下肢的伏兔、足三里、血海、阴陵泉、三阴交、太溪、涌泉、太冲诸穴。

拨背俞穴：患者取俯卧位，用拨法沿脊柱两侧的背俞穴自上而下进行操作 5 分钟左右。

上面所述揉颊车、拿肩井等十种方法的综合运用，即是通过对俞穴的刺激以加速气血旺行，调和阴阳，调整五脏六腑之功能，从而达到宽胸利膈、化痰消瘀止痛之功效。

（5）穴位贴敷：将药物研成粉末，用水、醋、酒、蜂蜜、油等调成糊状，或用油脂、黄醋、米饭、枣泥制成软膏或饼剂，或将中药汤剂熬成膏，再直接贴敷穴位，也是用来术后胸痛的另一种无创性疗法。

（6）膏剂外敷："膏剂"即"膏药"，是指将中药材中精华物质提取出来，制成细腻、稠厚的糊状物，预先涂在裱背材料上，施于皮肤、孔窍、俞穴及疼痛部位，经皮肤或黏膜吸收后药力直达病所，止痛迅速有效，并且可避免一些药物内服带来的一些不良反应。

（7）中药离子导入：早在公元 2 世纪《内经·素问》中已有可用于局部治疗或透皮吸收的膏药。中药离子导入是通过直流电将中药离子经皮肤或黏膜导入病变部位从而发挥局部治疗作用的方法，是一种古老的"经皮给药"治疗方式。

（8）音乐疗法：实施音乐疗法前先与癌症患者进行交流，了解患者年龄、民族、语言、文化程度、对音乐的喜好程度、欣赏水平等，对其一般情况进行综合评估。再与患者共同讨论和商议，或由患者自己提供最喜爱的音乐作品 5~10 首，音乐疗法实施人员对这些作品进行专业分析，从音乐作品中选取 2~4 首作为治疗曲目。音乐疗法中可选用无旋律的新世纪碎片音乐，作为放松阶段曲目。在音乐引导想象和干预治疗过程中需要根据癌症患者情绪的变换，随时对音乐进行切换或变更。

音乐能减缓脑干的网状内皮系统对疼痛刺激的输入，产生抑制性神经冲动，通过激活抑制发射神经元关闭疼痛神经冲动的传导阀门，从而达到减缓疼痛知觉的作用。音乐还可分散患者注意力，并通过作用于大脑边缘系统及脑干网状结构使人体的情绪与行为有良好的协调作用，以至于能缓解疼痛。此外，音乐可作用于人的心理反应，直接或者间接影响患者的生理表现和心理状况，降低患者对疼痛的敏感性，减轻患者对疼痛的感知，从而达到缓解疼痛作用。

3. 日常保健

（1）冬病夏治：冬病夏治中最常用的治疗方法为中药穴位贴敷，通过温补阳气、散寒驱邪、活血通络等治疗措施，一方面能增强机体抵抗力，另一方面又有助于祛除阴寒之病邪，尤适用于术后体质虚弱、恢复较慢、易感寒受邪、慢性疼痛缠绵日久不愈者。现代研究发现，药物贴敷后可使局部血管扩张，促进血液循环，改善周围组织营养。药物透过表皮细胞间隙并经皮肤本身的吸收作用，进入人体血液循环而发挥明显的药理效应。另外，通过神经反射激发机体的调节作用，使其产生抗体，提高免疫功能，增强体质；还可通过神经 – 体液的作用而调节神经、内分泌、免疫系统的功能。

（2）冬季膏方：根据中医理论，冬季是一年四季中进补的最好季节，而冬令进补，更以膏方为最佳。膏方是一种具有高级营养滋补和治疗预防综合作用的成药，它是在大型复方汤剂的基础上，根据人的不同体质、不同临床表现而确立不同处方。膏方有补虚扶弱、增强体质的功效，尤其对于术后康复期、慢性疼痛迁延不愈的肿瘤患者，在冬令服食扶正膏滋药，不仅能提高免疫功能，而且能在体内贮存丰富的营养物质，有助于增强机体对疼痛的耐受力，更能防止肿瘤的复发、转移。

（郑辉哲　林振孟　舒　鹏　陈　雯　夏　芸）

参 考 文 献

1. SAKAKURA N,USAMI N,TANIGUCHI T,et al.Assessment of long-term postoperative pain in open thoracotomy patients：pain reduction by the edge closure technique［J］.Ann Thorac Surg,2010,89（4）：1064-1070.

2. 间夏轶,徐湘,艾则麦提·如斯旦木,等.开胸术后疼痛的防治进展［J］.中国肺癌杂志,2012,15（8）：491-493.

3. MIYAZAKI T,SAKAI T,TSUCHIYA T,et al.Assessment and follow-up of intercostal,nerve damage after video-assisted thoracic surgery［J］.Eur J Cardiothorac Surg,2011,39（6）：1033-1039.

4. MISHRA S,BHATNAGAR S,GOYAL G N,et al.A comparative efficacy of amitriptyline,gabapentin,and pregabalin in neuropathic cancer pain：a prospective randomized double-blind placebo-controlled study［J］.Am J Hosp Palliat Care,2012,29（3）：177-182.

5. ABD-ELSAYED A,JACKSON M,PLOVANICH E.Pulsed Radiofrequency Ablation for Treating Sural Neuralgia［J］.Ochsner J,2018,18（1）：88-90.

6. YANG F R,WU B S,LAI G H,et al.Assessment of consecutive neurolytic celiac plexus block（NCPB）technique outcomes in the management of refractory visceral cancer pain［J］.Pain Med,2012,13（4）：518-521.

7. ENGEL A J.Utility of intercostal nerve conventional thermal radiofrequency ablations in the injured worker after blunt trauma［J］.Pain Physician,2012,15（5）：E711-E718.

8. SENGUPTA S.Post-operative pulmonary complications after thoracotomy［J］.Indian J Anaesth,2015,59（9）：618-626.

9. 陆怡,朱元章,朱国福,等.中药镇痛机制研究概述［J］.世界中医药,2015（4）：629-632.

10. 孙瑞瑞.针刺联合阿片类药物治疗癌性疼痛的临床研究［D］.合肥：安徽中医药大学,2016.

11. 张雅静.中药贴敷治疗癌性疼痛的疗效观察［D］.北京：北京中医药大学,2014.

12. 薄文,张锋利,李平,等.中药离子导入的治疗进展［J］.中国中医药现代远程教育,2016,14（22）：150.

13. MELZACK R.Gate control theory：On the evolution of pain concepts［J］.Pain Forum,1996,5（2）：128-138.

14. 邓旭阳,刘取芝,张伟.音乐疗法在疼痛干预治疗中的应用进展［J］.临床麻醉学杂志,2013,29（12）：1232-1234.

15. MOBILY P R,HERR K A,KELLEY L S.Cognitive-behavioral techniques to reduce pain：a validation study［J］.Int J Nurs Stud,1993,30（6）：537-548.

16. 李程,王静,孙艳,等.音乐疗法缓解患者疼痛和焦虑的应用进展［J］.中华现代护理杂志,2010,16（23）：2851-2852.

17. Joanna Briggs Institute.Clinical update 130.Music as an intervention in hospitals［J］.Aust Nurs J,2009,17（4）：29-31.

18. WONG H L,LOPEZ-NAHAS V,MOLASSIOTIS A.Effects of music therapy on anxiety in ventilator-dependent patients［J］.Heart Lung,2001,30（5）：376-387.

19. MCCAFFREY R,FREEMAN E.Effect of music on chronic osteoarthritis pain in older people［J］.J Adv Nurs,2003,44（5）：517-524.

20. 杨鑫,王璟,赖文莉.音乐疗法在疼痛领域的应用及进展［J］.国际口腔医学杂志,2013（4）：513-515.

第九节 术后慢性咳嗽

食管癌切除术后患者出现慢性咳嗽是较常见的现象，也是长期甚至终身存在的并发症。慢性咳嗽指咳嗽时间超过8周仍不能有效缓解的，其不仅严重影响患者的生活质量，剧烈咳嗽甚至可引起严重的并发症，比如膈疝。食管癌切除术后慢性咳嗽与胃食管反流、胃酸刺激、胸腔胃对肺组织的挤压以及由此带来的阻塞性肺炎有密切关系，而排空障碍的胸胃在咳嗽时容易受到肺膨胀挤压加重反流，导致误吸等，从而加重咳嗽及肺部感染风险。目前虽然微创食管癌手术普及，但食管癌患者出现术后慢性咳嗽并没有减少。

一、发病因素

1. 胃食管反流 是食管癌术后十分普遍的现象，是术后长期甚至终生存在的并发症。胃液反流通过胃食管呛到咽部，引起咽喉炎，尤其是颈段食管癌切除术后的患者。

2. 支气管动脉损伤 术中过多游离、破坏支气管动脉管网，影响支气管血供。

3. 喉返神经损伤 食管癌手术在清扫双侧喉返神经旁淋巴结时损伤神经，术后出现声音嘶哑，进食容易出现误吸，引起咽部刺激或者肺部炎症出现咳嗽。

4. 药物 比如抗乙烯胆碱药、茶碱、钙通道阻滞剂、地西泮、麻醉剂等药物可以促进胃酸分泌。

5. 胃排空障碍 由于迷走神经离断，管状胃失去排空能力。

6. 肿瘤转移扩散 少见情况下可出现肺部的转移灶累及到支气管或出现胸腔积液，易引起咳嗽。

二、发病机制

胃食管反流从术后即开始，临床症状较为复杂，除食管本身症状外，还有邻近器官的症状，咽、喉、口腔、气管、肺等均可能直接接触到反流的胃内容，反流物对这些器官造成程度不等的损害。其发生既与反流或者误吸有关，也与食管—支气管—气管反射形成的刺激有关，这种刺激被传入延髓中枢，该中枢再将冲动由运动神经即喉下神经、膈神经和脊髓神经分别传到咽肌、膈肌和其他呼吸肌，这些肌肉的运动便产生了咳嗽。

三、临床症状

1. 询问病史 患者大都有胃酸反流、呛咳、慢性咳嗽（大于8周）等病史，少数人有痰多、胸闷、气短等表现。

**2. 药物止咳效果不显著，症状反复，但需排除感冒、肿瘤复发、药物等病变引起咳嗽。

四、术后慢性咳嗽的康复管理及策略

（一）预防性康复处理

因为常用的止咳药物不能除去病因，所以咳嗽难愈。当患者的反流症状减轻时，减少了误吸机会，也减轻了对食管—支气管—气管的刺激，咳嗽也就减轻。因此，如何避免或者减轻胃食管反流或者误吸是预防术后慢性咳嗽重中之重。

1. 充分围术期准备

（1）术前充分气道准备，戒烟、戒酒，加强呼吸功能锻炼，雾化化痰，清理呼吸道分泌物。

（2）研究表明幽门螺杆菌感染与胃食管反流疾病存在关联，术前积极治疗幽门螺杆菌有一定意义。

2. 术中注重双侧喉返神经保护，尤其在清扫双侧喉返神经链时避免切断或者烫伤，并且注意保护支气管动脉，保护气管血供，保留迷走神经肺支，有助于患者术后咳嗽、咳痰，防止误吸，对食管癌慢性咳嗽有一定预防作用。目前，我们中心在早期食管癌行食管癌功能性切除，即在不影响肿瘤根治的基础上保留迷走神经肺支，保留支气管动脉；对于局部晚期食管癌提出食管癌全系膜切除。

3. 术后继续加强抗反流治疗，使用促进胃肠动力药及制酸药物，睡觉时抬高床头15~20cm，睡前避免进食或者养成散步习惯等。

4. 近年来研究表明，管状胃相对全胃可以改善胃食管反流症状，采用管状胃代食管可以减少术后反流、胸胃综合征的发生。

5. 饮食及生活方式指导

（1）改变饮食结构：如避免熬夜、吃刺激性食物，少食多餐，多吃蔬菜、瓜果等，戒烟酒，减少甜食，睡眠前减少进食量或不进食；避免吃促进胃酸反流药物，比如抗乙烯胆碱药、茶碱、钙通道阻滞剂、地西泮、麻醉剂等药物。

（2）生活方式改变：术后长期半卧位睡觉，抬高床头 45°~60°。

6. 心理疏导 对于长期慢性咳嗽患者而言，心理疏导可以消除情绪低落、心情烦躁，加强对此病的认识；平时加强锻炼，增强体质，提高免疫力，避免感冒、咳嗽。

（二）西医康复处理

1. 对于上段食管扩张明显的患者，避免反流误吸，少食多餐，使用抗反流药物，如抗酸剂、抑酸剂及促胃肠动力药物后可改善症状。

2. 咽喉炎及肺炎治疗 对于发生反流误吸的患者，常常继发感染，可以适当给予抗感染治疗；雾化化痰，促进痰液排除。

3. 止咳 对于胃食管反流止咳药物效果不显著，对于症状重者可减轻症状。

4. 制酸 服用抑制胃酸分泌药物可以降低胃食管反流。

5. 加强营养，多吃蔬菜水果，保持大便通畅，饮食规律，提高免疫力。

6. 戒烟酒，少食多餐，饮食规律，避免吃促进胃酸反流药物。

（三）中医康复处理

食管癌术后的慢性咳嗽归结于中医"久咳""内伤咳嗽""五脏咳"等范畴。研究认为，慢性咳嗽大多属于内伤咳嗽，为脏腑功能失调、内邪干肺所致，肺失宣降、肺气上逆是基本病机。慢性咳嗽病位在肺，与脾肝关系最为密切。实邪以风、火、痰、瘀为主，本虚以肺气虚、肺阴虚为主。临床治疗时，应重视手术损伤肺络这一病因，重在治本，去除病因，把准病机，辨证而为，灵活用药。

1. 辨证分型治疗

（1）痰湿蕴肺证：以咳嗽反复发作，咳声重浊，痰多，因痰而嗽，痰出咳平，痰黏腻或稠厚成块，色白或带灰色，每于早晨或食后则咳甚痰多，进甘甜油腻食物加重，胸闷脘痞，呕恶食少，体倦，大便时溏，舌苔白腻，脉象濡滑为主症。治以燥湿化痰，理气止咳。选方二陈平胃散合三子养亲汤加减。

（2）痰热郁肺证：以咳嗽，气息粗促，或喉中有痰声，痰多质黏厚或稠黄，咯吐不爽，或咯血痰，胸胁胀满，咳时引痛，面赤，或有身热，口干而黏，欲饮水，舌质红，舌苔薄黄腻，脉滑数为主症。治以清热肃肺，豁痰止咳。选方清金化痰汤加减。

（3）肝火犯肺证：以咳嗽呈阵发性，上气咳逆阵作，咳时面赤，咽干口苦，常感痰滞咽喉而咯之难出，量少质黏，或如絮条，胸胁胀痛，咳时引痛，症状可随情绪波动而增减，舌红或舌边红，舌苔薄黄少津，脉弦数为主症。治以清肺泻肝，顺气降火。选方黛蛤散合加减泻白散加减。

（4）肺阴亏耗证：以干咳，咳声短促，痰少黏白，或痰中带血丝，或声音逐渐嘶哑，口干咽燥，或午后潮热，颧红，盗汗，日渐消瘦，神疲，舌质红，少苔，脉细数为主症。治以滋阴润肺，化痰止咳。选方沙参麦冬汤加减。

在慢性咳嗽病程中，若患者因起居不慎，复感外邪，在以上辨证基础上，适当增加祛邪之品，若感风寒者，可加用麻黄、杏仁、桔梗、前胡等以疏风散寒；若感风热者，适当加用桑叶、薄荷、菊花、连翘、牛蒡子以疏风清热；若外邪以风燥为主，加淡豆豉、牛蒡子、南沙参、浙贝母、天花粉等药润肺止咳。若兼有胃食管反流症状，如反酸、烧心、胸骨后疼痛等，治疗时应兼顾脾胃，辨证结合辨病，改善患者症状。

口服中药治疗需注意服用药物与食物配伍。特别是外感期间，清热解毒药物忌食发物及辛辣、油腻之物，应饮食清淡，多饮水。温补类药物忌食生冷、寒凉、滋腻之物。清热利湿药忌食荤油肉食。健脾和胃药忌食产气食物。

2．单方验方治疗

（1）利肺汤：沙参 9g、山药 9g、杏仁 9g、贝母 9g、马兜铃 6g、牛蒡子 6g、桔梗 6g、枳壳 6g、白薇 6g、化橘红 4.5g、甘草 3g。水煎服，每日 2 次。

（2）保肺滋肾汤：地黄 18g、山茱萸 15g、山药 15g、茯苓 15g、牡丹皮 12g、党参 15g、玄参 12g、麦冬 12g、桔梗 15g、贝母 15g、杏仁 12g、瓜蒌 10g、天花粉 10g、橘红 12g、甘草 3g。水煎服，每日 2 次。

（3）芪冬润肺汤：黄芪 20g、麦门冬 10g、桑叶 12g、南沙参 15g、玉竹 10g、天花粉 20g、苦杏仁 10g、蜜炙桑白皮 10g、紫菀 10g、款冬花 12g、枇杷叶 12g、桔梗 15g、地龙 8g、炙甘草 6g。水煎服，每日 2 次。

（4）宣肺平肝汤：麻黄 15g、杏仁 15g、平地木 15g、南沙参 15g、甘草 9g。水煎服，每日 2 次。

（5）蜂蚕止咳方：蜂房 5g、僵蚕 9g、百部 9g、紫菀 9g、炙枇杷叶 9g、浙贝母 9g、桃仁 9g。水煎服，每日 2 次。

（6）潜阳封髓汤：黑附片 20g、砂仁 12g、龟板 20g、黄檗 10g、炙甘草 10g。水煎服，每日 2 次。

3．药膳调理　我国古代就有对药膳治疗咳嗽的相关研究，《太平圣惠方》记载咳嗽食疗方 9 首，方中涉及的食品有粳米、猪喉、生地黄、豆豉、鹿髓、酥、枣、砂糖、百合、山药、茯苓、藕、桑白皮、猪胰等。《圣济总录·食治久新咳嗽》载有大量咳嗽食疗方：

猪肾、真酥、麻子粥、药肝桃仁粥等。中医强调天人相应，载有体质学说，认为万物"春生夏长秋收冬藏"，患者应顺应大自然四时之气的变化，在不同的季节选择适合自身体质的药膳，不可盲目进补。结合疾病性质，慢性咳嗽患者大多肺气阴两虚，推荐以下几种药膳用于食管癌术后慢性咳嗽患者康复的调理。

（1）黄芪虫草鸡汤。功效：补气扶正，益肺补肾，使用于术后正气亏虚，久咳无力的患者。原料：母鸡肉100克，洗净，去肥油，切块。将鸡块放入沸水中余一下，与黄芪10克，冬虫夏草5克，陈皮3克。制法：一起放入炖盅内，盅内再加入适量开水，用文火隔水炖3小时，调味后即可食用。

（2）银耳百合沙参汤。功效：养阴益肺，止咳化痰，适用于干咳无痰，或痰少而黏，不易咳出以阴伤为主要表现的患者。原料：银耳10克（清水浸泡数小时至胀开，洗净），百合15克，北沙参10克，冰糖适量。制法：一同放入砂锅中，加清水适量，武火煮沸后改用文火煮约1小时，取汁，稍温饮服。

（3）胡桃仁粥。功效：补肾纳气，适用于老年患者术后，肾气不足，失于摄纳导致的慢性咳嗽，冬季尤其适用。原料：胡桃仁10枚，粳米100克，五味子5克。制法：同煮为粥，早晚分食，每日一剂，连服半月。

（4）梨汁炖冬菇。功效：润燥止咳，尤适用于秋冬季节燥邪当令，表现为干咳，唇鼻干燥，口干等症状的患者。原料：鸭梨数个去皮，切片榨成汁，冬菇200g洗净切片。制法：加适量水和冰糖同炖，等冬菇炖熟后，早晚分两次连汤同食，即可。

（5）薏米杏仁粥。功效：健脾化湿，止咳化痰，适用于脾胃虚弱，痰湿内生患者。原料：薏苡仁50克，苦杏仁（去皮、尖）10克，冰糖适量。制法：薏苡仁洗净，加水煮至半成熟加苦杏仁，粥成加适量冰糖即可。

（6）双皮麦冬汤。功效：理气健脾，清肺降火，适用于肝火犯肺症见上气咳逆，咳时引痛，面赤，咽干口苦的患者。原料：桑白皮15克，地骨皮30克，麦冬20克，陈皮6克，冰糖少许。制法：前4味加水适量煎煮30分钟，去渣取汁，加入冰糖少许。

4. 中医药在治疗慢性咳嗽中的作用

（1）舒张支气管平滑肌：现代药理研究表明，多种虫类药物如全蝎具有阻止气道口径缩小、缓解呼吸道痉挛的作用；僵蚕通过抗过敏、抗感染发挥止咳作用；地龙能扩张支气管平滑肌，并能拮抗组胺及毛果芸香碱对支气管的收缩作用；蝉蜕具有祛风抗过敏、降低呼吸肌紧张度、解除支气管痉挛、阻断交感神经节传导作用。以上4种虫类药通过舒张支气管平滑肌、缓解支气管痉挛、抗感染、抗过敏等作用，解除气道挛急，使肺管通利，从而达到止咳的目的。

（2）改善凝血：现代药理研究发现全蝎、僵蚕提取液能使活化部分凝血活酶时间（APTT）和凝血酶原时间（PT）明显延长，抗凝血酶Ⅲ活性和纤溶酶原含量明显降低。地龙水煎剂能抑制红细胞聚集，降低血浆凝血因子含量，降低各切变率下的全血黏度，改善红细胞的变形能力。

（3）降低气道高反应性：有学者通过小鼠动物实验证实，中药组方（祛风宣肺方）能显著地降低气道上咳嗽感应器对炎症因子刺激的敏感性，减少咳嗽感受器受体的表达及神经源性炎症，以此来降低气道高反应性。

（4）提高机体免疫力：曾有对200名患者的对照实验表明，中药煎剂可以调整免疫因子 IgE、IL-4 和 IFN-γ 的浓度，提高人体免疫力。另外，药理学研究发现，全蝎可促进巨噬细胞吞噬功能，促进淋巴细胞的活化。地龙能显著地提高巨噬细胞活化率，提高吞噬细胞的能力，明显地增强巨噬细胞的免疫活性。僵蚕含有的蛋白质有刺激肾上腺皮质的作用，能增强机体防御能力和调节功能。

5. 适宜技术

（1）针灸疗法：通常取期门、支沟、肺俞、尺泽、太冲等穴位。痰湿咳嗽配丰隆、阴陵泉；肝火灼肺配鱼际、行间；肺阴亏虚配膏肓；气短乏力配足三里；咯血配孔最；胁痛配阳陵泉；咽喉干痒配太溪；盗汗配阴郄。若兼夹外邪，风热配大椎、曲池；风寒配风门、太渊；咽喉痒痛配少商。采用捻转平补平泻的针刺手法，缓慢均匀的来回捻转，留针20~30分钟，每日1次。

（2）推拿疗法：根据患者辨证分型，选取相应的经脉。主要使用揉法、拿法、点按法、一指禅法。内伤咳嗽病程较长，病情复杂且反复发作，除手太阴肺经外，还应选取足太阴脾经、足厥阴肝经、足少阴肾经、任督二脉以及经外奇穴，非急性期手法宜轻，且治疗重在调整肺脾肾三脏功能，重在治本。

（3）咳嗽训练：有效的咳嗽能够排出术中积存在肺部的痰液，减少肺部感染、肺不张等肺部并发症的发生。嘱患者进行深吸气后再屏气，令其声门紧闭，使膈肌抬高，让其胸膜腔内压增加，收缩肋间肌后咳嗽，打开声门，使气体迅速冲出。每天锻炼3次，每次15分钟，可同时配合雾化吸入。

（4）耳穴压豆法：人体脏腑通过经络与耳郭有密切联系，耳郭分布着丰富的血管和神经，在治疗咳嗽患者中，根据此病中医的不同证型，通过刺激耳部神门、肺、气管、肾上腺等穴位及饮食等护理措施，而达到宣肺平喘以止咳。

（5）穴位贴敷：有研究表明，运用"冬病夏治"穴位贴敷疗法（白芥子、甘遂、徐长卿、细辛、延胡索等 + 辨证选穴）治疗慢性咳嗽，可有效缓解患者久咳症状。具体方法：每于夏季三伏天期间，可选取大椎、肺俞、膈俞等穴位，1贴/d，10天1疗程，贴敷期间禁食发物以及辛辣刺激之品，若出现局部皮肤过敏瘙痒或水疱破溃，应及时取下，并做相应消毒处理，避免感染。

6. 日常保健

（1）冬季膏方：冬季万物蛰伏，与五脏之肾相对应，肾主纳气，因此冬季是一个适合补养肾脏以增强纳气功能的季节，尤其适用于老年患者，久咳肾气亏虚，失于摄纳，表现为咳喘乏力，动则为甚，吸气难降，气不得续等症状的患者。可适当使用寄生、牛膝、川断、杜仲、菟丝子、山萸肉、胡桃肉、核桃、生地、当归、鹿角胶、黑芝麻、红枣等，炼液成膏，每日2勺，连服2月。但需注意药物配伍，补肾阳不可太过温燥损伤阴液，也应防止药物太过滋腻损伤脾胃功能。

（2）术后定期习练"八段锦"等养生功法：食管癌术后、化疗中可结合运用气功疗法，长期练习，可以达到调畅呼吸、通行经络、增强体质的目的。功法可选练"八段锦"，要求在专业人员指导下，自术后2~4周始，每日下午练习一次，连续练习6个月。

（3）中药泡洗：针对慢性咳嗽，中药泡手泡脚方疗效显著。常使用的药物有：艾叶、荞麦、桔梗、麻黄、桂枝、细辛、半夏等。具体方法：中煎汤1L，冷却至40℃后置于专用泡浴盆中，浸没患者手背（足背），每天1次，每次30分钟。

（4）呼吸训练：缩唇呼气法。以鼻吸气、缩唇呼气，即在呼气时，收腹、胸部前倾，口唇缩成吹口哨状，使气体通过缩窄的口型缓缓呼出。吸气与呼气时间比为1:2或1:3，要尽量做到深吸慢呼，缩唇程度以不感费力为适度。此法能使受损的肺功能得到锻炼，有利于更好地咳嗽排痰。

（5）情志疗法：中医认为"七情"与人体五脏关系密切，悲伤肺，思伤脾，因此应保持情绪积极舒畅，避免过度悲伤，包括听悦耳激昂的音乐，参加团体活动，转移对自身疾病的注意力等。

（康明强 舒 鹏 陈舒晨 林文伟 陈 遂 孙 莉）

参 考 文 献

1. YAMAMOTO S，MAKUUCHI H，SHIMADA H，et al.Clinical analysis of reflux esophagitis following esophagectomy with gastrictube reconstruction［J］.J Gastroenterol，2007，42（5）：342-345.

2. 许西娥.食管癌术后剧烈咳嗽是发生膈疝与吻合口瘘的主要原因［C］//河北医科大学第四医院/河北省肿瘤医院.第六届全国食管良性疾病学术会议暨第三届全国食管外科并发症防治研讨会论文集，2010：137-138.

3. 邵令方，王其彰.新编食管外科学［M］.石家庄：河北科技出版社，2002.

4. NISHIMURA K，FUJITA H，TANAKA T，et al.Pharyngolaryngeal reflux in patients who underwent cervical esophago-gastrostomy following esophagectomy［J］.Dis Esophagus，2010，23（5）：353-360.

5. 陈文彬.诊断学［M］.5版.北京：人民卫生出版社，2001.

6. 周道平，贺小丹.幽门螺杆菌感染和胃食管反流病的关系探讨［J］.实验与检验医学，2016，34（6）：753-755.

7. 李国仁，戴建华.食管癌贲门癌切除术后胃食管反流研究的国内文献荟萃［J］.中华胸心血管外科杂志，2006，22（2）：143-144.

8. ZHANG W，YU D，PENG J，et al.Gastric-tube versus whole-stomach esophagectomy for esophageal cancer：A systematic review and meta-analysis［J］.PLoS One，2017，12（3）：e0173416.

9. 苏惠萍，吴华阳，王林洋，等.经方治疗慢性咳嗽的临床举隅［J］.世界中医学药，2015（1）：30-33.

10. 唐存祥，胡一莉.利肺汤治疗慢性咳嗽40例疗效观察［J］.浙江中医杂志，2015，50（0）：31.

11. 马志杰.保肺滋肾汤联合西药治疗慢性咳嗽46例［J］.中医研究，2015，28（11）：33-34.

12. 李聪敏，张江，李静，等.芪冬润肺汤治疗气阴亏虚型慢性咳嗽39例临床观察［J］.河北中医，2015，37（2）：174-176.

13. 花佳佳，张玲燕.宣肺平肝汤治疗不明原因慢性咳嗽临床研究［J］.陕西中医药大学学报，2016，39（2）：32-34.

14. 王传博，王婕琼，李泽庚.蜂蚕止咳方对慢性咳嗽的临床疗效观察［J］.浙江中医药大学学报，2015，39（4）：286-288.

15. 王梅.潜阳封髓丹加减治疗慢性咳嗽虚火上冲证8例［J］.中国中医药科技，2015，22（5）：595-596.

16. 马继兴.中医药膳学［M］.北京：人民卫生出版社，2009.

17. 易娇，朱佳.虫类药治疗慢性咳嗽的机制及临床运用［J］.吉林中医药，2014，34（11）：1167-1170.

18. 耿晖.地龙药理作用研究进展［J］.山东中医杂志，2000，19（9）：550-551.

19. 陆嘉玮，王谦，赵祥安，等.祛风宣肺汤治疗感染后咳嗽动物模型的疗效及相关机制研究［J］.辽宁中医杂志，2017，44（7）：1528-1532.

20. 喻静.僵蚕的临床应用及现代药理研究［J］.中国中医药咨讯，2010，2（7）：185-186.

21. 王华.针灸学［M］.北京：高等教育出版社，2008.

22. 付强.中医推拿在治疗慢性咳嗽中的应用［C］//中国中西医结合学会呼吸病专业委员会.第十一次全

国中西医结合防治呼吸系统疾病学术研讨会论文集．北京：中国中西医结合学会呼吸病专业委员会，2010：4.

23. 孙燕．围术期行呼吸功能锻炼对食管癌患者咳嗽排痰及预后转归的影响［J］.临床护理杂志，2017，16（1）：26-28.

24. 江海敏．耳穴压豆辅助治疗咳嗽的护理体会［J］.医药前沿，2013（10）：62-63.

25. 雷小婷．"冬病夏治"穴位贴敷疗法治疗慢性咳嗽临床研究［J］.中医学报，2015，30（12）：1738-1740.

26. 邵长卿，韩嘉嘉．术前强化肺功能锻炼对食管癌患者术后咳嗽排痰的影响［J］.中国肿瘤外科杂志，2012，4（3）：180-181.

第十节　术后胃食管反流

胃食管反流的发生是食管癌术后常见症状，并且通常被认为是不可避免的并发症。术后患者必须长期处于仰高位，否则会出现明显的反酸和胃灼热症状，这极大程度地影响了患者的生活质量。大量研究表明食管癌切除术后约 60%~80% 的患者会出现多种反流的症状和食管病理改变，并且生活质量不同程度地受到了影响。术后反流常见的临床表现有慢性咳嗽、频发肺炎、窒息发作以及胸骨后烧灼感的典型症状。另外，有些患者还可能出现嗳气、反酸、疼痛、吞咽困难、呕吐和呕血等非特异的症状。这些症状的出现严重地影响了患者术后的生活质量，尤其是在仰卧位休息时严重影响了患者的睡眠质量。

一、发病因素

1. 吻合口的高度　长期以来，吻合口的高度对术后吻合口并发症的影响都是受到重视的。研究发现术后反流的发生也与吻合口的高度相关，一般低于主动脉弓的吻合部位反流的发生率高于在主动脉弓上吻合。

2. 幽门引流术的运用　术中幽门引流术的使用对于术后反流发生的影响是不确定的。一方面它可以促进胃排空，进而降低胃食管反流的发生率，另一方面它又促进十二指肠液反流入胃进而促进胆汁反流入食管。

3. 胃的蠕动能力　虽然将胃排空能力作为胃食管反流的一项致病因素仍然有待商榷，但是毋庸置疑的是它在胃食管反流的发生中起到了一定的作用。一些研究认为，术后这种切除了迷走神经的胃管是一种无动力的管道。

4. 食管蠕动　正常的食管蠕动能力是食管抗反流屏障的一部分。术后较差的食管蠕动能力将导致吞咽或反流入食管的物质不能被及时清除，进而促进术后胃食管反流的发生。

二、发病机制

1. 正常人的食管存在较弱的蠕动能力，是食管抗反流屏障的一部分，术后上述解剖结构消失，管状胃未能及时排空而反流入剩余的食管。

2. 食管腹腔段在静息状态下保持闭合状态，在防止胃食管反流中发挥了机械作用。

3. His 角的活瓣作用消失　His 角即食管腹腔段左侧壁与胃底右侧壁相邻处构成锐性夹角，防止胃向食管反流。

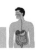

4. 胃食管结合部切除后失去正常括约功能　由于食管的解剖和生理受到破坏，食管下括约肌（简称 LES）和贲门黏膜皱襞功能丧失。在正常情况下，LES 在静息状态下保持一定压力，使下段食管关闭是控制胃食管间交通的主要机制。

5. 胃正常生理功能受影响，使幽门痉挛　正常人贲门黏膜皱襞有活瓣作用，术后上述作用消失，胃肠液容易反流到剩余的食管。

三、临床表现及相关检查

患者症状多为反酸，胸骨后疼痛，烧灼感，进食后胸骨后疼痛，严重者出现进食后呕吐或者不能进食。另外常用的检查有以下几种：

1. 钡造影检查　早期轻度 X 线表现为食管功能性改变和轻微的黏膜形态改变，即炎症引起的食管痉挛性收缩狭窄，食管黏膜面粗糙，病变进展时出现食管腔瘢痕性狭窄，溃疡小龛影，直径很少超过 1cm。

2. 对于有症状的患者采用 24 小时食管 pH 监测和消化内镜检查对术后胃食管反流做出准确判断。

四、术后胃食管反流的康复管理及策略

（一）预防性康复处理

1. 戒烟、戒酒，饮食规律，不暴饮暴食，少食多餐。

2. 根据美国胃肠病学会建议，正确的生活指导对治疗很重要。建议患者进低脂、高蛋白饮食；避免进食过冷、过热食物，不饮浓茶、咖啡、烈酒。适当减肥，保持大便通畅。

3. 忌用抗乙烯胆碱药、茶碱、钙通道阻滞剂、地西泮、麻醉剂等药物。

4. 生活规律改变　进餐 3 小时后睡眠，餐后保持直立位或散步 15~30 分钟，避免立即卧位，睡觉时斜坡位。

5. 抑酸药物　包括质子泵抑制剂和 H₂ 受体拮抗剂，抑酸药可以通过抑制胃酸、减轻胃酸对食管黏膜的刺激而缓解症状。

6. 促进胃肠动力药　可以促进胃肠动力排空，尤其是术后合并管状胃扩张或者胃瘫患者，可以给以口服促消化、促动力药，减轻反流误吸症状。

7. 平时加强锻炼，增强体质，提高免疫力，避免感冒、咳嗽。

8. 加强对胃食管反流正确认识，通过正规治疗、心理疏导消除焦虑。

（二）西医康复处理

1. 非药物治疗

（1）体位治疗：餐后保持直立位或散步 15~30 分钟，避免立即卧床，睡觉时取斜坡位；

（2）改变饮食习惯，少食多餐、戒烟酒，避免饱食，少食巧克力、咖啡及高脂食物，避免睡前喝水；

（3）不用或尽量少用促反流药物，如抗胆碱能药、茶碱、地西泮、多巴胺等。

2. 药物治疗

（1）抑酸药：雷尼替丁、西咪替丁、奥美拉唑等；

（2）胃动力药：多潘立酮、莫沙必利等；

（3）胃黏膜保护剂：硫糖铝。

3. 手术治疗　由于食管癌术后吻合口丧失括约功能，因此各种手术方式的核心都是重建吻合口部位的瓣膜功能。近年来出现的各种手术方式主要有食管胃吻合包埋缝缩法、保留贲门附加 Nissen 式手术的食管切除术、食管置入术、胃壁肌瓣遮盖式胃–食管吻合术等。近年来，在动物实验中内镜下应用 overstitchtm 缝合设备辅助，在管状胃缝合制作类似阀门防止反流，并且在临床上也取得成功，但是需要更多临床实践来验证。

（三）中医康复处理

本病属中医学的"嘈杂""吞酸""吐酸""噎膈""反胃""呕吐"等范畴，可表现为嗳气、泛酸、呕吐、烧心、胸骨后疼痛等症状。

本病的病位在脾、胃、食管、肝。病机为脾失健运，脾胃俱虚，肝气乘脾，胃失和降。病性以虚为本，以实为标，属本虚标实之证。在辨证治疗用药上考虑到肿瘤患者大多正气亏虚，故本病虽有热毒，但用药祛邪不可过盛，要兼以顾护正气、调理脾胃。

1. 辨证分型治疗

（1）肝胃不和证：以反酸、烧心、胸骨后疼痛牵及两肋、嗳气为主症。以纳差、情绪不畅则加重、打嗝、恶心为次症。舌脉象为舌质淡红，舌苔白或薄白，脉弦。治以疏肝理气、和胃降逆。选方柴胡疏肝散加减。

（2）肝胃郁热证：以反酸、嘈杂、胸骨后灼痛、两肋胀满为主症。以心烦、易怒、口干口苦、大便秘结为次症。舌脉象为舌质红，舌苔黄厚或黄腻，脉弦滑。治以清肝泄火，和胃降逆。选方左金丸合化肝煎加减。

（3）中虚气逆证：以反酸、泛吐清涎、嗳气呃逆、胃脘隐痛为主症。以食少纳差、胃脘痞满、神疲乏力、大便稀溏为次症。舌脉象为舌质淡红，舌苔白薄或白腻，脉沉细或细弱。治以疏肝理气，健脾和中。选方四逆散合六君子汤加减。

（4）痰湿内阻证：以咽喉不适如有痰梗、情志不畅则加重、胸膺不适、烧心、反酸、吞咽不利为主症。以嗳气或反流、声音嘶哑、夜半呛咳或气喘、神情忧郁为次症。舌脉象为舌质淡红，舌苔腻或白厚，脉弦滑。治以化痰祛湿，和胃降逆。选方温胆汤加减。

（5）气虚血瘀证：以反酸时久、胸骨后刺痛、吞咽困难、咽中有异物感为主症。以面色无华、倦怠无力、形体消瘦、口干舌燥为次症。舌脉象为舌质暗红或有瘀斑，舌苔白厚，脉弦细或弦涩。治以益气健脾，活血化瘀。选方四君子汤合丹参饮加减。

（6）寒热错杂证：以胸骨后或胃脘部烧灼不适、反酸或泛吐清水、胃脘隐痛、喜温喜按、空腹胃痛、得食痛减为主症。以食欲缺乏、神疲乏力、大便溏薄、手足不温为次症。舌脉象为舌质红，苔白，脉虚弱。治以辛开苦降，和胃降气。选方半夏泻心汤加减。

（注：证型确定：舌脉象符合，具备主症 2 项和次症 1 项）

2. 单方验方治疗

（1）丁香降气汤（丁香、赭石、柴胡、延胡索、枳壳、黄连、吴茱萸、太子参、甘草）。

（2）柴芍三白汤（柴胡 10g、白芍 10g、百合 10g、半夏 10g、陈皮 10g、炒白术 10g、白及 10g、煅瓦楞子 10g（先煎）、郁金 10g、煅海螵蛸 10g（先煎）、甘草 5g），适用于肝胃不和型反流性食管炎。

（3）降逆汤（绛香 9g、代赭石 20g、陈皮 6g、草果 3g、川连 3g、甘草 3g、姜半夏 10g、枳壳 10g、川牛膝 10g、桃仁 10g、醋延胡 10g）。

（4）疏肝清胃汤（海螵蛸 20g、川贝 15g、瓦楞子 20g、柴胡 10g、陈皮 10g、法半夏 10g、白芍 15g、黄连 5g、甘草 6g）。

（5）疏肝健脾渗湿方（柴胡 15g、炒白术 15g、紫苏 15g、厚朴 15g、茯苓 15g、太子参 30g、玫瑰花 15g、大腹皮 15g、枳实 15g、青皮 15g、金钱草 15g、竹茹 15g、香附 15g、白豆蔻 15g（后下））。

（6）降逆启膈散（苏梗 10g、枳壳 10g、丹参 15g、茯苓 15g、砂仁 6g、浙贝母 10g、郁金 12g、荷叶 10g、乌贼骨 30g 等）。

（7）泄肝和胃汤（川连 3g、吴茱萸 2g、橘皮 6g、竹茹 10g、麦冬 10g、法（姜）半夏 10g、枇杷叶（布包）10g、茯苓 15g、甘草 3g、太子参 15g）。

3. 中成药治疗

（1）气滞胃痛颗粒，5g/ 次，3 次 / 日，适于肝气犯胃证。

（2）达立通颗粒，6g/ 次，3 次 / 日，适于肝胃郁热型。

（3）荆花胃康胶丸，2 粒 / 次，3 次 / 日，适于肝气犯胃证或气滞血瘀证。

（4）越鞠丸，6~9g/ 次，2 次 / 日，适于气郁痰阻证。

（5）左金丸，3~6g/ 次，2 次 / 日，适于肝胃郁热证。

（6）乌贝散，3g/ 次，3 次 / 日，适于烧心、反酸明显者。

4. 药膳调理　对本病治疗宜在药物治疗同时重视饮食与食疗，有利于缓解症状与康复。在日常饮食上，患者宜食低脂肪易消化食物，少食多餐，以软食或半流质、流质为主，温度适中，尤其注意口服中药煎剂忌过烫、过凉。同时，应改变不良饮食习惯，治疗期间忌食虾酱、韭菜、牛肉等辛辣刺激或肥甘厚味之物，多吃蛋白质、维生素含量丰富、质地新鲜的食品。

在具体的食疗处方上，由于病机寒热虚实的不同，临床证型不一，应遵循辨证施膳的原则选用适宜的药膳进行调理。以下推荐几种药膳用于胃食管反流病的调理：

（1）参苓粥。功效：温中健脾，和胃降逆，尤适合脾胃虚寒为甚者。原料：人参 3g，茯苓 15g，生姜 3 片，大米 100g。制法：先将人参、茯苓、生姜加水共煎 2 次，合并药液，再加大米煮粥，作为早餐食用。

（2）芥菜豆腐汤。功效：清热和胃，适用于胃腑湿热较重者。原料：芥菜、豆腐适量。制法：芥菜切末，豆腐切块，加入水，盐少量调味，煮汤佐餐。

（3）炒胡萝卜橘皮肉丝汤。功效：疏肝和胃，对于肝胃不和者效佳。原料：胡萝卜一根，橘皮 10g，瘦肉丝适量。制法：橘皮先用清水浸泡至软，胡萝卜加少量油翻炒，再加入肉丝及橘皮，加入适量水及调味品煮汤。

（4）扁豆山药粥。功效：健脾和胃，适用于恢复期脾胃虚弱的各类证型。原料：鲜山药 30g（去皮切片），白扁豆 15g，大米 100g。制法：原料共煮粥，加入少量白糖调味，作早餐或点心食用。

5. 中医药在治疗胃食管反流中的作用　在治疗胃食管反流的各类常见中药中，补益药如党参、白术、茯苓等有抑制胃酸过度分泌、增强胃肠平滑肌张力、调节食管下段括约肌和提高机体免疫力的作用；活血化瘀药能改善微循环、促进受损黏膜修复、再生和抗纤维化；黄连、吴茱萸、（煅）瓦楞、乌贼骨等具有制酸作用，常用来中和胃酸，保护胃黏膜；止痛用蒲黄、五灵脂、白芍、甘草等调节迷走神经张力，解除胃肠痉挛；护膜宁络用白及、仙鹤草、三七（粉）等止血，促进黏膜修复。

现代实验研究中，也对一些常用药物的作用机制进行了分析阐述，中药治疗本病的主要机制包括了以下几个方面：

（1）减轻局部炎症细胞浸润，改善黏膜损伤程度：半夏泻心汤及其类方可使大鼠食管系数和黏膜损伤程度减轻，可不同程度的减轻食管局部炎症细胞的浸润，说明此类方具有良好的抗炎作用。其均可降低食管局部 MDA 的含量，提高 SOD 和 GSH-PX 的水平，提示此类方减轻胃食管反流损伤的作用可能与提高食管局部清除自由基和抗氧化能力有关。另有实验研究表明，疏肝和胃中药可通过调控 COX-2 的表达，下调 PGE2 的含量，从而使食管黏膜炎症明显改善。

（2）改善食管舒缩功能：以旋覆代赭汤、丁香降气方为代表的方剂可明显降低反流性食管炎模型大鼠食管黏膜阻止一氧化氮合成酶（NOS）活性及 TNF-α、IL-8 含量，增加食管黏膜胆碱乙酰基转移酶（ChAT）活性，表明中药可通过调节血浆及食管组织炎症细胞因子水平，干预炎症反应过程，通过影响血浆及食管阻止神经递质合成酶活力，改善食管组织的舒缩功能。

（3）促进胃肠动力，改善胃排空：半夏泻心汤及其类方可通过调节体内神经降压素（NT）的合成与分泌，间接调控食管下括约肌的张力，促进胃肠运动，改善胃排空，抑制胰胆分泌，从而减少反流液对食管黏膜的损害。健胃冲剂通过调节血清胃泌素（GAS）和胃动素（MTL）分泌，使胃肠道运动功能增强，促进胃肠排空，减少胃内容物反流，提高食管下括约肌紧张性，增强廓清功能，从而对胃食管反流病起到治疗作用。

6. 适宜技术

（1）糊剂卧位服药法：根据患者具体情况辨证处方后，将汤药浓煎，头煎和二煎各浓煎成 150ml 左右，每次药液中加无糖藕粉 1~2 匙，掺三七粉、白及粉各 2.5g（如无藕粉，可用山药粉或米粉代替）。充分调匀后文火加热，边煮边搅，煮沸而成薄糊状半流质药，盛于碗中，患者卧床，左侧卧、平卧、右侧卧、俯卧各咽药 1~2 匙，若有余药，再仰卧时服完。服药后卧于床上，稍稍翻身，半小时内不饮水进食。每日早晚各 1 次，若是晚间服药，按上法服完后即睡。此法力求使药物充分与食管黏膜接触，既可形成呵护膜，又对病灶直接起作用，提高疗效。

（2）针灸疗法：主穴：百会、内关、足三里、中脘、四神聪、丰隆、金津、玉液、期门、太冲；操作方法：百会平补平泻不留针，金津、玉液点刺出血，其余穴位常规针刺。中脘、足三里、内关、丰隆四穴针刺后加电针，留针 30 分钟，每日 1 次。胸满、胸骨后疼痛者加公孙；咽下不利者加天突、膻中。另外，可对督脉背段进行针刺治疗，取穴：穴位 T3（身柱）、T4（非穴位）、T5（神道）、T6（灵台）、T7（至阳）、T8（非穴位）、T9（筋缩），针身与皮肤表面呈 45°，向上斜刺大约 10mm，得气后行平补平泻之手法，留针 30 分钟，隔日 1 次。

（3）药穴指针疗法：所用药物：郁金 24g、香附 20g、丁香 10g、黄连 6g、吴茱萸 10g、陈皮 18g、半夏 24g、旋覆花 15g、厚朴 24g、槟榔 24g、生姜 10g。加工方法：把上药用棕色瓶装，加入 50 度白酒 1L，浸制 48 小时后取药液。治疗方法：操作者每次以适量棉花缠指后，沾少许药液涂敷患者双侧足太阳膀胱经肝俞、胆俞、胃俞及脾俞穴位上，先后使用揉法、扣法及捏法进行操作；每次操作15分钟，每日2次。

（4）耳穴压豆：耳穴取穴：胃、肝、脾、胰胆、神门、小肠、皮质下、膈区敏感点、交感，每次取4~5穴。操作方法：将王不留行籽贴压固定于上述耳穴，进行按压，以出现酸、麻、胀、发热为度，每日按压3~5次，3~4天换贴1次，双耳交替进行。

（5）穴位外敷：对于兼有脾胃虚寒证或脾肾阳虚证者，可使用穴位外敷治疗。外敷方组成：由炮附子、党参、炒白术、荜茇、细辛、艾叶、吴茱萸组成。操作方法：上药打为细粉，纳入小棉布包中，固定于神阙穴或中脘穴。

7. 日常保健

（1）纠正不良饮食及生活习惯：纠正患者的不良饮食和生活习惯，对于胃食管反流的治疗也至关重要。在饮食习惯上，应戒除烟酒；咖啡、巧克力均可减少食管下括约肌压力，应避免食用；脂性饮食能促进缩胆囊素和促胃液素分泌增多，应减少脂肪的摄取。在生活习惯上，饭后适当散步，借助重力作用，以减少胃液反流；睡眠时床头抬高15~20cm。另外值得注意的是，肥胖者因腹腔内压力增加，可促使食管下括约肌功能不全加重，故应积极控制体重。

（2）情志疗法：胃食管反流病同时作为一种身心性疾病，精神因素及生活习惯改变对本病发病、复发和疗效影响较大，焦虑、抑郁、紧张情绪会加重反流症状，故保持良好情绪有益于本病的治疗。中医认为，调畅情志要首先以心理疏导为主，《内经》中的中医心理调治方法主要有祝由、情志相胜、说理开导、暗示解惑、吐纳导引等，临床中针对患者的不同心理状态运用。

（3）体育锻炼：中国传统体育运动，如太极拳、五禽戏、八段锦等，集颐养性情、强身健体等多种功能为一体，通过意守、调整呼吸、整体和谐的运动达到调整中枢神经系统功能活动，促进循环系统功能，提高免疫功能，调和阴阳平衡的健康作用。患者可在日常生活中根据个人喜好选择运动方式，有助于调整身体功能状态及疾病的恢复。

（陈舒晨 舒 鹏 谭锋维 林文伟 康明强 黄雯洁）

参 考 文 献

1. NAKAHARA Y, YAMASAKI M, MIYAZAKI Y, et al. Reflux after esophaegtcomy with gastric conduit reconstruction in the posterior mediastinum for esophageal cancer: original questionnaire and EORTC QLQ-C30 survey [J]. Dis Esophagus, 2018, 31 (7): 1-7.

2. LERUT T, COOSEMANS W, DE LEYN P, et al. Gastroplasty: yes or no to gastri drainage procedure [J]. Dis Esophagus, 2001, 14 (3-4): 173-177.

3. GUTSCHOW C, COLLARD J M, ROMAGNOLI R, et al. Denervated stomach as an esophageal substitute recovers intraluminal acidity with time [J]. Ann Surg, 2001, 233 (4): 509-514.

4. 张英国, 陈文元, 王军贤, 等. 不同加固术式在食管贲门癌机械吻合术后抗返流效果的比较 [J]. 中国普外基础与临床杂志, 2011, 18 (3): 309-312.

5. DEMOS N J, KULKARNI V A, PORT A, et al. Control of postresection gastroesophageal reflux: the intercostal pedicle esophagogastropexy [J]. Am Surg, 1993, 59 (3): 137-148.

6. SHEN K R, HARRISON-PHIPPS K M, CASSIVI S D, et al. Esophagectomy after anti-reflux surgery [J]. J Thorac Cardiovasc Surg, 2010, 139 (4): 969-975.

7. BONAVINA L,ANSELMINO M,RUOL A,et al.Functional evaluation of the intrathoracic stomach as an oesophageal substitute［J］.Br J Surg,1992,79(12):529-532.

8. YANAGIMOTO Y,YAMASAKI M,NAGASE H,et al.Endoscopic anti-reflux valve for post-esophagectomy reflux:an animal study［J］.Endoscopy,2016,48(12):1119-1124.

9. LI X,PENG L,ZHANG G,et al.Successful anti-reflux treatment post-esophagectomy using endoscopic suturing with Overstitch［J］.Dig Endosc,2019,31(2):40-41.

10. NAQASE H,YAMASAKI M,YANAQIMOTO Y,et al.Successful Endoscopic Treatment of Post-esophagectomy Refractory Reflux Using OverStitch:The First Clinical Case［J］.Clin Med insights Gastroenterol,2018,11:1-5.

11. 张珞,于正洪,史兆荣.中医药防治食管胃癌术后胃食管反流研究进展［J］.现代肿瘤医学,2012,20(6):1291-1294.

12. 中国中西医结合学会消化系统疾病专业委员会.胃食管反流病中西医结合诊疗共识意见(2010)［J］.中国中西医结合杂志,2011,31(11):1550-1553.

13. 马淑颖,朱生樑.丁香降气汤治疗胃食管反流病60例临床观察［J］.世界中医药,2008,3(6):332-333.

14. 刘寒婴.柴芍三白汤治疗反流性食管炎肝胃不和证的临床疗效观察［D］.湖南:湖南中医药大学,2016.

15. 李坤.降逆汤治疗胃食管反流病45例［J］.中国中西医结合脾胃杂志,2000,8(2):115.

16. 李彬彬.疏肝清胃汤治疗反流性食管炎［J］.陕西中医学院学报,2012,30(1):39.

17. 张遂峰,罗艳,王仁强,等.疏肝健脾渗湿方治疗伴焦虑抑郁状态胃食管反流病疗效观察［J］.实用中医药杂志,2016,32(11):1049-1051.

18. 李游,刘绍能.降逆启膈散治疗胃食管反流病的临床研究［J］.中华中医药杂志,2018,23(10):942-943.

19. 岳胜利,陆为民.徐景藩运用泄肝和胃方治疗反流性食管炎经验［J］.辽宁中医杂志,2016,43(3):476-477.

20. 周岩.中医联合放化疗同步治疗食管癌的临床研究与体会［D］.北京:北京中医药大学,2008.

21. 林宗广.反流性食管炎怎样安排食疗?［J］.中医杂志,2000,41(4):249.

22. 张北华,唐旭东,李保双,等.中医药治疗胃食管反流病的优势探讨［J］.中医杂志,2012,53(8):658-660.

23. 刘晓霓,高艳青,司银楚,等.半夏泻心汤及类方治疗反流性食管炎作用机制的研究［J］.中医药学刊,2004,22(3):423.

24. 程艳梅,王高峰,王宏伟,等.疏肝和胃方对反流性食管炎模型大鼠环氧合酶-2及前列腺素E2的影响［J］.江西中医药,2012,43(7):60-62.

25. 袁红霞,张鹏,杨幼新,等.旋覆代赭汤对反流性食管炎模型大鼠食管及血浆TNF-α的影响［J］.辽宁中医药大学学报,2012,14(6):5.

26. 程艳梅,刘春芳,曹会杰,等.丁香降气方对反流性食管炎大鼠IL-8及其受体的影响［J］.上海中医药杂志,2012,46(8):77-80.

27. 袁红霞,杨幼新,贾瑞明,等.旋覆代赭汤对反流性食管炎模型大鼠神经递合成酶活力的影响［J］.辽宁中医杂志,2012,39(8):1439-1440.

28. 刘晓霓,高艳青,司银楚,等.半夏泻心汤及其类方对反流性食管炎大鼠神经降压素的影响［J］.放射免疫学杂志,2003,16(4):215-217.

29. 查安生,曹静.健胃冲剂对反流性食管炎模型大鼠血清胃泌素和胃动素分泌的影响［J］.中国中西医结合消化杂志,2012,20(10):442-444.

30. 刘子丹,耿燕楠,宋红春,等.徐景藩诊治反流性食管炎经验［J］.时珍国医国药,2014,25(4):956-957.

31. 曹雨佳.针灸治疗反流性食管炎90例疗效观察［J］.亚太传统医药,2016,12(20):93-94.

32. 文娜,郝晋东,晋志高.针刺治疗肝胃郁热型反流性食管炎疗效观察［J］.中国针灸,2010,30(4):285-288.

33. 高璐佼.针刺督脉背段治疗胃食管反流病临床研究［D］.北京:北京中医药大学,2016.

34. 谢胜,梁健,颜春艳,等.药穴指针疗法治疗胃食管反流病的疗效观察［J］.中国中西医结合杂志,2007,27(4):355-358.

35. 彭卓嵛, 何慧, 林惠, 等. 加味旋代颗粒联合耳穴贴敷治疗反流性食管炎的临床观察[C]// 中国中西医结合学会消化系统疾病专业委员会. 第二十一届全国中西医结合学会消化系统疾病学术会议. 北京: 中国中西医结合学会消化系统疾病专业委员会, 2009: 70–72.

36. 丁沛, 刘菊, 胡蒧宝. 中医综合疗法在反流性食管炎治疗中的应用[J]. 中医杂志, 2012, 53(10): 879–881.

37. 陈赐慧, 花宝金. 花宝金教授调畅情志治疗肿瘤经验[J]. 吉林中医药, 2012, 32(6): 566–568.

38. 耿元卿. 八段锦和五行音乐对心理亚健康状态干预作用的研究[D]. 南京: 南京中医药大学, 2013.

第七章

放疗并发症临床康复

第一节　放射性食管炎

在食管癌、肺癌、纵隔淋巴瘤、胸腺瘤等胸部肿瘤的放疗过程中，食管不可避免地部分或全部被包括于照射野内，引起吞咽疼痛、胸部不适、烧心、呃逆甚至吞咽困难等放射性食管炎症状。尤其当放化疗同期进行时，其症状更为明显，严重者往往需暂停放疗而给予抗炎消肿及对症支持治疗，从而导致总疗程时间延长而影响疗效，成为胸部肿瘤放疗计划顺利完成的主要限制因素之一。

一、放射性食管炎的临床症状

50%~70% 接受辐射的患者在数分钟之内出现恶心、呕吐、胸痛、发热、疲倦等症状，称之为前驱综合征。食管炎典型的症状为咽下疼痛或胸骨后疼痛。常见于放疗后 1 周或数周内出现，一般症状较轻。严重者可出现胸部剧痛、发热、呛咳、呼吸困难、呕吐、呕血等，应警惕食管穿孔或食管气管瘘的发生。

二、放射性食管炎的病因

一般而言，当放疗剂量达到 30Gy 时可引起食管神经肌肉的损伤，导致食管的蠕动减弱甚至消失，这种情况一般会随着放射线剂量增大而食管损伤愈重。同时放射线本身的电离作用可使食管上皮细胞损伤、坏死，这可能导致食管蠕动的减慢，造成有害物质通过食管时间延长，加重损伤。此外，放疗和化疗均可引起机体白细胞减少，机体免疫力减低，从而引起食管感染，故在放化疗联合治疗的患者中，急性放射性食管炎一般较单纯放射治疗患者出现得早、症状重。

三、与放射性食管炎发生相关的临床病理学和放射物理学的参数指标

多数接受放疗的食管癌患者均会发生急性放射性食管炎，但在接受传统放疗（常规剂量及未接受同期化疗）患者中，重度（≥ 3 级）急性放射性食管炎发生率仅为 2%，晚期不良反应所致死亡（穿孔或气管食管瘘形成）风险仅为 0.4% ~1.0%。大量临床研究表明，不同剂量分割与化疗是食管损伤最重要的决定因素。

（一）肿瘤治疗方案与放射性食管炎的关系

1. 不同剂量分割方案　超分割放疗往往会显著增加放射性食管炎的发生率。

2. 化疗时机及化疗药物选择　同期放化疗是目前多数非手术治疗恶性肿瘤患者的根

治性治疗方式之一，然而较单纯放射治疗相比，放射性食管炎往往会有明显增加。RTOG研究采用以铂类为基础化疗同期2次／天胸部照射，>2级放射性食管炎发生率75%，>3级放射性食管炎发生率为34%。另外，不同化疗药物选择也与食管毒性相关，对不能手术切除的Ⅲ期非小细胞肺癌放疗同时随机给予顺铂与其他药物联合化疗，结果显示重度放射性食管炎发生率：顺铂+吉西他滨组为52%、顺铂+紫杉醇组为39%、顺铂+长春瑞滨组为25%。

3. 新的放疗技术 新放疗技术包括IMRT、SBRT等，能够在保证靶区足够剂量同时降低放射性食管炎及放射性肺炎发生率。

（二）放射物理参数与放射性食管炎的关系

近年来，大量研究试图从患者肿瘤特征、放疗剂量因素及化疗应用中找出RE的预测因素。与RE相关的剂量学参数包括V_X、D_X、食管受到的最大点剂量、接受高剂量放疗的食管周径或表面的比例等，目前预测指标并不完全统一。

Bradley等对166例行胸部放疗或同期放化疗的患者进行分析，认为V_{60}、A_{55}和同期化疗对放射性食管炎预测价值最大。Palma等对非小细胞肺癌同期放化疗后放射性食管炎的预测因素进行分析，多因素分析显示食管V_{60}是≥2级和≥3级放射性食管炎的最佳预测因素。此外，还有些研究认为MED与食管不良反应风险增加相关。尽管多数研究表明放射性食管炎的发生与受照食管所受剂量相关，但如何降低V_x必须同时考虑其他器官不良反应的发生风险及肿瘤控制率，从而权衡利弊后制定个体化治疗方案。

四、放射性食管炎的康复管理及策略

食管癌放疗靶区常接近或包括部分食管，放疗技术的发展也许可以降低放射性食管炎发生率，但不能完全避免。目前对放射性食管炎防治措施国内外尚无统一标准。

（一）预防性康复处理

1. 放疗期间 定期进行血常规、食管X线检查，注意观察食管病变是否有龛影穿孔等表现，同时保持口腔清洁，洗必泰液或朵贝液于每次饭后和睡前给予漱口，减少食管黏膜感染的机会。

2. 放疗期间饮食指导

（1）鼓励患者摄取高蛋白、高维生素、高热量、低脂肪易消化饮食，鼓励患者放疗期间多次口服一小勺生的茶油，或放疗前口服酸奶，每次100g，可以减轻对食管黏膜的损伤。

（2）定时定量进食，不宜过饱，少量多餐，进餐后散步或坐位30分钟后再平卧休息，以免引起食物反流加重食管黏膜炎症。

（3）进食速度宜慢，食物须捣碎，细嚼慢咽，进食前可喝少许生茶油或鱼肝油润滑食管，以免块状食物卡在食管狭窄处；忌烟酒、酸食、过咸、辛辣刺激性食物，减少对食管黏膜的化学性刺激；忌粗纤维、硬、油炸食物，防止骨头、鱼刺等损伤食管黏膜，可进软食或半流质、流质。

（4）食物温度40℃左右，以免温度过高烫伤食管黏膜，或使放疗后初愈的黏膜再受损伤。

（5）进食后饮少量温开水以冲洗食管，减少食物残渣滞留食管减轻黏膜的充血、水肿，减轻食管炎症状。

（6）维生素C是水溶性抗氧化剂，维生素E是脂溶性抗氧化剂，两者均可清除自由基，阻止其对DNA的攻击，同时增强机体对电离辐射的耐受性，增加富含维生素C、维生素E的食物摄入量。

（7）放疗后一个月，若没有明显放射性食管炎症状，可逐渐恢复正常饮食，但最好避免硬食及粗纤维食物，以免对食管造成损伤。

（二）西医康复处理

1. 轻度症状者给予消炎灵合剂（0.9% 氯化钠注射液 250ml+2% 利多卡因 20ml+ 庆大霉素 64 万单位 + 地塞米松 20mg 的混合液）或甘露醇合剂（20% 甘露醇 250ml+2% 利多卡因 20ml+ 庆大霉素 64 万单位 + 地塞米松 20mg 的混合液），10ml/ 次，先含在口内，躺下后慢慢下咽，去枕平卧 10 分钟以上，3~5 次 / 天，同时饭后含服磷酸铝凝胶等黏膜保护剂；严重者除上述处理外，给予静脉补充水分、维生素、能量、抗生素、激素，治疗 3~5 天，疼痛重度症状，同时给予消炎痛或塞来昔布止痛口服处理。

2. 康复新液 10ml 与蒙脱石散 3g 混合后口服，每日 3 次，餐后服用，康复新液可加速肉芽组织的生长，改善组织水肿，促进溃疡、炎症创面愈合提高机体免疫力，但该药为溶液不易在患处停留，联合蒙脱石散则能够覆盖在黏膜表面，可提高康复新液长时间保持在黏膜表面，促进黏膜的修复。

3. 阿米福汀是一种有机硫代磷酸化合物，能降低放射性食管炎的损伤程度，具有明显的保护黏膜作用。

4. 口服爱维治溶液或重组人粒 – 巨噬细胞集落刺激因子，可促进食管黏膜损伤的修复。

（三）中医康复处理

放射线属"热毒"，热毒蕴结，血脉壅滞，患者出现咽下困难伴疼痛，胸骨后烧灼感，即放射性食管炎的症状。

1. 中药治疗 采用清热化痰、活血解毒之法，方用清气化痰汤合桃红四物汤加减：黄芩 10g、瓜蒌仁 10g、半夏 10g、胆南星 5g、陈皮 10g、杏仁 10g、枳实 10g、茯苓 10g、桃仁 10g、红花 10g、当归 10g、川芎 10g、白芍 10g。验方：金银花、天花粉各 30 克泡水服用有利于减轻症状。

2. 中成药 可选择使用参一胶囊、华蟾素注射液、康艾注射液等预防和降低放射性食管炎的发生率。

（陈俊强 姚俊涛 刘 瑜 沈文斌 林 宇 李惜清 姚奇伟 黄秋远）

参 考 文 献

1. WERNER-WASIK M, YORKE E, DEASY J, et al.Radiation dose-volume effects in the esophagus［J］.Int J Radiat Oncol Biol Phys, 2010, 76 (3 Suppl): 86-93.

2. SAUNDERS M, DISEHE S, BARRETT A, et al.Continuous hypefractionated accelerated radiotherapy (CHART) versus conventional radiotherapy in non-small-cell lung cancer: a randomisedmulticentre trial［J］.Lancet, 1997, 350: 161-165.

3. BONNER J A, SLOAN J A, SHANAHAN T G, et al.Phase Ⅲ comparison of twice-daily split-course irradiation

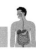

versus once-daily irradiation for patients with limited stage small-cell lung carcinoma [J].J Clin Oncol,1999, 17：2681-2691.

4. GAZULA A,BALDINI E H,CHEN A,et al.Comparison of once and twice daily radiotherapy for limited stage small-cell lung cancer [J].Lung,2014,192：151-158.

5. ROWELL N P,O'ROURKE N P.Concurrent chemoradiotherapy in non-small cell lung cancer [J].Cochrane Database Syst Rev,2004(6)：CD002140.

6. VOKES E E,HEMDON J E,CRAWFORD J,et al.Randomized phase Ⅱ study of cisplatin with gemcitabine or paclitaxel or vinorelbine as induction chemotherapy followed by concomitant chemoradiotherapy for stage Ⅲ B non-small-cell lung cancer：cancer and leukemia group B study 9431 [J].J Clin Oncol,2002,20(20)：4191- 4198.

7. GRILLS I S,YAH D,MARTINEZ A A,et al.Potential for reduced toxicity and dose escalation in the treatment of inoperable non-small-cell lung cancer：a comparison of intensity-modulated radiation therapy(IMRT),3D conformal radiation,and elective nodal irradiation [J].Int J Radiat Oncol Biol Phys,2003,57：875-890.

8. CHANG J Y,BALTER P A,DONG L,et al.Stereotactic body radiation therapy in centrally and superiorly located stage I or isolated recurrent non-small-cell lung cancer [J].Int J Radiat Oncol Biol Phys,2008,72：967-971.

9. BRADLEY J,DEASY J O,BENTZEN S,et al.Dosimetric correlates for acute esophagitis in patients treated with radiotherapy for lung carcinoma [J].Int J Radiat Oncol Biol Phys,2004,58：1106-1113.

10. PALMA D A,SENAN S,OBERIJE C,et al.Predicting esophagitis after chemoradiation therapy for non-small cell lung cancer：an individual patient data meta-analysis [J].Int J Radiat Oncol Biol Phys,2013,87：690- 696.

11. HUANG E X,BRADLEY J D,EL NAQA I,et al.Modeling the risk of radiation-induced acute esophagitis for combined Washington University and RTOG trial 93-11 lung cancer patients [J].Int J Radiat Oncol Biol Phys, 2012,82(5)：1674-1679.

12. OZGEN A,HAYRAN M,KAHRAMAN F.Mean esophageal radiation dose is predictive of the grade of acute esophagitis in lung cancer patients treated with concurrent radiotherapy and chemotherapy [J].J Radiat Res, 2012,53：916-922.

13. ROSE J,RODRIGUES G,YAREMKO B,et al.Systematic review of dose-volume parameters in the prediction of esophagitis in thoracic radiotherapy [J].Radiother Oncol,2009,91(3)：282-287.

14. 林洪生.恶性肿瘤中医诊疗指南[M].北京：人民卫生出版社,2014.

第二节 放射性皮炎

放射性皮炎（radiation dermatitis，RD）指由放射线（主要是β、γ射线及X线）照射引起的皮肤黏膜炎症性损害，主要表现为红斑、水肿、色素沉着和脱皮等症状。据报道，85%~95%的放疗患者会出现不同程度的放射性皮肤反应，其中超过90%患者第一个常见表现往往是皮肤红斑，其次30%的患者可出现湿性脱皮。部分食管癌患者放疗时颈、胸部皮肤会产生不同程度的损伤，增加患者痛苦，影响治疗方案的实施，降低患者生存质量及治疗信心。因此，积极预防和治疗RD，可提高食管癌患者的生活质量。

一、放射性皮炎的影响因素可能机制

1. 内在因素 目前认为，RD与患者皮肤特点、照射部位、年龄、BMI和营养状况等相关。通常，食管癌放疗患者颈部皮肤容易发生皱褶，易出现皮肤反应。由于食管癌患者年龄普遍偏大并常常伴有进食困难，患者的身体功能较弱，营养状态差者影响伤口的愈合速度。患有结缔组织或自身免疫性疾病，包括硬皮病、红斑狼疮，食管癌患者 RD 的发生率增高。此外，患者合并糖尿病等将减慢放射性皮肤损伤的修复。

2. 外在因素 包括放射线能量、照射剂量、分割方式和照射技术等均对放射性皮肤反应程度有影响。尽管目前先进放疗设备的应用使皮肤表面受量大大减少，但有些照射技术可能会增加皮肤的受照剂量，比如食管癌患者需要热膜给予颈胸部固定，为了避免危及器官照射使用平行对穿野照射而两侧皮肤靠近者，应用 IMRT 放疗技术等。也有报道，同步放化疗或者靶向治疗加重 RD，化疗药物包括丝裂霉素、多柔比星、甲氨蝶呤、氟尿嘧啶、博来霉素、吉西他滨、紫杉醇、蒽环类和培美曲塞，靶向药物有 BRAF 抑制剂、EGFR 抑制剂（西妥昔单抗）等。

二、放射性皮炎的可能机制

1. 细胞生物学机制 放疗初期，照射部位组织释放组胺类物质，使皮下毛细血管通透性增加，可出现红斑、瘙痒。放疗期间，红斑持续存在，皮脂腺和汗腺进一步破坏可引起皮肤干燥、萎缩和纤维化。放疗后期，基底细胞无法分裂增殖、迁移和角化，加上成纤维细胞功能障碍，最终导致照射区皮肤出血和坏死。

2. 分子生物学机制 放射线可引起多种细胞因子和相关基因异常表达。一般认为，电离辐射产生的自由基和活性氧，使体内脂质与蛋白质氧化，DNA 发生断裂和基因转录、复制水平异常。研究表明，放射线能诱导机体的 $p53$ 和 Bax 基因高表达，$Bcl-2$ 和 Ras 等基因持续降低，这些基因异常表达与皮肤愈合机制相关。另有研究发现，血管内皮生长因子、碱性成纤维细胞生长因子、血小板源性生长因子和表皮生长因子等分泌异常，减慢创面的愈合。

三、放射性皮炎的临床表现

患者最先表现为照射区皮肤的红斑，随着照射剂量的增加，可出现水疱、色素沉着伴有瘙痒、出汗减少、脱毛和干性脱皮。随着照射剂量累加可出现湿性脱皮、溃疡、局部疼痛，严重可造成皮肤出血和坏死。单次照射剂量大者可出现迟发性损伤如萎缩、皮下硬结等症状。

四、鉴别诊断

在放疗期间或放疗后可能出现类似 RD 症状需要鉴别，如接触性皮炎、湿疹、荨麻疹和变应性皮肤血管炎等。

五、放射性皮炎的康复管理及策略

（一）预防性康复处理

1. 饮食调整 饮食和营养搭配，进食易慢，少食多餐，食用优质蛋白、高维生素、易消化的食物和新鲜蔬菜、水果，忌食烟、酒、辛辣刺激性食物。必要时行营养支持治疗，可给以输液、能量合剂及氨基酸等。

2. 着装 进入放射治疗室颈胸前不能带金属类物品，以免增加放射线吸收，加重皮肤损伤。选用宽大柔软、吸湿性强的纯棉衣服，衣领、衣边不要过硬。外出应行紫外线防护，对照射野予以遮阳，防止日光直接照射。

3. 避免刺激 照射野皮肤可用温水和软毛巾沾洗，避免物理（如冷敷、热敷）、化学（如化妆品、有刺激的药膏、肥皂、碘酒、红汞等）、机械（如粗毛巾擦拭、摩擦、搔抓、外伤等）因素的刺激。

4. 手术切口 食管癌术后患者，照射野如有皮肤切口，应将切口妥善处理，尤其是接近软骨及骨组织的切口，必须在其愈合后方可行放射治疗。

5. 优化放疗方案 满足 PTV 达到处方剂量的同时尽量降低皮肤受量，对于靶区外皮肤上出现高剂量区，勾画出相应范围再给予优化限制。需要使用热塑膜对颈胸部固定时，靶区勾画离皮肤 0.5cm。减少使用平行对穿野照射，降低皮肤受照剂量。

6. 使用皮肤保护剂 减轻照射区皮肤的干燥，改善局部微循环。

（1）芦荟凝胶：芦荟汁中含有多种化学成分，能渗透到皮肤深处，维持皮肤 pH 值的平衡，促进胶原的合成和细胞的再生，清除自由基等具有重要作用。应用芦荟制成的凝胶涂抹照射野区皮肤，明显降低肿瘤放疗患者皮肤 RD 的发生率，有效减轻皮肤放射性损伤的程度，延缓损伤发生的时间。每日接受放疗后，用软毛巾沾洗照射区皮肤，将新鲜芦荟汁液均匀外涂于皮肤上，涂抹范围包括放疗区皮肤及放疗区域外 1~2cm，每日 3 次，使用直至放疗结束后 4 周。

（2）三乙醇胺乳膏类：三乙醇胺是乳膏制剂中常用乳化剂，也是比亚芬重要的组成成分。比亚芬乳膏是临床中预防 RD 应用广泛的复合制剂，具有深部水合作用，减轻照射野皮肤的干燥，改善微循环，减轻炎症反应，有利于放射损伤组织的愈合。从放疗开始即均匀外涂三乙醇胺乳膏，清洁照射区皮肤，涂抹放疗区皮肤及放疗区域外 1~2cm，厚度为 0.5cm 左右，轻轻按摩，促使药物吸收，每日 3 次。放疗前 1 小时予擦干净，防残留，使用直至放疗结束后 4 周。

（3）透明质酸：透明质酸属于酸性黏多糖，可协助水电解质的扩散及运转，调节血管壁的通透性，促进伤口愈合等。临床试验发现，从放疗开始在照射区涂抹透明质酸可以延缓皮肤的红斑和脱皮现象，减少 2 级以上 RD 的发生，能够预防 RD 的发生和促进放射性皮损愈合。从放疗开始使用，每日接受放疗后，清洁照射区皮肤，外涂含透明质酸膏剂，涂抹范围包括放疗区皮肤及放疗区域外 1~2cm，厚度约 0.5cm，每日 3 次。从放疗开始坚持用药至放疗结束。

（二）西医康复处理

1. 病因治疗 RD 可见于各种类型的肿瘤放射治疗后，尤其多见于使用电子线照射后，随着照射剂量的增加，RD 的发生率及严重程度随之增加。放疗中出现 RD，应尽早给予积极治疗，以防发生严重的皮损，影响放疗进程，如发生融合性湿性脱皮/凹陷性水肿、溃疡/出血坏死及放射性皮肤反应时，应立即暂停放疗和脱离射线，并进行综合治疗。

2. 药物治疗

（1）重组人表皮生长因子：重组人表皮生长因子是运用基因工程技术生产外源性的表皮生长因子，可以补充内源性的不足，促进上皮、血管内皮等多种细胞生长，加快放射性组织创面的修复。临床使用重组人表皮生长因子可减少组织渗出和加快上皮再化生时间，降低 3、4 级 RD 的发生率，并缩短 4 级皮炎的愈合时间，可有维持结缔组织稳定性并防止 RD 复发的作用。使用 0.9% 生理盐水轻轻蘸洗照射区皮肤，去除坏死组织或异物，氧气吹干，使用重组人表皮生长因子喷剂喷于创面，每日 2 次，直至创面愈合。

（2）磺胺嘧啶银：磺胺嘧啶具有抗菌消炎作用，银离子具有收敛作用。磺胺嘧啶银作用于 RD 的创面，依靠银离子的不断释放，可促使创面干燥、结痂和组织愈合。一些研究发现，在 RD 表面用磺胺嘧啶银霜剂降低了放射诱导的皮肤损伤的严重程度。先使用 0.9% 生理盐水轻轻蘸洗照射区皮肤，去除坏死组织或异物，氧气吹干，将磺胺嘧啶银均匀的涂于创面上，厚度为 0.5cm，每日 2 次，直至创面愈合。磺胺过敏者禁用。

3. 激光治疗　在临床中使用激光照射，可以穿透表皮进入真皮，调节细胞的代谢功能，加快血液循环，促进肉芽组织生长。有研究评价激光治疗慢性 RD，该方法能增加真皮胶原蛋白，减少炎症反应，可明显缩短愈合时间，可改善患者细血管扩张症和提高生活质量。先使用 0.9% 生理盐水轻轻蘸洗照射区皮肤，去除坏死组织或异物，氧气吹干，暴露皮肤，使用氦氖激光照射，每次 15 分钟，每日 2 次，5 天为一个疗程，如病灶未愈合可多程照射。

（三）中医康复处理

中医认为，RD 属中医燥热邪气致病、日久伤阴的表现。热之邪侵于皮肤，津液耗灼致皮肤干燥，出汗减少；热入营血，血热交结，可见皮肤红斑；日久燥热邪气致使津液耗伤可见瘙痒、脱屑；血热伤经络，经络不通而灼痛。

1. 湿润烧伤膏　湿润烧伤膏内所含的具有清热燥湿、泻火解毒之功的黄连、黄柏、黄芩等成分可解放射之热毒；具有活血化瘀、通经舒络之效的罂粟壳、地龙等成分可改善局部微循环，可以缓解疼痛，促进创面再生愈合。先使用 0.9% 生理盐水轻轻蘸洗照射区皮肤，去除坏死组织或异物，氧气吹干，创面均匀涂抹湿润烧伤膏，厚约 0.5cm，每日 2 次，直至创面愈合。

2. 中药制剂　联合使用中药合剂，具有清热解毒、消肿止痛作用，加快 RD 的愈合时间，有效保障放疗的顺利进行。应用中药黄连 20g、黄柏 20g、大黄 20g、黄芩 20g、紫草 30g、没药 30g，加入 300ml 水中，文火煎至 100ml，去渣滤过备用，使用温水清洁皮肤，将中药制剂均匀涂抹于放射野范围内，每日 2 次，直至创面愈合。

3. 物理疗法　红外线的照射可以深入人体的皮下组织，产生热效应加速血液循环，促进新陈代谢。出现 3 级及以上 RD 有溃疡或分泌物较多的，先使用 0.9% 生理盐水轻轻蘸洗照射区皮肤，去除坏死组织或异物，氧气吹干，暴露皮肤，配合红外线局部照射 15 分钟，距离患处 30cm，每日 2 次。同时可结合重组人表皮生长因子或磺胺嘧啶银或湿润烧伤膏或中药等一起治疗。

4. 功能锻炼　对于行颈部放疗患者，为预防颈部关节肌肉纤维化而引起的颈部活动受限，行转颈运动，上、下、左、右缓慢点头，2~4 个八拍 / 次，每日 2 次。

综上，随着放疗技术和对 RD 认识的不断提高，食管癌患者 RD 的发生率明显下降，但有时很难避免。目前，除医生精确放疗设计外，预防和及早发现皮肤损伤并给予积极处理是治疗的关键。

（杨　杰　姚俊涛　刘　瑜　陈俊强　马苗苗　伊斯刊达尔·阿布力米提）

■■■■■ 参 考 文 献 ■■■■■

1. HÄFNER M F,FETZNER L,HASSEL J C,et al.Prophylaxis of acute radiation dermatitis with an innovative FDA-approved two-step skin care system in a patient with head and neck cancer undergoing a platin-based radiochemotherapy:a case report and review of the literature〔J〕.Dermatology,2013,227(2):171-174.

2. CHAN R J,LARSEN E,CHAN P.Re-examining the evidence in radiation dermatitis management literature:an overview and a critical appraisal of systematic reviews〔J〕.Int J Radiat Oncol Biol Phys,2012,84(3):e357-e362.

3. RADVANSKY L J,PACE M B,SIDDIQUI A.Prevention and management of radiation-induced dermatitis,mucositis,and xerostomia〔J〕.Am J Health Syst Pharm,2013,70(12):1025-1032.

4. LIAO W P,HEI T K,CHENG S K.Radiation-Induced Dermatitis is Mediated by IL17-Expressing $\gamma\delta$T Cells〔J〕.Radiat Res,2017,187(4):454-464.

5. LI H J,YOU Y J,LIN C F,et al.XRCC1 codon [399]Gln polymorphism is associated with radiotherapy-induced acute dermatitis and mucositis in nasopharyngeal carcinoma patients〔J〕.Radiat Oncol,2013,8:31.

6. MCQUESTION M.Evidence-based skin care management in radiation therapy:clinical update〔J〕.Semin Oncol Nurs,2011,27(2):e1-e17.

7. LOKKEVIK E,SKOVLUND E,REITAN J B,et al.Skin treatment with Bepanthen cream versus no cream during radiotherapy〔J〕.Acta Oncologica,1996,35:1021-1026.

8. FISHER J,SCOTT C,STEVENS R,et al.Randomised phase Ⅲ study comparing best supportive care to Biafine as a prophylactic agent for a radiation induced skin toxicity for women undergoing breast irradiation.Radiation Therapy Oncology Group(RTOG)97-13〔J〕.Int J Radiat Oncol Biol Phys,2000,48:1307-1310.

9. FRÉCHETTE J P,MARTINEAU I,GAGNON G.Platelet-rich plasmas:growth factor content and roles in wound healing〔J〕.J Dent Res,2005,84(5):434-439.

10. HOPEWELL J,NYMAN J,TURESSON I.Time factor for acute tissue reactions following fractionated irradiation:Balance between repopulation and enhanced radiosensibility〔J〕.Int J Radiat Oncol Biol Phys,2003,79:513-524.

11. HARSOLIA A,KESTIN L,GRILLS I,et al.Intensity-modulated radiotherapy results in significant decrease in clinical toxicities compared with conventional radiotherapy〔J〕.Int J Radiat Oncol Biol Phys,2007,68:1375-1380.

12. MERLANO M,RUSSI E,BENASSO M,et al.Cisplatin-based chemoradiation plus cetuximab in locally advanced head and neck cancer:a phase Ⅱ clinical study〔J〕.Ann Oncol,2011,22(3):712-717.

13. MORGAN K.Radiotherapy-induced skin reactions:prevention and cure〔J〕.Br J Nurs,2014,23(16):S24,S26-S32.

14. RYAN J L.Ionizingradiation:the good,the bad,and the ugly〔J〕.J Invest Dermatol,2012,132(3 Pt 2):985-993.

15. VANO-GALVAN S,FERNANDEZ-LIZARBE E,TRUCHUELO M,et al.Dynamic skin changes of acute radiation dermatitis revealed by in vivo reflectance confocal microscopy〔J〕.J Eur Acad Dermatol Venereol,2013,27(9):1143-1150.

16. 谷庆阳,曹卫红,王德文,等.P53、Bax、Bcl-2蛋白表达及细胞凋亡在急性放射性皮肤溃疡发生发展过程中的作用探讨〔J〕.军事医学科学院院刊,2001,25(2):103-106.

17. XIAO Z Y,SU Y,YANG S M,et al.Protective effect of esculentoside A on radiation-induced dermatitis and fibrosis〔J〕.Int J Radiat Oncol Biol Phys,2006,65(3):882-889.

18. LUBKOWSKA A,DOLEGOWSKA B,BANFI G.Growth factor content in PRP and their applicability in medicine〔J〕.J Biol Regul Homeost Agents,2012,26(2):3S-22S.

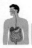

19. COX J D,STETZ J,PAJAK T F.Toxicity criteria of the Radiation Therapy Oncology Group(RTOG)and the European Organization for Research and Treatment of Cancer(EORTC)[J].Int J Radiat Oncol Biol Phys, 1995,31(5):1341-1346.

20. 潘存梅,杨颖,张月芬,等.芦荟联合重组人表皮生长因子防治鼻咽癌急性放射性皮炎的疗效观察[J]. 现代肿瘤医学,2018,26(2):194-197.

21. WONG R K S,BENSADOUN R J,BOERS-DOETS C B,et al.Clinical practice guidelines for the prevention and treatment of acute and late radiation reactions from the MASCC Skin Toxicity Study Group[J].Support Care Cancer,2013,21(10):2933-2948.

22. 马虹,程晶,曹如波.比亚芬预防乳腺癌放射性皮炎的疗效观察[J].中华乳腺病杂志,2011,5(1):100- 103.

23. CHRCANOVIC B R,REHER P,SOUSA A A,et al.Osteoradionecrosis of the-jaws a current overview-part 1: Physiopathology and risk and predisposing factors[J].Oral Maxillofac Surg,2010,14(1):3-16.

24. ROSSI A M,BLANK N R,NEHAL K,et al.Effect of laser therapy on quality of life in patients with radiation- induced breast telangiectasias[J].Lasers Surg Med,2018,50(4):284-290.

25. 朱振风,高学美,武霞.湿润烧伤膏联合龙血竭治疗头颈部肿瘤放射性皮肤损伤的应用研究[J].中国烧 伤创疡杂志,2017,29(3):225-228.

26. 陆启轮,何伟岳,周海华,等.中药合剂结合三乙醇胺防治乳腺癌术后放疗所致急性放射性皮炎临床观 察[J].中国中医急症,2015,24(10):1810-1812.

第三节 放射性食管穿孔

我国是食管癌高发国家之一，多数患者在确诊时因生长部位或病情发展已失去了手术机会，多采取以放射治疗（简称放疗）为主的综合治疗方式，食管穿孔常于食管癌放疗中或放疗后发生，穿孔被认为是食管癌患者最严重的并发症之一，绝大多数患者在穿孔后 3个月至半年内死亡。由于穿孔引起的死亡与穿孔部位和性质有关，因此穿孔的诊断和处理非常关键。

一、穿孔原因

食管癌患者接受放疗期间引起穿孔的原因多样，但主要与肿瘤的消退速度与正常组织修复的速度不均衡有关。

1. 食管癌本身可因为肿瘤外侵较深，管壁变薄，在吞咽或剧烈咳嗽时管腔内压力增高，尤其是有较大较深的溃疡时，容易合并局部坏死灶感染，从而引起穿孔。

2. 肿瘤的消退过快与肿瘤放疗敏感性以及照射剂量大、速度快有关。腔内型、蕈伞型食管癌对放疗较敏感，放疗时应警惕穿孔可能。

3. 影响正常组织修复能力的原因有放疗后纤维化，局部血液供应差，合并感染等因素。食管癌放疗后免疫功能减退，食管局部组织水肿，易继发白色念珠菌等真菌感染。而食管念珠菌病尤其是坏死性真菌性食管炎，极易导致食管穿孔。

4. 二程放疗为食管癌放疗引起食管穿孔的另一重要危险因素，其发生率可高达 20%左右。因此，对于食管癌复发后接受二程放疗的患者，放疗过程中应严密观察放疗反应，谨防食管穿孔。

5. 食管癌近距离腔内放疗也是穿孔的高危因素之一。因为病变食管壁脆弱，腔内放疗的导管坚硬，目前临床使用的带气囊或者水囊的施源器在一定程度上降低了穿孔的发生率，但操作需要经验，不慎很容易并发穿孔。

二、放射性食管穿孔的症状和体征

食管癌放疗引起的食管穿孔因部位不同而有所不同。常见临床表现为白细胞升高、低热、胸背痛、饮水呛咳等症状，常伴随感染、恶病质等并发症。

1. 颈段食管穿孔患者颈活动时疼痛且常伴有胸锁乳突肌的压痛、痉挛。尚可有发音困难、吞咽困难和声音嘶哑。查体 60% 的患者有颈皮下气肿。

2. 胸段食管穿孔患者感觉胸前区、肩胛间区及剑突下疼痛，吞咽及深呼吸时疼痛可加重。后纵隔广泛炎症所引起的背痛的特点与胸主动脉夹层动脉瘤的疼痛非常相似，需要鉴别。胸部食管穿孔常有上腹部的肌紧张、吞咽困难、吞咽疼痛、呼吸困难、呕血、发绀。胸部听诊可闻及纵隔气肿的捻发音即 Hamman 征。随着炎症的进展还可出现心动过速、呼吸急促及发热。如不及时治疗，进一步可出现败血症及休克。

3. 腹段食管穿孔主要表现为剑突下疼痛、肌紧张、痉挛及反跳痛。一旦出现心动过速、呼吸急促及发热等症状，便可迅速发展为败血症及休克是腹部食管穿孔的特点。当穿孔波及后心包时可发生食管心包瘘。这些患者就诊时可有心脏压塞或心脏的收缩期振水音。

三、放射性食管穿孔诊断检查

（一）实验室检查

1. 胸腔积液 pH 测定 正常人胸腔液的 pH 值大约是 7.4，如果抽出的胸腔液体呈酸性 pH 值小于 6，则应考虑下段食管破裂。

2. 血常规 随着炎症的进展可出现白细胞增多，中性粒细胞增加，C 反应蛋白升高。

3. 细菌培养 取食管分泌物或穿刺液进行细菌培养及药物敏感试验。

（二）影像学检查

1. 食管镜检查怀疑食管破裂而 X 线检查阴性时，应常规行食管镜检查。

2. X 线摄片 40% 的患者经 X 线检查可发现纵隔气肿。

（1）颈部食管穿孔颈筋膜层有游离气体提示局部可有肿胀及皮下气肿，对比剂漏出食管外。

（2）胸部食管穿孔 X 线影像示纵隔积气或纵隔影增宽，一侧或两侧液气胸。若有纵隔脓肿形成，可显示致密阴影、气液面。碘油或水溶性碘剂食管造影，可见造影剂外溢。

3. CT 扫描 影像显示食管壁增厚、食管周围积液、食管腔外积气、胸腔渗液，其中食管外气体是最有价值的征象。有的患者可发现破裂孔。对临床症状不典型者，CT 可清晰地显示腔外改变有助于诊断。此外，CT 还可发现纵隔、颈部、胸部及上腹部皮下气肿；纵隔增宽，食管周围及纵隔内积液、脓肿；局部脓肿显示中心水样密度，周边密度高，造影后边缘强化；纵隔炎及肉芽肿可致纵隔组织器官移位。

4. MRI 扫描可全面显示并发症，对颈前纵隔内软组织肿胀、积液、气管移位、颈、胸椎骨折的显示清晰；对显示纵隔脓肿、胸腔积液方面敏感。

四、放射性食管穿孔康复管理及策略

（一）预防性康复处理

1. 放疗前 应注意识别穿孔的高危患者，食管钡餐片提示有穿孔前征象（如尖刺、龛影等）时，在设计放疗计划时，剂量在达到肿瘤有效剂量的前提下尽量降低，每次放疗剂量控制在 180~200cGy，周剂量控制在 900~1 000cGy，不宜过高剂量，让食管组织尽量修复。

2. 放疗中 密切观察患者的生命体征，及时发现穿孔前兆，特别是溃疡型及髓质型肿瘤且外侵范围广的患者。

（1）避免实施机械扩张和进食干硬大块食物；

（2）加强和及时补充营养，纠正贫血及低蛋白血症，促进食欲等，促进溃疡愈合；

（3）每周血常规检查一次、每两周食管透视一次，动态观察以便及时发现食管穿孔；最好采用水溶性造影剂（如泛影葡胺）作为食管穿孔的一线检查，因为传统的钡剂具有更高的密度和更好的黏膜附着性，钡剂渗入纵隔内或下肺组织内，不易排出会引起严重的炎症反应，故当怀疑食管穿孔时最好避免吞钡检查；

3. 放疗后 继续加强营养，定期复查钡餐透视或食管 CT，如有水肿等感染表现，应积极抗感染治疗。

（二）西医康复处理

1. 一旦发现食管穿孔需要立即禁食、禁水、控制感染、抑酸，充分营养支持，维持水、电解质及酸碱平衡。

2. 手术治疗 近年来，随着外科技术水平的提高及围术期重症监护条件的改善，对于非恶性肿瘤的穿孔手术越来越常用，因为既可切除病灶，清除胸腔内的污染源，还可清洗胸腔，减少胸腔内菌落数，为控制胸腔内感染创造有利条件。但由于食管癌放疗穿孔患者一般体质较差，组织愈合能力欠佳，加上放疗对正常组织器官的不良反应，术后可出现较多并发症，常见的有吻合口瘘、切口感染、胸腔包裹性脓胸、重症肺炎、呼吸衰竭、心律失常、心脏骤停、应激性消化道大出血和喉返神经损伤等。因此，要严格把握手术适应证，慎重选择患者，正确选择手术术式，积极防治并发症，提高手术成功率。

3. 介入治疗 食管内覆膜金属支架置入是治疗食管癌性狭窄的重要姑息疗法，可以迅速改善吞咽困难等梗阻症状，封闭瘘口，从而达到改善营养摄入、提高生活质量、改善预后的目的。然而，支架置入不仅费用较高，而且有很多并发症，如不适感强、胸痛、支架移位、食管出血和食管再穿孔等。一些严重并发症严重影响疗效，甚至危及生命，因此选择食管覆膜支架要慎重。

4. 鼻饲或者胃造瘘营养 鼻饲营养是一种姑息的肠内营养支持疗法，操作简便，经济有效，对提高患者的生活质量、延长生存期有一定价值。对于不愿意或不能接受其他疗法的食管癌放疗穿孔患者，可考虑这种方法。胃造瘘是晚期食管癌姑息性治疗的一种重要方式，目的是改善食管癌患者吃饭喝水的痛苦，同时尽最大能力达到治疗目的。

（三）中医康复处理

1. 预防 对于溃疡型食管癌放疗患者，给予中药口服：黄芪 20~30g、白及 10g、仙鹤草 15g、乌贼骨 10~30g、鱼腥草 10~30g、陈皮 10g、延胡索 10g、阿胶 9g 等加减，1 剂 / 日，5 剂 / 周，放疗同日服用中药，可以减少溃疡出血，增加纤维组织增生，预防穿孔。

2. 治疗　补漏散：生黄芪 30g、白及 30g、生乌贼骨 30g、煅珍珠 9g、枯矾 10g、麝香 2g、马勃 30g，煎汤 200ml，胃管饲入，每日 2 次。配合营养支持抗生素治疗，可起到益气养血生肌、促进愈合的作用。

（王奇峰　姚俊涛　沈文斌　吴　磊　黄　贺　刘　瑜）

参 考 文 献

1. EROGLU A，TURKYILMAZ A，AYDIN Y，et al.Current management of esophageal perforation：20 years experience［J］.Dis Esophagus，2009，22（4）：374-380.

2. 肖泽芬，林冬梅，吕宁，等 .32 例食管癌放射治疗后死亡的尸检分析［J］.中华放射肿瘤学杂志，2001，2（10）：81-83.

3. SAITO H，SUEYAMA H，FUKUDA T，et al.Necrotising Candida oesophagitis after thoracic radiotherapy：significance of oesophageal wall oedema on CT［J］.BMJ Case Rep，2015，2015.pii：bcr2015210477.

4. 沈文斌，祝淑钗，万钧，等 .42 例放疗后复发食管癌三维适形放疗的疗效分析［J］.中华放射肿瘤学杂志，2010，19（2）：111-114.

5. CHEN Y，LU Y，WANG Y，et al.Comparison of salvage chemoradiation versus salvage surgery for recurrent esophageal squamous cell carcinoma after definitive radiochemotherapy or radiotherapy alone［J］.Dis Esophagus，2014，27（2）：134-140.

6. ZHOU Z G，ZHEN C J，BAI W W，et al.Salvage radiotherapy in patients with local recurrent esophageal cancer after radical radiochemotherapy［J］.Radiat Oncol，2015，10：54.

7. 刘惠明，王奇峰，万欣，等 .^{252}Cf 中子近距离放疗加外照射治疗食管鳞癌 708 例临床分析［J］.中华肿瘤防治杂志，2017（13）：916-920.

8. DE AQUINO J L，DE CAMARGO J G，CECCHINO G N，et al.Leandro-Merhi VA.Evaluation of urgent esophagectomy in esophageal perforation［J］.Arq Bras Cir Dig，2014，27（4）：247-250.

9. 王卫杰，张卫民，杨冉，等 .食管胃部分切除颈部吻合术治疗放疗致食管穿孔 40 例［J］.山东医药，2010（38）：35-36.

10. 张志庸，张广敬，崔玉尚，等 .食管穿孔和破裂的诊断与治疗［J］.中华胃肠外科杂志，2003（5）：298-300.

11. LAQUIERE A，GRANDVAL P，HERESBACH D，et al.Self-expanding plastic stent removed after radiochemotherapy for advanced esophageal cancer［J］.Dis Esophagus，2014，27（2）：176-181.

12. NAGARAJA V，COX M R，ESLICK G D.Safety and efficacy of esophageal stents preceding or during neoadjuvant chemotherapy for esophageal cancer：a systematic review and meta-analysis［J］.J Gastrointest Oncol，2014，5（2）：119-126.

13. 张本华，范卫君，刘海燕，等 .溃疡型食管癌超分割放射结合中药治疗 350 例临床分析［J］.广州医药，2008（2）：69-72.

14. 毛德西 .中西医肿瘤诊疗大全［M］.北京：中国中医药出版社，1996.

第四节　放射性肺损伤

放射性肺损伤（radiation induced lung toxicity，RILT）是胸部肿瘤放疗过程中常见的并发症之一，是指一定体积的正常肺组织受到一定剂量照射后产生的一系列病理生理变化，导致急性渗出性或肺组织纤维化改变，最终影响患者的呼吸功能。肺放射损伤所产生的并发症包括急性放射性肺炎和放射性肺纤维化。从放射生物学角度考虑，通常将发生于放疗开始后 3 个月内的肺损伤称之为急性放射性肺炎，急性期表现多为渗出性炎症，放疗开始 3 个月后发生的肺损伤一般称为晚期放射性肺损伤，晚期损伤多为放射性肺纤维化，但也有急性渗出性炎症表现者。尽管急性放射性肺炎和放射性肺纤维化在影像表现和显微镜下差异明显，但实际上这两者是放射性肺损伤的连续过程，之间并没有明显的界限，故现在临床实践中通常将其合并称为放射性肺损伤。临床报道，症状性肺炎的发生率约 10%~20%，致死性肺炎的发生率则较低（<1.9%）。对于胸中下段食管癌的放疗来讲，放射性肺损伤是最主要的剂量限制因素之一，中重度 RILT 即症状性 RILT 往往会影响患者生活质量，特别是 4 级及以上的 RILT 临床更需绝对避免，因此在精确放疗过程中，如何确定肺的耐受剂量，如何在治疗计划制定过程中权衡限制剂量参数，以及如何给予患者适当的宣教和护理，是食管癌放疗过程中一个重要的考量方面。

一、发病原因

放射性肺损伤的发病原因比较明确，因食管癌尤其是胸中下段癌，在其放疗过程中，周围的肺组织不可避免会受到照射，当一定体积的肺组织接受一定剂量照射后就会诱发肺损伤。RILT 的发生除与肺受照射的剂量、体积因素有关外，其他因素如患者的年龄、基础肺疾病和肺功能、其他基础性疾病、肺受照射的部位以及药物的应用等，都会影响 RILT 的发生。患者接受放疗前或同期应用化疗（紫杉醇、多西他赛等），放射性肺炎的发生会明显增加，另靶向药物与放疗联合应用也会增加 RILT 风险。

（一）临床因素

根据文献报道，与放射性肺炎发生相关的临床因素包括患者的性别、年龄、吸烟史、一般状况、其他内科基础疾病、基础肺功能和基础肺疾病、是否接受化疗、靶向治疗等。有报道显示女性发生 RILT 的风险高于男性，可能的原因一是女性相对肺体积较小，同样的照射野受累的肺体积比例增加，更易发生放射性肺炎；另有学者认为放射性肺炎是一种超敏反应，类似于自身免疫性疾病，而自身免疫性疾病在女性更为常见。吸烟史方面，目前有多篇文献报道吸烟对 RILT 有保护作用。在伴随基础疾病中，一些基于肺癌的研究显示，糖尿病患者放射性肺损伤发生风险显著增加。在基础肺功能和基础肺疾病方面，其与 RILT 发生的关系尚不明确，多数认为有慢性阻塞性肺疾病、肺功能较差的患者发生放射性肺损伤风险更大，但是医科院肿瘤医院与 Michigan 大学的联合分析发现，存在慢性阻塞性肺疾病对放射性肺损伤的发生反而是一个保护性因素。另有研究显示，放疗前 CT 检查显示有肺间质性改变的患者发生严重放射性肺损伤风险增加，肺间质改变是中重度 RILT 的预测和影响因素。治疗因素方面，联合化疗的应用，尤其同期放化疗时，可使放射性肺炎的发生时间提前、发生程度加重，可明显增加 RILT 风险的化疗药物包括紫杉醇、多西他赛等。目前关于食管癌放疗联合靶向药物治疗诱发 RILT 风险的数据相对较少，依据 RTOG0436 结果，似乎放化疗联合西妥昔单抗治疗食管癌时，治疗相关的 3、4、5 级毒性并未明显增加，但采取联合方式治疗食管癌时，RILT 的潜在风险仍然是临床和治疗计划角度需要权衡和考虑的重要因素。

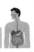

（二）生物学因素

血循环中细胞因子的水平及其在治疗过程中的变化与 RILT 可能存在相关性，其中研究较多的是转化生长因子 –β1（TGF–β1），多个研究发现胸部肿瘤放疗过程中（约常规放疗 4 周 40Gy 时）TGF–β1 较疗前升高者，其 RILT 发生风险明显增高。除 TGF–β1 外，还有许多文献报道了血液中其他细胞因子含量如 Cyfra21–1、白介素系列（IL–1、IL–6、IL–10）、基质金属蛋白酶（MMPs）、血小板衍生因子（PDGF）、KL–6 等也与 RILT 的发生相关，但这些指标多在研究中，临床并未普及应用。

（三）剂量学因素

正常肺组织接受的放疗剂量是公认的 RILT 发生相关因素，往往与放射性肺炎的发生直接相关，因此在临床治疗中，正常肺组织受到的照射剂量始终是计划评估的重要方面。正常人单次全肺照射产生放射性肺炎的阈值剂量是 7Gy，照射 8.2Gy 时放射性肺炎发生率是 5%；照射 9.3Gy 时，放射性肺炎发生率可达 50%，11Gy 时则会有 90% 的患者发生放射性肺损伤。在当前治疗条件下，剂量体积直方图（DVH）是最普遍和重要的用于评估和限制肺受照射剂量的工具。早期的剂量因素研究中，平均肺剂量（MLD）、肺 V_{20}、V_{30} 是被最多研究证实的与放射性肺炎发生相关的 DVH 参数，并且这些研究多是建立在 ≥ 2 级放射性肺炎基础上分析的。近年来，越来越多的研究提示肺损伤的发生与低剂量区体积密切相关，即所谓的 "a little to a lot *vs.*a lot to a little" 争议，在 Gopal 等的研究中显示，DLco 的变化与肺局部所受剂量明显相关，当局部放疗剂量 <10Gy 时，DLco 丧失 0，10～20Gy 的肺丧失 72%，>20Gy 的肺丧失 90%，正常肺接受 >13Gy 的照射，DLco 下降的曲线非常陡峭，由此推断对小体积的给予高剂量的照射要优于对大体积的肺给予低剂量照射。根据报道，与 RILT 发生相关的低剂量参数包括 V_5–V_{13}，其中以 V_5 与中重度放射性肺炎的发生关系更为密切，所寻找到的 V_5 预测界值为 55%~65%。

因此，建议在胸段食管癌的治疗过程中同时给予肺高量区和低量区严格的限制（MLD，V_5、V_{10}、V_{20}、V_{30}），以减少放射性肺炎的发生风险。

二、发病机制与病理生理

病理生理变化：肺损伤形态学改变为肺间质充血水肿，肺泡内渗出增加。动物实验显示，给予全肺致死剂量照射后，在数周至数月内将产生明显的肺内充血，肺泡间质水肿，肺泡内充满渗出液，导致气体交换障碍，随后是炎细胞浸润，肺泡上皮细胞脱离，间质肺水肿转变为胶原纤维，肺泡间隔增厚。临床上是否表现为急性放射性肺炎，取决于肺受照射的体积和剂量。

发病机制：RILT 发病机制尚不完全清楚。早期观点认为，放射性肺炎的发生与电离辐射对肺泡 Ⅱ 细胞和毛细血管内皮细胞的直接损伤有关；但近年越来越多的研究认为，放射性肺炎的发生并非完全是电离辐射所导致的直接损伤，而是与损伤后产生的炎症介质所介导的急性免疫反应密切相关。因此，目前认为放射性肺损伤是由多因素、多细胞参与的复杂、动态反应过程。有学者提出了放射性肺损伤的细胞 – 分子调控假设：即多种细胞受到照射后本身发生损伤，且细胞间相互作用并受到各种水平细胞因子的调控，从而引发了一系列局部肺组织内的病理生理反应，导致肺实质损伤，进而引起各种细胞因子释放并诱发包括成纤维细胞、纤维细胞、血细胞乃至骨髓干细胞的系统性反应，从而造成进一步的肺组织损伤及修复。

电离辐射导致放射性肺炎的靶细胞包括肺泡Ⅱ型细胞、血管内皮细胞、成纤维细胞以及肺泡巨噬细胞等。肺泡Ⅱ型细胞合成和分泌肺泡表面活性物质，维持肺泡表面张力，受到电离辐射后，肺泡Ⅱ型细胞胞质内Lamelar小体减少或畸形，肺泡细胞脱落到肺泡内，导致肺泡张力变化，肺的顺应性降低，肺泡塌陷。血管内皮细胞的损伤在照射后数天内就可以观察到，毛细血管内皮细胞超微结构发生变化，细胞内空泡形成、内皮细胞脱落，并可以发生微血栓形成、毛细血管阻塞，最终导致血管通透性改变，肺泡换气功能受损。肺泡巨噬细胞及成纤维细胞在受到电离辐射后损伤也会出现相应的变化，促进和加重RILT的发生。肺泡巨噬细胞受照射后会产生IL-1、IL-6、TNF等炎性细胞因子，吸引并活化淋巴细胞等炎性细胞，并产生TGF-β1等介质，并通过一系列的自分泌和旁分泌过程刺激成纤维细胞增殖并合成纤维胶原蛋白基质，成纤维细胞本身受到照射后也会产生变化，导致局部炎性反应加重，纤维蛋白沉积增加。所有这些都会导致肺泡换气功能损伤，如果继续进展，最终还会出现放射性纤维化。

RILT发生后，临床上是否表现为急性放射性肺炎，取决于受照射的肺体积和照射剂量，并且在这个过程中，患者免疫状态的个体性差异，可能会导致不同强度的炎症反应及纤维化，临床表现为不同级别的肺损伤。

三、临床表现

急性放射性肺炎一般在放疗末或放疗结束1~2个月时发生，但合并高危因素时，如接受同期化疗、受累肺体积过大或遗传性放射性损伤高度敏感者，肺炎也可能发生于放疗开始后的2~3周内。急性期过后，临床症状减轻，但组织学改变将继续进展，逐渐进入纤维化期，放射性肺纤维化一般发生在放疗结束后2~4个月以后。

临床症状：无特异性，通常表现为咳嗽、气短、发热。咳嗽多为刺激性干咳或少痰，一般为白色黏液痰；气短程度不一，视肺损伤情况而定，严重者在安静状态下也合并明显呼吸困难，需吸氧或辅助呼吸；部分患者伴发热，也有在咳嗽、气短症状出现之前发热者，体温一般在37.0~38.5℃之间。听诊两肺多无明显干湿性啰音，部分患者会出现呼吸音粗糙、呼吸音减弱等非特异性表现。放射性肺纤维化临床症状多以气短为主，合并感染者可出现发热、咳嗽、咳痰。

血液化验：血常规多无特异性表现，白细胞总数多无明显升高，中性粒细胞百分比可高于正常，重度RILT者，血气分析可显示有氧分压下降。

X线及胸部CT表现：影像学改变是确诊放射性肺炎的主要依据，典型者在X线片上可发现与照射范围相一致的弥漫性片状密度增高影，与组织学上的急性渗出、间质水肿及后期的纤维化相对应，甚者患者可出现野外变化，与超敏性肺泡炎相关。胸部CT在发现肺组织照射后的变化更为敏感，典型放射性肺炎的CT表现为与照射野或照射范围相一致的斑片状淡薄密度增高影或条索样改变，并且病变不按肺叶或肺段等解剖结构分布（图7-1），严重者肺炎发生部位可超出照射野外，甚至弥漫分布于双肺（图7-2）。放射性肺纤维化者常见有通气支气管征、条索影、肺实变影或蜂窝样改变，病变范围与肺组织受到高剂量照射的范围一致（图7-3）。

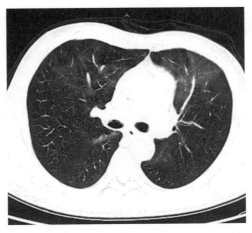

图 7-1　急性放射性肺炎（肺内出现与照射范围相一致的斑片状淡薄密度增高影）

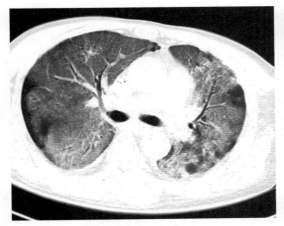

图 7-2　急性放射性肺炎（低剂量超敏，渗出的密度增高影超出射野外，弥漫分布于双肺）

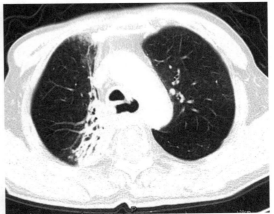

图 7-3　放射性肺纤维化（肺受照射的野内出现通气支气管征、条索影、肺实变影）

肺功能检查：一是肺活量和肺容量的降低，小气道阻力增加，肺的顺应性降低；二是弥散功能障碍，换气功能降低。

四、放射性肺损伤的康复管理及策略

（一）预防性康复处理

RILT 的发生是多因素作用、多细胞参与的复杂、动态过程，肺纤维化一旦形成即不可逆转，因此对放射性肺损伤的预防尤为重要。首先，放射治疗开始前应全面评估患者的 RILT 发生风险，如年龄、一般状况、基础内科疾病、基础肺功能及基础肺疾病、肿瘤大小、位置、是否已接受过化疗及所用药物等，依据基线评估制定合理的方案。其次，治疗计划制定过程中应严格限制肺的剂量-体积参数，包括低剂量区体积、MLD、V_{20}、V_{30} 等，都应给予充分的考量，肿瘤过大或合并区域淋巴结转移累及范围过广时，应根据肺的耐受剂量权衡利弊，调整治疗策略，放疗方式的选择对 RILT 的发生也有影响，有研究显示，相对于三维适形或弧形调强放疗而言，静态调强更有利于降低肺受照射的低量区体积，从而减少 RILT 的发生风险。另外，在治疗过程中，应加强护理，注意预防肺部感染，以免相互影响加重放射性肺炎的发生。

对于高危患者，可考虑应用放射性防护剂，阿米福汀（Amifostine）是 IRA（International Regulatory Agencis）批准的第一个广谱的细胞保护剂，有动物实验及临床研究显示其能够减少 RILT 的发生。

（二）西医康复处理

轻度放射性肺炎可暂予观察，症状性肺炎需及时处理。根据 2014 年国内放射性肺损伤临床共识，临床 RILT 的治疗建议如下：

1. 治疗原则根据 RILT 分级（CTC AE4.0）采取相应的治疗

1 级：观察。

2 级：无发热，密切观察 ± 对症治疗 ± 抗生素；有发热、CT 片有急性渗出性改变或有中性粒细胞比例升高，对症治疗 + 抗生素 ± 糖皮质激素。

3 级：糖皮质激素 + 抗生素 + 对症治疗，必要时吸氧。

4 级：糖皮质激素 + 抗生素 + 对症治疗 + 机械通气支持。

2. 糖皮质激素治疗　3 级、4 级 RILT，部分伴有发热或 CT 片有急性渗出性改变者应及时应用。临床常用的糖皮质激素包括口服泼尼松、静脉或口服地塞米松、甲泼尼龙等。地塞米松起效快、抗炎效力强，在症状较重或病情较急时推荐使用，不足是地塞米松对下丘脑－垂体－肾上腺轴的抑制作用明显，不宜长疗程用药，在症状缓解病情稳定后建议换成等效剂量的泼尼松再逐步减量。疗程：以泼尼松剂量为例，推荐的初始剂量为 30~40mg/d，分 1~2 次给药，足量给药 2~4 周，症状或影像好转，稳定 1 周以上，可逐渐减量，根据患者情况，总使用时间达 4~6 周，甚至更长。

3. 抗生素使用　放射性肺炎是一种淋巴细胞性肺泡炎，属非特异性炎症，在无感染证据前提下，建议预防性应用抗生素，一般使用非限制性抗生素。但临床放射性肺炎往往同时合并肺部感染，因此对发热、咳痰、影像改变明显的患者应积极病原学检查，行痰培养或血培养，若化验证实有肺部感染，应根据培养和药敏结果调整抗生素。

4. 对症处理　如吸氧、祛痰、应用支气管扩张剂，以保持呼吸道通畅，改善症状，另可考虑辅助抗纤维化治疗及中医药治疗，给予充足的支持扶正治疗。可以考虑应用乙酰半胱氨酸或氨溴索等含巯基的祛痰药物，利于氧自由基的清除，减轻放射性肺损伤形成。也有研究显示血管紧张素转换酶抑制剂对 RILT 有保护作用。4 级放射性肺炎者，可考虑行气管切开、机械辅助呼吸。

（三）中医康复处理

1. 急性放射性肺炎　治疗以清热解毒、益气养阴法为主，选择中药内服和雾化吸入。

（1）内服用百合固金汤加减：生地黄 10g、熟地黄 12g、麦冬 15g、百合 20g、川贝母 9g、玄参 10g、沙参 15g、天花粉 10g、石斛 12g、鱼腥草 30g、薄荷 5g。配合参麦注射液雾化吸入，减轻患者临床症状，降低患者炎症反应水平，增强机体免疫功能。

（2）验方中药茶饮：金莲花10g、枸杞10g、生黄芪10g、南沙参10g、红花10g、太子参5g、川贝母5g、丹参5g、杏仁5g、炙甘草5g、大枣3枚，打成粗粉，装入茶纸袋中，分装2袋，每袋40g，采用中药泡茶代水饮用。具有改善肺通气、促进损伤肺组织的修复作用，可降低急性放射性肺炎的发病率及延缓肺纤维化。

（3）中成药复方苦参注射液、痰热清注射液、丹红注射液配合放疗，可预防缓解放射性肺炎的症状。

（4）针灸治疗选穴：天突、夹喉，快针点刺；大椎、风门、风池、百会、列缺、曲池、足三里、中脘、膻中、天枢、气海、肓俞、三阴交，雀啄进针，得气后平补平泻，留针30分钟，每日1次。通过针灸调畅气机，恢复脏腑气化功能。

（5）食疗放疗期间可进食雪梨、百合、枸杞、燕窝、杏仁粉、山药等食物。药膳：山蔗石榴鸡子黄饮：生山药45g、甘蔗汁30g、酸石榴汁18g、生鸡子黄4只。制法：先将山药煎取一大碗，再入后三味调匀，分次饮用。适用于食管癌放疗后干咳少痰，口干咽燥者。

2. 放射性肺纤维化　与放射性肺炎相比，放射性肺纤维化系肺脾气虚，酝酿生痰，痰浊壅于肺，病久深入，气虚血瘀，痰瘀交阻，治疗应以益气养阴、化痰逐瘀为法，不同于急性放射性肺炎治法之清热解毒、清肺养阴。

（1）辨证论治：

益气活血法：代表方：参芪益气汤（黄芪30g、丹参10g、三七10g、水蛭6g、降香10g、五味子10g、细辛3g、甘草6~9g）联合雾化吸入布地奈德治疗特发性肺纤化，可延缓肺纤维化的进展，改善肺功能，缓解临床症状。

益气养阴法：代表方：养阴益气方（党参30g、麦冬10g、生百合10g、生地12~15g、半夏10g、北沙参10g、川贝母9g、玉竹10g、白术10g、黄芪30g、桔梗10g、紫菀10g、竹茹10g、五味子10g），治疗肺纤维化，可以减少激素类药物的用量。

活血化瘀法：代表方：血府逐瘀汤（红花9g、桃仁10g、当归9g、川芎10g、牛膝9g、赤芍6g、枳壳10g、柴胡6g、甘草6g），血府逐瘀汤可以阻断炎性因子的表达，降低放射性炎性损伤程度，修复抑制肺纤维化，改善放疗对机体的免疫抑制。

（2）验方：

升降散：干咳、气短，若兼见大便不利、大便干，给予升降散：僵蚕7g、蝉蜕3g、姜黄6g、大黄3g，煎汤饮用，日2次。若严重胸闷、呼吸困难、烦躁者，选择新加升降散：僵蚕7g、蝉蜕7g、姜黄7g、大黄7g、栀子6g、豆豉9g，连翘9g，薄荷4g。水煎服，日2次。若患者咳嗽剧烈，咳痰不利，采用化纤汤：半夏10g、瓜蒌10g、浙贝10g、前胡10g、陈皮10g。水煎服，日2次。

（3）中成药：可选择复方苦参注射液、丹参川芎嗪注射液等，痰热清注射液、生脉注射液等。百令胶囊可以预防肿瘤患者放疗后肺纤维化的发生率，减轻放射性肺炎的临床症状。

（4）饮食调护：应注重健脾养阴的饮食，少进辛辣刺激之品，建议服用薏苡莲米粥、银耳汤、玄麦枸杞泡水代茶饮（玄参10g、麦冬10g、枸杞10g）。

（王　澜　韩　春　姚俊涛　刘　瑜　廖仲星）

参 考 文 献

1. PAVY J J, DENEKAMP J, LETSCHERT J, et al.EORTC Late Effects Working Group.Late effects toxicity scoring:the SOMA scale [J].Radiother Oncol,1995,35(1):11-15.

2. 周海芝,曹科,曹培国,等.332 例肺癌临床病理因素及放射性肺炎与糖尿病的相关性分析[J].中南大学学报医学版,2013,38(2):138-141.

3. 宋浩,于金明.糖尿病与放射性肺炎发生的相关危险性分析[J].中华肿瘤杂志,2009,31(1):45-47.

4. 王澜,吕冬婕,韩春,等.胸部肿瘤同期放化疗患者肺功能及剂量学参数对急性肺损伤的预测价值[J].中华放射肿瘤学杂志,2011,20(1):40-44.

5. WANG J,CAO J,YUAN S,et al.Poor baseline pulmonary function may not increase the risk of radiation-induced lung toxicity [J].Int J Radiat Oncol Biol Phys,2013,85(3):798-804.

6. SANUKI N,ONO A,KOMATSU E,et al.Association of computed tomography-detected pulmonary interstitial changes with severe radiation pneumonitis for patients treated with thoracic radiotherapy [J].J Radiat Res,2012,53(1):110-116.

7. 王琦,戴东,赵金坤,等.放疗前 HRCT 肺组织异常影像学征象与肺癌三维技术放疗后 RP 的相关性研究 [J].中华放射肿瘤学杂志,2014,23(4):297-301.

8. YAMAGUCHI S,OHGURI T,MATSUKI Y,et al.Radiotherpy for thoracic tumors:association between subclinical interstitial lung disease and fatal radiation pneumonitis [J].Int J Clin Oncol,2015,20:45-52.

9. 赵路军,冯勤付,杨伟志,等.紫杉醇与照射同步使用致肺损伤的实验研究[J].临床肿瘤学杂志,2005,10(5):449-454.

10. WANG L,WU S,OU G,et al.Randomized phase Ⅱ study of concurrent cisplatin/etoposide or paclitaxel/carboplatin and thoracic radiotherapy in patients with stage Ⅲ non-small cell lung cancer [J].Lung Cancer,2012,77:89-96.

11. DANG J,LI G,ZANG S,et al.Risk and predictors for early radiation pneumonitis in patients with stage Ⅲ non-small cell lung cancer treated with concurrent or sequential chemoradiotherapy [J].Radiat Oncol,2014,9:172.

12. PALMA D A,SENAN S,TSUJINO K,et al.Predicting radiation pneumonitis after chemoradiation therapy for lung cancer:an international individual patient data meta-analysis [J].Int J Radiat Oncol Biol Phys,2013,85:444-450.

13. SUNTHARALINGAM M,WINTER K,ILSON D,et al.Effect of the Addition of Cetuximab to Paclitaxel,Cisplatin,and Radiation Therapy for Patients With Esophageal Cancer:The NRG Oncology RTOG 0436 Phase 3 Randomized Clinical Trial [J].JAMA Oncol,2017,3:1520-1528.

14. FU X L,HUANG H,BENTEL G,et al.Predicting the risk of symptomatic radiation-induced lung injury using both the physical and biologic parameters V(30) and transforming growth factor beta [J].Int J Radiat Oncol Biol Phys,2001,50(4):899-908.

15. ZHAO L,WANG L,JI W,et al.Elevation of plasma TGF-beta1 during radiation therapy predicts radiation-induced lung toxicity in patients with non-small-cell lung cancer:a combined analysis from Beijing and Michigan [J].Int J Radiat Oncol Biol Phys,2009,74:1385-1390.

16. ANSCHER M S,KONG F M,ANDREWS K,et al.Plasma transforming growth factor beta1 as a predictor of radiation pneumonitis [J].Int J Radiat Oncol Biol Phys,1998,41:1029-1035.

17. ZHAO L,WANG L,JI W,et al.Association between plasma angiotensin-converting enzyme level and radiation pneumonitis [J].Cytokine,2007,37:71-75.

18. FUJITA J,OHTSUKI Y,BANDOH S,et al.Elevation of cytokeratin 19 fragment(CYFRA 21-1) in serum of patients with radiation pneumonitis:possible marker of epithelial cell damage [J].Respir Med,2004,98:294-300.

19. MOLLS M,BUDACH V,BAMBERG M.Total body irradiation:the lung as critical organ [J].Strahlenther

Onkol,1986,162(4):226-232.

20. GRAHAM M V,PURDY J A,EMAMI B,et al.Clinical dose-volume histogram analysis for pneumonitis after 3D treatment for non-small cell lung cancer(NSCLC)[J].Int J Radiat Oncol Biol Phys,1999,45:323-329.

21. SANTOS M,LEFEUVRE D,LE TEUFF G,et al.Meta-analysis of Toxicities in Phase I or II Trials Studying the Use of Target Therapy(TT) Combined With Radiation Therapy in Patients With Locally Advanced Non-small Cell Lung Cancer [J].Int J Radiat Oncol Bio Phys,2012,84:s68.

22. TANABE S,MYOJIN M,SHIMIZU S,et al.Dose-volume analysis for respiratory toxicity in intrathoracic esophageal cancer patients treated with definitive chemoradiotherapy using extended fields [J].J Radiat Res,2013,54:1085-1094.

23. KONG F M,TEN HAKEN R,EISBRUSH A,et al.Non-small cell lung cancer therapy-related pulmonary toxicity:An update on radiation pneumonitis and fibrosis [J].Semin Oncol,2005,32(2 Suppl 3):S42-S54.

24. RUBIN P,FINKELSTEIN J,SHAPIRO D.Molecular biology mechanisms in the radiation induction of pulmonary injury syndromes:interrelationship between the alveolar macrophage and the septal fibroblast [J].Int J Radiat Oncol Biol Phys,1992,24(1):93-101.

25. Choi K H,Kim J,LEE S W,et al.Dosimetric comparison between modulated arc therapy and static intensity modulated radiotherapy in thoracic esophageal cancer:a single institutional experience [J].Radiat Oncol J,2018,36(1):63-70.

26. 王绿化,傅小龙,陈明,等.放射性肺损伤的诊断及治疗[J].中华放射肿瘤学杂志,2014,24:4-9.

27. 张育荣,王琦.百合固金汤加减治疗肺癌放射治疗不良反应56例观察[J].世界中医药,2016,11(7):1221-1223.

28. 白玉昊,时银英,赵仁,等.中药金莲花茶剂防治放射性肺炎心得[J].中医药临床杂志,2010,22(5):386-388.

29. 聂文彬,赵宏,夏文丽,等.田从豁治疗放射性肺炎经验[J].北京中医药,2015,34(2):125-126.

30. 钟勇.芪参益气汤联合雾化吸入布地奈德治疗特发性肺纤维化56例临床疗效观察[J].中国现代药物应用,2010,4(10):134-135.

31. 王凯,任小龙.养阴益气方治疗肺纤维化疗效观察[J].陕西中医,2014(2):182-183.

32. 吴琼,马海洋,王志武,等.活血化瘀法对肺癌放疗后肺纤维化的抑制作用[J].中国临床研究,2017,30(9):1261-1263.

33. 张腾,王西平,张拴成,等.李士懋教授升降散临床运用举隅[J].新中医,2011,43(2):175-176.

34. 付文华,田洁,张媛,等.百令胶囊预防放射性肺炎及肺纤维化临床观察[J].中国医学工程,2012,20(10):174.

第五节　放射性心脏损伤

放射性心脏损伤（radiation-induced heart disease，RIHD）指胸部肿瘤患者在放疗中心脏不可避免地受到X线照射，从而引起心脏一系列结构和功能的病理性变化并出现相应的临床表现，包括急慢性心包炎、心肌病、瓣膜功能不全、心电传导异常及冠状动脉粥样硬化等。经过放疗的胸部肿瘤患者罹患冠心病、瓣膜性心脏病、充血性心力衰竭等疾病或猝死的风险显著增加，研究表明，RIHD已成为胸部肿瘤患者非肿瘤死亡的首要原因。因此，针对RIHD，能够做到早期发现、早期明确诊断并得到早期治疗尤其重要。20世纪60年代，临床上就已经认识到胸部放疗可以引起心脏损伤，但放射性心脏损伤常处于亚临床状态，一般发生在放疗后10~15年，需经过相当长潜伏期才出现临床症状，胸部放疗5~10

年后心脏病总发生率在 10%~30%，因此，认为心脏是可以抗拒放射线损害的，未引起临床足够重视。直到 20 世纪 90 年代，研究发现胸部肿瘤疾病放疗引起的心脏不良反应超过其带来的益处，放射性心脏损伤才逐渐得到重视。

一、放射性心脏损伤的类型

1. 放射性心包损伤　是 RIHD 最为常见类型，按病程进展可分为四个阶段。

（1）急性放射性心包炎：发生在放疗过程中或放疗结束后，临床表现为发热、胸痛、呼吸困难、心包摩擦音及心包积液，重者出现心脏压塞；

（2）慢性放射性心包炎：多在放疗后 1 年内出现，表现为慢性心包渗出；

（3）缩窄性心包炎：多在放疗后 3~6 年出现，由急慢性渗出性心包炎发展而来，心包明显增厚；

（4）纤维素性心包炎：心包广泛纤维化，可同时累及心包和心肌，严重影响心功能。

目前对放射性心包损伤的机制尚不明确，有文献报告可能与放射线引起的毛细血管网崩溃、反复的局部缺血等微循环障碍有关，损伤导致毛细血管通透性增加，心包壁层纤维蛋白渗出，产生过多的富含蛋白质的心包积液，这些渗出被成纤维细胞及胶原蛋白替代，形成心包纤维变性，使心包不同程度增厚。正常心包厚度多小于 1mm，发生放射性心包炎时平均可达 4mm，缩窄性心包炎可达 17mm。临床症状重者给予非甾体类抗炎药治疗即可，出现心脏压塞者必须给予心包穿刺术。

2. 放射性心肌损伤　心肌对放射线的耐受能力比心包强，发病率较低，主要表现为弥漫性或非特异性的间质纤维化，其中以左心室最易受损。心肌受损主要表现为心肌炎、心绞痛和心力衰竭，可致心脏舒张功能减退，心脏顺应性降低；同时，破坏心脏传导系统，导致心律失常。多数患者放疗后短时间内无明显症状，可在放疗后 10 年随访中发现。

3. 放射性冠状动脉损伤　多见于放疗后长期生存患者，其发生机制同自发的冠状动脉粥样硬化相似，多发生在左前降支，机制尚不明确，有文献报告可能由于该处角度锐利，增生的纤维组织及类脂物质易于沉积于此处，血管内膜形成粥样斑块，并最终形成血栓。

4. 放射性心脏瓣膜损伤　放射性心脏瓣膜损伤出现较晚，常伴有缩窄性心包炎，其中左侧瓣膜损伤较右侧更为多见，临床上以二尖瓣、三尖瓣狭窄或关闭不全最为常见。

5. 放射性心脏传导系统损伤　在心脏放疗早期即可出现，约 50% 胸部放疗患者可有心电图表现异常，多无临床表现，心电图检查可有窦性心动过速、窦性心动过缓、房性或室性期前收缩、房颤等，其中以窦性心动过速最为常见。

二、放射性心脏损伤的高危因素

1. 心脏受照的剂量和体积　目前认为，放射性心脏病的发生及其严重程度与心脏受照射的剂量以及体积均显著相关，研究认为每增加 1Gy，主要冠状动脉事件的发生率增加 7.4%。Mulrooney 等回顾性分析了 14 358 例儿童癌症存活者的情况，结果显示与未放疗患者相比，心脏平均受照剂量 15~35Gy 的患者发生充血性心力衰竭、心肌梗死、心包疾病和瓣膜异常的风险比（HR）分别为 2.2、2.4、2.2 和 3.3；当 >35Gy 时 HR 更高，而 <5Gy 时未显著增加心脏发病风险。一项 1976~2006 年丹麦和瑞典的 34 825 例乳腺癌放疗患者前瞻性随访研究结果显示，左乳和右乳腺癌患者心脏平均的受照剂量分别为 6.3 和 2.7Gy，发生急性心肌梗死、心绞痛、心包炎和心脏瓣膜病的比率分别为 1.22、1.25、1.61 和 1.54。

2. 单次分割剂量 有研究报道大分割放疗亦可增加 RIHD 发生。在一项乳腺癌患者的队列研究发现，放疗总剂量 43Gy/10 次 /5 周、2 次 / 周的患者与放疗总剂量 50Gy/20 次 /4 周、5 次 / 周的患者相比，缺血性心脏病的死亡风险增加（HR=2.37），风险的增加出现在放疗后的 12~15 年，这也提示了对胸部放疗患者长期随访监测的重要性。然而，最近公布了一项关于 5 334 例早期左乳腺癌术后放疗患者的研究，15 年随访结果显示，大分割放疗较常规放疗并未增加 RIHD 的死亡率。

3. 化疗药物及其他因素 研究发现，应用心脏毒性的药物尤其是蒽环类药物，以及患者合并其他心脏危险因素如年龄增长、高血压、高胆固醇血症、吸烟史、糖尿病以及肥胖等，均增加了发生 RIHD 的风险心。Myrehaug 等对既往合并心脏病史的 HD 患者研究显示，心脏病史是发生 RIHD 的最强预测因子，研究还发现在心脏病基础上，纵隔放疗联合多柔比星为主化疗的患者，10 年后发生 RIHD 的比率比单纯化疗者高 20%。

三、放射性心脏损伤的可能机制

放疗可以损伤所有细胞，包括肿瘤细胞和正常细胞。胸部放疗可影响心脏所有结构，包括冠状动脉、毛细血管、心肌、心脏瓣膜、心包和传导系统。放疗产生活性氧物质导致 DNA 断裂引起炎症和炎性级联反应，从而直接损伤血管。心脏血管损伤也是同样过程。大鼠照射几分钟内，细胞损伤导致血管壁通透性增加与血管扩张；受损的血管内皮细胞分泌黏附分子和生长因子引起急性炎症反应，激活炎性细胞分泌促纤维化细胞因子。炎性细胞因子包括单核细胞趋化因子、TNF 与 IL–1、IL–6 和 IL–8，在急性期最主要细胞是中性粒细胞，在心脏照射区域的所有结构均发现其存在。照射数小时后促纤维化细胞因子如血小板源性生长因子、TGF–β、碱性成纤维细胞生长因子、胰岛素样生长因子和结缔组织生长因子等都被释放出来。同时基质金属蛋白酶降解内皮基底膜，促使炎性细胞集中到组织损伤部位吞噬受伤组织和促进愈合。急性炎症环境启动纤维化，从而引起放射性心脏损伤的晚期反应。成纤维细胞有多个来源：从骨髓间充质细胞衍生或从上皮 – 间质转化得来，从而导致胶原沉积和内皮细胞增殖。纤维化后胞外基质沉积导致心肌细胞、血管内皮细胞损伤和心包晚期功能障碍。

四、放射性心脏损伤的诊断

1. 诊断 进行放射治疗或接触放射线剂量较大的人员如出现心脏症状均可考虑存在放射性心脏损伤。即使无症状者也要对其心脏功能进行随访和评估。

心脏检查的常用方法：如心电图、超声心动图、心肌核素检查、运动试验等均可使用，目的是评价心脏的电活动、心功能、心脏形态及射血分数等情况；而心肌活检可评价心肌的病理改变及纤维化程度，若与心导管和心包穿刺结合可评价缩窄性心包炎及心脏压塞情况。不过所有这些检查都缺乏特异性，尤其对鉴别心包积液到底是肿瘤的浸润还是放

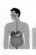

射损害造成的有相当困难。同时，由于心肌纤维化发生的部位及程度缺乏均一性，上述手段较难评估其在心肌、心包病变中发生的确切范围，这样在选择治疗方案或预测疾病转归方面就会失去准确性。因此，临床上发生的不少放射性心脏损伤，其诊断更多的是回顾性的或经尸解证实的。

2. 鉴别诊断 放射性心肌损害常与临床上的各种心肌病相混淆，但本病患者常有接受过放射治疗或有接触放射线剂量较大的经历，可与其他的心肌疾病进行鉴别。

五、放射性心脏损伤的康复管理及策略

（一）预防性康复处理

RIHD 目前尚无有效的治疗方法，重在预防，做到早发现、早诊断、早治疗，可有效改善预后。同时，对于高危人群或有心脏基础疾病患者，可尽早使用保护心血管药物；临床医师在行放疗计划时尽可能减少心脏的受照剂量和体积，并可以采用一些特殊的技术例如呼吸门控技术，应用先进的放疗机器例如容积弧形调强放疗和断层放疗等。

（二）西医康复处理

目前，对于 RIHD 并无较好及统一的治疗方法。

1. 对于 RIHD 高危人群或患有心血管基础疾病者，应尽早应用对心血管系统有保护作用的药物，氟伐他汀、氨磷汀、右雷佐生、激素（小剂量）、1，6 二磷酸果糖、核糖、左卡尼汀等对 RIHD 可能有一定疗效。

2. 可采用卧床休息、吸氧、高蛋白高维生素饮食等支持疗法改善 RIHD 患者的一般状况，并可加用血管紧张素酶和 β 受体拮抗剂等进行对症处理。

3. 目前皮质激素对 RIHD 的疗效尚不确切，但当发生严重的渗出性心包炎时可短期使用大剂量皮质激素以减少渗出，增加机体的耐受性。

4. 对常规治疗无效的患者，可采用心瓣膜移植术、冠状动脉搭桥术、心脏移植手术等治疗手段。

5. 另外，长期随访和定期筛查在 RIHD 患者管理中发挥着重要作用。

国内关于 RIHD 防治的药物有血活素、生脉注射液、复方丹参、氨磷汀、右雷佐生、左卡尼汀等。王子文等研究发现血活素为去纤维蛋白的小牛血清，具有增强心肌细胞氧和葡萄糖的摄取及利用作用，可迅速改善心肌细胞缺氧、缺血状态，降低血液黏稠度，改善微循环，从而对放疗后受损心肌具有修复作用。生脉注射液是从人参、麦冬、五味子三药中提取的人参皂苷、麦冬皂苷、麦冬黄酮、五味子素等有效成分，具有稳定血管内皮细胞、促进受损心肌 DNA 修复、增加缺血心肌血流灌注、改善冠状动脉血流从而保护放疗损伤的心脏等作用。参芪扶正注射液或黄芪注射液具有补气养阴、健脾扶正作用，可抑制放射治疗后心肌肌钙蛋白对心脏的损伤，有一定治疗作用；丹红注射液能够调节血管内皮细胞的生成，同时保护血管内皮细胞功能，进而改善放射线所致血管内皮细胞损伤，临床证实可以预防放射性心脏损伤。另外，研究认为参松养心胶囊和红景天胶囊为临床常用的保护心血管的中成药，二者均能减少放疗期间血清中细胞炎性因子的产生，抑制 IBS 值的升高，对心脏有放射保护作用。

（三）中医康复处理

中医认为，放射线属热毒之邪，作用于心脏，则伤津耗液，致气阴两亏，临床多表现

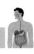

为心悸、气短、胸痛、胸闷、呼吸困难等症状，治疗上可选择清热解毒、利水消肿、活血化瘀、改善心肌供血类药物。中药牡荆素是从山楂树叶中提取的有效成分，山楂叶中提取的黄酮类化合物具备增加冠脉流量、保护心肌缺血、抗氧化、降血脂、降血压等心脑血管系统疾病多种作用，尤其对于缺血缺氧心肌细胞具有明显的保护作用。

综上可见，随着肿瘤放射治疗的应用日益广泛，恶性肿瘤患者的生存率与生存质量明显提高，而 RIHD 也受到越来越多的关注。近年来，新的放疗技术如三维适形放疗和调强放疗减少了放疗过程中的心脏受量，但 RIHD 的发生仍不容忽视，我们仍然强调 RIHD 的早期发现、早期诊断、早期防治及长期随访。RIHD 的早期诊断方法及早期防治方面仍需进一步的研究，以延长患者的生存期，提高患者的生活质量。由于 RIHD 目前无确切的治疗手段，重在预防，可从以下几方面注意：

1. 首先应严格掌握临床放疗适应证，放疗时具体操作方法包括精确定位；

2. 靶区的精确勾画（勾画出左室内径、左前降支等）；

3. 肿瘤照射剂量的正确计算；

4. 照射野的合理设计；

5. 心脏挡块、主动呼吸控制系统的使用；

6. 选择合适照射方法；

7. 控制剂量分布和合理分次治疗；

8. 放化疗联合治疗时，尽量减少对心脏毒性较大药物，适当增加保护心肌药物，并定期检查心电图、心肌酶谱。

（沈文斌　姚俊涛　祝淑钗　刘　瑜　王　军）

参 考 文 献

1. STEWART F A, SEEMANN I, HOVING S, et al. Understanding radiation-induced cardiovascular damage and strategies for intervention [J]. Clin Oncol (R Coll Radiol), 2013, 25 (10): 617-624.

2. ADAMS M J, LIPSHULTZ S E, SCHWARTZ C, et al. Radiation-associated cardiovascular disease: manifestations and management [J]. Semin Radiat Oncol, 2003, 13 (3): 346-356.

3. ALEMAN B M, VAN DEN BELT-DUSEBOUT A W, KLOKMAN W J, et al. Long-term cause-specific mortality of patients treated for Hodgkin's disease [J]. J Clin Oncol, 2003, 2l (18): 3431-3439.

4. 沈文斌, 高红梅, 祝淑钗, 等. 胸中下段食管癌放疗 ± 化疗后心源性死亡的初步分析 [J]. 中华放射肿瘤学杂志, 2016, 25 (1): 32-36.

5. CHEN J, MEHTA J L. Angiotensin Ⅱ-mediated oxidative stress and proeollagen-Ⅰ expression in cardiac fibroblasts: blockade by pravastatin and pioglitazone [J]. Am J Physiol Heart Circ Physiol, 2006, 291 (4): H1738-H1745.

6. DARBY S C, EWERTZ M, MC GALE P, et al. Risk of ischemic heart disease in women after radiotherapy for breast cancer [J]. N Engl J Med, 2013, 368 (11): 987-989.

7. LEE P J, MALLIK R. Cardiovascular effects of radiation therapy: practical approach to radiation therapy induced disease [J]. Cardiol Rev, 2005, 13 (2): 80-86.

8. FILOPEI J, FRISHAMN W. Radiation induced heart disease [J]. Cardiol Rev, 2012, 20 (4): 184-188.

9. Early Breast Cancer Trialists' Collaborative Group (EBCTCG), DARBY S, MCGALE P, et al. Effect of radiotherapy after breast con serving surgery on 10 year recurrence an 15 year breast cancer death: meta analysis of individual patient data for 1080 women in 17 randomosed trails [J]. Lancet, 2011, 378 (9804): 1707-1716.

10. 刘丹. 乳腺癌放射治疗放射性心脏损伤的研究状况 [J]. 肿瘤预防与治疗, 2013, 26 (4): 240-245.

11. 臧爱民,王坤杰.放射治疗导致心脏并发症的研究进展[J].中国实用医药,2013,33(8):251-253.

12. CORREA C R,DAS I J,LITT H I,et al.Association between tangential beam treatment parameters and cardiac abnormalities after definitive radiation for left sided breast cancer [J].Int J Radiat Oncol Biology Phys,2008, 72(2):508-516.

13. TAMIRISA P K,HOLLAND M R,MILLER J G,et al.Ultrasonic tissue characterization:review of an approach to assess hypertrophic myocardium [J].Echocardiography,2001,18(7):593-597.

14. KILLICKAP S,BARIATAL I,AKGUL E,et al.Early and later arrhythmogenic effects of doxorubicin [J].South Med J,2007,100(3):262-265.

15. SCHULTZ-HECTOR S,TROTT K R.Radiation-induced cardiovascular diseases:is the epidemiologic evidence compatible with the radiobiologic data? [J].Int J Radiat Oncol Biol Phys,2007,67(1):10-18.

16. YARNOLD J,BROTONS M C.Pathogenetic mechanisms in radiation fibrosis[J].Radiother Oncol,2010,97(1): 149-161.

17. 何宏涛,王军,刘青,等.急性放射性心脏损伤剂量体积因素分析[J].中华肿瘤防治杂志,2014,21(10): 767-770.

18. DARBY S C,EWERTZ M,MCGALE P,et al.Risk of ischemic heart disease in women after radiotherapy for breast cancer [J].N Engl J Med,2013,368(11):987-998.

19. MULROONEY D A,YEAZEL M W,KAWASHIMA T,et al.Cardiac outcomes in a cohort of adult survivors of childhood and adolescent cancer:retrospective analysis of the childhood cancer survivor study cohort [J].BMJ, 2009,339:b4606.

20. MCGALE P,DARBY S C,HALL P,et al.Incidence of heart disease in 35,000 women treated with radiotherapy for breast cancer in Denmark and Sweden [J].Radiother Oncol,2011,100(2):167-175.

21. TJESSEM K H,JOHANSEN S,MALINEN E,et al.Long-term cardiac mortality after hypofractionated radiation therapy in breast cancer [J].Int J Radiat Oncol Biol Phys,2013,87(2):337-343.

22. CHAN E K,WOODS R,VIRANI S,et al.Long-term mortality from cardiac causes after adjuvant hypofractionated vs conventional radiotherapy for localized left-sided breast cancer [J].Radiother Oncol, 2015,114(1):73-78.

23. MARTINOU M,GAYA A.Cardiac complications after radical radiotherapy [J].Semin Oncol,2013,40(2): 178-185.

24. MYREHAUG S,PINTILIE M,YUN L,et al.A population based study of cardiac morbidity among Hodgkin lymphoma patients with preexisting heart disease [J].Blood,2010,116(13):2237-2240.

25. GIRAUD P,COSSET J M.Radiation toxicity to the heart:physiopathology and clinical data [J].Bull Cancer, 2004,91 Suppl 3:147-153.

26. 王军,王棉,刘青,等.三维放疗急性放射性心脏损伤类型及影响因素分析[J].中华放射肿瘤学杂志, 2013,22(3):213-216.

27. WANG J,WANG Y,LIU Q,et al.Analysis of manifestations and influential factors for acute radiation.induced heart damage after three-dimensional radiotherapy [J].Chin J Radiat Oncol,2013,22(3):213-216.

28. NIKITIN N P,LOB P H,RD S,et al.Prognostic value of systolic mitral annular velocity measured with Doppler tissue imaging in patients with chronic heart failure caused by left ventricular systolic dysfunction [J].Heart, 2006,92(6):775-779.

29. TASSAN-MANGINA S,CODOREAN D,METIVIER M,et al.Tissue Doppler imaging and conventional echocardiography after anthracycline treatment in adults:early and late alterations of left ventricular function during a prospective study [J].Eur J Echocardiogr,2006,7(2):141-146.

30. DOGAN S M,BILICI H M,BAKKAL H,et al.The effect of radiotherapy on cardiac function [J].Coron Alter Dis,2012,23(3):146-154.

31. 赵继伟,李青山.放射性心脏损伤无创性检查的研究进展[J].承德医学院学报,2013(4):338-340.

32. CARESIA-ARZTEGUI A P,AGUAD-BRUIX S,CASTELL-CONESA J,et al.Gated-SPECT equilibrium radionuclide angiography in right yentrieular assessment of patients with repaired tetralogy of Fallot [J].Nucl Med Commun,2007,28(3):159-164.

33. MUREN L P,MAURSTAD G,HAFSLUND R,et al.Cardiac and pulmonary doses and complication probabilities in standard and conformal tangential irradiation in conservative management of breast cancer [J].Radiother Oncol,2002,62(2):173-183.

34. 王子文,郭爱云,郭晓明,等.血活素防治放射性心脏损伤的临床对比研究[J].中华放射医学与防护杂志,2001,21(4):249.

35. 闫冰川,苏旭春,孔嘉欣,等.参芪扶正注射液预防放射性心脏损伤临床观察[J].湖南中医杂志,2012,28(04):4-6.

36. 屈强.黄芪注射液对放射性心脏损伤的保护作用[J].肿瘤基础与临床,2012,25(4):356-357.

37. 尹航,李兴德,王明,等.丹红注射液预防老年胸部肿瘤患者同步放化疗心脏损伤的临床观察[J].肿瘤防治研究,2014,41(5):480-481.

38. 沈伟生,夏德洪,高春恒,等.参松养心胶囊加红景天干预放射性心脏损伤的临床研究[J].南京中医药大学学报,2016,32(5):431-434.

第六节　放射性脊髓病

放射性脊髓病（radiation-induced myelopathy，RIM）又称放射性脊髓炎，是肿瘤放射治疗过程中脊髓组织受到射线的照射而产生脊髓损伤的严重晚期并发症，主要为脊髓照射剂量超过其耐受的最大剂量后，以脊髓性神经细胞坏死及严重的血液循环障碍为基本病变，从而引起神经水肿、血管损伤和退行性病变以及一系列相关的神经症状，多见于头颈部及躯干部恶性肿瘤放射治疗（多为鼻咽癌和食管癌），一般在放疗结束后 6 个月至数年内发生。目前该病的发生率各家报道不一致，约 1.2%~32.9%。随着放射治疗学的发展，因射线所致的神经损伤也越来越多，特别是放射性脊髓病日益引起各国学者的重视，一旦发生，往往造成患者出现截瘫，预后极差，死亡率非常高。因此，充分了解放射性脊髓病发病原因和机制，积极预防和治疗，对提高食管癌患者的生活质量是非常有必要的。

一、放射性脊髓病的病因及可能机制

1. 神经胶质学说　少突胶质细胞是脑损伤的主要靶区细胞，辐射导致少突胶质细胞 DNA 破坏，具有再生能力的有丝分裂期细胞死亡，超过其前体细胞再生的代偿能力，从而导致白质破坏，即放射线直接损伤细胞。有关研究发现其可能为最常见而不可逆性神经功能障碍相关的晚期组织病理学改变。

2. 血管损伤学说　最近研究提出了与血管新生、血管壁增厚、血管扩张、渗透性增强和血脊髓屏障破坏等一系列血管异常相关的十分复杂的病理学说，即放射会使血管损伤，引起缺血性改变导致神经细胞缺血、缺氧、坏死而继发脊髓损伤。越来越多的证据表明，放射损伤后形态正常的血管中可出现血管内皮细胞功能性变化，多数学者倾向于血管的高通透性改变是放射性脊髓病发生的主要原因。

3. 免疫机制学说　通常依组织受累程度将放射性脊髓病的病理改变分为白质损伤和血管损伤等两类。放射线照射神经组织后，会使细胞蛋白或类脂质具有新的抗原性，产生

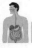

自身免疫反应，引起水肿、脱髓鞘或坏死。通过动物实验证实了这种自身免疫反应机制，它解释了为何放疗后长达数年才发病、病灶超出照射野外及脱髓鞘改变的现象。

二、放射性脊髓病的临床特点

1. 早期短暂性放射性脊髓病　在放射治疗后，经大约 3 个月的潜伏期后出现症状，表现为主观的感觉症状和很轻微的客观感觉障碍（如机体的麻木、刺痛、触电感、烧灼感及颈肩部疼痛），典型的症状是患者低头弯腰时下肢有触电及麻痹感，头复位时症状即可消失。

2. 慢性放射性脊髓病　不可逆性脊髓损伤，常一侧下肢的麻木、无力或疼痛，向同侧上肢伸延并向对侧肢体发展，最后出现肢体运动、感觉障碍及自主神经功能障碍，如脱发、消化功能紊乱、造血功能障碍等，继续恶化的患者最后常因继发支气管肺炎、逆行性泌尿道感染或呼吸麻痹而死亡。

三、放射性脊髓病的诊断

1. 诊断　放射性脊髓病的症状和体征不具有特征性，因此不能只通过临床表现作出诊断，需要通过脑脊液检查、检验科常规检查、相应部位的 X 线或 CT、磁共振成像和磁共振弥散加权成像等实验室免疫检查和影像学检查协助诊断。其中 MRI 检查最常用于描述脊髓病变，对放射性脊髓病有重要诊断价值。

2. 鉴别诊断　放射性脊髓病因临床特点多样化、发病潜伏期各异而导致诊断较难，常采用排除性诊断，常与脊髓内肿瘤、脊髓转移瘤、恶性肿瘤非转移性神经系统综合病以及脊髓外伤或损伤性疾病等进行鉴别。

四、放射性脊髓病的康复管理和策略

（一）预防性康复处理

放射性脊髓病的发生与正常的脊髓组织受到大剂量射线辐照有关，放射性脊髓病的发生与接受放射治疗的照射剂量、治疗时间、分割次数、照射部位的大小、机体免疫状态及个体放射敏感性差异等诸多因素有关。该病一般以预防为主。放疗前严格掌握放疗适应证，照射野的设置时应采取"小而不漏"的原则，照射野设计时应防止脊髓重叠，控制照射剂量和时间，缩小脊髓照射长度及采取合适的分割次数等均对放射性脊髓病的预防起很重要作用。放疗中加强放射防护及废弃放射源的管理，食管癌放疗过程中采用固定头颈枕以及必要时采用电子线补量照射以保护脊髓，放疗同时早期给予维生素 B_1、B_6、B_{12} 及促神经细胞代谢药物。一旦怀疑放射性脊髓病，应停止放射性治疗或隔离放射性损害，给予对症处理并发症、理疗等。放疗后避免过度运动，服用适量维生素、血管舒张剂、神经营养药以及免疫增强剂。

（二）西医康复处理

1. 一般治疗　加强营养支持，对瘫痪、尿便失禁及尿路感染者加强护理。

2. 药物治疗　传统多应用血管扩张药、血管活性药、神经营养药、活血化瘀中药、糖皮质激素等，效果欠佳。大剂量甲泼尼龙冲击疗法的治疗可通过抑制免疫反应、改善微循坏、减轻血管损伤等综合途径改善其临床症状，提高生活质量，改善远期预后。

3. 手术治疗　对上运动神经元受损导致的肢体痉挛性瘫痪，肌张力明显增高时可行选择性脊神经后根切断术。

4. 其他治疗 高压氧可提高组织氧分压，刺激内皮生长因子生成，激活细胞及血管修复机制，用于辅助治疗放射性骨和软组织坏死已取得良好效果。粒细胞集落刺激因子治疗可以在脊髓损伤部位抑制凋亡基因表达，从而起到修复神经及恢复功能的作用。贝伐珠单抗治疗及放射性脊髓损伤后轴突转运机制的分子影像学检测的潜在临床应用，可能在于监测治疗后症状的减轻程度，甚至可以预防疾病。

（三）中医康复处理

1. 中药康复 放射性脊髓病的发生，与气血受损，或肾精亏虚有关，放射线照射后，热毒致气血运行受阻，肌肤筋脉失于濡养而为病。治疗宜活血祛淤，补气养血，滋肾益髓。

（1）辨证治疗：以丹参15g，黄芪20g为主药。

1）大脑型症状：经常性头痛、头晕、嗜睡、记忆力下降。重者有癫痫发作、短暂的思维停顿或意识丧失，还有幻听等症状。辨证为肾虚、精亏脑失所养：加熟地15g、牛膝10g、石决明15g、珍珠母15g、龙骨15g、牡蛎15g。

2）脑干型症状：表现为相应脑干节段的神经麻痹加偏瘫症状。辨证为气滞、血瘀、脉络瘀阻：加当归15g、赤芍10g、地龙10g、川芎10g、桃仁10g、红花10g。

3）脊髓型：表现为不同的颈段、脊髓横贯性损伤，可有一过性莱尔米特征（Lhermittesign）即低头触电感症状。辨证为脾湿、经络失和，加天麻15g、法半夏15g、白术15g、茯苓15g、甘草5g。

（2）验方：桃仁10g、红花10g，黄芪15g、女贞子15g、熟地黄15g、石菖蒲12g、首乌30g、猫爪草30g。水煎服，日2次。

2. 中医技术康复 放射性脊髓病可出现运动障碍、括约肌功能障碍等，其康复治疗过程中不仅需要给予维生素B族及促神经细胞代谢药，积极对症处理并发症，同时出现运动感觉自主神经障碍后遗症时还可配合针灸、推拿、物理康复治疗，瘫痪患者理疗与针灸同时应用，加上功能锻炼有利于肢体功能恢复。

综上所述，放射性脊髓病是严重的放射性损伤，且临床上治疗永久性放射性脊髓病目前尚无有效的方法，患者遗留较重的神经功能障碍，自身极其痛苦，给家庭和社会带来了沉重的负担，应引起临床放射治疗医师的高度重视，提高临床工作当中针对患者的心理状态和相应症状的护理和康复，制定合理的治疗方案，尽量避免放射性脊髓损伤的发生，以延长患者的生存时间及提高生活质量。

（杨 杰 姚俊涛 陈俊强 玛依努尔·阿里甫 刘 瑜）

参 考 文 献

1. WONG C S，FEHLINGS M G，SAHGAL A.Pathobiology of radiation myelopathy and strategies to mitigate injury［J］.Spinal Cord，2015，53（8）：574-580.

2. KEŘKOVSKÝ M，ZITTERBARTOVÁ J，POUR L，et al. Diffusion Tensor Imaging in Radiation-Induced Myelopathy［J］. J Neuroimaging, 2015, 25（5）: 836-840.

3. OKADA S，OKEDA R.Pathology of radiation myelopathy［J］.Neuropathology，2001，21（4）：247-265.

4. 李文健，裴海涛.放射性脊髓病临床研究进展［J］.青岛大学医学院学报，2004，40（4）：371-373.

5. LAMBERT P M.Radiation myelopathy of thoracic spinal cord in long term survivors treated with radical radiotherapy using conventional fractionation［J］.Cancer，1978，41（5）：1751-1760.

6. CROSSEN J R, GARWOOD D, GLATSTEIN E, et al. Neurobehavioral sequelae of cranial irradiation in adults: a review of radiation-induced encephalopathy [J]. J Clin Oncol, 1994, 12(3): 627-642.

7. 宋云风, 单国用. 放射性脊髓病的临床分析[J]. 中国社区医师, 2016, 32(23): 187-188.

8. 葛宁, 陈福慈, 易峰涛, 等. 脊髓放射损伤及再程放疗限值的研究[J]. 华南国防医学杂志, 2015, 29(10): 801-803.

9. CLAUSI M G, STESSIN A M, TSIRKA S E, et al. Mitigation of radiation myelopathy and reduction of microglial infiltration by Ramipril, ACE inhibitor [J]. Spinal Cord, 2018, 56(8): 733-740.

10. GLANTZ M J, BURGER C, FRIEDMAN H, et al. Treatment of radiation induced nervous system injury with heparin and warfarin [J]. Neurology, 1994, 44(11): 2020-2023.

11. TOFILON J, FIKE R. The radioresponse of the central nervous system: a dynamic process [J]. Radiat Res, 2000, 153(3): 357-370.

12. 田野, 包仕尧, 刘春风, 等. 大鼠海马内神经胶质细胞放射反应的研究[J]. 中华放射肿瘤学杂志, 2001, 10(4): 255-257.

13. 沈莉, 杨林, 田仰华. 放射性脊髓炎 24 例分析[J]. 安徽医学, 2009, 30(4): 455-456.

14. 殷蔚伯, 余子豪, 徐国镇, 等. 肿瘤放射治疗学[M]. 北京: 中国协和医科大学出版社, 2007.

15. 朱广迎, 罗京伟, 殷蔚伯, 等. 放射肿瘤学[M]. 北京: 科学技术文献出版社, 2008.

16. KHAN M, AMBADY P, KIMBROUGH D, et al. Radiation-Induced Myelitis: Initial and Follow-Up MRI and Clinical Features in Patients at a Single Tertiary Care Institution during 20 Years [J]. AJNR Am J Neuroradiol, 2018, 39(8): 1576-1581.

17. ACERBI F, CAVALLO C, SCHEBESCH K M, et al. Fluorescein-Guided Resection of Intramedullary Spinal Cord Tumors: Results from a Preliminary, Multicentric, Retrospective Study [J]. World Neurosurg, 2017, 108: 603-609.

18. MOHAJERI MOGHADDAM S, BHATT A A. Location, length, and enhancement: systematic approach to differentiating intramedullary spinalcord lesions [J]. Insights Imaging, 2018, 9(4): 511-526.

19. CHAMBERLAIN M C. Neoplastic myelopathies [J]. Continuum (Minneap Minn), 2015, 21(1 Spinal Cord Disorders): 132-145.

20. PAYER S, MENDE K C, WESTPHAL M, et al. Intramedullary spinal cord metastases: an increasingly common diagnosis [J]. Neurosurg Focus, 2015, 39(2): E15.

21. HRABALEK L. Intramedullary spinal cord metastases: review of the literature [J]. Biomed Pap Med Fac Univ Palacky Olomouc Czech Repub, 2010, 154: 117-122.

22. Liu D, Hua J, Dong Q R, et al. X-ray therapy promotes structural regeneration after spinal cord injury in a rat model [J]. J Orthop Surg Res, 2016, 11: 6.

23. 罗亚西, 王静杰, 曾春, 等. 急性横贯性脊髓炎的临床及 MRI 特征分析[J]. 磁共振成像, 2015, 6(2): 108-114.

24. JIN J Y, HUANG Y, BROWN S L, et al. Radiation dose-fractionation effects in spinal cord: comparison of animal and human data [J]. J Radiat Oncol, 2015, 4(3): 225-233.

25. CHIANG C S, MASON K A, WITHERS H R, et al. Alteration in myelin-associated proteins following spinal cord irradiation in guinea pigs [J]. Int J Radiat Oncol Biol Phys, 1992, 24(5): 929-937.

26. 范仲鹏, 赵燕民, 王献. 甲泼尼龙冲击治疗放射性脊髓病 14 例临床观察[J]. 实用神经疾病杂志, 2005, 8(5): 69-70.

27. 韩金声. 高压氧结合中西医治疗放射性脊髓炎三例[J]. 肿瘤研究与临床, 2006, 18(10): 708-709.

28. 李德志, 李宁. 颈胸段早期放射性脊髓炎高压氧综合治疗分析[J]. 重庆医学, 2006, 35(19): 1731-1732.

29. 李京, 佟旭. 粒细胞集落刺激因子治疗放射性脊髓损伤的实验研究[J]. 临床合理用药, 2017, 10(5): 103-104.

30. PSIMARAS D, TAFANI C, DUCRAY F, et al. Bevacizumab in late-onset radiation-induced myelopathy [J].

Neurology,2016,86(5):454–457.

31. LEROUX L G,BREDOW S,GROSSHANS D,et al. Molecular imaging detects impairment in the retrograde axonal transport mechanism after radiation–induced spinal cord injury [J]. Mol Imaging Biol,2014,16(4): 504–510.

32. 苏德庆,温尊北,张坤强. 中西医结合治疗放射性脑脊髓病的临床观察[J]. 河南肿瘤学杂志,2005(6):42–44.

33. 王士贞. 中医辨治放射性脑脊髓病 9 例临床报告[J]. 新中医,1995(5):23–24.

34. 唐伏秋,涂颖. 短暂性放射性脊髓炎护理体会[J]. 河北中医,2013,35(1):119–120.

35. SCHULTHEISS T E.Repair of radiation damage and radiation injury to the spinal cord [J]. Adv Exp Med Biol, 2012,760:89–100.

第七节　放射性食管狭窄

放射性食管狭窄属于晚期食管放射性不良反应中常见的表现之一，主要累及射野范围内的食管。单纯放疗导致的良性食管狭窄发生率为 12%~30%，通常在放疗后 4~6 周发生。Coia 曾分析 120 例接受食管癌化放疗患者的吞咽功能，1 年后仍然存活的患者，其食管狭窄发生率 12%。食管狭窄发生后，患者吞咽功能下降，进而导致体重下降甚至营养不良发生，影响患者生活质量。另外需要特别指出的是，食管狭窄发生于放疗后数月或者更长时间的，需要排除肿瘤进展导致的食管狭窄。

一、病因与机制

放射性食管狭窄属于食管放疗晚期损伤之一，其发生主要由于射线导致的食管黏膜层、黏膜下层或黏膜肌层的不可逆损伤。研究显示，晚期食管损伤发生率与早期损伤发生的严重性呈正相关，早期食管损伤分级为 0、1、2、3、4 级的患者其晚期损伤发生率分别为 2%、3%、17%、26%、100%。这也提示，减轻早期食管损伤的严重程度可以有效避免晚期食管损伤发生。

放射性食管狭窄发生的危险因素主要分为两类，射线相关因素和非射线相关因素。其中，射线相关因素包括总放疗剂量、剂量分割模式、放疗技术等。食管所接受总剂量与放射性食管狭窄发生密切相关，Emami 等研究显示，放疗后食管狭窄或穿孔的 TD5/5 剂量受量为 1/3 食管受量 <60Gy，2/3 食管受量 <58Gy，全部食管受量 <50Gy。另有研究显示，晚期食管损伤发生风险与 100% 食管环周接受 50Gy 的食管长度比例有关。食管 V_{50} 超过 32% 时，晚期食管损伤包括食管狭窄的发生率大大提高。另外，分割模式也会影响放射性食管损伤的发生，LEE 等研究发现加速超分割（1 天 2 次）增加 21% 食管狭窄的发生风险。随着食管癌放疗技术特别是三维适形 / 调强放疗技术的进步，食管放射性损伤发生率有所下降，一项荟萃分析涉及 308 例接受三维适形 / 调强放疗或二维放疗食管狭窄的发生率，超过 3 级食管狭窄两组发生率分别为 8.2% 和 3.1%。这提示我们在临床工作中，应用更先进的放疗技术例如基于调强放疗的同步加量技术（SIB）在获取安全剂量提升、增加局部控制率的前提下，可以更大限度地降低患者不良反应的发生。

非射线相关因素包括同步或序贯化疗、食管部位、性别、年龄、营养状况等。尽管同步或序贯化疗方案在增加放疗敏感性、降低远处转移风险方面发生重要作用，但研究显示，化疗药物联合放疗比起单纯放疗更能增加放射性食管狭窄的发生风险。另外，上段食管更容易发生狭窄。

需要注意的是，部分患者甚至是治疗后达到完全缓解的患者，其食管狭窄可能是由于肿瘤复发导致，这强调了内镜检查在鉴别和诊断放射性食管狭窄病因中的重要地位。

放射性食管狭窄发生起始于放射线引起的急性黏膜损伤和黏膜炎，这种损伤可能仅仅局限于表浅的黏膜层，也有可能达黏膜下层或黏膜肌层。这种表浅的损伤通常发生于放疗期间，导致急性吞咽困难发生，很多患者在治疗结束后会逐渐恢复；其他患者则进一步发展为黏膜损伤导致的食管狭窄。在后续保留食管治疗（非手术）过程中，约 50% 患者出现食管腔的瘢痕形成，这主要由于损伤深达黏膜下层和黏膜肌层导致，渐渐发展为慢性吞咽困难，这些患者中的 1/3 最终发展为完全性的食管狭窄。整个过程是由黏膜层、黏膜下或黏膜肌层慢性损伤导致，其中黏膜下层或肌层慢性损伤导致的纤维化和慢性炎症，涉及炎症细胞包括巨噬细胞的浸润、大量炎症因子释放等诸多生物学反应，进而触发一系列级联反应导致狭窄发生。镜下表现为严重的黏膜下纤维化，食管管壁增厚，导致食管运动功能下降及食管狭窄发生。

二、临床表现、相关检查及诊断

放射性食管狭窄诊断主要依靠病史和临床表现以及影像学检查，当患者放疗数月后若出现吞咽疼痛和困难应高度怀疑放射性食管狭窄的发生。识别食管狭窄的类型、部位及受累长度十分关键，一般来说，黏膜损伤导致的狭窄较短并且主要位于食管病变的远端或近端；而黏膜下或肌层狭窄病变较长，通常位于病变部位，超过 2.5cm 的狭窄通常预示扩张效果不佳，这种狭窄主要由于增厚的瘢痕组织和纤维化所致。X 线钡餐造影可以显示病变的部位、范围和程度以及狭窄段长，表现为边缘不规则，粗细不均匀，食管壁僵硬，钡剂呈粗细不等的影像进入胃部，或食管腔高度梗阻，钡剂不能通过。CT 扫描可以评估肿瘤复发的部位及程度、外压情况，并可以鉴别纤维瘢痕。内镜检查可以获取病理以排除肿瘤复发导致的食管狭窄。

三、放射性食管狭窄的康复管理和策略

（一）预防性康复处理

根治性同步化放疗是目前局部晚期不可手术食管癌的标准治疗手段，大大增加了肿瘤的局部控制率，延长了患者的生存，但其中之一的晚期不良反应 – 放射性食管狭窄严重影响患者的生活质量和生存预后。

1. 采用更先进的放疗技术可以降低食管狭窄发生概率　放射性食管狭窄发生的主要风险因素是食管接受 50Gy 剂量的体积比，因此临床实践中应用更先进的放疗技术例如图像引导放疗技术、调强放疗和三维适形放疗，在保证局部控制的前提下，可以大大降低食管受照体积，进而降低食管狭窄发生风险。

2. 合理饮食及营养支持可以预防放射性食管狭窄　尽管先进的放疗技术可以降低放射性食管狭窄发生，但尚不能完全避免，因此我们需要在整个治疗过程中做好规划以应对可能发生的食管狭窄。首先是足够的能量供给以保持稳定的体重。放化疗期间患者味觉功能和食欲可能下降，应避免食用酸性和辛辣刺激的食物，忌烟酒及咖啡，减轻对食管的刺

激。一项随机对照试验中，食管癌患者给与omega-3脂肪酸联合瑞能以及标准的营养支持治疗，结果发现患者体重指数和营养状况都明显改善，随后治疗中患者放疗不良反应发生率明显下降。另外对于食管肿瘤导致的进食困难，在治疗之前给予经皮内镜下胃造瘘术加强营养可以保证能量供应，且没有肠道外营养的不良反应。

3. 药物预防康复　目前尚无特异性正常组织放射线保护剂。有些药物例如利多卡因可以缓解放射性食管损伤引起的吞咽痛。胃食管反流可以加重食管损伤导致的临床症状，促胃动力药、特异性的质子泵抑制剂及胃黏膜保护剂可以减轻反流发生。同时，食管狭窄扩张术后给与促胃动力药和质子泵抑制剂可以预防再狭窄发生。

4. 放射性食管狭窄的日常护理　患者发生放射性食管狭窄后出现饮食阻挡感并疼痛，在日常护理时应注意以下几点：患者应定时定量进食，进食速度宜慢，细嚼慢咽；每次进食不宜过饱，餐后不要立即平卧；1级反应患者可进食柔软易吞咽的软食，2~3级患者应进食流质或半流质食物；食物温度应以40~42℃为宜；忌食刺激性食物，每次进食后应口服40℃生理盐水冲洗食管，减少食物滞留管腔，减轻黏膜充血和水肿。

（二）西医康复处理

放射性食管狭窄一旦发生，应积极予以治疗康复，提高患者生存质量，改善生存预后。

1. 球囊扩张术和胃造瘘术　不完全狭窄的治疗效果较好。通常首先采用球囊扩张术，术后应用糖皮质激素以减轻炎性水肿，预防瘢痕发生。球囊扩张失败的患者可以选择经皮内镜下胃造瘘术（PEG）或食管支架植入术。需要指出的是，食管支架置入仅仅起到姑息治疗的作用，并且其应用一定要慎重，这种异质性支架材料可能会刺激组织增生导致再狭窄，也可能会侵透食管周围组织达血管管壁中从而发生致命性的并发症。

2. 食管扩张术　不完全性食管狭窄球囊扩张术可以取得理想的治疗效果，但完全性的食管狭窄球囊扩张治疗效果不佳，需要外科手术干预。这种情况通常需要Jesberg食管镜下管道再通，后续给予食管扩张联合高强度的吞咽训练。需要强调的是，后续的食管扩张治疗十分关键。扩张术分为直接扩张法和逆向扩张法，直接扩张法主要适合于病变狭窄范围较小的，并且整个食管没有变形的患者。通常对于此类型的扩张法，在术前一定要准备扩张探条，内镜下食管再通后，切忌暴力扩张，需要多次扩张，每次扩张的探条由细向粗发展，有利于能真正将食管扩张。逆行扩张法，它适合于病变范围较广且程度达到很严重的。通常需要在术前先做胃造瘘术，然后在术中利用丝线，分别系在探条或探子的两端上，医护人员将患者的口咽部挑起固定的丝线，避免丝线划伤咽部黏膜等组织，然后把引线往上拉，将探条或探子顺势放入胃瘘口内，准备进行手术，在扩张时，需要换不同尺寸的探子和探条，直到能顺利摄入食物为准。

3. 食管重建术　对于瘢痕和纤维化严重导致的食管完全狭窄，食管再通和扩张往往治疗效果欠佳，此时可以选择永久性胃造瘘术。另一种选择是外科食管重建术，但此类手术风险高，并且再次狭窄的可能性大，需要协同外科医生谨慎评估实施。

（三）中医康复处理

1. 中药预防康复　放射性食管狭窄属于放射性食管损伤的晚期损伤，与早期损伤即放射性食管炎的发生呈明显正相关，因此中药及早干预减轻放射性食管炎可有效降低放射性食管狭窄的发生。中医临床研究也显示，急性阶段的及时预防和治疗不但是解决放射治疗中的吞咽疼痛和困难症状的最好时机，也是减轻晚期损伤的重要预防性措施。中医学者认为放射线的属性为"火""热""毒""邪"，损伤人体，致毒热炽盛、津伤血燥、侵犯脏腑，致血脉受损、气机不畅、淤血内阻，亦可影响脾胃功能。

中医辨证将本病分为火热伤阴型、痰热型、气虚痰湿型。火热伤阴型采用清热解毒、滋阴降火法，其方药为：生地黄、麦冬、玄参、延胡索、白头翁、野菊花、白芍、牡丹皮、炙甘草；痰热型采用清热化痰法，其方药为：瓜蒌、黄连、苦参、清半夏、薏苡仁、茯苓、延胡索、川楝子、炙甘草；气虚痰湿型采用益气化痰祛湿法，其方药为：西洋参、白术、茯苓、陈皮、木香、砂仁、白扁豆、炙甘草。以上方药均采用水煎服，每天1剂，2周为1疗程。单味药如苦参、血竭、康复新液（大蠊干燥虫体的乙醇提取物）等。

2. 中医预防康复　中医将放射性食管损伤归为"噎膈"范畴，主治该病症的穴位有足三里、天突、膻中、中庭。《内经》中关于足三里的治疗可以分为两种，一种为治疗胃肠自身疾病，另一种通过取用足三里调节脾胃，达到治疗其他疾病的目的，足三里穴位于膝关节髌骨下，小腿髌骨韧带外侧凹陷中，经常针灸足三里，能促进食欲、改善睡眠、振奋精神。天突穴为任脉之穴，于喉结下，是治疗晕厥气促、呃逆噎膈等重要病症的常用穴。膻中穴位于两乳头连线的中点，属心包经之募穴，八会穴之气会，有降气调逆、宣肺利气之功；中庭穴位于前正中线上，平第五肋间，主治噎膈、呕吐、心痛。有研究显示刺激这些穴位可以预防减少放射性食管炎的发生。

（袁双虎　姚俊涛　李振祥　刘　瑜）

参 考 文 献

1. ADEBAHR S，SCHIMEK-JASCH T，NESTLE U，et al. Oesophagus side effects related to the treatment of oesophageal cancer or radiotherapy of other thoracic malignancies［J］.Best Pract Res Clin Gastroenterol，2016，30（4）：565-580.

2. COIA L R，MYERSON R J，TEPPER J E. Late effects of radiation therapy on the gastrointestinal tract［J］. Int J Radiat Oncol Biol Phys，1995，31（5）：1213-1236.

3. ATSUMI K，SHIOYAMA Y，ARIMURA H，et al.Esophageal stenosis associated with tumor regression in radiotherapy for esophageal cancer：frequency and prediction［J］.Int J Radiat Oncol Biol Phys，2012，82（5）：1973-1980.

4. AHN S J，KAHN D，ZHOU S，et al.Dosimetric and clinical predictors for radiation-induced esophageal injury［J］. Int J Radiat Oncol Biol Phys，2005，61（2）：335-347.

5. EMAMI B，LYMAN J，BROWN A，et al.Tolerance of normal tissue to therapeutic irradiation［J］.Int J Radiat Oncol Biol Phys，1991，21：109-122.

6. MAGUIRE P D，SIBLEY G S，ZHOU S，et al.Clinical and dosimetric predictors of radiation-induced esophageal toxicity［J］.Int J Radiat Oncol Biol Phys，1999，45（1）：97-103.

7. LEE W T，AKST L M，ADELSTEIN D J，et al.Risk factors for hypopharyngeal/upper esophageal stricture formation after concurrent chemoradiation［J］.Head Neck，2006，28（9）：808-812.

8. DENG J Y，WANG C，SHI X H，et al.Reduced toxicity with three dimensional conformal radiotherapy or intensity-modulated radiotherapy compared with conventional two-dimensional radiotherapy for esophageal squamous cell carcinoma：a secondary analysis of data from four prospective clinical trials［J］.Dis Esophagus，

2016,29(8):1121-1127.

9. CHEN A M,LI B Q,JENNELLE R L,et al.Late esophageal toxicity after radiation therapy for head and neck cancer〔J〕.Head Neck,2010,32:178-183.

10. PAN Y,BRINK C,KNAP M,et al.Acute esophagitis for patients with local-regional advanced non small cell lung cancer treated with concurrent chemoradiotherapy〔J〕.RadiotherOncol 2016,118(3):465-470.

11. PRISMAN E,MILES B A,GENDEN E M.Prevention and management of treatment-induced pharyngo-oesophagealstricture〔J〕.Lancet Oncol,2013,14(9):380-386.

12. KIM J W,KIM T H,KIM J H,et al.Predictors of post-treatment stenosis in cervical esophageal cancer undergoing high-dose radiotherapy〔J〕.World J Gastroenterol,2018,24(7):862-869.

13. COX J D,STETZ J,PAJAK T F.Toxicity criteria of the Radiation Therapy Oncology Group(RTOG)and the European Organization for Research and Treatment of Cancer(EORTC)〔J〕.Int J Radiat Oncol Biol Phys,1995,31(5):1341-1346.

14. FIETKAU R,LEWITZKI V,KUHNT T,et al.A disease-specific enteral nutrition formula improves nutritional status and functional performance in patients with head and neck and esophageal cancer undergoing chemoradiotherapy:results of a randomized,controlled,multicenter trial〔J〕.Cancer,2013,119(18):3343-3353.

15. URKEN M L,JACOBSON A S,LAZARUS C L.Comprehensive approach to restoration of function in patients with radiation-inducedpharyngoesophageal stenosis:report of 31 patients and proposal of new classification scheme〔J〕.Head Neck,2012,34:1317-1328.

16. 姜苗,董青.中医药防治放射性食管炎研究进展[J].南京中医药大学学报,2008,24(4):286.

17. 王晓贞.中医辨证治疗放射性食管炎的临床疗效观察[J].北京中医药大学学报(中医临床版),2007,14(1):16-18.

18. 张燕,李玉梅,曹燕华,等.经皮穴位电刺激在预防急性放射性食管炎中的临床应用[J].护理研究,2016,30(34):4322-4324.

第八章

化疗并发症临床康复

第一节　胃肠道反应

食管癌是常见的上消化道恶性肿瘤，现阶段，食管癌的治疗方法主要是手术切除，化疗是食管癌患者治疗的重要策略之一。然而，化疗药物会引起一系列的不良反应，其中最常见的是恶心呕吐、腹泻、便秘，影响患者的生活质量和依从性，因此，预防化疗引起的胃肠道反应对于提高食管癌术后患者后续治疗的疗效具有十分重要的意义。

一、恶心和呕吐

化疗是肿瘤综合治疗中必不可少的组成部分，化疗引起的恶心、呕吐（chemotherapy-induced nausea and vomiting, CINV）是肿瘤治疗中常见的胃肠道反应，它会影响饮食、精神状态和治疗信心，并可能造成患者代谢紊乱、营养失调、体重减轻等，也是影响化疗耐受性的关键之一。如何把恶心、呕吐反应减至最小，使患者消除化疗恐惧心理，顺利完成化疗，是化疗效果和患者康复的保证。

（一）化疗药引起呕吐的机制

化疗药物引起的呕吐是一个复杂的过程，化疗药物引起恶心、呕吐的原因，是由于细胞毒性药物刺激位于小肠黏膜的嗜铬细胞释放，促进神经活性物质，激活外周及中枢神经系统内的相应受体，从而产生恶心、呕吐。能够传递呕吐信息的神经递质很多，其中与临床抗呕吐治疗关系密切的主要有多巴胺受体 D2、组胺受体 H1、毒蕈碱型胆碱能受体 M、阿片受体及 5- 羟色胺（5-HT）受体，应用不同的止吐药物分别阻滞这些受体均可产生不同程度的止吐效果。另外，在食管癌根治 - 胃代食管术后，胃的解剖位置发生了改变，上提至胸腔，胃 - 食管吻合口位于胸内（主动脉弓上或弓下）或颈部，对生理功能产生一系列影响：①胃 - 食管吻合口位置高，易于发生反流，产生呕吐；②胃 - 食管吻合口周围缺少正常的膈 - 食管膜抗反流作用，易于产生呕吐。

（二）临床表现、体征及相关检查

临床表现因个人耐受差异、精神类型、药物毒性及药量大小等而不同，急性的常发生在给予化疗药物的数分钟至数小时内，并在 5~6 小时达到高峰，恶心呕吐往往比较严重，但一般在 24 小时内可缓解，发生率在 12%~59%；延迟性的常在化疗后 24 小时后发生，其中 40%~50% 发生于化疗后 24~48 小时，发病率为 19%~75%；预期性呕吐的患者在化疗开始之前即发生的，主要由精神、心理因素等引起，同时伴随焦虑、抑郁，发病率为18%~57%。

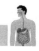

呕吐分级（度）：①0级：无恶心及呕吐；②Ⅰ级：恶心；③Ⅱ级：暂时性呕吐；④Ⅲ级：呕吐，需要治疗；⑤Ⅳ级：难控制的呕吐。

由于恶心、呕吐常伴有厌食，故患者易出现脱水及电解质紊乱，需严密监测生命体征及血常规、肝肾功能、电解质情况，保持水、电解质平衡。

（三）化疗药引起呕吐的分类

1. 按呕吐发生的规律可以分为以下五类：

（1）急性呕吐：用药后数分钟到数小时内出现，多于用药后5~6小时最高峰，一般24小时内缓解。

（2）迟发性呕吐：于用药24小时后出现，常见于顺铂。

（3）预期性呕吐：前一次化疗中出现恶心/呕吐的患者，在下一次化疗开始前就出现恶心、呕吐，属于条件性反射，发生率为18%~57%，呕吐的发生与肿瘤化疗药物本身无关，是由精神和心理因素主导的。

（4）突破性呕吐：指在给予预防性止吐治疗后仍出现的且需解救治疗的呕吐。

（5）难治性呕吐：指预防性或解救性止吐治疗均失败的呕吐。

2. 根据化疗药物的致吐潜能可分为三类：

（1）低致吐性：如多西他赛、氟尿嘧啶、吉西他滨等。

（2）中度致吐性：如卡铂、奥沙利铂、伊立替康等。

（3）高致吐性：如顺铂等。

（四）恶心和呕吐的康复管理及策略

1. 预防性康复处理

（1）心理疏导：化疗药物的不良反应使患者遭受癌症折磨的同时又要忍受化疗的痛苦，心理上承受巨大压力，产生紧张、悲观、抑郁的情绪，因此做化疗心理护理相当重要。医护人员在化疗前告知患者注意事项，使其对本次化疗方案有一个初步的了解，在化疗过程中多与患者沟通，了解其内心的想法，及时消除患者对化疗的恐惧心理，树立战胜疾病的信心，做好心理疏导，纠正患者不正确的认识，减少恐惧和焦虑的产生。给予患者有关可能出现的治疗不良反应及机体感受信息，通过解释达到消除疑虑的目的。给予患者精神方面的支持，有利于减轻或缓解患者情绪或精神上的压力，帮助患者树立战胜疾病的信心。

（2）饮食指导：

1）少食多餐，避免空腹或腹胀。不要用勉强吃、勉强喝的办法来压住恶心和呕吐。

2）避免太甜或太油腻的食物，可饮用清淡、冰冷的饮料，食用酸味、咸味较强的食物来减轻症状。

3）在起床前后及运动前吃较干的食物，如饼干或土司，可抑制恶心；运动后勿立即进食。

4）避免同时摄食冷、热的食物，否则，易刺激呕吐。

5）饮料最好在吃饭前30~60分钟饮用，并以吸管吸取为宜。

（3）日常护理：

1）进食后避免平躺，减少食物反流的机会，可选择坐在椅子上休息。

2）感觉恶心时可尝试用嘴呼吸，或作慢而深的呼吸。

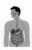

3）化疗期间要放松心情，可使用一些放松技巧分散对恶心感的注意力，如看电视、听音乐或与朋友聊天。

4）避免接触感觉不适的气味，如食物的味道、烟雾、香水等如出现严重呕吐。

5）需多补充水分及摄取含钾高的食物，例如香蕉、橘子、葡萄干等。

（4）预处理：

1）接受多日化疗的患者将面临急性和延迟性恶心/呕吐的双重风险，致吐潜能与化疗药物的种类及使用顺序相关。特别是化疗首日过后直至疗程结束，急性和延迟性呕吐可能存在重叠，因此难以每天推荐特定的止吐方案。

2）化疗后延迟性呕吐的风险期也取决于具体的治疗方案以及在该方案中最后一种化疗药物的致吐潜能。

3）在设计止吐方案时要考虑的实际问题：管理环境（如住院患者和门诊患者），给药途径（肠胃外，口服或透皮），5-HT$_3$RA 的作用持续时间及适当的剂量间隔，每日给予止吐药物的耐受性（如糖皮质激素），依从性/顺应性的问题及个体风险因素。

2. 西医康复处理 目前，CINV 的治疗主要以预防为主。根据化疗药物催吐风险，结合患者既往发生 CINV 的情况，个体化选择合理的止吐药物。

（1）根据抗癌药物的致吐性强弱并结合患者的特点制定止吐方案：

1）高致吐风险药物化疗前，推荐联合应用 5-羟色胺受体拮抗剂、地塞米松、和神经激肽受体拮抗剂阿瑞吡坦；呕吐严重引起脱水和离子紊乱者，需给予静脉补液并纠正离子紊乱的治疗。

2）接受中致吐风险药物化疗的患者，推荐联合应用 5-羟色胺受体拮抗剂、地塞米松。

3）预防化疗后延迟性呕吐时，地塞米松和阿瑞吡坦二联药物治疗应用于所有接受顺铂和其他高致吐风险药物化疗患者，不再推荐联合应用 5-羟色胺受体拮抗剂、地塞米松。

4）低致吐风险药物化疗前，推荐应用 5-羟色胺受体拮抗剂。

5）极低致吐风险药物化疗，针对呕吐情况推荐按需用药。

（2）药物应用：

1）止吐药物的应用：对轻度的呕吐可选用多巴胺受体拮抗剂，如甲氧氯普胺；对中、重度的呕吐可选用 5-HT$_3$ 受体拮抗剂，如格拉司琼，或 NK-1 受体拮抗剂，如阿瑞匹坦。① 5-羟色胺受体拮抗剂（5-HT$_3$RA）：5-HT$_3$ 受体拮抗剂通过阻断 5-羟色胺与 5-HT$_3$ 受体结合发挥强大的止吐作用。如一代昂丹司琼、格拉司琼，二代帕洛诺司琼，一直是预防高、中度致吐风险药物所致恶心、呕吐的有效药物。5-HT$_3$RA 的重复给药频率或必要性取决于所选药物的类型及给药方式（肠胃外/口服/透皮）。在 3 天化疗方案之前，单次静脉注射帕洛诺司琼 0.25mg 即可，无需多日口服或静脉注射另一种 5-HT$_3$RA。根据可靠证据，重复给予帕洛诺司琼 0.25mg 静脉注射是安全的。在疗效方面，仅有限数据支持多日给药；② NK1 拮抗剂：NK1 拮抗剂可能适用于具有中度或高度致吐风险且与延迟性恶心和呕吐风险相关的多日化疗方案。对于单日化疗方案，阿瑞吡坦、福沙吡坦、奈妥吡坦或罗拉吡坦联用 5-HT$_3$RA 和糖皮质激素在 NCCN 指南中属Ⅰ类证据。罗拉吡坦半衰期长，因此给药间隔不得少于 2 周。

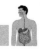

2）镇静药物：抗组胺类药物，如异丙嗪 25mg，肌注。

3）皮质类固醇激素类药物：如生理盐水 100ml+ 地塞米松 5 mg+ 维生素 B_6 200mg，静滴。

对于中致吐性化疗（MEC）或高致吐性化疗（HEC），地塞米松应每日给药一次（口服或静脉注射），对于可能引发延迟性呕吐的方案，化疗后应持续给药 2~3 天。若化疗方案中已包含糖皮质激素，地塞米松则需要调整剂量或不用。地塞米松保守策略：接受 MEC 或不含顺铂 HEC 的患者，尤其是具备极少 CINV 危险因素或激素不耐受的患者，限制地塞米松仅在第 1 天使用是一种选择，并且可能与止吐控制率显著降低无关。

4）静脉营养：对于恶心呕吐明显、不能进食者，应静脉滴注脂肪乳、葡萄糖电解质等。

5）老年或过度镇静患者可考虑使用奥氮平 5mg。

6）对于恶心呕吐难以耐受的食管癌化疗的患者建议顺铂改为奈达铂。奈达铂为顺铂类似物，属于第 2 代铂类抗肿瘤药物。其抗肿瘤的作用机制与顺铂相同，但与顺铂无交叉耐药。因其溶出度高于顺铂，患者在接受奈达铂治疗前无需接受水化利尿，可使其不良反应显著降低。同时，奈达铂的肾脏毒性与胃肠道反应较少，可使患者的耐受性大大提高。

二、腹泻

食管癌常用的化疗药物如氟尿嘧啶、卡培他滨、紫杉醇、伊立替康等可使胃肠道上皮细胞损伤，增加肠管蠕动，影响水分和营养的吸收，而发生腹泻。化疗相关性腹泻不仅会降低患者的生活质量，还会导致水电解质紊乱、脱水、感染，严重可导致休克、死亡。

（一）化疗引起腹泻的机制

1. 细胞毒药物作用于分裂增殖较快的细胞　胃肠道血流丰富，上皮细胞增殖分裂较快，易接受抗癌药物的直接破坏，引起肠黏膜吸收和分泌失衡。

2. 肠道菌群移位引起的感染性腹泻　化疗后出现骨髓抑制引起患者中性粒细胞减少，导致免疫力低下，肠道菌群繁殖紊乱，继发肠道感染，加重腹泻的发生。

3. 肿瘤患者情绪紧张，抑郁、焦虑会加重腹泻的程度。

4. 化疗药物对黏膜上皮细胞的直接损伤作用，通过抑制 DNA 合成而影响细胞再生、成熟和修复过程。

5. 化疗后由于胃肠道反应使患者饮水、进食减少，肠道内寄生的正常菌群大量繁殖，产生吲哚、硫氢基、胺类等破坏肠道内环境，导致肠道黏膜受损形成溃疡。

6. 由于大量抗生素及糖皮质激素的应用，使肠道正常菌群受抑，某些致病菌、真菌异常繁殖，引起肠道溃疡感染。

（二）化疗引起腹泻的分级

1. 美国东部肿瘤协作组（ECOG）关于化疗引起腹泻的分级

0 级：无腹泻。

1 级：排便次数增加 2~3 次 / 日。

2 级：排便次数增加 4~6 次 / 日，夜间排便，中度腹部绞痛。

3 级：排便次数增加 7~9 次 / 日，排便失禁，重度腹部绞痛。

4 级：排便次数增加 ≥ 10 次 / 日，脱水，需肠外营养。

2. 日本腹泻判断标准（Japan clinical oncology group）JCOG

1 级：排便次数较前增多 2~3 次 / 日。

2 级：每日排便 4~6 次，夜间腹泻伴有腹痛。

3 级：每天腹泻 7~9 次，腹泻加重。

4 级：每天腹泻 10 次以上，有血性腹泻。

（三）腹泻的康复管理及策略

1. 预防性康复处理

（1）心理疏导：患者化疗前，医护人员要做好宣教工作，让患者做好心理准备，知道哪些化疗药物可能引起腹泻；一旦出现腹泻后，要帮助患者缓解紧张、恐惧、焦虑和不安的情绪，细心周到地做好各项护理，向患者介绍治疗成功的案例，稳定患者情绪，树立战胜疾病的信心；同时做好患者家属的工作，取得他们的配合，给患者支持和关心，有利于帮助他们早日恢复，顺利完成化疗。

（2）饮食指导：

1）严重腹泻进清淡流食；

2）摄取含钾高的食物如香蕉、马铃薯及梨、杏等，避免使用油腻、高纤维食物，避免进食产气的食物如糖类、豆类、碳酸饮料；

3）禁食含乳糖食品和高纤维素食物；

4）2 级以下腹泻，以调节饮食和观察为主，日饮 8~10 大杯水，少量多餐进食易消化食物。

（3）日常护理：

1）多摄取水分以防止脱水：液体温度以室温为宜，以防刺激肠黏膜导致再度腹泻。

2）定时温水坐浴，减轻肛门不适。

3）化疗前停用所有缓泻剂、避免使用加速肠蠕动的实物或饮料包括但不限于乳糖、乙醇等，不预防性使用洛哌丁胺—不腹泻不用药。

2. 西医康复处理

（1）止泻药物的应用：可以使用肠蠕动抑制剂如洛哌丁胺、地芬诺酯等；抗分泌制剂如生长抑素等；黏膜保护剂如蒙脱石散、硫糖铝等；微生态制剂如整肠生等；收敛止泻剂如药用碳、铋剂、鞣酸蛋白等。

（2）按照腹泻程度给予治疗：不伴其他并发症状和体征的Ⅰ度、Ⅱ度腹泻，仅需常规处理。Ⅰ度、Ⅱ度腹泻并伴下列症状之一者或Ⅲ~Ⅳ度腹泻者均归为"复杂腹泻"，需严密观察，积极处理，伴随症状如中到重度的腹绞痛、Ⅱ度恶心 / 呕吐、体质减退、发热、败血症、中性粒细胞减少、出血、脱水。

1）Ⅰ度、Ⅱ度腹泻的患者以饮食调节为主（如禁食含乳糖食品和高纤维素食物），指导患者记录大便数量，及时报告相关症状（如发热、体位性眩晕）。当出现不成形大便时给予洛哌丁胺口服治疗，首次剂量为 4mg，以后为每 4 小时 2mg，总量不超过 16mg/ 天。

2）复杂的腹泻病例（腹泻伴发热呕吐、肠绞痛，血便、一天腹泻 10 次以上等），除上述常规给予饮食调理、口服洛哌丁胺治疗外，还需要进行血常规、便常规、生化指标检测，出现脱水和离子紊乱的情况应给予静脉补液、纠正离子紊乱、注意水电解质的平衡；如有感染的情况需给予抗感染治疗；同时可以给予皮下注射奥曲肽 100~200μg/q8h；剧烈的延迟性腹泻，奥曲肽剂量可提高到 500μg，同时可选择辅助蒙脱石散、山莨菪碱。

3）2 级以上腹泻应停止抗肿瘤治疗直至症状消失，下一周期治疗酌情降低剂量。

三、便秘

便秘（constipation）是肿瘤化疗常见的并发症之一，表现为排便次数减少、粪便干硬和 / 或排便困难。排便次数减少指每周排便少于 3 次。排便困难包括排便费力、排出困难、排便不尽感、排便费时等。便秘严重影响肿瘤患者的生活质量。便秘是食管癌化疗后常见的并发症之一，其发生率约为 15%。便秘可使患者产生腹胀、腹痛、烦躁、食欲减退及焦虑等症状，严重者还会发生肛裂。

（一）化疗后便秘的机制

1. 药源性因素　化疗药等药物的神经毒性作用于胃肠道平滑肌，使之蠕动减弱，进而出现肠麻痹。食管癌易产生便秘的药物有顺铂、奥沙利铂、多西他赛等药物。其他药物如止吐药、阿片类镇痛药，也会导致便秘。

2. 饮食因素　化疗期间食欲减退，饮食中缺乏液体和纤维。

3. 生活习惯改变　患者在化疗期间长期卧床，减慢了胃肠蠕动，降低了食欲，减少了水分和食物的摄入，肠内容物无法对正常蠕动产生刺激。

4. 心理因素　紧张、焦虑、恐惧等引起交感神经兴奋占优势，抑制了副交感神经，导致胃肠道神经受到抑制，胃肠蠕动差。

（二）便秘的康复管理及策略

1. 预防性康复处理

（1）心理疏导：许多患者对化疗相关性便秘不理解，特别对化疗本身的畏惧，精神过度紧张，甚至出现焦虑、抑郁等情况。对于焦虑抑郁患者，需要医护人员提供及时的心理指导和治疗，疏导患者的不良情绪，减轻患者心理压力和精神负担。教育包括对肿瘤本身的认识和肠道生理、病理等知识的教育，也包括发生便秘的可能性和危害性，都要及时向患者进行说明，引起其对便秘的重视，帮助患者合理调节生活方式，保持积极乐观的心态，配合临床治疗。

（2）饮食指导：主要指食物性纤维素物质，常见的有菌类、水果类、豆类等，它们具有很强的持水性。同时，膳食纤维作为肠内异物能刺激肠道的收缩和蠕动，也能加快大便排泄。鼓励患者多饮水，每天起床后早餐前喝 1 杯温开水，可湿润和刺激肠蠕动；适当进食有润肠通便作用的食物，如蜂蜜、芝麻、核桃等。

（3）日常护理：

1）详细询问患者病史，进行详尽的体格检查和辅助检查，寻找引起便秘的潜在病因：肿瘤引起的肠梗阻，电解质紊乱，高血糖，甲状腺功能减退等。

2）指导患者进行肠道功能的自我管理：包括合理搭配饮食，增加饮食中膳食纤维的含量。

3）鼓励长期卧床患者在床上可进行腹部锻炼和盆底肌肉的锻炼，不要抑制便意，养成定时排便的习惯。

4）为卧床患者提供舒适安静、隐秘的排便环境以及合适的便盆和辅助器具。

5）根据患者的实际情况，指导其适当进行运动；对卧床不能行动的患者，指导其揉腹按摩，即用自己的手掌按于脐部或脐上四指处适当加压，顺时针方向揉动、按摩腹部，每天早、晚各1次，10分钟/次，促进排便。

2. 西医康复处理

（1）渗透性药物：临床常用的此类药物主要有甘露醇、乳果糖、山梨醇、聚乙二醇等。此类药物在肠道内吸收缓慢，故可维持肠腔内的高渗透压，阻止肠道内盐和水分的吸收，从而扩张肠腔，刺激肠蠕动，缓解便秘。此类药物主要适宜于老年人、孕产妇、儿童及术后便秘的患者。但长期大剂量地使用此类药物，会引起肠道的水、电解质紊乱，使腹泻与便秘交替出现。

（2）刺激性导泻药：是能影响肠道活动和对肠黏膜中水份和电解质吸收而引起导泻的一类药物。包括蒽醌和二苯甲烷类，如大黄、番泻叶和芦荟等植物性泻药，属于蒽醌类药物。主要作用于大肠，对小肠吸收功能等无影响，故可用于急、慢性便秘。

（3）大便软化剂：其主要功能是润滑肠壁，软化大便，使大便易于排出。临床上常用的此类药物主要有开塞露、液体石蜡、冬库酯钠等。此类药物主要适用于有痔疮、肛裂及手术后、有高血压病史或长期卧床的便秘患者。但是，长期应用此类药物会引起人体对脂溶性维生素及钙、磷的吸收不良，不宜长期使用。

四、食管癌化疗相关胃肠道反应中医康复处理

中医学认为，肿瘤化疗后胃肠道常见的不良反应表现各不相同，主要临床症状有恶心呕吐、腹胀、腹泻或便秘、食欲缺乏等，当属"胃痞""呕吐""纳呆"或"便秘"或"便溏"等范畴，主要与脾胃相关，涉及肝肾。多为虚实夹杂、寒热互结之证。临床常采用辨证口服中药饮片、中成药、针灸、穴位贴敷、耳穴贴压、穴位注射等各种中医综合治疗手段配合肿瘤化疗，以期减轻化疗胃肠道反应。

1. 中药辨证 化疗药物为细胞毒药物，作用于人体，极易损伤人体正气，导致脾胃功能受损，升降失常。脾胃主受纳、腐熟、运化水谷等物质，若其功能受损，腐熟运化水谷、水液的功能下降，则气血津液的化生来源不足、机体的消化吸收功能失常，且易酿生痰湿等病邪，脾主升清，清阳不升则致泄泻；胃主降浊，浊阴不降，则致腹胀、呃逆、呕吐。肿瘤患者化疗后以虚证为主，尤以气虚、阴虚为主；病变脏腑主要以脾胃受损为主，肝肾亦受影响；在兼证中多夹痰、夹瘀。益气健脾，和胃降逆为主要治疗原则，辨证加减。

2. 中成药 基于脾胃损伤，气血生化乏源，针对不同的症状表现，予以具有不同治疗适应证的中成药。如针对恶心呕吐的香砂六君子丸、越鞠丸、保和丸等；针对便秘的当归龙荟丸、芪蓉润肠口服液、麻仁丸等；针对腹胀胃痞的四磨汤、气滞胃痛颗粒等等。

3. 针灸 临床多选用足阳明胃经、足太阴脾经穴位为主。如足三里、三阴交、中脘、阴陵泉等等。

4. 穴位贴敷 常用药物如丁香粉、半夏粉、生姜汁、旋复花、郁金、姜黄连、竹茹等等。

5. 穴位注射 选用中西药物在相关穴位上注射治疗防治胃肠道毒反应，如在足三里注射甲氧氯普胺注射液。

6. 耳穴贴压 以耳针或王不留行籽刺激耳穴以减轻胃肠道反应的一种方法。常用耳

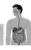

穴：神门、脾胃、大肠、内分泌、三焦等。

（吴　瑾　周红凤　何　斌　刘　莺）

参 考 文 献

1. FERLAY J,SOERJOMATARAM I,DIKSHIT R,et al.Cancer incidence and mortality worldwide：Sources，methods and major patterns in GLOBOCAN 2012［J］.Int J Cancer,2015,136(5):E359.

2. JEMAL A,BRAY F,CENTER M M,et al.Global cancer statistics［J］.CA Cancer J Clin,2011,61(2):69-90.

3. 朱丽丽,张会敏,李秀敏.个性化护理干预措施对社区食管癌患者生存质量改善的效果研究［J］.现代预防医学,2014,41(7):1221-1224.

4. 许晶,李洁,张美静,等.化疗相关性恶心呕吐的回顾性研究［J］.临床肿瘤学杂志,2018,23(5):440-443.

5. 周海辉,张海霞,葛卫红.化疗致恶心呕吐的研究进展［J］.中国药师,2018,21(7):1262-1265.

6. IKEDA M,YASUI M,FUKUNAGA H,et al.Clinical usefulness of oral granisetron hydrochloride for alleviation of delayed nausea and vom-iting induced by CPT-11［J］.Eur J Cancer Care,2005,14(5):435-439.

7. PECTASIDES D,PECTASIDES M,ECONOMOPOULOS T.Systemic chemo-therapy in locally advanced and/or metastatic bladder cancer［J］.Cancer Treat Rev,2006,32(6):456-470.

8. HESKETH P J.Proposal for classifying the acute emetogenicity of cancer chemotherapy［J］.J Clin Oncol,1997,15(1):103-109.

9. GRUNBERG S M,WARR D,GRALLA R J,et al.Evaluation of new antiemetic agents and definition of antineoplastic agent emetogenicity-state of the art［J］.Support Care Cancer 2010,19 :S43-S47.

10. 于世英,印季良,秦叔逵,等.肿瘤治疗相关呕吐防治指南(2014 版)［J］.临床肿瘤学杂志,2014(3):263-273.

11. GIRALT S A,MANGAN K F,MAZIARZ R T,et al.Three palonosetron regimens to prevent CINV in myeloma patients receiving multiple-day high-dose melphalan and hematopoietic stem cell transplantation［J］.Ann Oncol,2011,22(4):939-946.

12. RAPOPORT B L,CHASEN M R,GRIDELLI C,et al.Safety and efficacy of rolapitant for prevention of chemotherapy-induced nausea and vomiting after administration of cisplatin-based highly emetogenic chemotherapy in patients with cancer:two randomised,active-controlled,double-blind,phase 3 trials［J］.Lancet Oncol,2015,16(9):1079-1089.

13. MATSUZAKI K,ITO Y,FUKUDA M,et al.Placebo-controlled phase Ⅲ study comparing dexamethasone on day 1 to day 1-3 with NK1 receptor antagonist and palonosetron in high emetogenic chemotherapy［J］.J Clin Oncol,2016,34 :abstract 10019.

14. ROLIA F,RUGGERI B,BALLATORI E,et al.Aprepitant versus dexamethasone for preventing chemotherapy-induced delayed emesis in patients with breast cancer:A randomized double-blind study［J］.J Clin Oncol,2014,32 :101-106.

15. NAVARI R M,QIN R,RUDDY K J,et al.Olanzapine for the prevention of chemotherapy-induced nausea and vomiting［J］.N Engl J Med,2016,375 :134-142.

16. 孙晓.奈达铂联合氟尿嘧啶在晚期食管癌治疗中的临床应用价值分析［J］.中国实用医学,2015,10(5):162-163.

17. WANG X,SHEN Y,LI S,et al.Importance of the interaction between immune cells and tumor vasculature mediated by thalidomide in cancer treatment(Review)［J］.Int J Mol Med,2016,38(4):1021-1029.

18. MUEHLBAUER P M,THORPE D,DAVIS A,et al.Putting evidence into practice:evidence-based interventions to prevent,manag,and treat chemotherapy-and radiotherapy-induced diarrhea［J］.Clin J Oncol Nurs,2009,13(3):336-341.

19. 刘金嫚,冯莉霞.系统饮食护理干预对肿瘤患者化疗后便秘的影响［J］.护士进修杂志,2018,33(1):62-

63.

20. 田丽丽,李晓莉.肿瘤化疗药物应用中的不良反应临床处理分析及影响因素[J].药物与人,2014(3):77-80.

21. 赵琼.早期护理干预对癌症化疗患者便秘的效果观察[J].沈阳医学院学报,2018,20(1):56-57.

22. 刘蕾,姜涛,李德俊.肿瘤化疗后胃肠道反应的中医证治及用药规律探讨[J].环球中医药,2014,7(9):737-740.

第二节　骨　髓　抑　制

骨髓抑制是指骨髓中的血细胞前体的活性下降。骨髓抑制是多数化疗药的常见不良反应,大多数化疗药均可引起有不同程度的骨髓抑制,使周围血细胞数量减少。血细胞由多种成分组成,每一种成分都对人体起着不可缺少的作用,任何一种成分的减少都使机体产生相应的不良反应。临床上常见的易引起骨髓抑制的药物有多柔比星、卡铂、异环磷酰胺、长春碱类等。

一、化疗药物引起骨髓抑制的机制

正常情况下,骨髓内细胞的增殖、成熟和释放与外周血液中粒细胞的衰老死亡、破坏和排出呈相对恒定状态。抗肿瘤药物可作用于癌细胞增殖周期的不同环节,抑制 DNA 分裂增殖能力,从而起到对肿瘤的治疗作用。但由于化疗药物缺乏选择性,在杀死大量肿瘤细胞的同时亦可杀死不少正常骨髓细胞,尤其是对粒细胞系影响最大,从而出现骨髓抑制,多见白细胞减少,甚则全血细胞减少。

二、临床表现、体征及相关检查

骨髓抑制主要表现为红细胞减少、中性粒细胞减少和血小板减少。粒细胞半衰期 6~8 小时,因此最先表现为粒细胞下降。血小板半衰期 5~7 天,降低出现较晚。红细胞半衰期为 120 天,化疗影响较小,通常下降不明显。血细胞中任何一种成分的减少都会使机体产生相应的不良反应。当红细胞数量减少到一定程度时容易引发贫血,常见症状包括疲劳、头晕和呼吸短促等。中性粒细胞具有吞噬细菌、防御疾病的作用,其数目过低时容易引起消化道和呼吸道等感染。血小板数目过低时出血的风险将会增加,若不及时处理,有可能危及生命。检查血常规即可发现骨髓抑制程度。

三、骨髓抑制的康复管理及策略

(一)预防性康复处理

饮食方面需给予高热量、高蛋白、高维生素类食物,如瘦肉、猪肝、红枣、黑豆、花生等,注意色、香味烹调,促进食欲;应鼓励患者进食含铁丰富的食物如动物血、动物肝脏、蛋黄、海带、紫菜、木耳等;规律休息,保证充足的睡眠时间,避免剧烈运动;预防头晕、跌倒,久坐或久卧后站起来需缓慢;当出现疲乏无力、头晕、呼吸急促等严重状况时,需及时到专业医生处就诊。

如果皮肤出现瘀点、瘀斑、鼻出血或牙龈出血、大小便带血或外伤时不易止血,应及时至医院就诊；用棉签或软质牙刷代替一般的牙刷清洁牙齿；用轻拧鼻子的方式清洁鼻孔，勿用手指挖鼻孔；勿用力咳嗽、防止便秘。

（二）西医康复处理

1. 白细胞、中性粒细胞降低患者的康复 一般发生在用药之后的 7~14 天。当白细胞数量降低到正常以下时，机体的抗感染能力会出现不同程度的降低，从而导致各种感染。为降低粒细胞减少症带来的感染风险，医务人员应做到正确执行手卫生，严格无菌操作，减少医源性感染；指导患者及照顾者做好个人卫生，减少探视人员；指导良好的饮食营养摄入，同时保证饮食卫生，如避免吃未煮熟的食物及不洁净的蔬果，避免与他人共餐等；保持病房整洁，温度适宜，在 18~25℃之间，空气清新，湿度在 50%~60%，定期消毒；病室内不宜放置鲜花或干花；指导患者，尽量避免去公共场所，以减少交叉感染机会，若必须外出，应佩戴口罩；不接触或看护小动物；积极处理患者的皮肤及黏膜损伤。

通常白细胞 $<2.0 \times 10^9$/L 或者粒细胞 $<1.0 \times 10^9$/L，需应用粒细胞集落刺激因子（G-CSF）进行升白治疗。

当白细胞 $<1.0 \times 10^9$/L 或者粒细胞 $<0.5 \times 10^9$/L，可考虑适当应用抗菌药物预防感染，一旦出现发热应立即做血培养和药敏，并给予广谱抗生素治疗，同时给予 G-CSF。特别指出，升白细胞治疗只能在一个周期的化疗药物用药完全结束的 48 小时以后才能应用。

预防性使用抗生素的指征：是否应该使用抗生素来预防由中性粒细胞减少症引起的感染或感染导致的并发症一直存在争议。除血液肿瘤外的其他类型的肿瘤患者，如果出现严重的中性粒细胞缺乏（ANC$<0.1 \times 10^9$/L）或预计中性粒细胞缺乏持续 >7 天，则可以使用抗生素进行预防。抗生素最佳的开始给药时间和给药持续时间尚无定论，推荐从中性粒细胞严重缺乏（ANC$<0.1 \times 10^9$/L）开始应用，至（ANC$>0.5 \times 10^9$/L）或出现明显的血细胞恢复证据。对于低危患者，不推荐预防性应用抗生素。

2. 血小板降低患者的康复 化疗药物也会影响骨髓生成血小板的能力。当血小板降低到一定程度时，就会影响凝血功能，出现止血障碍或者自发性出血。

血小板 $<50 \times 10^9$/L 时，可皮下注射白介素 11（IL-11）或血小板生成素（TPO），并酌情应用止血药物。指导患者减少活动，增加卧床休息时间，注意安全，防止跌倒、碰撞，告知家属避免将易引起患者兴奋的消息告诉患者，以免情绪激动引起颅内出血。保持大便通畅，大便时不可过于用力，避免颅内压力升高引起颅内出血。

血小板 $<20.0 \times 10^9$/L 属血小板减少出血危象，应予输注血小板及较大剂量止血药物治疗。嘱患者绝对卧床休息，床上排便。静脉穿刺时，避免长时间扎止血带。勤剪指甲，避免自行抓伤皮肤，并观察局部有无渗血和皮下青紫现象。注意观察皮肤有无新增部位的出血点或瘀斑。嘱患者使用软毛刷牙刷、吃软食；注意口腔清洁，饭前、饭后、睡前漱口，注意口腔黏膜反应。保持鼻腔清洁湿润，勿用手抠鼻痂，保持室内湿度在 50%~60%，以防止鼻黏膜干燥增加出血的可能。禁止剃胡须、用牙签剔牙，勿用力咳嗽，护理操作动作要轻柔，穿宽松棉质衣裤，防止损伤皮肤。

3. 红细胞、血红蛋白降低患者的康复 当红细胞太少时，人体组织得不到足够的氧，从而不能正常工作。这种现象叫做贫血，症状表现为疲劳、头昏眼花、脸色苍白、身体发冷，甚至呼吸急促。针对化疗期间不同血象的改变，应给予积极对症治疗，必要时需要输注红细胞。严重时要卧床休息，限制活动，避免突然改变体位后发生晕厥，注意安全；贫血伴心悸气促时应给予吸氧；观察贫血症状如面色、睑结膜、口唇、甲床苍白程度，注意有无头昏眼花、耳鸣、困倦等中枢缺氧症状，注意有无心悸气促、心前区疼痛等贫血性心脏病的症状；输血时护理认真做好查对工作，严密观察输血反应，给重度贫血者输血时速度宜缓慢，以免诱发心力衰竭；血红蛋白 <100g/L，可皮下注射促红细胞生成素（EPO），同时注意补充铁剂等造血原料和注意补充维生素 B_{12}、叶酸等。使用促红细胞生成素（EPO）时有可能引起血压升高和血栓形成，护理人员应关注患者主诉，监测血压，并告知患者，如果下肢出现疼痛、肿胀或出现气短、气短加重、血压升高、头晕或意识丧失、重度乏力要立即通知医生，必要时可使用抗高血压药和肝素。

（三）中医康复处理

化疗后所出现的骨髓抑制表现，如头晕、乏力、纳差、面色无华、易并发感染致发热、出血、怕冷等，可归属到中医的"血虚""虚劳""气虚"范畴。多数学者认为化疗后骨髓抑制的中医病因病机为脾肾亏虚，气血不足。

脾胃为后天之本，主运化水谷，借心肺布散精微，濡养四肢百骸形体官窍。脾胃在后天气血的生成方面有着至关重要的作用。《灵枢·决气》曰："中焦受气取汁，变化而赤，是谓血"，故有"脾胃为气血生化之源"的论述。化疗后患者常出现厌食、纳差等脾胃运化受损症状，加上营养失调，气血生化乏源，进而可见骨髓抑制症状。

"骨髓"属于中医"髓"的范畴。髓的化生、封藏与肾的关系最为密切。"髓者，骨之充也"（《素问·解精微论》），"肾主骨生髓"（《素问·五行大论》）。髓乃肾中精气所化，藏于骨中。只有肾精充足，方能"骨髓坚固，气血皆从"（《素问·生气通天论》）。肿瘤患者体质虚弱，加之长期应用化疗药物致肾虚更甚，肾虚不能藏精，精不藏则髓不能满，骨髓空虚则化血无力，故出现骨髓抑制现象。

气为血之帅，血为气之母，气血的盈亏有赖气血阴阳的调和。气有推动、固摄、激发等作用。脾胃将饮食水谷转化为营气和津液，心肺又将营气和津液化赤成血，这一过程均离不开气化。气能摄血，使血液循行于脉中而不逸于脉外，气实才能使脉管"壅遏营气，令无所避"的生理功能得以发挥。卫气行于脉外，有温分肉、充皮肤、肥腠理、司开合的作用，即现代医学所指免疫防御体系；肿瘤患者化疗后正气受损，气化无力、气虚失于固摄、卫气卫表失职，故出现临床上化疗后骨髓抑制的表现。

1. 中药治疗　经典方剂如归脾汤、四君子汤、八珍汤、十全大补汤等能通过补益气血、健脾益肾而达到保护骨髓的目的，从而发挥防治化疗后骨髓抑制的作用。章慧等临床研究提示八珍汤具有保护骨髓的作用。郑建晓等发现归脾汤不仅能减少骨髓抑制的发生，提高化疗的完成率，而且可缩短白细胞减少后恢复至正常需要的时间。另外，在经典补血方剂的基础上常可加入阿胶、鸡血藤、西洋参、太子参等补益气血之品。中成药"复方皂矾丸"（西洋参、海马、肉桂、大枣、核桃仁、皂矾）、驴胶补血颗粒等亦有提高粒细胞和红细胞的作用。

2. 针灸治疗　针灸作为独具中医特色的治法，也可发挥减轻骨髓抑制作用。针灸治疗骨髓抑制的基本治法仍以健脾补肾、补益气血为纲要。临床常以针刺、艾灸和穴位注射为主要治疗措施。常选用足三里、神阙、关元、血海、三阴交、肾俞、脾俞、合谷、膻中、中脘、膈俞等为主穴，根据个人体质辨证调方。王刚等观察针刺足三里、血海、三阴交等穴改善化疗后白细胞减少症。李秋荐等采用温和灸足三里、血海、合谷、脾俞、肾俞等穴亦能治疗化疗后白细胞减少症。程俊等在足三里、三阴交穴位注射参附注射液能减轻化疗药物对骨髓的抑制。

（吴　瑾　曾普华　刘　丹　何志勇）

参 考 文 献

1. 林举择, 梁荣华, 黄旭晖. 王昌俊教授治疗化疗相关性骨髓抑制的经验[J]. 环球中医药, 2018, 11(8): 1310-1312.

2. HALL C D, HERDMAN S J, WHITNEY S L, et al. Vestibular Rehabilitation for Peripheral Vestibular Hypofunction: An Evidence-Based Clinical Practice Guideline: FROM THE AMERICAN PHYSICAL THERAPY ASSOCIATION NEUROLOGY SECTION [J]. J Neurol Phys Ther, 2016, 40(2): 124-155.

3. 柯传庆, 彭恩兰, 夏婷. 化疗所致Ⅳ度骨髓抑制的诊治分析[J]. 肿瘤基础与临床, 2018, 31(1): 86-88.

4. NEW P W, MARSHALL R, STUBBLEFIELD M D, et al. Rehabilitation of people with spinal cord damage due to tumor: literature review, international survey and practical recommendations for optimizing their rehabilitation[J]. J Spinal Cord Med, 2017, 40(2): 213-221.

5. 刘丽, 杨爽, 王化香. 肿瘤患者化疗后骨髓抑制的护理[J]. 中国中医药现代远程教育, 2013, 11(6): 107-108.

6. 郭淑霞, 于静. 白血病大剂量化疗后骨髓抑制的临床护理[J]. 临床医药文献电子杂志, 2016, 3(7): 1284-1285.

7. RUSSELL H F, RICHARDSON E J, BOMBARDIER C H, et al. Professional standards of practice for psychologists, social workers, and counselors in SCI rehabilitation [J]. J Spinal Cord Med, 2016, 39(2): 127-145.

8. 马开美. 护理干预对妇科恶性肿瘤化疗患者骨髓抑制的影响[J]. 中国医学创新, 2012, 9(26): 57-58.

9. NEW P W, ERIKS-HOOGLAND I, SCIVOLETTO G, et al. Important Clinical Rehabilitation Principles Unique to People with Non-traumatic Spinal Cord Dysfunction [J]. Top Spinal Cord Inj Rehabil, 2017, 23(4): 299-312.

10. 郭春连. 白血病患者大剂量化疗后骨髓抑制的护理对策[J]. 吉林医学, 2018, 39(11): 2180-2181.

11. ZHAO C Y, CHENG R, YANG Z, et al. Nanotechnology for Cancer Therapy Based on Chemotherapy [J]. Molecules, 2018, 23(4). pii: E826.

12. 章慧, 王云启, 梁慧. 八珍汤加减治疗非小细胞肺癌术后化疗致骨髓抑制 20 例总结[J]. 湖南中医杂志, 2011, 27(6): 23-25.

13. 郑建晓. 归脾汤防治乳腺癌术后辅助化疗骨髓抑制的临床观察[J]. 亚太传统医药, 2011, 7(7): 139-140.

14. 曹科, 张印, 冯宇, 等. 复方皂矾丸防治小细胞肺癌化疗骨髓抑制临床观察[J]. 中国中医急症, 2010, 19(4): 600-601, 641.

15. 王刚, 李彩霞, 王红. 针刺治疗化疗后白细胞减少症 41 例[J]. 陕西中医, 2010, 31(11): 1514-1515.

16. 李秋荐, 贾新焕, 马玉静. 针刺治疗肿瘤放化疗后白细胞减少症 58 例[J]. 河南中医药学刊, 2002(1): 53-54.

17. 程俊. 参附注射液穴位注射防治化疗骨髓抑制临床观察[J]. 中国中医急症, 2009, 18(11): 1812-1813.

第三节　过 敏 反 应

　　过敏反应是指已产生免疫的机体在再次接受相同抗原刺激时所发生的组织损伤或功能紊乱的反应。反应的特点是发作迅速、反应强烈、消退较快；一般不会破坏组织细胞，也不会引起组织严重损伤，有明显的遗传倾向和个体差异。

　　多数抗癌药物可引起过敏反应，但过敏反应发生率达 5% 的药物仅占极少数。紫杉醇为食管癌最主要的化疗药物之一，紫杉醇注射液中聚氧乙基代蓖麻油成分易引起患者发生过敏反应及低血压的症状，最常发生于第一次或第二次接触药物。

一、化疗药引起过敏的机制

药物过敏反应又称为变态反应，是致敏患者对某种药物的特殊反应。药物或药物在体内的代谢产物作为抗原，与机体特异性抗体反应或激发致敏淋巴细胞，从而造成组织损伤或生理功能紊乱。过敏反应仅发生于少数患者身上，与药物已知作用的性质无关；与剂量无线性关系、反应性质各不相同；并且不易预知，一般发生于首次用药。初次接触时需要诱导期，停止给药反应消失。

化疗药物过敏反应，常见为 I 型超敏反应，又称主要是特异性 IgE 抗体介导产生，可发生局部，亦可致全身。其主要特征是超敏反应发生快，消退亦快；常引起生理功能紊乱；具有明显个体差异和遗传背景。

二、临床表现、体征及相关检查

常见的症状为皮肤潮红、荨麻疹，表现为呼吸困难、低血压甚至休克，几乎所有的过敏反应发生在用药后最初的 10 分钟内，严重过敏反应发生在 2~3 分钟内。

紫杉醇引起的过敏反应通常在输注药物开始后几分钟内发生，轻微过敏患者的主要症状有皮肤红斑、心率加快及面部潮红等，严重者出现支气管痉挛、喘鸣、胸闷、呼吸困难、低血压、血管神经水肿、全身荨麻疹等过敏反应，还可引起神经、肌肉毒性，表现为外周神经病变，主要是痛温感觉障碍，运动神经和自主神经病变，肢端麻木、刺痛感或烧灼感，一般在高剂量后 24~72 小时发生。

三、过敏反应的康复管理及策略

（一）预防性康复处理

化疗前的预防措施：

化疗前应了解患者的药物、食物过敏史。紫杉醇、奈达铂等化疗药物过敏反应发生频繁，发生率为 10%~20%，在输注这类药物的时候必须提前做好预防措施，准备好抢救物品和药品。

患者如果在之前的治疗中出现过较轻的过敏反应，再使用时过敏反应的发生率将会很高，甚至高于之前的治疗。此时可以通过预处理用药，在一定程度上减少过敏反应的发生，尤其是严重的过敏反应。

在临床上，紫杉类化疗药物是预处理用药最典型的例子。紫杉类化疗药物常规预处理方案为：用药前常规给予皮质类固醇地塞米松片和抗组胺药苯海拉明预处理，可减轻或预防过敏反应发生。具体做法：在给予紫杉醇治疗 12 小时和 6 小时前服用地塞米松 10mg，紫杉醇给药前 0.5 小时给予苯海拉明 50mg 口服，西米替丁 300mg 静脉注射。经此方法预处理后重度过敏反应可明显减少。但由于常规预处理用药中须口服较大剂量地塞米松，时间跨度又大，故使用很不方便，特别是对密集式化疗患者更是不便。因此，可用简化预处理方法来代替常规方法。简化预处理方法为：在使用紫杉类化疗药物前 1 小时静脉推注地塞米松 20mg，苯海拉明 50mg 及雷尼替丁 50mg。其减轻过敏反应的作用和常规预处理方法相近，并且快速、可靠和方便，已在临床上得到广泛的应用。但使用任何可能会引起过敏反应的化疗药物时，都必须要常规准备抗过敏反应的药物（如肾上腺素、地塞米松、氢化可的松、苯海拉明、多巴胺等）以及气管插管或切开等抢救设备。

多西紫杉醇过敏反应发生率明显较紫杉醇低，但用药前1天开始口服地塞米松每次8mg，1日2次，连用3或5天，较为安全。

（二）临床常见化疗药物过敏的西医处理策略

紫杉醇过敏反应的发生率为42%，其中严重过敏反应发生率为0.7%~7.7%，严重者导致死亡。紫杉醇的过敏发生机制与紫杉醇注射液配制溶剂有关，紫杉醇为亲脂性化合物，目前临床所使用的紫杉醇注射液是用聚氧乙基代蓖麻油－无水乙醇（50:50）配制而成。聚氧乙基代蓖麻油为变应原，进入机体后可刺激机体产生IgE，并黏附于肥大细胞和嗜碱性粒细胞上，引起细胞稳定性下降，渗透性增加，细胞内颗粒脱出，释放出生物活性介质，其中组胺为主要介质，可作用于心血管、平滑肌和外分泌腺，使血压下降，心率加快，小血管扩张，毛细血管通透性增加，从而导致过敏反应。多西他赛在其注射剂中添加某些有机溶剂增加溶解性，助溶剂是聚山梨酯，可发生过敏反应。

伊立替康主要通过非竞争性抑制体内乙酰胆碱酯酶活性，引起乙酰胆碱异常堆积，导致胆碱能神经异常兴奋，而引发胆碱能综合征，导致早发性腹泻、腹痛、出汗、鼻炎、低血压、血管舒张、瞳孔缩小、流泪等不良反应；严重者腹痛剧烈、腹泻频繁、大量出汗致衣物浸透、低血压致头晕；若合并恶心、呕吐等不良反应，易引发脱水、晕厥，严重影响患者生活质量，降低患者顺应性和用药安全性。

培美曲塞是一种多靶点叶酸拮抗剂，通过破坏细胞复制所必须的关键的叶酸依赖性代谢过程，从而抑制细胞复制。体外研究显示，培美曲塞是通过抑制胸苷酸合成酶（TS）、二氢叶酸还原酶（DHFR）和甘酸甲基转移酶（GARET）的活性发挥作用，这些酶都是胸腺嘧啶核苷酸和嘌呤核苷酸生物再合成的关键性叶酸依赖性酶。

化疗期间的过敏反应大多发生在用药后15分钟内，主要导致皮疹、面色潮红、轻度血压升高；严重可表现为呼吸困难、支气管痉挛、荨麻疹、低血压等症状。化疗时，应缓慢静滴，滴注开始后，医护人员应在床边守护10~15分钟，并进行心电监护，每5~10分钟测血压、心率及呼吸各1次，密切观察生命体征变化（建议持续观察1小时），如果患者没有不适反应，可逐渐加快滴速至正常滴速，如仍没有不适反应可按正常剂量进行用药，化疗整个过程中都要严密观察病情变化，一旦出现过敏反应应立即停止输注化疗药物，并就地进行抢救。对于出现过敏反应的患者，无需等待实验室检查结果，在第一时间停药、对症治疗及抗休克治疗。

（三）中医康复处理

化疗药物的不良反应包括药物的不良反应、过量或高剂量导致的毒性、过敏和药品导致的其他事件，归属于中医"药毒"范畴，中医药疗法作为一种辅助治疗的方法，对化疗不良反应的预防及治疗有较好的疗效，能够减毒增效，改善患者生存质量。

中医学认为过敏的形成与患者先天特异体质及化疗毒邪有关，病机多以气虚卫表不固、血热化燥生风为本，外邪湿毒痰淤为标。临床上采用扶正化瘀、清营解毒、利湿祛风等中医辨证治疗可收到良好效果。方如过敏煎、小柴胡汤、小青龙汤、射干麻黄汤及乌梅丸、防风通圣丸、五味消毒饮等。治疗分发作期和缓解期，发作期重在缓解症状，标本兼治；缓解期重在改善体质。

（吴　瑾　何　斌　刘　丹）

参 考 文 献

1. 韦有丽.结直肠癌术后辅助化疗期间奥沙利铂过敏的护理措施分析[J].世界最新医学信息文摘,2018, 18（A3）:264.
2. 萧燕华,邓惠珍,吴丽萍.奈达铂或顺铂过敏反应的特点及护理[J].现代临床护理,2018,17(11):44-49.
3. 马亚飞.4 例奥沙利铂过敏反应的药学监护及干预[J].世界最新医学信息文摘,2018,18(66):191,196.
4. 王兰,严丽梅.卡铂导致妇科肿瘤患者过敏反应 27 例分析[J].实用药物与临床,2018,21(7):827-829.
5. 王红红.1 例输注奥沙利铂甘露醇病人出现过敏性休克的护理[J].全科护理,2018,16(20):2557-2558.
6. 刘运舟.1 例化疗后 PICC 置管处皮肤严重过敏的护理体会[J].中西医结合护理,2018,4(7):187-188.
7. 王素丹,李颖,陈洁.贝伐珠单抗联合其他化疗药物治疗复发卵巢癌患者的护理[J].中华护理杂志, 2018,53(6):759-761.
8. 李立,赵静.多柔吡星脂质体过敏致低血压性休克[J].中国医院药学杂志,2018,38(14):1566.
9. 华育晖,汪维佳,张红芳.紫杉醇引起肿瘤患者过敏反应的临床分析[J].中华全科医学,2018,16(5): 842-844,848.
10. 王刚,李彩霞,王红.针刺治疗化疗后白细胞减少症 41 例[J].陕西中医,2010,31(11):1514-1515.
11. 乔逸,徐焕春,白娟,等.注射用培美曲塞二钠致全身皮疹 1 例[J].中国药物警戒,2013,10(4):255.
12. 邓海燕.生姜泻心汤预防伊立替康迟发性腹泻的研究[D].北京:北京中医药大学,2007.
13. 仝小林,刘文科.论过敏性疾病的中医药治疗[J].上海中医药大学学报,2011,25(5):8-10.

第四节　脱　　发

化疗导致的脱发是化疗的常见不良反应之一，从患者的角度看，仅次于呕吐和恶心，排在化疗不良反应的第 3 位，肿瘤化疗患者的脱发发生率约为 65%，严重脱发可使某些患者心理负担过重，甚至拒绝接受进一步治疗。因此，化疗后脱发的干预是肿瘤治疗过程中需要解决的问题。

一、化疗药引起脱发的机制

食管癌常用化疗药物中能引起脱发的主要有紫杉醇、氟尿嘧啶和顺铂，脱发的程度与使用药物的种类、剂型、方法、是否联合用药、用药周期有关，一般出现于系统用药的患者，但局部应用也可以引起脱发。人体化疗后脱发大约出现在开始化疗的 2~4 周，而毛发的再生出现在化疗结束后 3~6 个月。化疗药引起脱发的机制包括以下方面：

（一）凋亡机制

凋亡能加速毛囊的退行性改变以及促进化疗药物相关的毛囊角质形成细胞凋亡的产生。而各种细胞凋亡受体及细胞信号转导分子在化疗药物引起毛囊损伤中的作用还不完全清楚。

（二）G1 期停滞

在对毛囊化疗药物损伤的研究过程中虽然没有发现与 G1 期停滞有关的直接证据，但细胞周期素依赖性激酶 2（CDK2）能明显减轻鬼臼毒素引起的新生大鼠毛发的脱落，而

CDK2 是介导 G1 期停滞的一个重要激酶分子。由此可见，G1 期停滞可能是化疗药物引起毛囊损伤除了凋亡机制以外的另一个新的途径，但遗憾的是这方面的研究目前还较少。

（三）P53 基因

P53 基因产物是一个转录因子和肿瘤抑制蛋白，由化疗药物引起的凋亡机制介导的细胞死亡中，P53 起到重要的作用，它可以使细胞对凋亡更加敏感。P53 控制毛囊的生理性退行过程，目前已有不少学者对 P53 在化疗引起的毛囊损伤中的作用及其可能的机制也做了研究。在化疗药物引起毛囊损伤的鼠动物模型中，也发现 P53 在环磷酰胺诱导的毛囊细胞凋亡过程中起到关键性的作用。

Fas 可能是 P53 基因介导的化疗后毛囊损伤的一个下游途径之一。在环磷酰胺处理后的毛囊组织中，P53 基因能抑制下调 *Fas* 与 IGF-BP3，抑制 BcI-2 表达上调。而有证据表明，敲除 Fas 基因后，小鼠对环磷酰胺引起的毛囊退行变可以延迟出现，Fas 中和抗体也能使环磷酰胺引起的毛母质区角质形成细胞的凋亡减轻。

p21 是 P53 另一条下游途径，主要介导 P53 依赖性的 G1 期停滞。细胞 DNA 损伤后 p21 在细胞内堆积，导致周期素依赖性激酶 2/ 周期素 E 结合形成复合物，然后致使 G1/S 进程阻止。

二、脱发的临床表现

主要表现为头发稀少、稀疏、部分脱发或全秃、体毛脱落。停药后 1~2 个月绝大部分可恢复再生，并恢复至原来头发的质地、密度和颜色，再生的头发可更黑、更好。

三、脱发的国际标准分级

0 度：无。

1 度：轻度脱发。

2 度：中度脱发，斑秃。

3 度：完全脱发，可再生。

4 度：脱发，不能再生。

四、脱发的康复管理及策略

（一）预防性康复处理

1. 心理康复 化疗所致的脱发尤其对女性患者会造成极大的心理负担，并且还会成为影响化疗的一大障碍，要耐心向患者讲解化疗的目的和方法，告诉患者化疗所引起的脱发可以再生的，停药后 1~2 个月毛发开始再生，且往往比以前会长出更好的头发。建议患者使用无刺激的化妆品和假发，帮助患者度过化疗期。

2. 调整习惯 不要使用易产生静电的尼龙梳子，勿用力牵拉头发，避免染发、烫发，外出时使用防晒油、戴帽子、围巾或假发来避免头发受太阳照射；使用软的梳子，多梳头可促进头皮血液循环，有利于头发再生。

3. 饮食指导 食疗药膳可有益于头发再生，如氨基酸和复合维生素是头发生长的必需营养成分；植物蛋白、海带、贝类中的钙质对头发乌黑光润有特殊功用；水果、瘦肉、鸡蛋、菠菜等食物能促进细胞再生，对治疗脱发有辅助作用。

（二）西医康复处理

到目前为止，除局部低温在临床上已证实具有预防化疗后脱发的作用外，其他各种方法只是在动物实验证实或在理论上推测具有保护化疗后毛囊损伤的作用，但均未在临床上证实有确切的疗效。局部低温具体方法为：在化疗前 20 分钟给患者戴冰帽，保持头皮温度 15℃以下至用药结束后 30 分钟，使头皮血管收缩、血流速度减慢，减少组织细胞代谢及组织细胞对化疗药物的吸收，使进入毛细血管网的药物浓度降低，从而达到减少化疗不良反应的目的。但也有学者担心这些方法会因降低头皮、头颅和脑的血药浓度而引起肿瘤转移。

（三）中医康复处理

中医认为，肿瘤患者久病成虚，加之化疗后进一步耗伤正气，脾、肝、肾脏气亏虚，精血不足是疾病基础。肝藏血，发为血之余，肾藏精，主骨生髓，其华在发，因此肝肾不足，精血亏虚，发失所养为本病主要原因。中医药在治疗脱发方面已有上千年的历史，现代研究也发现许多中草药具有促进毛发生长的作用，如治疗脱发时常用的何首乌不仅富含铁、锌、锰等微量元素，还能促进细胞的新生和发育，这与何首乌所具有的乌须发、补肾益精等功效是一致的。另外也有研究发现，女贞子、白芷、白及、荆芥等对体外培养的小鼠触须毛囊有明显的促生长作用。现今，临床上中医药防治化疗后脱发的手段是个体化、多样化的，主要包括辨证汤药，外治法及食疗等。

1. 辨证汤药

（1）肝肾亏虚、气血不足：中医认为，化疗药物为大毒之品，容易损伤机体正气，导致肝肾亏虚，气血不足，且发为血之余，精血同源，头发的生长有赖于全身的精与血，肝主血、肾主精，肝肾同源，其气充盈为毛发生长的必备条件。故常采用滋补肝肾，益气养血为大法防治化疗相关的脱发。常用的药物有制首乌、菟丝子、女贞子、黑芝麻、当归、人参等。

（2）肝肾阴虚，血虚生风：化疗等有毒之邪常致体内元气耗损，先后天之气虚衰，导致精血生化无源，气血不足，阴血亏虚则内生燥风，故肿瘤患者化疗后可出现以肝、脾、肾虚为本，风邪内动为标之本虚标实证候，治疗当采用滋补肝肾，养血祛风为法，常用的药物有天麻、防风、荆芥、白芷、当归、熟地、何首乌、墨旱莲、紫草等。

（3）肾亏血虚，热入血分：中医认为，肿瘤患者多以正虚为本，而化疗药物多为毒热之邪，患者化疗后，正气进一步亏虚，毒热之邪入内，迫血妄行，血热风动，风动则见发落，而头发的生长由于体内精血有密切关系，故临床采用凉血解毒之法治其标，补肾养血治法治其本的治疗防治化疗相关性脱发。常用的药物有生地、赤芍、牡丹皮、鳖甲、连翘、女贞子、制首乌、牛膝等。

（4）气虚血瘀：肿瘤患者的病因多以气虚为本质，加之化疗后进一步耗气伤津，导致气虚与精血亏虚同时存在；"气为血之帅"，气虚则血运无力，故气虚与血瘀往往同时出现。血瘀影响了血的运行，使头部血液不能养发而致脱发，《血证论》中提到"瘀血在上焦，或发脱不生"，所以血瘀在治疗脱发中非常关键。临床上采用益气补血，活血化瘀的治法治疗此种证型，常用的药物有黄芪、当归、川芎、桃仁、红花、赤芍等，外敷药物可选择穿山甲、桃仁、乳香等。

2. 中医外治法　对化疗患者予中药煎剂外涂，使药物渗透至发根毛囊部位，使生发细胞得到充足的养分，对抗化疗药物对头发毛囊部位的损伤，以预防或减轻化疗致脱发。

外治法不存在口服中药难咽、恶心、呕吐等现象，患者易于接受，临床应用简单、方便。常用的药物有何首乌、当归、黄精、黑芝麻、熟地黄等。

3. 食疗

（1）核桃芝麻粥：核桃仁200克，芝麻、粳米各100克。将核桃仁及芝麻研末备用。粳米加水煮粥，再加入核桃仁、芝麻各30克即可。每日1~2次食用。主要功效为补肾养血，荣发，适用于肾虚所致的脱发。

（2）首乌鸡蛋汤：制首乌120克，鸡蛋1个。先以2碗水煮首乌约30分钟，取浓汤煮鸡蛋。每日1次，吃蛋喝汤。主要功效为养血荣发，适用于血虚所致的脱发。

（3）芝麻红糖粥：黑芝麻200克，红糖适量。黑芝麻略炒，出香味即可。每次加红糖适量，每日2次。主要功效为补肾养血，荣发。适用于肾虚所致的脱发。

（4）龟板酒：龟板、黄芪各30克，当归40克，生地、茯神、熟地、党参、白术、麦冬、陈皮、山萸肉、枸杞、川芎、防风各15克，五味子、肉桂、羌活各10克。上药共研成粗末，装入布袋内，浸在2.5kg白酒里。一周后可用，每次饮酒25~50ml，每日3次。主要功效为补益气血阴阳，生发荣肤延年。适用于气血阴阳俱虚的脱发。

中医药在防治化疗后脱发方面的优势在于有一定的疗效且不会增加其他不良反应，但目前相关的研究仍然较少，缺乏大样本随机对照研究，需进一步深入研究，以找到针对各种化疗方案引起脱发的中药给药种类、剂量、时间等的最佳方案，以达到更好的临床疗效。

（吴　瑾　张海波　王金彩　薛维伟　陈　显）

参 考 文 献

1. 李香凤,孙伟芬. 化疗后脱发干预研究进展[J]. 中国当代医学,2007,6(9):43-44.

2. 吴贤杰,郑敏,吕中法. 化疗后脱发的研究进展[J]. 国外医学·皮肤性病学分册,2005,31(2):81-83.

3. 王哲海,孔莉,于金明,等. 肿瘤化疗不良反应与对策[M]. 济南:山东科学技术出版社,2002.

4. SCHILLI M B,PAUS R,MENRAD A.Reduction of intrafollicular apoptosis in chemotherapy-induced alopecia by topical calcitriol-analogs[J].J Invest Dermatol,1998,111(4):598-604.

5. SPRINGER K,BROWN M,STULBERG D L.Common hair loss disorders[J].Am Fam Physician,2003,68(1):93-102.

6. 邬成霖. 毛发的生长和常见脱发的治疗[J]. 浙江中西医结合杂志,2003,13(4):203-204.

7. BOTCHKAREV V A,KOMAROVA E A,SIEBENHAAR F,et al.P53 is essential for chemotherapy-induced hair loss[J].Cancer Res,2000,60:5002-5006.

8. SHAROV A A,LI G Z,PALKINA T N,et al.Fas and c-kit are involved in the control of hair follicle melanocyte apoptosis and migration in chemotherapy-induced hair loss[J].J Invest Dermatol,2003,120:27-35.

9. EKHOLM S V,REED S I.Regulation of G(1)cyclin-dependent kinasein the mammalian cell cycle[J].Curr Opin Cell Biol,2000,12:676-684.

10. WIEDEMEYEER K,SEHILL W B,LÖSER C. Diseases on hair follicles leading to hair loss part Ⅰ:nonscarring alopecias[J].Skinmed,2004,3(4):209-214.

11. 杨济,季绍良,冀春茹. 临证用药配伍指南[M]. 北京:中国医药科技出版社,1996.

12. 范卫新,朱文元.55种中药对小鼠触须毛囊体外培养生物学特性的研究[J].临床皮肤科杂志,2001,30(2):81-84.

13. 杨红莉,葛珍珍,孙震晓. 何首乌药理研究新进展[J]. 中药材,2013,36(10):1713-1717.

14. 范卫新,朱文元.55种中药对小鼠触须毛囊体外培养生物学特性的研究[J].临床皮肤科杂志,2001,30
　　(2):81-84.
15. 贾英杰,陈军,孙一予,等.化疗后脱发防治方法的临床及实验研究进展[J].现代中西医结合杂志,
　　2010,19(19):2458-2460.
16. 田浩君,马葳.中医防治肿瘤放化疗后脱发思考[J].内蒙古中医药,2017,36(5):30-31.
17. 容小翔.脱发的验方与食疗方[J].东方药膳,2006(3):19.

第五节　肝　脏　毒　性

　　随着化疗药物的不断进展及其在体内安全性研究的不断深入,化疗药物的各种不良反应,尤其是肝损伤越来越引起学者们的高度重视。有效的预防和控制化疗不良反应是提高化疗疗效的重要手段,也是提高患者生活质量的重要方法之一。肝脏是人体重要器官,大多数的化疗药物必须通过肝脏代谢、活化或灭活。在全球所有药物的不良反应中,由药物引起的肝功能异常发生率达22.8%,其中药物性肝损伤的发病率为1.4%~8.1%,而抗肿瘤药是引起药物性肝损伤的最常见药物。几乎所有类型的化疗药都可引起药物性肝功能异常,如铂类、紫杉醇、氟尿嘧啶类、伊立替康等。患者如果不能耐受连续化疗引起的不良反应,导致间断治疗,不能达到预期治疗效果。因此,抗肿瘤药物引起的肝脏毒性值得引起关注。

一、化疗药引起肝脏毒性的机制

　　药物性肝损伤(drug-induced liver injury,DILI)是指药物在使用过程中,由于药物本身或者其代谢产物引起的肝细胞毒性或肝脏对药物及其代谢产物的过敏反应所致的疾病,其临床表现可以从无任何症状,发展到急性肝衰竭(acute liver failure,ALF)甚至死亡。DILI是发达国家急性肝功能衰竭的主要原因,也是美国国家食品药品监督管理局(FDA)对药物采取警示的最重要原因。其发生的主要机制如下:

　　1. 药物在肝细胞代谢,毒性产物引起的肝细胞坏死;

　　2. 化疗药物可引起肝细胞与胆汁排泄、分泌有关的细胞器损伤,或者损伤毛细胆管、小叶间胆管,引起胆管结构的破坏、硬化,致使肝内胆汁淤积;

　　3. 化疗药物造成线粒体损害,导致脂肪代谢异常,引起肝细胞内脂肪性堆积,致使肝细胞坏死;

　　4. 肝血管损害,引起肝静脉阻塞性疾病。

二、肝损伤的临床表现

　　抗肿瘤药物肝损伤最常见的临床表现包括发热、黄疸、皮疹和肝区疼痛等,其中黄疸和肝区疼痛常见于胆汁淤积型肝损伤。不同年龄组病例的肝损伤类型分布也不同,年轻患者更易发生肝细胞型肝损伤,老年患者易于发生胆汁淤积型肝损伤。肝细胞药物性肝损伤在无胆管梗阻的情况下合并黄疸(胆红素高于正常3倍)的患者死亡率大于10%。相对肝细胞型,胆汁淤积型相对预后良好,但由于胆管细胞的再生过程慢于肝细胞再生,因此该型缓解时间较慢,常需数月。病死率最低的为混合型患者,临床表现同时具有急性肝炎和

胆汁淤积。

三、药物性肝损伤的判定标准及分级

（一）药物性肝损伤的判定标准

目前，临床上常用的检测肝脏功能的指标有转氨酶、碱性磷酸酶、胆红素、血清白蛋白和凝血时间，以及总胆红素（TBIL）、国际标准化比率（INR）。这些指标从不同方面客观反映了肝脏的活性。由于部分患者仅表现为药物性自限性轻度肝损伤，此后可自行完全恢复。为避免不必要的停药，国际严重不良反应协会（iSAEC）于 2011 年将药物性肝损害的生化学诊断标准建议调整为出现以下任一情况：

1. ALT ≥ 5 × ULN。

2. ALP ≥ 2 × ULN，特别是伴有 5′– 核苷酸酶或 GGT 升高且排除骨病引起的 ALP 升高。

3. ALT ≥ 3 × ULN 且总胆红素 ≥ 2 × ULN。

（二）药物性肝损伤的严重程度分级

根据目前国际上通用的急性 DILI 的严重程度分为 1~5 级，结合我国肝衰竭指南，对分级修正为：

0 级（无肝损伤）：患者对暴露药物可耐受，无肝脏不良反应。

1 级（轻度肝损伤）：血清 ALT 和 / 或 ALP 呈可恢复性升高，TBIL<2.5 × ULN（2.5mg/dl 或 42.75μmol/L），且 INR<1.5。多数患者可适应。可有或无乏力、虚弱、恶心、厌食、右上腹痛、黄疸、瘙痒、皮疹或体重减轻等症状。

2 级（中度肝损伤）：血清 ALT 和 / 或 ALP 升高，TBIL ≥ 2.5 × ULN，或虽无 TBIL 升高但 INR ≥ 1.5。上述症状可有加重。

3 级（重度肝损伤）：血清 ALT 和 / 或 ALP 升高，TBIL ≥ 5 × ULN（5mg/dl 或 85.5μmol/L），伴或不伴 INR ≥ 1.5。患者症状进一步加重，需要住院治疗，或住院时间延长。

4 级（急性肝衰竭）：血清 ALT 和 / 或 ALP 水平升高，TBIL ≥ 10 × ULN（10mg/dl 或 171μmol/L）或每天上升 ≥ 1.0mg/dl（17.1μmol/L），INR ≥ 2.0 或 PTA<40%，可同时出现腹水或肝性脑病；或与 DILI 相关的其他器官功能衰竭。

5 级（致命）：因 DILI 死亡，或需接受肝移植才能存活。

四、化疗后肝脏不良反应

抗肿瘤药物的肝脏不良反应有急性和慢性两个类型，前者十分常见，是受到抗肿瘤药物直接影响导致的，是在化疗过程当中或者是化疗之后所出现的情况，有部分患者的相关指标会出现异常情况，容易被诊断；但是还有很多的患者在临床症状上不够明显，甚至会被忽略，也就形成了慢性的肝脏不良反应。如果长此以往，对患者造成的损伤也是致命的。

由抗肿瘤药物的使用所引起的患者的肝脏不良反应主要体现为下面几种情形：第一，肝细胞直接损伤甚至是坏死。药物代谢产生的毒性物质会造成肝细胞的坏死问题，同时代谢产物也有可能和其他的细胞组织结构结合伤害患者免疫性的肝细胞。第二，加重患者的肝脏基础病。不少患者本身就有着肝脏的基础病，而要对这部分的肿瘤患者进行化疗会使得不良反应增强，在影响肿瘤治疗的同时，也会加大其他方面的风险。

肝脏不良反应的产生和多个因素有着密不可分的关系，主要包括：第一，化疗药物类型及方案的选择。抗肿瘤药物的选择以及具体化疗方案的选用会与药物的肝脏不良反应发生有着紧密的关系，而且不同药物以及方案所带来的不良反应影响也是各不相同的，因此需要恰当地进行方案的选择。第二，化疗药物给药方法。一般而言，肝动脉注射要比静脉给药会更加容易为患者带来肝脏损伤和不良反应。第三，患者自身因素。如果患者本身就存在涉及肝脏器官的病症，那么在应用抗肿瘤药物时，出现肝脏不良反应的可能性就会大大增加，需要在实际给药当中尤其注意这一问题。在了解了相关因素之后就可以以此为突破口，根据患者的实际情况来判断患者出现肝脏不良反应的原因，进而抓好源头有效地提出预防和治疗的方案。

五、肝脏毒性的康复管理及策略

（一）预防性康复处理

1. 改变不良的生活方式，清淡、高糖类饮食，适当增加蛋白质、维生素的摄入量、戒酒等，做好心理护理，减轻焦虑，注意休息。

2. 继续治疗基础肝病

（1）有报道在接受化疗的乙肝表面抗原阳性的肿瘤患者中，14%~15% 的患者体内 HBV 被重新激活，建议常规口服恩替卡韦、替诺福韦、阿德福韦酯等抑制乙肝病毒复制的药物，以进一步减少化疗肝损伤的发生率。

（2）合并丙肝者，抗病毒药物（DAA）蛋白酶抑制剂博赛匹韦（BOC）或特拉匹韦（TVR），与干扰素联合利巴韦林的三联治疗，2011 年 5 月在美国开始批准用于临床，推荐用于基因型为 1 型的 HCV 感染者，可提高治愈率。

（3）脂肪肝者或肝内胆汁淤积症者应同时做出相应的处理。

（4）避免联合使用增强肝毒性的药物，如乙酰氨基酚等。

3. 化疗之前，需要全方位的对患者的肝病进行了解以及掌握，全面评估患者肝功能的实际情况，根据患者的身体耐受度和肝功能的具体状况来恰当地选用抗肿瘤药物以及药物的使用剂量。

（二）西医康复处理

1. 在患者化疗的过程当中，必须紧密地观测患者肝功能的相关指标，一旦出现问题，必须及时地进行处理，让患者服用相关的保肝药物，从而有效减轻化疗药物对于患者肝脏的损伤程度。

2. 在患者出现了肝脏损伤之后，必须要立刻停止使用引起肝脏不良反应的药物，一般情况下在停药之后，患者的肝功能异常情况能够大大减轻以及恢复正常。与此同时，要给予恰当的支持治疗同时要严密观测患者的肝功能指标，稳定患者病情，避免加重对患者的身体伤害。

3. 临床常用化疗保肝药物 保肝药是用于保护肝脏功能的一类药剂的总称，其特点为促进受损的肝细胞再生，促进肝细胞修复，保护肝细胞免于损伤或减轻损伤。临床中常用的保肝药如下：

（1）解毒保肝药：为肝脏提供巯基或葡萄糖醛酸，可增强肝脏的氧化、还原、水解等化学反应，通过尿液或胆汁排除体外进而达到解毒功能。如还原型谷胱甘肽。

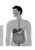

（2）抗氧化降酶类：主要通过抗脂质过氧化、抗纤维化、清除自由基，维持细胞膜稳定，促进肝细胞再生。如联苯双酯、水飞蓟宾。

（3）利胆保肝药：主要促进胆汁分泌，减轻胆汁瘀滞。如熊去氧胆酸、腺苷蛋氨酸。

（4）肝细胞膜修复保肝药：主要促进以破坏的肝细胞膜进行生理性修复，让受损的肝功能和酶活力恢复到正常。如多烯磷脂酰胆碱。

（5）甘草酸类抗炎保肝药：具有类似糖皮质激素的非特异性抗炎作用而无免疫抑制功能的不良反应，有效抑制肝脏炎症进展，保护肝细胞，改善肝功能。如甘草酸二胺、复方甘草酸苷、异甘草酸镁注射液等。

（6）促能量代谢保肝药：促进肝细胞能量代谢，保持代谢所需各种酶的正常活性。如维生素类，主要为水溶性维生素、VitC、VitB，辅酶类，腺苷，门冬氨酸钾镁等。

4. 临床护肝药物众多，用药时需注意以下几点：

（1）不宜同时采用多种同一类别保肝药，避免加重肝脏负担，2~3 种为佳。

（2）建议肝衰竭时以静脉给药为主，对肝炎突发患者常见静脉滴注后改用口服的序贯疗法。

（3）使用过程中应逐渐减量、维持治疗、缓慢停药，以免病情反复，尤其应用甘草酸类药物时。

（三）中医康复处理

化疗性肝损伤属于中医中"胁痛""呕吐""黄疸"等范畴，病机为正虚邪盛，肝失疏泄，肝郁气滞或侮脾犯胃，湿热内蕴，牵及肝胆或肝胃不和，或邪毒未尽，正邪相搏，久之肝体受损，肝络失和。故中医辨证应以清肝利胆、疏肝理气、调和肝脾、滋补肝肾阴虚为基本治则。

1. 中药实验研究 在药物性肝损伤防治研究中发现，中医药对于化疗引起肝损伤具有其独特优势，如张金芝等通过观察天麻素对长春新碱致大鼠肝损害的影响发现，使用天麻素治疗组大鼠体重有明显增长，ALT 含量和 AST/ALT 与对照组比较均有不同程度降低，肝组织形态学变化相对于对照组有不同程度的改善。孙成春等通过大鼠硫唑嘌呤合用丹参注射液，观察血清肝功能指标及 MDA、全血 GSH 的变化，结果单用硫唑嘌呤组大鼠 ALT、AKP、MDA 均明显升高，ALB、GSH 明显降低；硫唑嘌呤合用丹参注射液组指标接近正常对照组水平，表明丹参对硫唑嘌呤肝损害有防护作用。

2. 中药康复 茵陈蒿汤、甘露消毒丹、龙胆泻肝汤、逍遥散、柴胡汤等均对肝损伤有一定改善作用。

（1）中药饮片：生脉饮加味方：丹参 30g、黄芪 30g、薏苡仁 30g、五味子 9g、党参 15g、虎杖 15g、猪苓 15g、姜半夏 9g、白花蛇舌草 15g、生甘草 6g、麦冬 15g。治疗化疗性肝损伤，中度、重度肝损伤患者改善率均显著高于对照组。茵陈五苓散：茵陈 40g、白术 10g、茯苓 15g、猪苓 10g、桂枝 10g、泽泻 10g、甘草 10g、陈皮 10g、山楂 10g。适用于肝损伤之黄疸湿多热少、小便不利等症，具有保护肝细胞完整性、促进肝细胞的再生和修复的功能。

（2）中药验方（适用于阳黄证）：①茵陈 60g、大枣 18 个浓煎，每日一剂，早晚服；②大青叶 30g，水煎服，连服 15 日左右；③小蓟根 60g，水煎服，连服 10 日左右；④茵陈 15~30g，板蓝根 30g，龙胆草 15g，水煎服，连服 15 日左右。

（3）针灸治疗：黄疸者可针刺章门、太冲、脾俞、肝俞、劳宫、脊中等穴。

值得注意的是，在中药临床应用的过程中，部分单味中药和中成药也有一定肝脏毒性，对已出现肝损伤的患者应慎重选用中药。临床中应以辨证论治为基础，结合现代研究成果，避免药害的发生。

（吴　瑾　曾普华　胡晓薇　姚俊涛　刘　瑜）

参 考 文 献

1. 朱光晓,蔡新生.化疗副反应"清浊相干"病机浅谈[J].中医中药,2018,1(18):105-106.

2. 杨振,贺用和.中医药防治肿瘤患者化疗肝损害研究进展[J].中西医结合肝病杂志,2017,27(2):126-129.

3. DUH M S,WALKER A M,KRONLUND K H Jr.Descriptive epidemiology of acute liver enzyme abnormalities in the general population of central Massachusetts[J].Pharmacoepidemiol Drug Saf,1999,8(4):275-283.

4. MEIER Y,CAVALLARO M,ROOS M,et al.Incidence of drug-induced liver injury in medical inpatients[J].Eur J Clin Pharmacol,2005,61(2):135-143.

5. HUSSAINI S H,O'BRIEN C S,DESPOTT E J,et al.Antibiotic therapy:a major cause of drug-induced jaundice in southwest England[J].Eur J Gastroenterol Hepatol,2007,19(1):15-20.

6. 杨永平.肿瘤临床治疗中应关注肝脏[J].医学与哲学,2011(4):13-15.

7. 于乐成,茅益民,陈成伟.药物性肝损伤诊治指南[J].临床肝胆病杂志,2015,31(11):1752-1769.

8. 黄精俸,江振洲,王涛,等.药源性肝损伤的研究概述[J].药学进展,2008(8):357-362.

9. 阎明.药物性肝病的发病机制[J].中华肝脏病杂志,2004(4):240-240.

10. 夏继伟,付联群.药源性肝损伤的研究进展[J].世界最新医学信息文摘,2017,17(7):33-34.

11. TEMPLE R.Hy's law:predicting serious hepatotoxicity[J].Pharmacoepidemiol Drug Saf,2006,15(4):241-243.

12. CHALASANI N,BJÖRNSSON E.Risk factors for idiosyncratic drug-induced liver injury[J].Gastroenterology,2010,138(7):2246-2259.

13. 任军,周心娜.抗肿瘤药物肝损伤研究进展[J].中国药物应用与监测,2012,9(6):309-313.

14. 赵林,陈书长.抗肿瘤药物的肝脏毒副作用及治疗策略[J].癌症进展,2009,7(1):7-11.

15. 黎国栋.抗肿瘤药物的不良反应及临床防治措施[J].实用癌症杂志,2016(5):866-868.

16. 杨梅,汤致强.抗肿瘤药物的不良反应及防治措施[J].中国新药杂志,2008(21):1889-1893.

17. 施亮.抗肿瘤药物的肝脏毒副作用及治疗研究[J].饮食保健,2017(10):24.

18. 姜利勇.抗肿瘤药物的不良反应分析与防治探讨.中国实用医药,2016(4):173-174.

19. 乔林邦.还原型谷胱甘肽治疗食管癌患者化疗所致肝损伤的疗效观察[J].肿瘤基础与临床,2010,23(4):351-352.

20. 柯传庆,彭恩兰,夏婷,等.化疗所致Ⅳ度骨髓抑制的诊治分析[J].肿瘤基础与临床,2018(1):86-88.

21. 周俐斐,何福根,芦柏震.中药及复方防治化疗性肝损伤的研究进展[J].中华中医药学刊,2014,32(6):1373-1375.

22. 张楚君,张金芝,郑卫红,等.天麻素对长春新碱致大鼠肝损伤的保护作用[J].实用肿瘤杂志,2012,27(5):521-525.

23. 孙成春,陈冬梅,曲在屏,等.丹参注射液对硫唑嘌呤大鼠肝损伤的保护作用[J].中国中药杂志,1996,21(8):496-498,512.

24. 许树才.中药佐治在化疗性肝损伤恢复期内的应用价值[J].中国医药导刊,2016,18(3):284-285.

25. 李道俊,许新华,李识君,等.免煎剂茵陈五苓散治疗化疗相关性急性肝损伤的临床观察[J].时珍国医国药,2018,29(6):1384-1385.

26. 王春勇.中药参与防治化疗性肝损伤的临床回顾性研究[D].北京:北京中医药大学,2004.

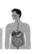

第六节 肾 脏 毒 性

随着诊疗水平的日益提高，肿瘤患者带瘤生存状态越来越常见，而由于肿瘤本身及治疗过程中导致的肾损伤也日益受到医护人员的重视。改进的肿瘤治疗可延长患者的生存期，但也增加急性和慢性肾损伤的概率，住院的肿瘤患者 AKI 发生率是住院非肿瘤患者的 3 倍，故"肿瘤肾脏病学"已成为肾脏病领域的前沿学科。肾是药物代谢和排泄的重要器官，由于其特殊的结构和功能，对药物的毒性作用极具易感性，成为药物毒性作用的重要靶器官。食管癌常用的化疗药物如顺铂容易发生肾脏毒性作用。据统计，约 20% 肾毒性是由药物引起，随着平均寿命的增加，老年人用药所致肾毒性的发生率增加到 66%。一项全国急性肾损伤（AKI）多中心调查显示，AKI 患者中 71.6%（5 444 例 /7 604 例）在患病前或发生肾损伤过程中使用过潜在肾毒性药物。

一、化疗药引起肾脏毒性的机制

1. 抗肿瘤药物通过其原形或代谢产物的直接细胞毒性作用杀伤泌尿系统细胞 某些化疗药物（如顺铂等）直接损伤肾小管、肾血管内皮，或促进氧化应激、炎症反应等，可引发急性肾损伤，其损伤与剂量相关，或可以造成不可逆的损伤。肿瘤治疗过程中也可发生肾前性肾损害；肿瘤治疗过程中造影剂使用的不当亦会引起肾功能损害。

2. 对抗癌药物敏感的肿瘤细胞在化疗后迅速大量崩解，其细胞内物质在经肾脏排泄过程中引起肾脏功能的损害，临床主要表现为两种方式：①尿酸性肾病综合征：当肿瘤细胞对抗癌药物高度敏感时，化疗后可导致肿瘤细胞迅速崩解，产生大量尿酸，经肾小球过滤到输尿管，使尿酸浓度急速上升，远远超过尿液的溶解能力而在输尿管内结晶，输尿管闭塞而引起；②肿瘤溶解综合征：增殖速度快的肿瘤细胞对抗癌药物敏感性较高，化疗后肿瘤细胞迅速大量崩解，导致钙离子、钾离子、磷酸等细胞内物质大量释放到血液中，引起机体显著的代谢异常。大多在化疗开始 24~48 小时后发生，表现为高尿酸血症、高钾血症、高磷酸血症和低钙血症等。

二、肾脏毒性的临床表现

1. 尿量减少 通常发病后数小时或数日出现少尿（尿量 ≤ 400ml/d）或无尿（尿量 ≤ 100ml/d）。

2. 氮质血症 急性肾损伤时，摄入蛋白质的代谢产物不能经肾脏排泄而潴留在体内，可产生中毒症状，即尿毒症。BUN 每天上升 >8.93mmol/L（25mg/dl）者，称为高分解代谢。少尿型急性肾损伤患者通常有高分解代谢。

3. 液体平衡紊乱 由于盐和水排出减少致水、钠潴留，常常导致全身水肿、脑水肿、肺水肿及心力衰竭、血压增高和低钠血症。

4. 电解质紊乱 高钾血症、低钠血症、高磷血症、低钙血症。

5. 代谢性酸中毒 急性肾损伤时，肾脏不能排出固定酸，是引发代谢性酸中毒的主要原因。临床表现为深大呼吸（Kussmaul 呼吸）。

三、肾脏损伤的诊断标准及国际标准分级

近年来，国际肾脏病和急救医学界引入急性肾损伤（acute kidney injury，AKI）这个概念，指不超过 3 个月的肾功能或结构方面的异常，包括血、尿、组织检测或影像学方面的肾损伤标志物的异常。AKI 的诊断标准：在 48 小时内，血肌酐上升 ≥ 0.3mg/dl（≥ 26.5μmol/L）；或在 7 天内，血肌酐升至 ≥ 1.5 倍基线值水平；或连续 6 小时尿量 <0.5ml/（kg·h）（表 8-1）。

表 8-1　2012 年 AKI 临床实践指南分级标准

分类	肾功能变化
风险	Cr 增加 1.5 倍或 GFR 下降 >25%
损伤	Cr 增加 2.0 倍或 GFR 下降 >50%
衰竭	Cr 增加 3.0 倍或 GFR 下降 >75%
肾功能丧失	完全肾功能衰竭 >4 周
终末期肾病	完全肾功能衰竭 >3 月

注：GFR：肾小球滤过率

四、肾脏毒性的康复管理及策略

（一）预防性康复处理

对患者的饮食要进行严格的可控制，少食多餐，避免食用具有刺激性的食物，多食用含钙质、含能量、含蛋白质和易消化的食物，例如蔬菜和水果，并与患者进行交流，了解患者的饮食偏好，在满足治疗效果的前提下为患者搭配其喜欢的食物种类。

（二）西医康复处理

1．水化、利尿、补充电解质　临床上多采用水化、利尿等措施来促进化疗药物排泄，减轻肾损伤。水化是指每平方米体表面积 24 小时尿量 3 000ml 以上，一般每日液体总量 3 000~4 000ml。输液中根据尿量，每次给予呋塞米 40mg 静脉冲入。

2. 分次给药，控制给药时间在一些老年患者，特别是心肺功能障碍者，往往不能耐受大剂量生理盐水输入，因此可通过化疗药物分次给药方法来减少每天液体输入量。

3. 肾素 – 血管紧张素的应用肾损伤的一个重要环节是收缩肾血管，减少肾血流量，导致肾小管上皮细胞缺血损伤，因此改善肾血流量可减轻肾损伤。给予血管紧张素受体拮抗剂及血管紧张素转换酶抑制剂，可减轻肾小球和肾间质损伤。

4. 补充微量元素研究发现接受顺铂治疗的患者血锌减少，而添加锌可以减轻顺铂的肾毒性。

5. 补充拮抗剂和抗氧化剂拮抗剂如硫代硫酸钠可通过其巯基与顺铂共价结合，阻止顺铂进入细胞内而抑制顺铂的细胞毒性作用，但对顺铂的抗肿瘤作用亦会产生影响。抗氧化剂如还原型谷胱甘肽可清除自由基，对肾功能有一定保护作用。

（三）中医康复处理

有肾毒性的化疗药物包括铂制剂的顺铂、卡铂，烷化剂的环磷酰胺、异环磷酰胺，代

谢拮抗剂的甲氨蝶呤、喷司他丁，抗生素类的丝裂霉素 C 等。铂类药物作为一类广谱的抗肿瘤药物，也是对肾脏毒性最为突出的一类药物，早期表现为水肿、贫血、乏力等，严重者可有急性肾衰竭表现，实验室检查出现血尿、蛋白尿、血尿素氮和血肌酐增高。顺铂引起的肾损害属中医"药毒"范畴。根据中医理论，一般肿瘤患者大多为正虚邪盛，而顺铂药毒似属中医热毒。中医防治化疗肾损害主要以中药内服为主，预防主要以扶正为主，根据患者证型不同或者基础差别，有补肾精、肾气、肾阴、肾阳之不同。治疗化疗所致的肾功能不全，则扶正和解毒并举，同时可以加用灌肠法，该病以湿邪为最，治疗的关键在于通腑，引湿浊邪气从大便而出，邪去则正安。中医药对肾毒性的防治作用已被临床证实，研究发现银杏提取物具有清除自由基、稳定细胞膜的作用。中医药治疗肿瘤相关性肾损害的临床和基础研究较少。刘亚东等在抗肿瘤药物所致的急性肾功能损害临床观察中，发现大黄甘草汤能降低改善肿瘤患者化疗过程中化疗药物所引起的血清肌酐和尿素氮升高。亦有学者曾开展了相关基础研究，刘研新等研究了鹿角灵芝胶囊（鹿角灵芝是一种因生长时外界条件变化而异型生长的新菌株）的抗肿瘤活性及对顺铂所致肾损害的保护作用，并显著逆转顺铂造成的荷瘤小鼠血清肌酐、尿素氮的升高及肾皮质组织丙二醛含量的升高。

（吴　瑾　刘　莺　何　斌　孟祥瑞　胡晓薇）

参 考 文 献

1. LZZEDINE H，PERAZELLA M A.Onco-nephrology：an appraisal of the cancer and chronic kidney disease links［J］.Nephrol Dial Transplant，2015，31（2）：1979-1988.

2. SALAHUDEEN A K，DOSHI S，PAWAR T，et al.Incidencerate，clinical correlates and outcomes of acute kidney injury in patients admitted to a comprehensive cancer center［J］.Clin J Am Soc Neph，2013，8（3）：347-354.

3. CHRISTIANSEN C F，JOHANSEN M B，LANGEBERG W J，et al.Incidence of acute kidney injury in cancer patients：A Danish population-based cohort study［J］.Eur Intern Med，2011，22（4）：399-406.

4. SALAHUDEEN A K，BONVENTRE J V.Onconephrology：The Latest frontier in the war against kidney disease［J］.J Am Soc Nephrol，2013，24（1）：26-30.

5. LAM A Q，HUMPHREYS B D.Onco-Nephrology：AKI in the cancer patients［J］.Clin J Am Soc Nephrol，2012，7（8）：1692-1700.

6. 尹华静，王庆利，马金玲，等.药源性肾毒性非临床研究及案例分析［J］.中国临床药理学杂志，2018，34（19）：2362-2365.

7. KIM S Y，MOON A.Drug-induced nephrotoxicity and its biomarkers［J］.Biomol Ther，2012，20（3）：268-272.

8. YANG L，XING G，WANG L，et al.Acute kidney injury in China：A cross-sectional survey［J］.Lancet，2015，386（10002）：1465-1471.

9. 钱超，陆清昀，张晓春.癌症患者顺铂化疗相关肾毒性的临床进展［J］.实用癌症杂志，2014，29（5）：607-608.

10. 闫菲菲.铂类抗肿瘤药物相关肾损伤作用机制的研究进展［J］.中国肺癌杂志，2015，18（9）：580-586.

11. 刘晓虹.结合中西医护理肿瘤患者化疗的体会［J］.中国医药指南，2016，14（11）：205.

12. 周安宇，余凌，李惊子，等.血管紧张素Ⅱ型受体拮抗剂和血管紧张素转换酶抑制剂的肾保护作用及其对肾内肾素-血管紧张素系统的影响［J］.中国病理生理杂志，2001，17（9）：843-846.

13. 翁淑兰，王桂芳，刘士云，等.谷胱甘肽对顺铂所致肾损伤的保护作用［J］.职业与健康，2009，25（4）：341-343.

14. 深津敦司.抗癌药及化疗药引起的肾损害［J］.日本医学介绍，2006，27（8）：359-362.

15. 张翔，张喜平，程琪辉.中医药防治化疗引起的心、肝、肾损害研究进展［J］.中华中医药学刊，2012，30

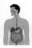

(4):783-785.

16. 熊小明,王双喜,刘立英.银杏叶提取物治疗顺铂所致大鼠肾损伤[J].中国医院药学杂志,2008,28(4):265-268.

17. 张亚东,解小成,房松,等.大黄甘草汤治疗抗肿瘤药物性肾损害10例[J].中医杂志,2004,45(4):259.

18. 刘研新,余彦,王蓓,等.鹿角灵芝胶囊的抗肿瘤活性及对顺铂所致肾损伤的保护作用[J].华西药学杂志,2008,23(5):564-566.

第七节　化学性静脉炎

化疗静脉炎（chemotherapeutic phlebitis）是食管癌化疗中的常见并发症之一，主要是由于化疗药物对血管的刺激而造成血管平滑肌痉挛、血管内膜损伤，导致不同程度静脉炎的发生，每年有50%~80%的化疗患者发生不同程度的静脉炎，严重者局部组织溃烂、坏死，给其生理、心理方面带来巨大痛苦，同时也影响了化疗方案的顺利实施。如何减轻化疗药物渗漏等所致的静脉炎并使之降到最低危险，使患者保持健康积极的心理状态，使治疗顺利地实施，成为医务工作中很艰巨的事情。

一、化疗药引起化学性静脉炎的机制

1. 静脉炎的损伤程度与化疗药物的种类、pH值、浓度、渗透压及药物本身的不良反应有不可分割的关系。化疗药物对血管腐蚀性及刺激性较强，使用化疗药物注入外周静脉后，超过了血管本身缓冲应激能力或致局部血管呈高渗状态，使血管内皮细胞脱水，造成血管内膜缺氧变性，管壁炎性改变、增厚，局部血小板聚焦，管腔内血栓形成，导致化疗性静脉炎发生。

2. 化疗药物浓度偏高刺激血管壁时间过长，多数食管癌患者营养状况差，静脉硬化、弹性差、通透性增高，而且静脉反复被穿刺和受药物刺激，很容易导致穿刺失败及药物外渗而引起静脉炎的发生。

3. 在血管受损处堆积，引起血管内膜受累。

二、化学性静脉炎的分级

依据美国静脉输液护理学会（INS）规定将静脉炎分为5级分别为：0级：没有症状；1级：输液部位发红，有或不伴有疼痛；2级：输液部位疼痛，伴有发红和/或水肿；3级：输液部位疼痛，伴有发红和/或水肿，静脉有条索状改变，可触摸到硬结；4级：输液部位疼痛，伴有发红和/或水肿，可触摸到条索状的静脉>1英寸，有脓液渗出。

三、化学性静脉炎的康复管理及策略

1. **严格配置化疗药物**　根据每种化疗药物性质及不良反应，选用合适的化疗药物溶媒，不同的溶媒溶解对化疗药物的稳定性、酸碱度和降低化疗的不良反应有着明显的影响；同时静脉推注药液时稀释浓度适当，一般一次稀释液用量不少于20ml。

2. **严格执行无菌技术操作**　应用浅静脉留置针时，留置时间最好不超过3天；输入对血管刺激性较强的药物前后应用生理盐水冲管；输液过程中，持续热敷穿刺肢体，既能

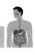

使患者感觉舒适，还能改善血液循环，加快静脉回流，有助于血管壁创伤的修复，增强了患者局部的抗炎能力。

3. 深静脉置管术的应用 可解除了患者因化疗所致周围静脉损伤，同时有效地避免了因反复穿刺给患者带来的痛苦。同时中心静脉血流量大，化疗药物注入后迅速被稀释，减轻了化疗刺激性药物对血管的刺激。植入式静脉输液港指的是将静脉输液装置长期留置在患者体内，通过使用无损伤针穿刺植入皮下静脉的输液港来建立静脉输液通道，进行输注药物、补液、营养支持及输血等，不仅满足了癌症患者反复多次化疗输液的需求，同时也可避免反复穿刺给患者带来的痛苦，防止刺激性药物对外周血管的损伤。

4. 血管保护剂的使用 地塞米松于化疗前后 15 分钟静脉推注，可稳定细胞溶酶体膜，有效抑制炎症介质释放，减少毛细血管渗出而达到保护血管的作用。

5. 喜疗妥软膏外敷 沿静脉穿刺血管的走向，外敷喜疗妥软膏每天 3~4 次，能抗炎，促进水肿、血肿吸收，抑制血栓形成，促进局部血液循环，刺激受损组织再生，可预防静脉炎的发生。

6. 红光照射 主要利用光化学作用，其次是热作用。由于穿透力强，可使较深层组织的血管扩张，使药物充分渗透入患处皮肤，起到消除红肿、硬结、疼痛等静脉炎症状的作用。且红光对皮肤神经末梢有温热刺激，使局部组织 5- 羟色胺含量降低，具有镇痛作用。

7. 药物封闭 如发生药物外渗，应及时给予处理：

（1）药物封闭：用 1% 普鲁卡因加地塞米松 5mg 或酚妥拉明 10mg 在外肿皮肤的边缘呈点状封闭。

（2）冷敷：可以使局部血管收缩，减少局部水肿和药物的扩散，从而减轻局部组织的损害。

（3）药物湿敷硫酸镁，可产生高渗透压，使肿胀部位组织水肿液在短时间内吸出、消肿，从而减轻水肿对局部组织的损伤。

（4）新鲜马铃薯片外敷法等，可以明显改善血管周围水肿和炎症细胞浸润的程度。

8. 美得喜乳膏 有关研究表明美得喜乳膏（肝素钠乳膏）对静脉推注所引起的浅表静脉炎具有良好的预防及治疗作用。该药物具有抗凝血、抗血栓形成、扩张血管、抗炎、抗过敏、止痛作用，改善受累部位代谢，降低细胞组织中的透明质酸酶和蛋白酶的活性，进而抑制相关药物的渗出，提升药物吸收的速率，起到消炎、止痛、消肿的作用，因此该药物对化疗药物引起的静脉炎具有十分有效的治疗效果。

四、化学性静脉炎的中医康复处理

化学性静脉炎属于中医学"脉痹""恶脉""蹁病"等范畴，中医病因病机可概括为气滞血瘀，毒邪壅滞血脉，局部血脉运行不畅，津液疏布受阻，则局部肿胀，不通则痛；瘀血不去，郁久化热，则局部发热、发红。

中药湿敷法：中药湿敷药方主要成分为大黄、黄檗、姜黄、白芷、天南星、陈皮、苍术、厚朴、甘草、天花粉等，方中以大黄清热泻火、解毒、活血化瘀；黄檗清热燥湿、泻火解毒；姜黄外用治痈疽初起、红肿热痛；白芷具有排脓止痛，祛风止痒之效；南星外敷能消肿散结，消肿止痛；陈皮、苍术、厚朴三者均可燥湿、消积；花粉清热解毒、消肿排

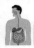

脓；甘草调和百药。全方具有清热燥湿，活血化瘀，行气止痛，消肿散结，解毒之功效。

另外，有研究显示，如意金黄散、护脉散方（主要药物为芒硝、大黄、黄芩、黄连、白芷）、攻癌逐瘀散（由黄檗、大黄、姜黄、紫花地丁等药物组成）、肉桂天花粉（皂角刺10g、穿山甲10g、黄芪20g、天花粉10g、珍珠1g、白及10g、胆矾1g、煅石膏20g、乌贼骨10g、肉桂5g、芒硝10g、白芥子10g、黄连5g、紫珠3g、虎杖15g、冰片0.5g）、四妙勇安汤（金银花50g、丹参30g、延胡索20g、牛膝35g、枳壳20g、当归20g、生黄芪100g、甘草15g水煎3次浓缩取汁200ml）、海藻、抵当汤（冰片10g、大黄10g、桃仁12g、水蛭5g、虻虫3g）、地榆油（地榆∶麻油=1∶4）等外用，对化学性静脉炎的防治也有重要作用。

（吴　瑾　曾普华　刘文涛）

参 考 文 献

1. KOVALYOV O O，KOSTYUK O G，TKACHUK T V.Peripheral arteriovenous fistula as vascular access for long-term chemotherapy［J］.Wiad Lek，2017，70（2）：165-168.

2. GE G F，SHI W W，YU C H，et al.Baicalein attenuates vinorelbine-induced vascular endothelial cell injury and chemotherapeutic phlebitis in rabbits［J］.Toxicol Appl Pharmacol，2017，318：23-32.

3. 聂鹏，张磊，张淑凤.马铃薯片治疗化疗性静脉炎的疗效观察［J］.中外医疗，2011，30（20）：124.

4. ZHANG J，SHEN J，YIN W，et al.The intervention research on treatment by Xianchen to rabbits model of chemotherapeutic phlebitis［J］.Acta Cir Bras，2016，31（8）：549-556.

5. BUENFIL-VARGAS M A，ESPINOSA-VITAL G J，RODRIGUEZ-SING R，et al.Incidence of adverse events associated to the use of short peripheral venous Catheters［J］.Rev Med Inst Mex Seguro Soc，2015，53（3）：S310-S315.

6. CARRERO CABALLERO M C，MONTEALEGRE SANZ M，CUBERO PÉREZ M A.Medial venous catheter or midline（MVC）［J］.Rev Enferm，2014，37（1）：36-41.

7. VAN DER SAR-VAN DER BRUGGE S，POSTHUMA E F.Peripheral intravenous catheter-related phlebitis［J］.Ned Tijdschr Geneeskd，2011，155（40）：A3548.

8. NICOTERA R.Phlebitis associated to intravenous/infusional therapy［J］.Assist Inferm Ric，2011，30（1）：34-41.

9. 刘晓丽.红光照射联合喜疗妥治疗静脉炎的效果观察［J］.大家健康，2015，9（15）：121-122.

10. 段文映，汤红艳.化疗静脉炎发生原因分析及预防性护理［J］.世界最新医学信息文摘，2016，16（83）：216，220.

11. 陆玉全.静脉炎的预防性护理［J］.中国实用护理杂志，2004，20（5）：62-63.

12. NEKUZAD N，ASHKE TORAB T，MOJAB F，et al.Effect of external use of sesame oil in the prevention of chemotherapy-induced phlebitis［J］.Iran J Pharm Res，2012，11（4）：1065-1071.

第八节　外周神经毒性

化疗致外周神经毒性（Chemotherapy-induced Peripheral Neuropathy，CIPN）是指某些抗肿瘤药致外周神经功能紊乱而出现的一些症状与体征，表现为感觉神经、运动神经及自主神经功能受损，而以感觉神经受损出现的疼痛、麻木感、针刺感、触觉异常、温度觉异常等症状为主，也可见肌无力、肌痉挛、多汗、体位性低血压/高血压，麻痹性肠梗阻/腹泻等运动及自主神经功能受损的症状。引发本病的药物主要有铂类、紫杉烷类、长春碱

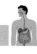

类、氟尿嘧啶等，文献报道多为奥沙利铂和紫杉类，其发生率较高，Cersosimo 等研究显示顺铂为 57%~92%，紫杉醇为 88%。不同化疗药物致外周神经毒性的症状有所差异，但都以感觉神经受损为主，推测其差异可能与各药物外周神经毒性的作用机制不同有关。CIPN目前尚未发现特效药，临床以防治为主，药物治疗尚存争议，未达成共识。

一、化疗药引起外周神经毒性的症状

可表现为指（趾）端麻木、腱反射减弱或消失、感觉异常，少数可发生感觉异常、垂足、肌肉萎缩和麻痹，直立性低血压、膀胱张力减弱、便秘或麻痹性肠梗阻。

影响外周神经毒性的发生因素包括：

1. 个人因素高龄患者，存在其他引起神经病变的疾病，及合并有自身免疫病的患者，更容易出现周围神经病变。

2. 药物因素联合化疗用药、药物剂量、给药频率、化疗总剂量等均影响周围神经病变的产生。

二、外周神经毒性的分级

根据 WHO 周围神经病变分度标准可将外周神经毒性分为 5 度，分别为：① 0 度，正常；② 1 度，感觉异常或减反射减退；③ 2 度，严重感觉异常，轻度无力；④ 3 度，不能耐受的感觉异常，显著运动障碍；⑤ 4 度，瘫痪。

三、外周神经毒性的康复管理及策略

（一）预防性康复处理

均衡饮食，注意休息，避免饮酒过多，吃富含 B 族维生素、叶酸及抗氧化剂的食物可能有助于治疗神经病变。日常生活中要尽可能避免摔倒和受伤，使用不易碎的餐具。如保持家里所有的房间、走廊和楼梯充分照明，以免摸黑摔倒，楼梯两侧安装扶手。设计合理的理疗或锻炼计划有助于外周神经病变的康复。

（二）西医康复处理

药物不能治愈神经病变，但可减轻疼痛。主要是缓解周围神经病变导致的疼痛，但不能解除麻木。常使用的一些药物包括 B 族维生素、叶酸、抗氧化剂、皮质激素、贴片或药膏、小剂量使用抗抑郁药物、抗癫痫药物、阿片类药物或麻醉剂等。

（三）中医康复处理

中医药治疗痹症，自古就有经验效方如：薏苡仁汤、防风汤、独活寄生汤、黄芪桂枝五物汤、当归补血汤、补阳还五汤、蠲痹汤等。其中有些方在现代研究中被证实对于化疗所致的外周神经毒性有较好的疗效。陈晨通过动物实验观察发现黄芪桂枝五物汤高剂量组可以通过改善奥沙利铂导致的背根神经节核仁变化及下调钠离子通道亚型 Nav1.7 蛋白及基因表达量的增加，从而明显减轻奥沙利铂导致的周围神经病理性疼痛。杨洋、穆大成等通过临床观察运用黄芪桂枝五物汤加减可以降低外周神经毒性的发生率，减轻外周神经毒性的症状，从而预防和治疗奥沙利铂导致的外周神经毒性。孙亚红等的一项随机实验得出补阳还五汤膏剂可降低紫杉醇方案化疗致外周神经毒性的发生率。

1. 中医针灸 针刺可以调节气、血、阴阳、津液、脏腑功能；艾灸有温经通络，行气活血，祛瘀止痛的作用，现代研究表明，针刺能通过降低血液促炎细胞因子从而有效抑制紫杉醇诱导的 CIPN，达到镇痛的效果，还可以调节神经、肌肉的离子浓度，抑制神经元细胞凋亡，提高受损伤神经元的细胞能量代谢及其微循环，促进损伤的修复。贺菊芳等将 100 例使用奥沙利铂化疗后的肿瘤患者，随机分为对照组（50 例）使用甲钴胺治疗和观察组（50 例）在对照组基础上使用艾灸治疗，通过观察发现艾灸穴位热敷可降低奥沙利铂所致外周神经毒性。王成枫通过观察发现改良艾灸治疗由奥沙利铂所致的神经毒性与甲钴胺相比，其治疗后神经毒性分级低于甲钴胺组，其生活质量高于甲钴胺组。

2. 中医外治　中医认为"外治之理即内治之理，外治之药即内治之药，所异者法耳"。有研究显示中药外治法治疗 CIPN 以"益气、活血、化瘀、温阳、通络"为指导，可采用活血祛瘀、祛风湿、温里、补气、补血等辛温行散之品，包括桂枝、红花、川芎、当归、黄芪、威灵仙、附子、乌头等。娄彦妮等的多中心、随机、双盲、对照临床研究，显示采用温经通络法外用治疗可以减轻化疗后患者 CIPN 的疼痛程度。李丹青等亦通过观察化疗期间及化疗后运用温经活血方温浴四肢，治疗 6 周后，发现采用温经活血方的外周神经毒性发生率低于单纯化疗的患者。李崇慧等通过观察，发现通络蠲痹汤外洗可减缓血清 NGF 下降趋势，减缓神经损伤，从而降低神经毒性的发生率。

3. 中成药注射液　化疗药物属药毒，多苦寒，会伤及人体阳气，阳气亏虚推动无力，所以有研究显示参附注射液具有减轻紫杉醇外周神经毒性的作用，并提出其机制可能与促进血清中 NGF 的表达有关。李欧静等人发现黄芪注射液对奥沙利铂致海马神经细胞凋亡有抑制作用，张国铎通过观察 60 例诊断符合消化道恶性肿瘤并接受含奥沙利铂方案化疗的患者，实验组在化疗当天给予黄芪注射液超声透入，对照组单纯化疗，实验组外周神经毒性分级情况及患者治疗后生活质量显著优于对照组。有学者应用参麦注射液预防奥沙利铂所致的 CIPN，发现试验组与对照组的神经毒性发生率分别为 32.6%、72.0%，差异有统计学意义，说明参麦注射液能降低 CIPN 的发生率。魏晓晨等对以上三种注射液进行了 Meta 分析，结果显示在预防神经毒性上，黄芪注射液 > 参麦注射液 = 参附注射液，但 3 种注射液之间比较差异无统计学意义。除了以上三种注射液外，银杏注射液亦被指出可预防奥沙利铂所致外周神经毒性。

四、小结

由于化疗药物致周围神经毒性的机制尚未明确，西医在药物治疗上无针对靶点，故至今未找到 CIPN 的特效药，研究报道的大都是神经营养剂和保护剂。其次给药时间不统一，有的研究是在化疗前给药，有的是在化疗期间及化疗后给药，给药时间不同，其治疗效果是否有差异有待进一步对比研究。中医药对 CIPN 显示出明显的临床疗效和优势，但对其疗效的研究多为临床研究，缺乏基础研究，有待学者进一步探索。

（吴　瑾　刘　莺　曾普华　孟祥瑞　岳晓龙）

参 考 文 献

1. ABRAMOWSKI M.Chemotherapy-induced neuropathic pain［J］.J Adv Practit Oncol,2010,1：279-283.
2. HILDEBRAND J.Neurological complications of cancer chemotherapy［J］.Curr Opin Oncol,2006,18（4）:321-324.

3. WALKER M,NI O.Neuroprotection during chemotherapy:a systematic review[J].Am J Clin Oncol,2007,30(1):82-92.

4. ARMSTRONG T,ALMADRONES L,GILBERT M R.Chemotherapy-induced peripheral neuropathy [J].Oncol Nurs Forum,2005,32(2):305-311.

5. 王悦白,王美霞,杨艳,等.化疗致周围神经病变患者跌倒和近乎跌倒的危险因素分析[J].护理学报.2016,23(23):11-15.

6. PICCOLO J,KOLESAR J M.Prevention and treatment of chemotherapy-induced peripheral neuropathy [J].Am J Health Syst Pharm,2014,71(1):19-25.

7. 陈晨.黄芪桂枝五物汤对奥沙利铂致神经病理性疼痛大鼠钠离子通道蛋白及基因表达的影响[D].南京:南京中医药大学,2014.

8. 杨洋.黄芪桂枝五物汤化裁防治奥沙利铂引起的外周神经毒性的临床观察[D].南京:南京中医药大学,2017.

9. 穆大成.黄芪桂枝五物汤加减预防化疗后周围神经毒性临床疗效分析[J].亚太传统医药,2016,12(23):142-143.

10. 张振,孙亚红,安玉姬,等.补阳还五汤膏剂防治含紫杉醇方案化疗致外周神经毒性临床研究[J].山东中医杂志,2017,36(5):383-384,389.

11. 眭明红,LESSANS S,燕铁斌,等.电针"足三里"治疗化疗所致周围神经痛的效应机制研究[J].中国针灸,2016,36(5):512-516.

12. 穆艳云,李忠仁,牛文民,等.电针对局灶性脑缺血再灌注大鼠纹状体线粒体 ATP 酶与总体抗氧化能力的影响[J].上海针灸杂志,2007,26(1):42-44.

13. 贺菊芳,张桃花,姚晓泉,等.艾灸对奥沙利铂致外周神经毒性的疗效观察[J].甘肃医药,2018,37(2):120-122.

14. 王成枫,余养生,何燕珠.改良艾灸对奥沙利铂外周神经毒性的疗效观察[J].海峡药学,2016,28(8):104-106.

15. 郑磊,马莉,娄彦妮,等.中医外治法治疗化疗性周围神经病变用药规律文献分析[J].中医杂志,2015,56(17):1509-1512.

16. 娄彦妮,田爱平,张侠,等.中医外治化疗性周围神经病变的多中心、随机、双盲、对照临床研究[J].中华中医药杂志,2014,29(8):2682-2685.

17. 李丹青,蔡泽冰.温经活血方外洗治疗化疗所致周围神经毒性临床研究[J].中医学报,2017,32(7):1148-1150.

18. 李崇慧,师悦,黄仁宝,等.通络蠲痹汤外洗防治化疗药物导致周围神经毒性临床观察[J].辽宁中医杂志,2018,45(4):735-737.

19. 熊绍权,邹晓玲,郑巧,等.参附注射液对紫杉醇外周神经毒性的影响[J].四川大学学报(医学版),2018,49(1):44-47,64.

20. 李欧静,崔慧娟,黄美燕,等.黄芪注射液对奥沙利铂致海马神经细胞凋亡的抑制作用[J].中华中医药杂志,2010,25(1):55-58.

21. 张国铎,胡陵静,郭婷婷,等.黄芪注射液超声透入防治奥沙利铂相关神经毒性临床观察[J].中国中医急症,2017,26(7):1286-1288.

22. 方凤奇,张洁,于佩瑶.参麦注射液防治含奥沙利铂化疗方案所致神经毒性效果的临床观察[J].中国医院药学杂志,2012,32(12):965-967.

23. 魏晓晨,朱立勤,王春革,等.3 种中药注射剂预防奥沙利铂所致周围神经毒性的网状 Meta 分析[J].中国医院药学杂志,2016,36(18):1567-1571.

24. 邢龙,布仁巴图.银杏注射液预防奥沙利铂所致外周神经毒性疗效观察[J].海南医学,2016,27(5):822-823.

第九节　食管癌常用化疗药物不良反应的康复策略

晚期食管癌的化疗至今仍然未能确定标准的化疗方案，顺铂（PDD）联合氟尿嘧啶（5-FU）持续静脉输注是联合化疗的基础，在 PDD 和 / 或 CF/5-FU 基础上联合新药 PTX、TXT、CPT-11、GEM 等显示出较好的有效率和中位生存期，对经典的 PDD 联合 5-FU 方案提出了挑战。随着抗肿瘤药物种类的迅速增多以及作用靶点的日益丰富，化疗相关的不良反应也随之变得越来越复杂，化疗的不良反应可以长期或暂时影响患者的生活质量，可能限制治疗的剂量，延长治疗周期，减少总的治疗疗程，严重者有时还会危及生命。充分地了解、监控及预防不良反应的发生，不仅可以更加有效地利用药物的治疗作用，减少或避免药物毒性造成的损害，还有助于更好的理解药物的药理学作用。下面介绍食管癌化疗方案中常用药物的不良反应及其康复策略。

一、顺铂

具有类似烷化药双功能基团的作用，可以和细胞内的碱基结合，使 DNA 分子链内和链间交叉键联，失去功能不能复制。高浓度时也抑制 RNA 及蛋白质的合成。顺铂和其他铂衍生物是最广泛使用的化学治疗剂，用于治疗实体瘤，包括卵巢癌、头颈癌和睾丸生殖细胞肿瘤，更是食管癌很多联合化疗方案的基础用药。顺铂的不良反应主要包括肾毒性及消化道反应。

（一）肾毒性

1. 病因及机制　肾是药物及其代谢产物的排泄器官，易受到药物损伤。已知的顺铂给药并发症是急性肾损伤（AKI）。积累性及剂量相关性肾功不良是顺铂的主要限量性毒性，一般剂量每日超过 $90mg/m^2$ 即为肾毒性危险因素。多为可逆性，反复发作的 AKI 会使肾毒性变得延长及严重，可最终可能导致慢性肾病。顺铂与分子如谷胱甘肽、蛋白质、RNA 和 DNA 结合，阻断 DNA 复制和基因转录、DNA 的链内和链间交联。因此，DNA 损伤是顺铂的毒性的一个关键组成部分。顺铂诱导的 AKI 的病理生理学涉及 4 种主要机制：①近端肾小管损伤；②氧化应激；③炎症；④肾脏中的血管损伤。

2. 临床表现　可变现为无症状的血清尿素氮及肌酐升高，甚至急性肾衰竭，也可因药物在肾小管部分的溶解度饱和导致排泄障碍和肿瘤溶解综合征。顺铂诱导的 AKI 常发生镁的缺乏。

3. 西医康复处理　尽管已经开发了许多用于预防和治疗顺铂诱导的 AKI 的实验性疗法，但是目前的临床实践主要是等待肾功能恢复时的支持性措施。

（1）预防策略：

1）在每次顺铂治疗前确定肾功能（GFR），根据患者的肾功能调整顺铂剂量。

2）评估 AKI 的风险因素（高风险：女性，老年患者，脱水，CKD 患者和重复剂量的顺铂）。对于 AKI 高风险的患者，可考虑使用氨磷汀或考虑肾毒性小的的铂类，如卡铂和奥沙利铂。

3）在顺铂治疗前开始用生理盐水水化，或每天饮水量 2 000~2 500ml，治疗期间可口服碳酸氢钠碱化尿液，甘露醇利尿及顺铂输注 6~8 小时以减低肾毒性的发生率与严重程度，并

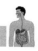

在治疗后维持至少 3 天。水化的充分性可以通过测量尿量来确定，尿量应保持至少 3~4L/ 天。

4）注意电解质平衡（顺铂常见镁的缺乏）。

5）避免伴随肾毒性药物（NSAIDs、氨基糖苷类、造影剂等）。

6）治疗 1 周内评估肾功能。

（2）治疗策略：目前保护肾功能、减轻肾毒性的最有效措施是氨磷汀。化疗前 30 分钟使用，静脉滴注 15 分钟，推荐剂量 910mg/m²。肌酐轻度升高可给予前列地尔等药物护肾。基于损伤的病理生理机制，顺铂诱导的 AKI 的潜在疗法包括 EPO（抑制肾小管细胞凋亡）、间充质干细胞（MSC）移植、细胞因子抑制剂（TNF-α 或 IL-33 抑制剂）、MAPK 途径的抑制剂、氧化应激抑制剂和可降低 CD4$^+$T 细胞的抗炎剂。

（二）恶心、呕吐

恶心、呕吐是最常见化疗相关不良反应，顺铂几乎在所有患者引起严重的恶心、呕吐，属于高致吐性化疗药物。一般治疗后 1~4 小时开始，并可维持到治疗后一周，对患者的生活质量造成负面影响。但它是可以预防的，及时适当地应用止吐的方法将会减轻患者痛苦，提高生活质量并保证化疗的顺利进行。

1. 病因及机制 已经确定在体内存在诱导呕吐的不同途径，每种途径依赖于一组不同的神经递质，包括 5- 羟色胺、多巴胺、组胺和物质 P。这些神经递质的受体在背部迷走神经复合体、最后区、胃肠道中大量存在。顺铂损伤胃肠道并引起 GI 黏膜中肠嗜铬细胞的 5- 羟基色胺（HT3）的大量释放；释放的 5-HT$_3$ 与迷走神经传入神经元上的受体结合，这种结合激活化学感受器触发区（CTZ）和呕吐中心（VC）。当 CTZ 被激活时，它还会释放各种神经递质，从而刺激 VC。VC 调节的效应传输到血管舒缩和唾液中心、腹肌、膈膜和食管，导致呕吐。5- 羟色胺介导顺铂化疗后 8~12 小时内发生的早期呕吐过程，此后作用于 NK$_1$ 受体的物质 P 成为呕吐的主要介质。

2. 西医康复处理

（1）在第一次化疗时采用最佳的止吐治疗，以减少突破性呕吐的发生。可配合行为干预疗法，如放松 / 系统脱敏疗法、催眠 / 诱导联想、音乐和针灸，抗焦虑和镇静治疗可起到一定的作用。

（2）化疗前、期间预防使用 5-HT$_3$ 受体拮抗剂，如昂丹司琼连续用 3 天，或盐酸帕洛诺司琼注射液隔天用 1 次。

（3）化疗后出现的恶心、呕吐，推荐三药联合的止吐方案。急性呕吐：5-HT$_3$ 受体拮抗剂 + 地塞米松 + 阿瑞匹坦联用，可配合氯普唑仑、H$_2$ 受体拮抗剂或质子泵抑制剂。迟发性呕吐：地塞米松阿 + 瑞匹坦联用，可配合氯普唑仑、H$_2$ 受体拮抗剂或质子泵抑制剂。

二、奈达铂

奈达铂即顺 - 甘醇酸二氨合铂，是第二代铂类抗肿瘤药物，为顺铂类似物。能以与顺铂相同的方式与 DNA 结合，并抑制 DNA 复制，从而产生抗肿瘤活性。另外已经证实本品在与 DNA 反应时，所结合的碱基位点与顺铂相同。奈达铂对治疗食管癌疗效确切，可单药或与其他抗肿瘤药物联合应用，相比较于以往运用的顺铂，奈达铂的治疗效果更佳，而且很少会对患者造成不良反应。奈达铂的毒性谱与顺铂不同，在食管癌中主要不良反应为骨髓抑制，发生率为 80%，为剂量限制性，肾毒性和胃肠道反应较顺铂有所降低。

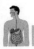
1. 病因及机制 药物进入细胞后，甘醇酸脂基上的醇性氧与铂之间的键断裂，水与铂结合，导致离子型物质（活性物质或水合物）的形成。然后，断裂的甘醇酸脂基配基变得不稳定并被释放，产生多种离子型物质，与 DNA 结合而阻碍 DNA 复制，发挥抗肿瘤效应的同时也诱导骨髓中分裂旺盛的造血细胞凋亡，对不同功能分化阶段的造血干细胞也产生抑制作用。

2. 临床表现 主要表现为血小板及白细胞的减少。

3. 西医康复处理 粒细胞单核细胞集落刺激因子（GM-CSF）、粒细胞集落刺激因子（G-CSF）、促血小板生成因子（TPO）和促红细胞生成素（EPO）等可以诱导造血干细胞向不同血细胞的分化和增殖，一定程度上降低药物对骨髓移植的程度和持续时间。

（1）通常白细胞 $<3.5 \times 10^9/L$，血小板 $<80 \times 10^9/L$，不宜使用骨髓抑制的药物（急性白血病除外）。白细胞骨髓抑制轻、中度，可以瑞白（G-CSF）150μg 皮下注射 bid，第二天复查血常规，如果白细胞未能达 $10.0 \times 10^9/L$，继续升白细胞，直到达为止。一旦白细胞 $<1.0 \times 10^9/L$ 或粒细胞 $<0.5 \times 10^9/L$，可适当应用抗菌药物预防感染；一旦发热应立即做血培养和药敏，并给予广谱抗生素治疗，同时应给予 G-CSF 或 GM-CSF 治疗。骨髓抑制达 IV 度或有发热症状均应对房间紫外线消毒，每天 2 次，每次 30 分钟。升白细胞治疗只能在一个周期的化疗药物用药完全结束的 48 小时以后才能应用。

（2）血小板 $<50 \times 10^9/L$ 可皮下注射白介素 -11（IL-11）或血小板生成素（TPO），并酌情应用止血明预防出血，血小板 $<20 \times 10^9/L$ 时属于血小板减少出血危象，应输注血小板和较大剂量止血敏。

（3）血红蛋白 $<100g/L$，可皮下注射促红细胞生成素（EPO），亦可以同时补充铁剂。

三、抗嘧啶代谢类、拓扑异构酶抑制药

化疗相关性腹泻（CID）是肿瘤患者化疗引起的一种常见消化道不良反应。CID 不仅会降低患者的生活质量，严重影响患者对治疗的依从性，还会导致水电解质紊乱、脱水、感染，严重者可导致休克、死亡。化疗相关性腹泻的主要原因是药物对肠道黏膜的急性损伤所导致的肠道吸收和分泌失衡。已知的诱发化疗相关性腹泻的药物中，氟尿嘧啶和伊立替康最为常见，发生率可高达 50%~80%。

1. 病因及发病机制

（1）氟尿嘧啶：氟尿嘧啶在体内可转变为氟尿嘧啶脱氧核苷酸（5-FUdRP），竞争性抑制脱氧核苷酸合成酶，使脱氧核苷酸合成减少，导致 DNA 合成受阻，引起细胞死亡。5-FU 被磷酸化为 5- 氟 -2- 脱氧尿苷酸（5-FdUMP）或 5-FUMP 后对增殖的小肠细胞较敏感，导致小肠黏膜损伤，细胞分裂受到干扰引起肠壁细胞坏死及广泛炎症，造成吸收和分泌细胞数量发生变化，引起腹泻。

（2）伊立替康：拓扑异构酶是一种具有介导 DNA 单链或双链的瞬时断裂和再连接、使 DNA 的拓扑结构发生变化的核酶。伊立替康属于拓扑异构酶（Topo）抑制药，此类药物可以导致 DNA 单链或双链的断裂，从而诱导细胞的凋亡。伊立替康经胆汁分泌到十二指肠，经肠道排泄，小肠中的羧酸脂酶将其转换为 SN-38。肠道 SN-38 蓄积引起肠上皮细胞坏死、凋亡，导致肠道炎症细胞渗透性增加，水电解质紊乱、小肠液分泌过度。SN-38 在肠道内的浓度和与肠上皮接触的时间是导致迟发型腹泻的关键。

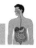

2. 临床表现　主要表现为大便次数增多、稀便。重症者可发生脱水、休克、水电解质紊乱而危及生命。国际抗癌协会分级：①0级，无；②1级，与治疗前相比，排便次数增加，<4次/天；③2级，与治疗前相比，排便次数增加4~6次/白天（夜间）；④3级，与治疗前相比，排便次数增加≥7次/天，大便失禁，腹部重度疼痛或大便失禁，影响生活需住院；⑤4级，危及生命（如循环衰竭）；⑥5级，死亡。

3. 西医康复处理

（1）止泻：洛哌丁胺、蒙脱石散。

（2）给予活菌制剂，增加肠道内阴性杆菌的数量：美常安（枯草杆菌二联活菌）、整肠生。

（3）饮用大量液体和电解质以扩容，饮食应以、高热量、高维生素饮食为主，减少刺激性食物，补充化疗对身体的消耗。可同时给予活菌制剂枯（高蛋白草杆菌二联活菌、整肠生），增加肠道内阴性杆菌的数量。监测血常规、电解质等指标变化。

（4）临床上严重的腹泻常是伊立替康导致的迟发型腹泻，为剂量限制性毒性，在用药24小时后出现。对于使用伊立替康化疗的患者，可提前皮下注射阿托品1mg，如果患者化疗期间或结束后出现腹泻，可口服洛哌丁胺，首剂量口服4mg，以后2小时口服2mg，直至末次水样便后继续用药12小时。如果腹泻持续24小时，应通知医生并开始抗菌药物治疗（最少7天）+继续每2小时口服洛哌丁胺2mg，若在洛哌丁胺+抗菌药物治疗时腹泻仍超过2天，则需准备住院治疗，联合生长抑素治疗：奥曲肽100~150μg/8h皮下注射，随后剂量酌情递增或25~50μg/h，持续静脉给药到腹泻控制后24小时。

四、紫杉类

（一）紫杉醇

紫杉醇属于紫杉类化疗药，主要作用于聚合态的微管，促进微管的装配和抑制解聚，可导致细胞在有丝分裂时不能形成正常结构的纺锤丝和纺锤体，从而影响了细胞的有丝分裂。神经毒性是紫杉醇的主要不良反应，周围神经病变发生率为62%，最常见的表现为轻度麻木和感觉异常，先见于手指及脚趾，一般见于用药后24~72小时，具有剂量蓄积性，程度多属1~2度。周围神经毒性为可逆性，持续时间不同，有的长达数月，但对患者没有生命危险。

1. 病因及机制　紫杉烷可破坏微管，中断线粒体功能或直接靶向DNA，对缺少血-脑屏障保护的外周神经细胞造成损伤，影响轴突的完整性和功能性，从而导致周围神经变性，包括感觉和运动神经损伤。另外化疗所致的促炎作用及趋化因子对疼痛感的影响可能参与发病过程。

2. 临床表现　可表现为四肢末端的感觉异常、感觉迟钝、烧灼感、疼痛、麻木，运动神经损伤可表现为肌无力和肌萎缩。分级标准：①0级，无；②Ⅰ级，短暂感觉异常，感觉麻木；③Ⅱ级，2个治疗周期间存在感觉异常、感觉麻木；④Ⅲ级，感觉异常、感觉麻木引起功能障碍。

3. 西医康复处理

（1）对于外周神经毒性，目前尚无高质量的研究能够证实存在有效治疗药物。为预防神经毒性，有文献报道，可用谷氨酰胺来保护患者免受神经毒性带来的痛苦。具体方法是

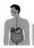

紫杉醇给药当天同时开始口服谷氨酰胺 10mg 每日 3 次，连用 5 天，控制累积剂量和降低剂量强度。

（2）Ⅰ级一般不用药物治疗，日常避免接触过冷的物品，如洗冷水脸、喝冷水。

（3）Ⅱ级可用相应的药物减轻症状，维生素 B_1、维生素 B_6、对乙酰氨基酚、神经生长因子等。

（4）Ⅲ级首先考虑减少紫杉醇的用药剂量，或停止使用。

（二）多西紫杉醇

多西紫杉醇属于紫杉类抗肿瘤药，通过干扰细胞有丝分裂和分裂间期细胞功能所必须的微管网络而起抗肿瘤作用。变态反应是多西紫杉醇最严重的不良反应，表现为Ⅰ型变态反应。在 5% 至 10% 的患者中引起即时超敏反应（HSR）。几乎所有经历这些反应的患者都可以通过脱敏或调节速度安全地再次暴露于紫杉烷。常发生在用药 10 分钟内，甚至在用药后 2~3 分钟内即可发生。轻者出现，严重者可出现呼吸困难和休克。

1. 病因及机制　多西紫杉醇引起超敏反应的病因学知之甚少。紫杉醇和多西紫杉醇存在交叉耐药的风险，文献中描述的比率为 49% ~90%。曾认为紫杉醇中的溶剂 Cremophor EL 和多西紫杉醇中的聚山梨醇酯 80 可能是 HSR 的原因。然而，也有其他人证明 HSR 可能继发于紫杉烷本身的直接作用，而不是稀释剂。

2. 临床表现　可表现为红斑性皮疹，面色潮红、荨麻疹，支气管痉挛，呼吸窘迫，低血压和肺水肿。

3. 西医康复处理

（1）用药前给予糖皮质激素、H_2 受体拮抗剂和抗组胺类药物可使过敏反应降低。

（2）药物开始滴注前 10 分钟速度宜慢，最好使用输液泵将输液速度控制在每分钟 10~15 滴。严密观察患者意识、面色、皮肤颜色等变化，如无不良反应可调整滴速在医嘱规定的时间内输注完毕。

（3）输注期间要反复询问患者有无胸闷、心悸、呼吸困难、皮肤瘙痒等不适，每半小时测生命体征。

（4）如出现面色潮红、皮肤瘙痒、心率略快不必停药，将滴速减慢并密切观察病情变化。若出现胸闷、呼吸困难、全身荨麻疹等严重反应，应立即停止化疗并给予相应的对症处理。

（5）使用一次性精密过滤输液器可预防过敏反应发生。

（吴　瑾　何志勇　岳晓龙　刘　莺）

参 考 文 献

1. 孙燕. 临床肿瘤学[M]. 北京:中华医学电子音像出版社,2017.
2. OZKOK A,EDELSTEIN C L.Pathophysiology of cisplatin-induced acute kidney injury[J].Biomed Res Int, 2014,2014:967826.
3. 石远凯,孙燕. 临床肿瘤内科手册[M].6 版. 北京:人民卫生出版社,2015.
4. HORNBY P J.Central neurocircuitry associated with emesis[J].Am J Med,2001,111 Suppl 8A:106S-112S.
5. HESKETH P J,VAN BELLE S,AAPRO M,et al.Differential involvement of neurotransmitters through the time course of cisplatin-induced emesis as revealed by therapy with specific receptor antagonists[J].Eur J Cancer,

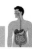

2003,39(8):1074-1080.

6. 全柳霞.周剂量奈达铂增敏放疗食管癌的临床观察[J].心理医生,2018,24(19):119-120.

7. 冷宁,赵永利,聂文.奈达铂临床研究进展[J].中国肺癌杂志,2009,12(6):675-680.

8. 张怡,李中东.伊立替康的不良反应及处理[J].中国药物警戒,2006,3(5):271-273.

9. 吴洪斌.紫杉醇注射液不良反应的预防及处理[J].中国新药杂志,2002,11(2):168-169.

10. ESSAYAN D M,KAGEY-SOBOTKA A,COLARUSSO P J,et al.Successful parenteral desensitization to paclitaxel [J].J Allergy Clin Immunol,1996,97(1 Pt 1):42-46.

11. 王卉.多西紫杉醇常见不良反应及护理干预[J].临床误诊误治,2011,24(7):88-89.

第九章

靶向治疗并发症临床康复

食管癌二线及以上治疗有效率低，靶向治疗在食管癌中的作用越来越受到重视，分子靶向治疗的探索和临床应用也越来越多。食管癌相关的靶向治疗药物主要有表皮生长因子受体酪氨酸激酶抑制剂（EGFR-TKI）、血管内皮生长因子（VEGF）单抗、人表皮生长因子受体 -2（HER-2/neu）抑制剂等。靶向治疗药物不良反应不同于传统化疗药物。本章节对这类药物的特征性常见不良反应分别列出，并综述包括中医药在内的相关处理方法以供参考。

一、药物相关性高血压

（一）药物相关性高血压发生率及机制

药物相关性高血压是抗血管生成靶向药物最常见的不良反应之一，可以引起继发性高血压或使原有的高血压病情加重。临床研究中观察到的高血压发生率为 20%~70%，3 级或以上高血压发生率 5% 左右。药物性高血压的具体机制目前尚不明确，基础研究显示其可能以下原因有关：① NO 合酶表达下降及 NO 合成释放下降，从而引起血管收缩，进而导致外周血管阻力增加，最终引起高血压；②微血管密度降低，小动脉及毛细血管密度降低；③环氧合酶（COX）通路被阻断，内皮素 -1 血管收缩功能被抑制导致血压增高；④ ROS 产生过多使内皮细胞受到氧化应激损伤而出现功能失调，同时使 NO 代谢为亚硝酸盐失去血管舒张功能；⑤患者精神压力大等。

（二）药物相关性高血压的机制及临床特征

小分子抗血管生成靶向药物阿帕替尼引起的高血压大多出现在用药后 2 周左右或更短时间内，一般应用降压药可使血压控制良好，停药后血压会迅速回落。肾癌患者、高血压病史、高血压控制不佳或有高血压合并血栓病史、需长期服用抗凝药物的患者高血压发生率更高，临床上此类患者应积极控制血压，慎用相应靶向药物。监测血压应该贯穿患者治疗全过程，建议每天测量血压并记录，明确基线血压，对于血压正常患者，一般不推荐预防性降压治疗。

需要注意的是，由肝脏 CYP3A4 酶进行代谢的靶向药物（如阿帕替尼）引起的高血压，非二氢吡啶类钙通道阻滞剂（如维拉帕米和地尔硫革）能够抑制 CYP3A4 系统，因此不建议采用该类药物控制血压。合并有蛋白尿的患者，推荐使用血管紧张素转换酶抑制剂（ACEI）及血管紧张素受体拮抗剂（ARB）。对应用抗血管生成药物后新发的高血压患者可以使用钙离子拮抗剂控制血压。

高血压危象发生率极低，但危害极大，需要特别重视，除了动态血压监测、合理正确使用降压药物，应及时停止抗血管生成药物的治疗。高血压控制后是否再次应用靶向药物，目前尚无统一共识。高血压的发生与抗血管靶向药物疗效关系也尚不明确，有研究显示出现血压升高的患者有更好的抗肿瘤治疗疗效和临床获益。有效的血压管理可以保证靶向药物的规范应用，从而使患者从抗肿瘤治疗获得最大疗效。

（三）中医治疗

患者出现血压升高或降低，或血液学毒性、心脏毒性等表现为头晕、眼前发黑或伴恶心欲吐、出汗表现的，可从中医学"眩晕"论治。该病病机多为肝失条达，肝气郁结，气郁化火，肝阴耗伤，风阳易动，上扰头目；或导致髓海空虚，气血两虚而致清阳不升，清窍失养；或损伤脾胃，湿聚成痰，痰阻中焦致清阳不升；或瘀血停留，阻滞经脉，气血不能上荣于头目所致。其病理因素以风、火、痰为主。治疗原则是补虚泻实，调整阴阳。虚者当滋补肝肾、补益气血、填精生髓。实证当平肝潜阳、清肝泻火，化痰行瘀。

1．肝阳上亢证

主症：眩晕，耳鸣，头目胀痛，口苦，失眠多梦。

兼症：遇烦劳、郁怒而加重，甚则仆倒、颜面潮红、急躁易怒，肢麻震颤。舌红苔黄，脉弦或数。

证机概要：肝阳风火，上扰清窍。

治法：平肝潜阳，清火熄风。

主方：天麻钩藤饮加减。

2．气血亏虚证

主症：眩晕动则加剧，劳累即发，面色㿠白，神疲乏力，倦怠懒言。

兼症：唇甲不华，发色不泽，心悸少寐，纳少腹胀。舌淡苔薄白，脉细弱。

证机概要：气血亏虚，清阳不展，脑失所养。

治法：补益气血，调养心脾。

主方：归脾汤加减。

3．肾精不足证

主症：眩晕日久不愈，精神萎靡，腰酸膝软，少寐多梦，健忘。

兼症：两目干涩，视力减退。或遗精、滑泄，耳鸣，齿摇；或颧红咽干，五心烦热。舌红少苔，脉细数；或面色㿠白，形寒肢冷，舌淡嫩，苔白，脉弱尺甚。

证机概要：肾精不足，髓海空虚，脑失所养。

治法：滋养肝肾，益精填髓。

主方：左归丸加减。

4．痰湿中阻证

主症：眩晕，头重昏蒙，或伴视物旋转，胸闷恶心。

兼症：呕吐痰诞，食少多寐。舌苔白腻，脉濡滑。

证机概要：痰浊中阻，上蒙清窍，清阳不升。

治法：化痰祛湿，健脾和胃。

主方：半夏白术天麻汤加减。

5．瘀血阻窍证

主症：眩晕、头痛。

兼症：健忘、失眠，心悸，精神不振，耳鸣耳聋，面唇紫暗。舌暗有瘀斑，脉涩或细涩。

证机概要：瘀血阻络，气血不畅，脑失所养。

治法：祛瘀生新，活血通窍。

主方：通窍活血汤加减。

此外，针对高血压的单方验方治疗有：

1. 自拟熄风养阴剔络方：天麻 10g，钩藤后下 15g，制黄精 20g，枸杞子 15g，生地黄 12g，红景天 20g，三七粉 5g，川芎 10g，干地龙 10g，葛根 20g，荷叶 20g。

2. 潜阳育阴基本方：鬼针草 30g，制何首乌 15g，山茱萸 9g，玄参 15g，川牛膝 12g，泽泻 15g。

二、皮肤毒性

（一）皮肤毒性发生率及机制

皮肤毒性可发生于多种靶向药物，是 EGFR-TKI 类药物最常见的不良反应之一，主要表现为皮疹，发生率高达 80% 左右。其次可表现为甲沟炎及甲裂，毛发改变，皮肤干燥瘙痒、超敏反应和口腔黏膜炎等。

其可能的机制为毛囊角化细胞增殖区域中存在 EGFR 的表达，EGFR-TKI 类药物在对突变的 EGFR 产生作用的同时，也会影响野生型的 EGFR 信号传导，因而患者服用 EGFR-TKI 后，抑制角化细胞的分化、增殖，细胞过早分化和凋亡，皮肤代谢受阻，引发组织破坏和炎症，形成皮疹。

（二）皮肤毒性临床特征

皮疹一般发生于服用 EGFR-TKI 后 1~2 周内，主要类型是痤疮样和丘疹脓疱样，皮疹主要分布在油脂分泌较多的头面部，其次为胸背部及四肢。皮疹的发生率与药物剂量依赖性有关，但严重程度与药物剂量无关。停药后可恢复。

皮疹期间建议患者穿宽松、柔软的衣服，避免抓挠，勿用碱性肥皂和刺激性洗涤物。皮肤瘙痒可口服抗组胺药物对症治疗。主要治疗是采用抗生素和 / 或皮质激素治疗。由于皮质激素类药物自身可能会导致皮肤干燥和脱屑，因此轻度皮疹不推荐应用皮质激素。临床常局部使用地塞米松软膏、氢化可的松软膏、红霉素软膏等。勤涂润肤乳如凡士林、尿素类软膏等。改善生活习惯，如避免过度日晒，必要时使用防晒霜，减少使用碱性洗涤剂，减少使用使空气过度干燥的保暖设施等。对于重度皮疹，经处理无好转或持续不能缓解者，建议停服用靶向药物 1 周，然后以起始量继续服用该药物。

三、手足综合征

（一）手足综合征临床特征

手掌和脚底出现变红，明显不舒服，肿胀，麻刺感。临床表现为肢端特别是手掌或足底的红斑、红肿疼痛等症状。前驱症状包括手掌或足底的麻木或感觉异常，逐渐加重并伴随双侧对称的肿痛、边界清晰的红斑，进一步加重则会出现水疱或脱皮，严重的还可能出现疼痛伴溃疡或继发性感染。接受舒尼替尼或索拉非尼治疗的患者中，手足综合征的发生率分别为 10%~28% 和 10%~62%。阿帕替尼 Ⅱ / Ⅲ 期临床研究中，手足综合征发生率为

27.4%，其中 3 级或以上为 7.6%。重度手足综合征往往给患者带来痛苦，导致生活质量的降低，甚至是治疗的中断或终止。因此，在使用相关靶向治疗药物时，特别是秋冬季节注意预防性保护手足皮肤，如出现轻、中度症状时，可采用尿素软膏、氧化锌软膏、局部应用抗生素（地塞米松，氢化可的松）等治疗；伴瘙痒者，可局部使用苯海拉明软膏；患者疼痛明显时可考虑加用止痛药治疗。

要注意相关方面患者的宣教，指导患者在服用药物期间应该避免手掌或足底的机械性损伤和摩擦。避免接触高热和直接日晒，使用保湿、含有羊毛脂或尿素成分的护肤品来保护皮肤。避免进食辛辣、刺激性食物。

（二）中医治疗

中医理论中"湿疮"指患者出现手足综合征或皮疹瘙痒，临床表现为四肢及躯干部或颜面部皮肤潮红、肿胀、疼痛、水疱、瘙痒，皮损形态大小不一，边界不清。常因搔抓而水疱破裂，形成糜烂、流溃、结痂表现时可按中医学"湿疮"论治。总因禀赋不耐，药毒内侵，风、湿、热阻于肌肤所致；或因饮食不节，过食辛辣鱼腥动风之品，或嗜酒，伤及脾胃，脾失健运，致湿热内生，又外感风湿热邪，内外合邪，两相搏结，浸淫肌肤发为本病；或因素体虚弱，脾为湿困，肌肤失养或因湿热蕴久，耗伤阴血，化燥生风而致血虚风燥，肌肤甲错，发为本病。治疗原则多为清热利湿，健脾养血。

1. 湿热浸淫证

主症：皮损潮红灼热，或见大疱、细小水疱融合成片，或伴瘙痒疼痛，渗液流滋。

兼症：身热，心烦，口渴，大便干，尿短赤。舌红，苔薄白或黄，脉滑或数。

证机概要：湿热浸淫，热重于湿。

治法：清热利湿。

主方：龙胆泻肝汤合萆薢渗湿汤加减。

2. 脾虚湿盛证

主症：皮损潮红或见水疱，瘙痒，抓后糜烂流溃，可见鳞屑。

兼症：纳少，神疲，腹胀便溏。舌淡胖，苔白或腻，脉弦缓。

证机概要：脾虚生湿，蕴积肌肤。

治法：健脾利湿。

主方：除湿胃苓汤或参苓白术散加减。

3. 血虚风燥证

主症：皮损色暗或色素沉着，剧痒，或皮损粗糙肥厚，全身肌肤干燥起屑。

兼症：面色无华，口干不欲饮，纳差、腹胀，便秘。舌淡，苔白，脉细弦。

证机概要：血虚生风化燥，肌肤失养。

治法：养血润肤，祛风止痒。

主方：当归饮子或四物消风饮加减。

四、黏膜炎

（一）黏膜炎发生率

黏膜炎是靶向治疗常见的不良反应之一，胃肠道黏膜炎导致腹泻，常见于 TKIs 类药物，发生率可达 50% 以上。

（二）黏膜炎临床特征

口腔黏膜炎的症状包括疼痛、吞咽困难、发音障碍等，胃肠道黏膜炎常表现为腹痛、腹胀腹泻及消化不良等症状。

黏膜炎通常出现在治疗开始后 1 周左右，在没有合并感染的情况下具有自限性，通常 2~4 周后可自行缓解。目前并没有十分有效的预防措施，口腔清洁以及避免食物的冷热刺激可能有助于预防黏膜炎。黏膜炎的治疗可以参照癌症支持治疗的多国协作组织（MASCC）提供的指南，但是目前并没有大宗的循证医学资料。

口腔黏膜炎、口腔溃疡（有少量患者主诉舌根部疼痛，停药后好转）最常见表现形式为局部黏膜充血、红肿，随之出现糜烂溃疡。其发生可能与致炎因子和口腔内细菌相互作用有关。必要时行抗炎、止痛、促进溃疡愈合等对症治疗。积极宣教，嘱患者保持口腔清洁。

轻度腹泻对症治疗即可缓解。对于 3、4 级腹泻，需要进行靶向药物剂量调整，必要时中断或终止治疗。并积极止泻和支持对症治疗，补充水和电解质，维持水电平衡和防止酸碱紊乱，并维持营养。

五、出血及血栓

（一）出血及血栓发生率及机制

为 VEGF 抑制剂的常见不良反应，单抗类药物（如贝伐珠单抗）以及多靶点激酶抑制剂 MTKI（如索拉非尼、舒尼替尼）对 VEGF/VEGFR 活性的抑制作用会导致出血。表现为甲床出血或皮下出血等。接受贝伐珠单抗治疗的患者中出血事件的发生率较高，以短暂的鼻出血最常见。发生率约为 35%。

其可能的机制为靶向药物抑制了相关信号通路，使血管内皮细胞再生能力下降。上述出血症状多数是轻微的，经过保守治疗后即可缓解。肺出血（2% 左右）多发生在中央型鳞癌患者，因此对于此类患者慎用抗 VEGF 药物，贝伐珠单抗未被批准适用于肺鳞癌。

靶向治疗相关性血栓（包括深静脉血栓、肺栓塞及血栓性静脉炎等）少见但是病情凶险。

（二）出血及血栓临床特征

既往有动脉栓塞史及高血压的患者动脉栓塞风险高，须密切关注。为防止血栓栓塞的发生，在治疗期间应鼓励患者多下床活动，定时对下肢进行局部按摩，并密切监测患者的血压及血栓栓塞相关症状的情况。一旦发生动脉栓塞事件，要立即停药。预防性使用华法林或其他抗凝药物可能能减少贝伐珠单抗相关的血栓事件，但是也增加了出血的风险，需谨慎平衡。

六、蛋白尿

（一）蛋白尿临床特征

常见于 VEGF 抑制剂治疗中，大多数患者为 1~2 级蛋白尿，重度蛋白尿或严重的肾病综合征则非常少见。关于蛋白尿产生机制，假说认为 VEGF 信号传导通路调节肾小球血管通透性，抑制 VEGF 可能导致肾小球内皮细胞和上皮细胞的破坏使肾小管和重吸收功能下降从而产生蛋白尿。接受贝伐珠单抗或其他 VEGF 抑制剂治疗的患者必须密切监测尿蛋白，一旦出现肾病综合征必须立刻终止治疗。出现蛋白尿的患者接受 ACEI（血管紧张素转化酶抑制剂）治疗可能获益。

（二）中医单方验方治疗

1. 益肾清利活血基本方　生黄芪 30g，太子参 15g，炒白术 15g，淮山药 15g，石韦 20g，虎杖 20g，藤梨根 20g，积雪草 30g，土茯苓 30g，炒当归 15g，广郁金 15g，大川芎 15g，厚杜仲 20g，川断肉 15g，山萸肉 15g，鬼箭羽 20g。

2. 益肾清利方　生黄芪 15g，制首乌 10g，杜仲 10g，金樱子 10g，藤梨根 20g，白花蛇舌草 20g，石韦 20g，蜀羊泉 20g，制僵蚕 10g，当归 10g。

七、乏力

（一）乏力发生率及机制

治疗相关性乏力临床常见，但具体机制尚不明确，有学者认为其与 IL-6、TNF-α 及前激肽释放酶激活剂等细胞因子释放有关。可发生于 VEGF 抑制剂等，发生率为 17.94%，重度乏力的发生率为 2.69%。也是抗 PD-1/PD-L1 免疫治疗最常见的不良事件之一，发生率高（80%~90%），一般为即时性不良反应，伴随流感样症状且多发生在用药 1 天内。

（二）乏力临床特征及处理

靶向药物引起的乏力小部分继发于甲状腺功能减退、抑郁、贫血或疼痛等原因。可以先排除甲减。若无黄疸、血栓及妊娠等情况，可以使用孕酮类药物（如甲地孕酮）以及多种维生素，有助于减轻乏力，改善体力状况。提高机体免疫力，饮食注意营养补充，多休息。重度乏力患者需要减少用药剂量甚至永久停药。

八、心脏毒性

（一）心脏毒性临床特征及处理

心脏毒性是曲妥珠单抗最主要的不良反应。高龄患者、既往心脏病史、胸部放疗史、蒽环类等有心脏毒性的药物使用史都会增加曲妥珠单抗的心脏毒性。

基础研究表明，ErbB2 抑制剂可能通过干扰心肌中的 NRG1-ErbB4-ErbB2 轴，引起心肌细胞损伤并最终导致心力衰竭。VEGF 参与心肌细胞的生长，可调节冠状动脉和全身血管的完整性和舒张功能。抗血管生成药物破坏 VEGF 信号级联反应，可能诱导产生 II 型心血管毒性，主要表现为高血压、血栓栓塞、左心室功能障碍和心力衰竭。

靶向药物导致的心脏毒性主要包括 Q-T 间期延长、心律失常、心肌缺血/心肌梗死、左心室功能障碍/左室射血分数（LVEF）下降、慢性心力衰竭等。有食管癌临床试验表明单用曲妥珠单抗或联合化疗组心脏毒性发生率类似，均为 6%。治疗前，应全面评估患者的心功能。对于有充血性心力衰竭病史、高危未控制的心律失常、需要药物治疗的心绞痛、有临床意义瓣膜疾病、心电图显示透壁心肌梗死、控制不佳的高血压等患者，不推荐使用曲妥珠单抗治疗。有临床试验结果建议使用非选择性 β_1 和 β_2 阻滞剂预防曲妥珠单抗的心脏毒性。

（二）中医治疗

患者出现心脏毒性或肺病疾患或其他全身不良反应，表现为心慌、惊悸，或伴胸闷、气短、失眠、健忘、眩晕、耳鸣等症时可从中医学"心悸"论治。该病病机多为心之气血不足，心失滋养，搏动致乱；或心阳虚衰，血脉瘀滞，心神失养；或肾阴不足，不能上制心火，水火失济，心肾不交；或肾阳亏虚，心阳失于温煦，阴寒凝滞心脉；或肝失疏泄，气滞血瘀，心失条达，心脉运行不畅；或脾胃虚弱，气血乏源，宗气不行，血脉凝留；或脾失健运，痰湿内生，扰动心神；或热毒犯肺，肺失宣肃，血运失常；或肺气亏虚，不能助阳以治节所致。病理因素多为痰饮、瘀血、火邪。治疗原则分虚实论治。虚证分别予以补气、养血、滋阴、温阳。实证则应祛痰、化饮、清火、行瘀。

1. 心虚胆怯证

主症：心悸不宁，善惊易恐，坐卧不安。

兼症：不寐多梦而易惊醒，恶闻声响，食少纳呆。苔薄白，脉细略数或细弦。

证机概要：气血亏损，心虚胆怯，心神失养。

治法：镇惊定志，养心安神。

主方：平补镇心丹加减。

2. 心血不足证

主症：心悸气短，头晕目眩。

兼症：失眠健忘，面色无华，倦怠乏力，纳呆食少。舌淡红，脉细弱。

证机概要：心血不足，心失所养，心神不宁。

治法：补血养心，益气安神。

主方：归脾汤加减。

3. 阴虚火旺证

主症：心悸易惊，心烦失眠，五心烦热，口干，盗汗，思虑劳心则症状加重。

兼症：耳鸣腰酸，头晕目眩，急躁易怒。舌红少津，苔少或无，脉象细数。

证机概要：肝肾阴虚，水不济火，心火内动，扰动心神。

治法：滋阴清火，养心安神。

主方：天王补心丹合朱砂安神丸加减。

4. 心阳不振证

主症：心悸不安，胸闷气短，动则尤甚。

兼症：面色苍白，形寒肢冷。舌淡苔白，脉象虚弱或沉细无力。

证机概要：久病体虚，损伤心阳，心阳不振，无以温养心神。

治法：温补心阳，安神定悸。

主方：桂枝甘草龙骨牡蛎汤合参附汤加减。

5. 水饮凌心证

主症：心悸眩晕，胸闷痞满，渴不欲饮，小便短少。

兼症：下肢水肿，形寒肢冷，伴恶心、欲吐、流涎。舌淡胖，苔白滑，脉象弦滑或沉细而滑。

证机概要：脾肾阳虚，水饮内停，上凌于心，扰乱心神。

治法：振奋心阳，化气行水，宁心安神。

主方：苓桂术甘汤加减。

6. 瘀阻心脉证

主症：心悸不安，胸闷不舒，心痛时作，痛如针刺。

兼症：唇甲青紫。舌质紫暗或有瘀斑，脉涩或结或代。

证机概要：血瘀气滞，心脉瘀阻，心阳被遏，心失所养。

治法：活血化瘀，理气通络。

主方：桃仁红花煎合桂枝甘草龙骨牡蛎汤。

7. 痰火扰心证

主症：心悸时发时止，受惊易作，胸闷烦躁。

兼症：失眠多梦，口干苦，大便秘结，小便短赤。舌红，苔黄腻，脉弦滑。

证机概要：痰浊停聚，郁久化火，痰火扰心，心神不安。

治法：清热化痰，宁心安神。

主方：黄连温胆汤加减。

心悸患者要注意保持心情愉快，精神乐观，情绪稳定，避免情志为害，减少发病。尤其心虚胆怯、心火内动及痰火扰心等引起的心悸，应避免惊恐及忧思恼怒等不良刺激。进食营养丰富而易消化吸收的食物，平素饮食忌过饱、过饥、戒烟酒、浓茶，宜低脂、低盐饮食。心气阳虚者忌过食生冷；心气阴虚者忌辛辣炙煿；痰浊、瘀血者忌过食肥甘；水饮凌心者宜少食盐。注意寒暑变化，避免外邪侵袭而诱发或加重心悸。注意劳逸结合，轻症患者，可从事适当体力活动，以不觉疲劳，不加重症状为度，应避免剧烈活动及强体力劳动。重症患者，平时即感心悸，气短等症状，应嘱卧床休息，待症状消失后，也应循序渐进地增加活动量。

九、间质性肺炎

（一）间质性肺炎发生率及机制

间质性肺炎为 EGFR-TKI 少见但极为严重的并发症；发生率 1%~2%，未及时处理很可能会导致患者死亡。基础研究认为，间质性肺炎的发生与 EGFR-TKI 作用癌细胞产生释放的 IL-6 有关，抑制 IL-6-STAT3 信号通路有望阻止急性间质性肺炎的发生。

（二）间质性肺炎临床特征

临床表现一般为新发作的或加重的呼吸困难，无明显诱因下出现胸片新发渗出液。一旦肺纤维化形成，将出现不可逆性的肺功能减退。有肺部合并症的患者更容易出现。用药期间，特别是前 1~2 个月，应密切随访患者呼吸道症状和胸部影像学变化。

此外，食管癌靶向治疗还有胃肠道穿孔、可逆性后脑白质病综合征、重度骨髓抑制等少见不良反应，总的来说，靶向治疗药物较传统的化疗药物毒性明显降低，大多数为轻度，且多为可逆性，减量或停药后自行缓解。但其不良反应的特殊性和多样性给临床用药提出了新的挑战。临床治疗中还需要根据患者本人耐受情况综合评估，密切随访，积极沟通，消除患者顾虑，规范用药，以期患者得到最大获益。

（赵快乐 舒 鹏 储 黎 张 力）

参 考 文 献

1. KIM Y M，KIM S J，TATSUNAMI R，et al.ROS-induced ROS release orchestrated by Nox4，Nox2 and mitochondria in VEGF signaling and angiogenesis〔J〕.Am J Physiol Cell Physiol，2017，312（6）：346.

2. IZZEDINE H.Anti-VEGF cancer therapy in nephrology practice〔J〕.Int J Nephrol，2014，2014（2014）：143426.

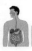

3. ROODHART J M,LANGENBERG M H,WITTEVEEN E,et al.The molecular basis of class side effects due to treatment with inhibitors of the VEGF/VEGFR pathway［J］.Curr Clin Pharmacol,2008,3(2):132-143.

4. LANKHORST S,KAPPERS M H,VAN ESCH J H,et al.Hypertension during vascular endothelial growth factor inhibition:focus on nitric oxide,endothelin-1,and oxidative stress［J］.Antioxid Redox Signal,2014,20(1):135-145.

5. VAN CUTSEM E,RIVERA F,BERRY S,et al.Safety and efficacy of first-line bevacizumab with FOLFOX,XELOX,FOLFIRI and fluoropyrimidines in metastatic colorectal cancer:the BEAT study［J］.Ann Oncol,2009,20(11):1842-1847.

6. LU W J,XIN L,YANG C,et al.Comparison of efficacy between TACE combined with apatinib and TACE alone in the treatment of intermediate and advanced hepatocellular carcinoma:A single-center randomized controlled trial［J］.Cancer Biol Ther,2017,18(6):433-438.

7. LI J,QIN S K,XU J M,et al.Apatinib for chemotherapy-refractory advanced metastatic gastric cancer:results from a randomized,placebo-controlled,parallel-arm,phase Ⅱ trial［J］.J Clin Oncol,2013,31(26):3219-3225.

8. MARIËTTE H,JOEP H,STEFAN S,et al.Cardiovascular and renal toxicity during angiogenesis inhibition:clinical and mechanistic aspects［J］.J Hypertens,2009,27(12):2297-2309.

9. 中国高血压防治指南修订委员会.中国高血压防治指南2010［J］.中华心血管病杂志,2011,39(7):579-616.

10. 中华医学会心血管病学分会,中国老年学学会心脑血管病专业委员会.老年高血压的诊断与治疗中国专家共识(2011版)［J］.中华内科杂志,2012,51(1):76-82.

11. CRUZ L G,BOCCHI E A,GRASSI G,et al.Neurohumoral and Endothelial Responses to Heated Water-Based Exercise in Resistant Hypertensive Patients［J］.Circ J,2017,81(3):339-345.

12. 丁利歌,郭宏敏.郭宏敏教授应用熄风养阴剔络方治疗老年性高血压血管炎症的思路探讨［J］.中医药信息,2017,34(3):106-109.

13. 邹冲,蒋卫民,方祝元.潜阳育阴基本方加减治疗阴虚阳亢型高血压病的经验体会［J］.光明中医,2017,32(1):20-23.

14. SALTZ L B,LENZ H J,KINDLER H L,et al.Randomized phase Ⅱ trial of cetuximab,bevacizumab,and irinotecan compared with cetuximab and bevacizumab alone in irinotecan-refractory colorectal cancer:the BOND-2 study［J］.J Clin Oncol,2007,25(29):4557-4561.

15. SIU L L,SOULIERES D,CHEN E X,et al.Phase Ⅰ/Ⅱ trial of erlotinib and cisplatin in patients with recurrent or metastatic squamous cell carcinoma of the head and neck:a princess Margarethospital phase Ⅱ consortium and National Cancer Institute of Canada Clinical Trials Group Study［J］.J Clin Oncol,2007,25(16):2178-2183.

16. PERÉZ-SOLER R,SALTZ L.Cutaneous adverse effects with HER1/EGFR-targeted agents:is there a silver lining？［J］.J Clin Oncol,2005,23(22):5235-5246.

17. LIPWORTH A D,ROBERT C,ZHU A X.Hand-foot syndrome(hand-foot skin reaction,palmar-plantar erythrodysesthesia):focus on sorafenib and sunitinib［J］.Oncology,2009,77(5):257-271.

18. LALLA R V,BOWEN J,BARASCH A,et al.MASCC/ISOO clinical practice guidelines for the management of mucositis secondary to cancer therapy［J］.Cancer,2014,120(10):1453-1461.

19. ESCUDIER B,EISEN T,STADLER W M,et al.Sorafenib in advanced clear-cell renal-cell carcinoma［J］.N Engl J Med,2007,356(2):125-134.

20. MOTZER R J,HUTSON T E,TOMCZAK P,et al.Sunitinib versus inter-feron alfa in metastatic renal-cell carcinoma［J］.N Engl J Med,2007,356(2):115-124.

21. EREMINA V,BAELDE H J,QUAGGIN S E.Role of the VEGF—a signaling pathway in the glomerulus:evidence for crosstalk between components of the glomerular filtration barrier［J］.Nephron Physiol,2007,106(2):32-37.

22. 孙伟.益肾清利活血法治疗慢性肾小球疾病的理论与临床实践[C]// 中国中西医结合学会肾脏病专业委员会.第四届国际中西医结合肾脏病学术会议论文汇编.北京:中国中西医结合学会,2006:1.

23. 俞曼殊,盛梅笑.益肾清利法治疗慢性肾炎蛋白尿临床疗效的回顾性分析[J].中国中医基础医学杂志,2018,24(2):213-217.

24. GUO Y,TIAN X,WANG X F,et al.Adverse Effects of Immunoglobulin Therapy [J].Front Immunol,2018,9:1299.

25. SEIDLING V,HOFFMANN J H,ENK A H,et al.Analysis of high-dose intravenous immunoglobulin therapy in 16 patients with refractory auto-immune blistering skin disease:high efficacy and no serious adverse events[J].Acta Derm Venereol,2013,93(3):346-349.

26. BICHUETTI-SILVA D C,FURLAN F P,NOBRE F A,et al.Immediate infusion-related adverse reactions to intravenous immunoglobulin in a prospective cohort of 1765 infusions [J].Int Immunopharmacol,2014,23(2):442-446.

27. 郭磊.浅谈抗肿瘤药物的心血管毒性——从分子机制到临床治疗[J].中国心血管杂志,2018,23(5):360-365.

28. BANG Y J,VAN C E,FEYEREISLOVA A,et al.Trastuzumab in combination with chemotherapy versus chemotherapy alone for treatment of HER2-positive advanced gastric or gastro-oesophageal junction cancer (ToGA):a phase 3,open-label,randomised controlled trial [J].Lancet,2010,9742(376):687-697.

29. GULATI G,HECK S L,REE A H,et al.Prevention of cardiac dysfunction during adjuvant breast cancer therapy (PRADA):a 2 × 2 factorial,randomized,placebo-controlled,double-blind clinical trial of candesartan and metoprolol [J].Eur Heart J,2016,37:1671-1680.

30. SYSA-SHAH P,TOCCHETTI C G,GUPTA M,et al.Bidirectional cross-regulation between ErbB2 and β-adrenergic signaling pathways [J].Cardiovasc Res,2016,109:358-373.

31. ISHIGURO Y,ISHIGURO H,MIYAMOTO H.Epidermal growth factor receptor tyrosine kinase inhibition up-regulates interleukin-6 in cancer cells and induces subsequent development of interstitial pneumonia [J].Oncotarget,2013,4(4):550-559.

32. Inoue A,Saijo Y,Maemondo M,et al.Severe acute interstitial pneumonia and gefitinib [J].Lancet,2003,361(9352):137-139.

第十章

免疫治疗并发症临床康复

近年来，免疫治疗在肿瘤治疗中的应用越来越广泛，尤其在晚期肿瘤患者中取得显著疗效，其中针对 CTLA-4 和 PD-1/PD-L1 免疫检查点抑制剂（immune checkpoint inhibitors，ICPi）备受关注。多个研究显示，PD-1 抗体对食管癌具有一定的抗肿瘤活性，越来越多的临床试验开始研究免疫治疗在食管癌治疗中的作用。然而，其在带来良好临床疗效的同时，治疗引起的相关不良反应也不容小觑。免疫检查点抑制剂的毒性可以分为输注反应和免疫相关不良事件（immune-related adverse events，irAE）或特殊关注的不良事件（adverse events of special interest，AEoSI）。免疫检查点阻断导致的炎症不良反应称为 irAE。虽然大多数 irAE 以轻、中度为主，仍有部分患者可发生Ⅲ~Ⅳ级免疫相关不良反应，甚至危及生命。最常发生的 irAE 主要累及皮肤、结肠、内分泌器官、肝脏和肺；其他组织和器官虽然少见，但有可能更严重、甚至是致命的，比如神经系统病变和心肌炎。在开始免疫治疗前，须对患者进行 irAE 易感性的评估，包括病史、一般状况、自身免疫性疾病、基线实验室检查和影像学检查。有自身免疫疾病病史者或正在因自身免疫疾病而接受治疗的患者，有可能在接受免疫检查点阻断疗法后出现自身免疫疾病的恶化。既往因免疫治疗而出现 irAE 的患者，再次接受其他类型免疫治疗更容易出现 irAE。一旦出现 irAE，需要及时采取措施来防止不良事件的进一步恶化。如果发生严重的不良事件后，应该考虑中止免疫治疗，并使用免疫抑制剂或免疫调节剂来控制毒性。下面对免疫相关不良反应分别叙述。

一、皮肤相关不良反应

（一）皮肤相关不良反应发生率

与免疫检查点相关的免疫相关不良反应中，皮肤毒性是最常见、最早发生的。大约在 1/3 的患者中可观察到皮肤相关不良反应，主要表现为斑丘疹和瘙痒症。Ipilimumab 引起皮肤毒性的概率为 43%~45%，nivolumab 和 pembrolizumab 为 34%，并且多在治疗的早期出现（治疗开始后的前几周）。然而这些不良反应较轻，且多为自限性，对于肿瘤患者是可接受的。严重的皮肤毒性较为罕见。另可观察到的其他皮肤病学表现包括白癜风、皮肤血管瘤、牛皮癣、苔藓样皮肤反应、痤疮样皮疹、自身免疫性皮肤病等。

非特异性斑丘疹是最常见的皮肤毒性，ipilimumab、nivolumab、pembrolizumab 治疗时引起斑丘疹的概率分别为 24.3%、16.7%、14.5%。CTLA-4 和 PD-1/PD-L1 联合比单药治疗时皮疹发生可能性大，单药治疗时 3 级及以上斑丘疹发生率低于 3%。斑丘疹的临床表现多为非特异性的，斑片状模糊不清的红斑、平顶、小簇鳞片状丘疹可融合，多发生在躯干，面部一般不受影响。ICPi 还可诱发苔藓样皮肤反应、牛皮癣、Grover 等，而斑丘疹可能是这些更具特征性皮肤反应的初始表现。因此，对任何非典型、持续性、反复发

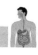

作性或耐受性差的皮疹进行详尽的皮肤病评估至关重要。瘙痒症通常与斑丘疹同时发生，ipilimumab 单药治疗或联合 PD-1/PD-L1 抑制剂时发生率更高。瘙痒多涉及头皮，但面部通常不受影响。白癜风经常在 PD-1 抑制剂治疗黑色素瘤时发生，而较少在其他肿瘤治疗中报道。白癜风在 pembrolizumab 和 nivolumab 治疗时发生概率分别为 8.5% 和 7.5%，常在治疗数月后出现，多呈双侧和对称性分布。

（二）皮肤相关不良反应的临床表现与诊断

皮肤相关不良反应根据其组织病理学表现，可分为以下 4 大类：

1）炎症性皮肤病：包括反应不同类型的急性、亚急性或慢性炎症的一系列炎症改变，涉及不同的表皮改变，包括银屑病样或青苔样反应。苔藓样的慢性界面皮炎较常见。

2）免疫性大疱性皮肤病：类似于疱疹样皮炎或大疱性类天疱疮。

3）角质形成细胞改变——Grover's 病 / 棘层松解性角化不良。

4）由黑色素细胞改变引起的免疫反应（痣的消退、结节性痒疹、肿瘤性的黑变病及白癜风）。

由于 Ipilimumab 上市时间久，其皮肤相关不良反应的发生机制研究较为深入。Ipilimumab 引起皮肤反应主要由于 T 细胞对自身抗原识别后导致免疫系统激活、Melan-A-CD8$^+$ T 细胞浸润至真皮层导致。Ipilimumab 引起白癜风主要是由于激活黑色素瘤相关抗原特异性 T 细胞和 Melan-A-CD8$^+$ T 细胞所致。

出现皮肤相关不良反应通常采用不良事件通用术语标准 4.0（Com mon Terminology Criteria for Adverse Events，CTCAE）进行评估。

分级如下：1 级为皮疹覆盖小于 10% 的体表面积（body surface area，BSA），伴 / 不伴有症状（瘙痒、发热、紧缩感）；2 级为皮疹覆盖 10%~30% BSA，伴 / 不伴有症状（瘙痒、发热、紧缩感），影响使用工具性日常生活活动；3 级为皮疹覆盖大于 30% BSA，伴 / 不伴有相关症状，个人自理能力受限；4 级为伴感染的脓疱性皮疹，覆盖 >30% BSA 且需要重症监治疗的大疱性皮肤病。当出现皮肤相关不良反应，首先对其进行分类，之后评估其严重程度进行分级，以进一步处理。

（三）皮肤相关不良反应的预防康复

开始治疗前，必须对患者进行 irAE 易感性进行评估，包括一系列的流程：病史和家族史，重点关注有无皮肤相关疾病，一般状况，自身免疫性疾病和基线实验室检查和影像学检查。如果患者患有皮肤相关自身免疫性疾病或正接受治疗，免疫治疗可能使自身免疫性疾病恶化。患者接受免疫治疗之前，医师与患者充分沟通，使其了解皮肤相关不良反应的特点，使患者做到早期发现、早期报告，进而及时处理，降低或减少皮肤相关不良反应的发生。

（四）皮肤相关不良反应的治疗康复

对于 1~2 级皮肤毒性，可外用糖皮质激素乳膏或口服抗组胺药，不必停药或减量。表现为 2 级皮肤不良反应的患者经对症处理未见明显好转考虑中止 ICPi，直至皮肤不良事件降至 1 级。对症治疗包括局部使用润肤剂，口服抗组胺药，局部使用中强效皮质激素；但对于 3~4 级皮肤不良反应，需立即停用 ICPi，严重者需住院静脉给予糖皮质激素治疗。

（五）皮肤相关不良反应的护理康复

免疫治疗作为一种新的治疗手段，应用临床时间短，患者了解相对较少，对其疗效和安全性存在顾虑，甚至产生恐惧、怀疑心理。因此，在用药前详细介绍其输注流程，就输

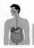

注过程中可能出现的不良反应及预防措施从心理上帮助患者树立战胜疾病的信心，以便患者能更好配合治疗。

在护理上，应及时发现患者皮肤改变及主诉，告知患者修剪指甲，尽量不要用指甲去抓痒，更不能向心性抓，必要时遵医嘱使用口服皮质激素或外用类固醇软膏（霜，乳剂）于患处，保持皮肤的清洁，预防皮肤破损等导致感染等。

二、胃肠道毒性

（一）胃肠道毒性的发生率

胃肠道反应是常见的 irAE，通常是免疫治疗终止的首要原因。接受抗 CTLA-4/ 抗 PD-1 联合治疗的患者的发生率（44%）高于接受抗 CTLA-4（23%~33%）或抗 PD-1（≤19%）单药治疗的患者。与单药治疗相比，联合治疗也增加了 ≥3 级不良反应的风险。另外，ipilimumab 治疗患者出现严重症状的比例高于抗 PD-1 或抗 PD-L1 药物。

（二）胃肠道毒性的临床表现与诊断

免疫相关的胃肠道反应最常见的临床表现为腹泻、稀便，或结肠炎症状（如发热、腹痛、黏液便等）。这些症状通常在 ICPi 开始治疗后 5~10 周发生，但也可能在停药后出现。免疫相关结肠炎的发生部位因人而异，炎症部位分布均匀，也有可能最先累及降结肠，当然不除外较少检查近端结肠的原因。需要注意的是，ICPi 引起的结肠炎与炎症性肠病在症状、影像学表现上相似，诊断时需鉴别感染或其他原因引起的腹泻。因此，可对腹泻患者进行粪便常规、便培养、细菌和病毒学检查、寄生虫检测等。胃肠道反应症状分级如下：1 级：每天排便次数在基线以上不多于 4 次；2 级：每天排便次数超过基线数量，为 4~6 次；腹部不适或者粪便中带血/黏液。3 或 4 级：每天排便的次数超过基线数量，在 7 次以上。不良反应的分级对治疗具有指导作用。

Nivolumab 和 Pembrolizumab 药物上市时间较短，针对其引起 irAE 的机制尚不清楚。Ipilimumab 引起胃肠道反应的机制可能包括以下几点：①治疗过程中肠道菌群的抗体滴度增加或减少；②治疗过程中 T 细胞胃黏膜浸润；③钙卫蛋白增加；④ Foxp3 + 调节性 T 细胞耗竭；⑤沙门菌；⑥肠炎可能为白细胞介素 17 介导的炎症反应。

（三）胃肠道毒性的预防康复

胃肠道毒性 irAEs 的表现有时较为隐蔽，因此，在接受免疫治疗之前首先需要了解胃肠道免疫毒性的常见症状，对接受免疫治疗的患者进行全面的相关潜在毒性教育，这样可以让患者更早识别和报告 irAEs；其次，实施免疫治疗前了解其免疫异常的风险因素，主要包括免疫系统疾病的个人史和家族史、肿瘤浸润情况、有无合并慢性感染以及合并用药和职业暴露史，在治疗之前对其发生胃肠道免疫毒性的危险性进行评估；第三，对于长期接受免疫抑制的患者，应该考虑合适的抗生素预防法来预防感染。总之，早期发现治疗免疫异常不良反应能降低 irAEs 的严重性和持续时间。

（四）胃肠道毒性的治疗康复

当患者出现轻度腹泻症状时，保守治疗为主，观察或给予补液、维持电解质平衡治疗。一旦发生 ≥2 级结肠炎症状，排除感染或其他因素所致可能，应停用 ICPi 治疗，同时静脉给予糖皮质激素（1~2mg/kg），如治疗 3 至 5 天症状有所改善，可转为口服激素治疗，并在 8~12 周之内逐渐减量；若无效，可考虑应用更高级别免疫抑制剂，如英夫利西单抗、维多珠单抗。尚无研究表明免疫相关胃肠道反应对总体生存率有负面影响。

（五）胃肠道毒性的护理康复

患者在应用免疫治疗之前，停用所有抗便秘制剂（缓泻剂），一般不推荐预防性应用抑制肠蠕动类止泻药物，以防对相关不良反应的判断造成干扰，不能早期发现免疫治疗相关的胃肠道毒性。免疫治疗中避免食用会加速肠蠕动的食物或饮料，如乳制品、果汁、水果、蔬菜、胡椒、辛辣食物等；同时调整饮食，进食高蛋白、高热量、少渣食物，避免对胃肠道有刺激的饮食；避免进食产气性食物如糖类、豆类、碳酸饮料等；严重腹泻时，应先进流质，腹泻停止后逐渐改为半流质直至普食。同时注意大便的次数、数量、性质，如是否水样便、血便、夜间便，如有异常留标本送检，疑有感染需行培养，并给予口服抗感染治疗，注意药物配偶禁忌。

（六）胃肠道毒性的中医治疗康复

本病诊治可参考中医"泄泻""腹痛"等病症。首先为药石所伤，脾胃失健，湿邪内盛而致清浊不分，并走大肠而成。脾虚湿盛是本病的基本病机。急性暴泻是以湿盛为主，病属实证。慢性久泻以脾虚为主。其他如肝气乘脾或肾阳虚衰所引起的泄泻，病属虚实夹杂证或虚证。

1. 辨证分型论治　泄泻的基本病机为脾虚湿盛，故其治疗原则为运脾化湿。急性暴泻以湿盛为主，应着重化湿，参以淡渗利湿；同时根据寒湿、湿热不同，分别采用温化寒湿、清化湿热之法，结合健运脾胃。慢性久泻以脾虚为主，当以健运脾气为要，佐以化湿利湿；若夹有肝郁者，宜配合抑肝扶脾；肾阳虚衰者，宜补火暖土。

（1）寒湿困阻证：主症：泻下清稀，甚至如水样，伴痛肠鸣，脘闷食少；兼症：或见恶寒发热，鼻塞头痛，肢体酸痛；舌苔薄白或白腻，脉濡缓。治法：芳香化湿，疏表散寒。方选：藿香正气散加减。

（2）湿热蕴肠证：主症：泻下急迫，泻如水注，或泻而不爽，大便色黄而臭；兼症：伴腹痛，烦热口渴，小便短赤，肛门灼热；舌质红，苔黄腻，脉濡数或滑数。治法：清热利湿。方选：葛根芩连汤加减。

（3）饮食停滞证：主症：泻下粪便臭如败卵，夹有不消化之物，腹痛肠鸣，泻后痛减；兼症：伴脘腹痞满，嗳腐酸臭，不思饮食；舌苔垢浊或厚腻，脉滑。治法：消食导滞。方选：保和丸加减。

（4）肝气乘脾证：主症：泄泻腹痛，每因抑郁恼怒或情绪紧张而诱发，腹痛欲泻，泻后痛减；兼症：平素多伴胸胁胀闷，嗳气食少，矢气频作；舌苔薄白或薄腻，脉细弦。治法：抑肝扶脾。方选：痛泻要方加减。

（5）脾胃虚弱证：主症：大便时溏时泻，反复发作，饮食稍有不慎，大便次数增多，可见完谷不化；兼症：伴饮食减少，脘腹胀闷不舒，面色少华，肢倦乏力；舌质淡，苔白，脉细弱。治法：健脾益气。方选：参苓白术散加减。

（6）肾阳虚衰证：主症：泄泻多在黎明之前，脐腹作痛，继则肠鸣而泻，完谷不化，泻后则安；兼症：伴形寒肢冷，腹部喜暖，腰膝酸软；舌质淡，苔白，脉沉细。治法：温肾健脾，固涩止泻。方选：四神丸加减。

2. 单方验方

（1）车前子_{包煎}15g（或车前草 30~60g），广藿香 9g，生姜 6g。水煎服，适用于寒湿泄泻。

（2）槟榔适量，烧炭存性为末，口服，1次5g，1日1~2次，开水冲服。适用于湿热兼有积滞者。

3. 食疗 芡实、百合各60g，煮粥共食。治脾虚泄泻。

4. 中成药 温脾实肠颗粒：1包/次，3次/日。

5. 适宜技术 针灸。

主穴：天枢、神阙、大肠俞、上巨虚、三阴交。寒湿困阻者，加脾俞、阴陵泉；湿热蕴肠者，加合谷、下巨虚；饮食停滞者，加中脘、建里；肝气乘脾者，加期门、太冲；脾胃虚弱者，加脾俞、足三里；肾阳虚衰者，加肾俞、命门、关元。实证针用泻法，虚证针用补法。寒湿困阻、脾胃虚弱者，可隔姜灸或温针灸，肾阳亏虚者可隔附子饼灸。

6. 预防与调摄 饮食宜清淡、富营养、易消化及少渣饮食，忌食生冷、辛辣、油腻、肥甘和刺激性食物。调适寒温，避免劳累。精神上乐观豁达，保持健康向上的心态。适当体育锻炼有利于本病的康复及防止复发。

三、免疫相关肝脏毒性

（一）免疫相关肝脏毒性的发生率

肝脏毒性的发生率低于皮肤及胃肠道毒性。当ipilimumab3mg/kg单药治疗时，免疫相关肝毒性的发生率<10%，但当剂量达10mg/kg，发生率可高达15%。接受抗PD-1治疗的患者的肝毒性发生率约为5%，但接受ipilimumab和nivolumab联合治疗的患者发生率上升至30%，3级及以上肝炎可达15%。

（二）免疫相关肝脏毒性的临床表现和诊断

免疫相关性肝炎常无典型症状，其特征为丙氨酸氨基转移酶（ALT）或天冬氨酸氨基转移酶（AST）的升高，伴或不伴胆红素的升高，常于常规肝功能检查时被发现。转氨酶值升高多发生于ICPi治疗后6~14周出现，少数患者可伴发热。

诊断免疫相关肝炎，需排除由病毒感染、酒精、其他药物或癌症进展等因素所致可能。为了与严重的肝炎反应鉴别，可考虑行肝组织活检。小叶性肝炎有时和自身免疫性肝炎很难区分，自身免疫性肝炎多数病例是全小叶型，而炎症可能局限在3段。此外，肝窦组织细胞增生症和中央静脉炎对诊断ipilimumab相关炎症有帮助。极少数病例表现为汇管区感染、胆管炎或难以与非酒精性脂肪性肝炎相鉴别的改变。免疫相关肝炎分级如下：1级ALT或AST为超过正常上限值小于3倍；2级ALT或AST为正常上限值3~5倍；3级ALT或AST为正常上限值5~20倍；3级ALT或AST为大于正常上限值20倍。

免疫治疗导致的免疫性肝炎机制目前报道很少，可能包括免疫反应引起的急性肝炎、肝细胞损伤，出现小叶性坏死区及静脉周围浸润内皮炎，胆管炎可能为小胆管单核细胞增生和轻度混合门脉炎症所致。

（三）免疫性肝脏毒性的预防康复

用药前对肝功能情况进行全面的检查及评估，转氨酶异常或肝炎的患者应慎用或禁止使用；同时，免疫治疗前评估引起irAEs的风险因素，包括肝病史、既往肝功能异常情况、自身免疫性疾病个人和家族史；治疗前患者充分了解需尽早治疗的症状和体征，如食欲下降、黄疸或肝区疼痛等，治疗过程中定期复查肝功能，做到早诊早治。

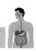

（四）免疫性肝脏毒性的治疗康复

当发生 2 级免疫相关肝炎时，暂停使用 ICPi，每周 2 次检测肝功能，若升高持续超过 1~2 周，使用皮质皮质激素 1mg/（kg·d），若有效，恢复用药；若无效，增加剂量至 2mg/（kg·d），并永久停用 ICPi。对于 3 级及以上肝炎，永久停用 ICPi，并使用皮质激素治疗，初始剂量 1~2mg/（kg·d）；若 2~3 天无改善，应考虑加用吗替麦考酚酯治疗。在接受适当治疗后，肝炎通常会在 4~6 周内痊愈，而对于未治愈的病例，需要重新考虑其他的病因，必要时重复初始诊断流程，特别要考虑到同时服用其他肝毒性药物（包括草药和非处方药）和巨细胞病毒（cytomegalovirus，CMV）再激活的可能。

（五）免疫性肝脏毒性的护理康复

肿瘤免疫治疗用药中严密观察患者食欲、黄疸、肝区疼痛等症状的发生。对于肝功能出现异常的患者，根据患者病情给予合理的饮食指导，饮食应以高蛋白高维生素为宜，避免过多的摄入高热量高脂肪和辛辣刺激的食物，以免加重肝功能的负担。定期监测肝功能指标，每周复查 1 次，同时遵医嘱预防性给予保肝治疗，以减少药物对肝脏的损害。一旦用药期间转氨酶出现异常，应遵医嘱减少药物剂量或停药。

（六）免疫性肝脏毒性的中医康复

本病是因药毒侵犯机体，脏腑功能受损，气血运行受阻，肝主疏泄功能亦受其影响，脾气不升，胃气不降，水湿停聚，生痰积瘀，胆汁亦不能循行其道而外溢。诊治可参考中医学的"黄疸""胁痛"等条目，中医辨证仍以肝脾两脏为主，以清肝、疏肝、养肝、柔肝、补肝等治肝之法为常用。药如夏枯草、决明子、柴胡、黄芩、白芍、女贞子、山茱萸等。

1. 辨证分型治疗

（1）肝郁气滞证：主症：情志抑郁，善太息，嗳气后觉舒，两侧胁肋或少腹胀痛，走窜不定，甚则连及胸肩部，或有乳房胀痛，且情绪激动则痛剧；兼症：伴有纳呆，脘腹胀痛；舌苔薄白，脉弦。治法：疏肝理气。方选：柴胡疏肝散加减。

（2）血瘀阻络证：主症：胁肋刺痛，痛处固定而拒按，入夜更甚，兼症：面色晦暗，舌质紫暗或有瘀斑，脉弦涩。治法：活血化瘀，通络止痛。方选：血府逐瘀汤加减。

（3）湿热蕴结证：主症：胁肋胀痛，触痛明显而拒按，或牵及肩背；兼症：伴有身热不扬，纳呆恶心，厌食油腻，口苦口干，腹胀尿少，或有黄疸；舌红，舌苔黄腻，脉滑数。治法：清热利湿，理气通络。方选：龙胆泻肝汤加减。

（4）肝阴亏虚证：主症：胁肋隐痛，绵绵不已，遇劳加重；兼症：伴有口干咽燥，五心烦热，两目干涩，头晕目眩；舌红少苔，脉弦细数。治法：滋阴柔肝，养血通络。方选：一贯煎加减。

2. 单方验方

荣肝合剂：鸡骨草、黄芪、滑石、白术、丹参、制香附等。

3. 适宜技术

（1）针刺：

1）体针：主穴：期门、支沟、阳陵泉、足三里。肝郁气滞者，加行间、太冲；血瘀阻络者，加膈俞、血海；湿热蕴结者，加中脘、三阴交；肝阴不足者，加肝俞、肾俞。实证针用泻法，虚证针用补法。

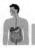

2）耳针：取穴肝、胆、胸、神门，毫针中等强度刺激，也可用王不留行贴压。

（2）穴位贴敷：用中药穴位敷贴透皮剂"肝舒贴"（主要由黄芪、莪术、穿山甲等药物组成）通过穴位给药，可治疗胁肋疼痛。

4. 预防与调摄

（1）结合心理治疗和心理护理：通过医务人员的解释、安慰、鼓励，使患者对疾病消除疑虑，振作精神，树立信心，稳定情绪，保持恬静愉快的心理状态，以利气机条达。

（2）切忌暴饮暴食和煎炸的食品，勿过食膏粱厚味，饮食宜清淡，摄入的蛋白质要容易消化。

（3）患者要劳逸结合，做到动静适宜，以使气血流通。

四、内分泌失调

免疫相关内分泌疾病最常见的是急性垂体炎和甲状腺疾病，另外还有原发性肾上腺皮质功能不全、Ⅰ型糖尿病、高钙血症、甲状旁腺功能减退等，但较少见。一项 meta 分析显示免疫相关内分泌疾病的发生率为 10%，使用 ipilimumab 治疗时垂体炎最常见。内分泌失调的主要临床表现为头痛、乏力、厌食、恶心、体重变化、情绪行为改变等。

（一）甲状腺功能障碍

1. 甲状腺功能障碍的发生率 使用 ICPi 治疗的患者甲状腺疾病的发生率明显升高。甲状腺功能障碍在抗 PD-1/PD-L1 单药治疗或联合抗 CTLA-4 治疗时发生率最高。Ipilimumab 单药治疗时甲状腺功能障碍发生率为 1%~5%，其发生率与 ipilimumab 剂量呈正相关。抗 PD-1/PD-L1 单药治疗时，发生率为 5%~10%，但联合抗 CTLA-4 治疗时，甲状腺功能障碍发生率可上升至 20%。

2. 甲状腺功能障碍的临床表现和诊断 甲状腺功能障碍中甲状腺功能亢进和减退均有报道，其中甲状腺功能减退更为常见。甲状腺功能亢进通常是暂时性的，并且可能进展为甲状腺功能减退。

目前，关于 ICPi 治疗后甲状腺功能紊乱的发病机制尚不明确，其可能的原因是由 T 细胞而非 B 细胞自身免疫介导。大多数患者甲状腺功能紊乱是通过血液常规检查（TSH 和 FT4）发现；这些患者每次用药前或者至少每月需要检查一次（每 2 周用药一次的患者）甲状腺功能。

3. 甲状腺功能障碍的预防康复 甲状腺功能发生率低，患者往往容易忽略治疗过程中出现相应的症状，因此，用药前或者至少每月需要检查一次的甲状腺功能检查有助于早期发现、早期治疗。进行免疫治疗之前进行甲状腺功能检查，为了防治甲状腺功能障碍进一步加重，在治疗之前发现甲状腺功能障碍的患者避免继续使用免疫治疗药物。

4. 甲状腺功能障碍的治疗康复 甲状腺功能障碍较少发生 2 级及以上不良反应，当出现时，暂停 ICPi，予甲状腺激素替代治疗，定期监测 TSH、FT4、T3、TFTs，待症状消失后，恢复 ICPi 治疗。患者出现亚临床甲状腺功能减退，有疲劳或者其他甲状腺功能减退相关主诉的患者需要考虑使用甲状腺激素替代治疗。有症状者特别是甲亢的患者，需要使用 β- 受体阻滞剂（心得安或阿替洛尔），需要使用卡比马唑或者皮质激素治疗的情况罕见。这些患者需中断 ICPi 的治疗，直至症状消失，激素替代疗法需长期维持。

5. 甲状腺功能障碍的护理康复 免疫治疗中出现甲状腺功能障碍，护理方面，需要

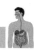

给患者做好解释工作，让患者正确认识治疗过程中的不良反应，同时明确甲状腺功能亢进和减退的体征，做到早期治疗，尽早康复。

6. 甲状腺功能障碍的中医治疗康复 本病无对应的中医病名，诊治可参考中医学的"瘿病"等条目，本病由药石所伤的外因，与禀赋不足、劳倦内伤、情志失调等内因，合而为病，导致肝、脾、肾脏腑功能失调，气血津液运行失度，凝瘀血结聚颈前而成。病性以正气亏虚，脏腑功能失调为本，以药石之毒为标，属本虚标实之证。

（1）辨证分型治疗：

1）肝郁痰凝证：主症：颈前漫肿，质中，或颈部胀，胸闷胁胀，兼症：善太息，月经不调。舌淡红，或有瘀点，苔薄白或白腻，脉弦滑。治法：疏肝理气，活血化痰。方选逍遥散合六君子汤加减。

2）脾肾阳虚证：主症：颈前漫肿，结块，质地韧硬，神疲乏力，倦怠思睡，兼症：畏寒怕冷，肢体肿胀，腹胀纳呆，健忘脱发，腰膝酸软。舌质胖大，舌苔白滑，脉沉退。治法：益气温阳，补肾健脾。方选阳和汤合六君子汤加减。

3）气阴两虚证：主症：颈前漫肿，结块，乏力气短，心慌心悸，兼症：口干咽燥，烦热出汗。舌红，苔薄白，脉或细数。治法：益气养阴，消瘿散结。方选：生脉饮加味。

（2）单方验方：

扶正复甲合剂：仙灵脾 30g，黄芪 30g，熟地 20g，人参 20g，当归 15g，郁金 15g，荷叶 9g。

红参五子丸：红参 6g，菟丝子 15g，覆盆子 10g，五味子 10g，枸杞子 10g，车前子 10g，淫羊藿 10g，丹参 10g，陈皮 12g，茯苓 10g，黄檗 10g，焦山楂 10g，炙甘草 6g。

（3）中成药：

十全大补丸（浓缩丸、水蜜丸），每次 1 丸，每天 2 或 3 次；浓缩丸每次 8~10 丸，每天 3 次；水蜜丸每次 6g，每天 2 或 3 次。适用于甲状腺功能减退阶段，证见气血两虚者。

金匮肾气丸（片），每次 1 丸，每天 2 次；片剂每次 4 片，每天 2 次。适用于甲状腺功能减退阶段，证见脾肾阳虚者。

左归丸（水蜜丸），每次 1 丸，每天 2 次；水蜜丸每次 9g，每天 2 次；饭前服。适用于甲状腺功能减退阶段，证见阴阳两虚者。

（4）适宜技术：

针灸：常用穴位有合谷、曲池、夹脊穴（颈 3~ 颈 5）、气瘿穴、天突穴。每日 1 次，根据体质分别采用补泻手法。

中药贴敷：可外敷冲和膏或阳和解凝膏。

（5）预防与调摄：本病与自身免疫功能失调有关，平时应注意锻炼身体，增强体质，提高免疫力。

（二）免疫相关垂体炎

1. 免疫相关垂体炎发生率 免疫相关垂体炎多发生于应用抗 CTLA-4 患者，ipilimumab 3mg/kg 单药治疗时，发生率 ≤10%，加大剂量至 10mg/kg 时可达 17%，ipilimumab 联合 nivolumab 治疗时，发生率≤13%。抗 PD-1 和抗 PD-L1 治疗的患者中垂体炎发生率极低。

2. 免疫相关垂体炎的临床表现和诊断 垂体炎常在治疗后 8~9 周开始出现。临床表

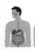

现以头痛、乏力为主，较少引起视力变化。通常可以通过影像学表现或垂体前叶激素的分泌水平来诊断。对于头痛和视觉障碍需要立即评估，需要注意鉴别脑转移、软脑膜疾病、脑血管疾病和垂体炎。脑部磁共振检查主要表现为肿胀或扩大的脑垂体。若血中促甲状腺激素、促肾上腺皮质激素和 / 或卵泡刺激素 / 黄体生成素比值（FSH/LH）同时降低，提示最可能的诊断为脑垂体炎。患者还会表现出甲状腺功能减退和 / 或肾上腺皮质功能减退，还有可能有低睾酮的相关主诉。

免疫相关垂体炎的机制尚不清楚，最近，一项小鼠模型实验表明，脑垂体分泌促甲状腺激素和催乳素的细胞中有低水平异常 CTLA-4 的 RNA 和蛋白表达。

3. 免疫相关垂体炎的预防康复 当怀疑是垂体炎时应使用高剂量糖皮质激素抑制急性期炎症反应，大多数患者仍会发生继发性甲减和继发性肾上腺功能不全。免疫相关垂体炎可发生在治疗开始后数周之内，也可发生在数月之后，大多数不良事件是低或中级别，及早发现有助于减轻不良反应的严重程度。

4. 免疫相关垂体炎的治疗康复 当发生 2 级及以上不良反应时，应暂停 ICPi，并采用激素替代疗法。大多数患者在可以继续应用 ICPi，但需长期激素替代治疗。有头痛和其他神经系统症状的患者，需要使用大剂量皮质激素治疗。然而，大剂量的皮质激素治疗不能纠正 CTLA-4 治疗导致的激素缺乏。

5. 免疫相关垂体炎的治疗康复 免疫相关垂体炎治疗过程中需使用激素治疗，对于有症状者甚至需要使用大剂量皮质激素治疗。大剂量激素可诱发和加重多种并发症，如可造成暂时的血压升高、血糖升高、消化道出血、心律失常、骨质疏松、病理性骨折等，因此用药之前应详细询问有无高血压、糖尿病、消化性溃疡；加强知识宣教，健康教育在疾病的治疗和恢复中起重要作用，让患者了解治疗的目的、重要性和长期性，让患者充分认识，以便能更好地配合治疗。

（三）Ⅰ型糖尿病

ICPi 较少引起 I 型糖尿病，发生率 <1%，用抗 PD-1 和 PD-L1（或免疫联合治疗）治疗引起的糖尿病比 ipilimumab 治疗更常见。若患者出现烦渴、多尿、体重减轻、恶心、呕吐等症状，应警惕 I 型糖尿病发生的可能。为及时发现糖尿病，应定期监测血糖变化。患者血糖恢复后，可考虑继续 ICPi 治疗。

五、免疫相关性肺炎

（一）免疫相关性肺炎的发生率

ICPi 引起的肺毒性主要表现为肺炎，免疫相关的肺炎的发生率 <5%，其中 ≥ 3 级肺炎发生率为 1%~2%，致死性肺炎的发生率为 0.2%。接受联合治疗的患者发生率高于接受单药治疗的患者。一项多中心回顾性分析研究比较了 PD-1/PD-L1 单药治疗与联合抗 CTLA4 单抗治疗的免疫相关性肺炎的发生率。在 915 例抗 PD-1/PD-L1 单药治疗的患者中，肺炎的发生率为 4.6%。肺炎的发病时间从 9 天到 19.2 个月不等，中位发病时间 2.8 个月，而联合治疗的患者肺炎发病时间有提前的趋势（2.7 个月 *vs.* 4.6 个月）。联合免疫治疗与单药治疗相比，前者肺炎的发生率更高（10% *vs.* 3%）。黑色素瘤与 NSCLC 患者中肺炎的发病率总体上相近（5% *vs.* 4%），单药免疫治疗（3.6% *vs.* 3.3%）与联合治疗（9.6% *vs.* 7%）中肺炎的发生率也无显著差别。在所有肺炎病例中，72% 的患者为 1~2 级，85% 的患者可

以通过停药和免疫抑制治疗得到缓解或治愈。肺炎的发生率与既往治疗相关性不强。虽然免疫相关性肺炎发生率低，但它是 ICPi 引起相关死亡的最常见原因之一。

（二）免疫相关性肺炎临床表现和诊断

免疫相关性肺炎的主要临床表现包括呼吸困难、咳嗽、发热、胸痛等。当患者出现肺部症状时，如上呼吸道感染、新发的咳嗽、喘气或呼吸困难，应及时完善 CT 检查，这类肺炎的影像学特点缺乏特异性，主要特征包括毛玻璃样变、原发性机化性肺炎样表现、间质性肺炎以及过敏性肺炎的特点。支气管活检有助于排除其他病因，如感染或肿瘤进展等。此外，结合 CT 的影像学特征以及包含支气管肺泡灌洗的支气管镜检查有助于鉴别感染，包括潜在的机会性感染或非典型病原体所致感染。免疫相关性肺炎分级如下：1 级为仅有影像学改变，为毛玻璃样改变及不典型的间质性肺炎；2 级为轻 / 中度新发的症状，包括呼吸困难、咳嗽、胸痛；3~4 级为严重的新发症状，新发 / 恶化的缺氧危及生命呼吸困难以及 ARDS。准确的分级为进一步治疗提供基础。

（三）免疫相关性肺炎的预防康复

免疫相关性肺炎临床症状不典型，若得不到及时治疗，严重者可能发展为急性呼吸窘迫综合征，因此临床医师需对此提高警惕。在治疗之前，使患者充分了解需要尽早治疗的症状和体征，对与基线期相比出现的新的症状要尽早处理。在影像学上，免疫相关的肺炎早期多呈现弥漫磨玻璃影，累及多个肺叶，也可表现为肺外野和下野的非特异性间质性肺炎。多数患者经早期识别和系统治疗后不良反应得到控制。

（四）免疫相关性肺炎的治疗康复

对于确诊或高度怀疑是免疫相关性肺炎的患者，应该立即开始免疫抑制治疗。为了保证免疫抑制治疗的安全性，尤其是在出现 2 级及以上肺炎的病例中，应该通过支气管镜检查排除感染。大多数情况下，对于 3 级及以上的肺炎病例若不能准确评估感染状态，在免疫抑制治疗的同时推荐口服或静脉注射广谱抗生素。对于 1~2 级肺炎，治疗包括口服甾体类药物——泼尼松 1mg/（kg·d）或等效药物。最初患者应该每 2~3 天进行一次临床评估，2 级肺炎的患者还应该进行影像学评估。甾体类药物应该在症状恢复后 4~6 周开始逐渐减量，同时推迟恢复使用 ICPi 的时间，直到甾体类药物的日剂量相当于每天口服 10mg 或者更少量的泼尼松。

对于 3~4 级中到重度的病例，治疗方案应该包括大剂量静脉注射皮质激素［泼尼松 2~4mg/（kg·d）或等效药物］，永久停止使用免疫治疗。在皮质类固醇治疗 2 天后，如果患者一般状况或者影像学上仍然没有好转，应当加用免疫抑制剂治疗方案。可选择英夫利西单抗、MMF 或者环磷酰胺。甾体类药物的减量应该非常缓慢谨慎，应该超过 6 周甚至更久；已有甾体类药物减量期间肺炎复发的报道，再次免疫治疗的患者中复发的可能性增大。

（五）免疫相关性肺炎的护理康复

免疫相关性肺炎发生后，在护理上需要密切观察患者生命体征、血氧饱和度，注意患者是否有发热、咳嗽、胸痛、呼吸困难、发绀等症状，患者一旦出现上述症状应立即报告医生。患者发生严重肺炎时，可遵医嘱给予相应的处理。

六、罕见的免疫相关毒性

另有发生率较低、较为罕见的免疫相关毒性，包括神经系统毒性、心脏毒性、风湿免疫毒性、肾毒性、血液系统毒性等。

（一）神经系统毒性

神经系统相关不良事件的发生率为 1%。最近一项研究报道接受抗 CTLA4 单抗治疗的患者为 3.8%，接受抗 PD-1 单抗治疗的患者为 6.1%，接受抗 CTLA4 和抗 PD-1 单抗联合治疗的患者为 12%；发病时间在 6~13 周之间。包括一系列的神经系统事件，如多神经病变、面神经麻痹、脱髓鞘、重症肌无力等。根据临床表现和中枢神经系统的影像学表现，神经传导检查和腰椎穿刺术可以辅助诊断。除了轻度（1 级）神经系统症状，在确定不良事件发生的原因之前，应该停止 ICPi 治疗。对于症状轻微者应考虑使用泼尼松龙 0.5~1mg/kg。对于有明显神经系统毒性的患者，应采取大剂量甾体类药物治疗，通过口服泼尼松龙（1~2mg/kg）或者静脉注射等效药物。

（二）心脏毒性

Ipilimumab、pembrolizumab、nivolumab 治疗后，心脏不良事件发生率虽然不足 1%，但是其不良反应的表现形式多样，包括心肌炎、心包炎、心律失常、心肌病和心室功能损害。与单独使用 nivolumab（0.06%）相比，联合使用 ipilimumab 和 nivolumab（0.27%）的心脏毒性发生率更高。大剂量皮质激素可以有效治疗心脏不良事件，当怀疑是检查点抑制剂诱发的心脏不良事件时应尽快使用。如使用甾体类药物以后症状没有迅速缓解，可在必要时加用其他免疫抑制药物，如英夫利西单抗、MMF 和 ATG。

（三）风湿免疫毒性

2%~12% 的患者发生轻度或中度的肌痛及关节痛，更常见于抗 PD-1 单抗治疗的患者。也有患者表现为脉管炎、多肌炎、肌炎和颞动脉炎等。对于轻、中度症状，推荐使用对乙酰氨基酚和 / 或非甾体类抗炎药止痛。除此以外，10~20mg/d 的泼尼松龙或者等效药物对中度的症状可能有缓解作用，同时考虑应用大剂量皮质皮质激素等。

（四）肾毒性

肾功能不全较少见于 ipilimumab 和抗 PD-1 单抗治疗的患者，发生率不足 1%。在联合使用 ipilimumab 和 nivolumab 时发生率会增加，达 4.9%，其中 1.7% 出现 3~4 级的肾毒性。当发生严重的肾功能不全时，应该停用 ICPi 并且考虑给予系统性皮质激素治疗。在护理方面，密切观察患者排尿情况，准确及时记录排尿的颜色、性质以及 24 小时液体出入量。定期监测肾功能，及早发现肾功能不全和肾炎等征兆。用药前根据患者病情，鼓励患者多饮水达到碱化尿液的目的。

七、小结

免疫检查点阻断剂在为肿瘤患者提供治疗新思路的同时，随之发生的 irAE 不容忽视。由于不良事件可能发生晚，甚至在终止积极治疗后发生，且存在长期慢性并发症的可能性，因此早期识别和治疗免疫相关不良事件至关重要。随着应用 ICPi 治疗的患者数量增加，免疫治疗相关毒性的病因和特征将变得更加清晰，应对处理也更有针对性和更为有效。临床医生应尽量早识别、早诊断、早治疗免疫相关不良反应，确保 ICPi 应用的安全性、有效性，为免疫治疗的广泛应用创造良好条件。

（章文成　舒　鹏　庞青松　滕钰浩）

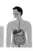

参　考　文　献

1. KUDO T,HAMAMOTO Y,KATO K,et al.Nivolumab treatment for oesophageal squamous-cell carcinoma:an open-label,multicentre,phase 2 trial［J］.Lancet Oncol,2017,18(5):631-639.

2. HUANG J,XU B,MO H,et al.Safety,Activity,and Biomarkers of SHR-1210,an Anti-PD-1 Antibody,for Patients with Advanced Esophageal Carcinoma［J］.Clin Cancer Res,2018,24(6):1296-1304.

3. WEBER J S,HODI F S,WOLCHOK J D,et al.Safety Profile of NivolumabMonotherapy:A Pooled Analysis of Patients With Advanced Melanoma［J］.J Clin Oncol,2017,35(7):785-792.

4. CURRY J L,TETZLAFF M T,NAGARAJAN P,et al.Diverse types of dermatologic toxicities from immune checkpoint blockade therapy［J］.J Cutan Pathol,2017,44(2):158-176.

5. HAANEN J,CARBONNEL F,ROBERT C,et al.Management of toxicities from immunotherapy:ESMO Clinical Practice Guidelines for diagnosis,treatment and follow-up［J］.Ann Oncol,2017,28(suppl_4):iv119-iv142.

6. HAANEN J,CARBONNEL F,ROBERT C,et al.Management of toxicities from immunotherapy:ESMO Clinical Practice Guidelines for diagnosis,treatment and follow-up［J］.Ann Oncol,2018,29(Supplement_4):iv264-iv266.

7. ROBERT C,LONG G V,BRADY B,et al.Nivolumab in previously untreated melanoma without BRAF mutation ［J］.N Engl J Med,2015,372(4):320-330.

8. HODI F S,O'DAY S J,MCDERMOTT D F,et al.Improved survival with ipilimumab in patients with metastatic melanoma［J］.N Engl J Med,2010,363(8):711-723.

9. WOLCHOK J D,NEYNS B,LINETTE G,et al.Ipilimumabmonotherapy in patients with pretreated advanced melanoma:a randomised,double-blind,multicentre,phase 2,dose-ranging study［J］.Lancet Oncol,2010,11(2):155-164.

10. LACOUTURE M E,WOLCHOK J D,YOSIPOVITCH G,et al.Ipilimumab in patients with cancer and the management of dermatologic adverse events［J］.J Am Acad Dermatol,2014,71(1):161-169.

11. BELUM V R,BENHURI B,POSTOW M A,et al.Characterisation and management of dermatologic adverse events to agents targeting the PD-1 receptor［J］.Eur J Cancer,2016,60:12-25.

12. MINKIS K,GARDEN B C,WU S,et al.The risk of rash associated with ipilimumab in patients with cancer:a systematic review of the literature and meta-analysis［J］.J Am Acad Dermatol,2013,69(3):e121-e128.

13. LARKIN J,CHIARION-SILENI V,GONZALEZ R,et al.Combined Nivolumab and Ipilimumab or Monotherapy in Untreated Melanoma［J］.N Engl J Med,2015,373(1):23-34.

14. ROBERT C,SCHACHTER J,LONG G V,et al.Pembrolizumab versus Ipilimumab in Advanced Melanoma［J］.N Engl J Med,2015,372(26):2521-2532.

15. HAMID O,ROBERT C,DAUD A,et al.Safety and tumor responses with lambrolizumab(anti-PD-1) in melanoma［J］.N Engl J Med,2013,369(2):134-144.

16. SIBAUD V,MEYER N,LAMANT L,et al.Dermatologic complications of anti-PD-1/PD-L1 immune checkpoint antibodies［J］.Curr Opin Oncol,2016,28(4):254-263.

17. VAN HALE H M,WINKELMANN R K.Nodular lymphoid disease of the head and neck:lymphocytoma cutis,benign lymphocytic infiltrate of Jessner,and their distinction from malignant lymphoma［J］.J Am Acad Dermatol,1985,12(3):455-461.

18. FREEMAN-KELLER M,KIM Y,CRONIN H,et al.Nivolumab in Resected and Unresectable Metastatic Melanoma:Characteristics of Immune-Related Adverse Events and Association with Outcomes［J］.Clin Cancer Res,2016,22(4):886-894.

19. NAIDOO J,PAGE D B,LI B T,et al.Toxicities of the anti-PD-1 and anti-PD-L1 immune checkpoint antibodies［J］.Ann Oncol,2015,26(12):2375-2391.

20. POSTOW M A,CHESNEY J,PAVLICK A C,et al.Nivolumab and ipilimumab versus ipilimumab in untreated

melanoma［J］.N Engl J Med,2015,372(21):2006-2017.

21. HASSEL J C,HEINZERLING L,ABERLE J,et al.Combined immune checkpoint blockade(anti-PD-1/anti-CTLA-4):Evaluation and management of adverse drug reactions［J］.Cancer Treat Rev,2017,57:36-49.

22. DAI J,BELUM V R,WU S,et al.Pigmentary changes in patients treated with targeted anticancer agents:A systematic review and meta-analysis［J］.J Am Acad Dermatol,2017,77(5):902-910.

23. NAKAMURA Y,TANAKA R,ASAMI Y,et al.Correlation between vitiligo occurrence and clinical benefit in advanced melanoma patients treated with nivolumab:A multi-institutional retrospective study［J］.J Dermatol,2017,44(2):117-122.

24. LARSABAL M,MARTI A,JACQUEMIN C,et al.Vitiligo-like lesions occurring in patients receiving anti-programmed cell death-1 therapies are clinically and biologically distinct from vitiligo［J］.J Am Acad Dermatol,2017,76(5):863-870.

25. MENZIES A M,JOHNSON D B,RAMANUJAM S,et al.Anti-PD-1 therapy in patients with advanced melanoma and preexisting autoimmune disorders or major toxicity with ipilimumab［J］.Ann Oncol,2017,28(2):368-376.

26. 徐莎,刘亚莉.程序死亡受体1抗体(PD-1)治疗恶性肿瘤患者中免疫相关不良反应的观察与护理［J］.护士进修杂志,2018,33(4):355-356.

27. KUMAR V,CHAUDHARY N,GARG M,et al.Current Diagnosis and Management of Immune Related Adverse Events(irAEs)Induced by Immune Checkpoint Inhibitor Therapy［J］.Front Pharmacol,2017,8:311.

28. WEINSTOCK C,KHOZIN S,SUZMAN D,et al.U.S.Food and Drug Administration Approval Summary:Atezolizumab for Metastatic Non-Small Cell Lung Cancer［J］.Clin Cancer Res,2017,23(16):4534-4539.

29. CRAMER P,BRESALIER R S.Gastrointestinal and Hepatic Complications of Immune Checkpoint Inhibitors［J］.Curr Gastroenterol Rep,2017,19(1):3.

30. OBLE D A,MINO-KENUDSON M,GOLDSMITH J,et al.Alpha-CTLA-4 mAb-associated panenteritis:a histologic and immunohistochemical analysis［J］.Am J Surg Pathol,2008,32(8):1130-1137.

31. GUPTA A,DE FELICE K M,LOFTUS E V Jr,et al.Systematic review:colitis associated with anti-CTLA-4 therapy［J］.Aliment Pharmacol Ther,2015,42(4):406-417.

32. BERMAN D,PARKER S M,SIEGEL J,et al.Blockade of cytotoxic T-lymphocyte antigen-4 by ipilimumab results in dysregulation of gastrointestinal immunity in patients with advanced melanoma［J］.Cancer Immun,2010,10:11.

33. BERGQVIST V,HERTERVIG E,GEDEON P,et al.Vedolizumab treatment for immune checkpoint inhibitor-induced enterocolitis［J］.Cancer Immunol Immunother,2017,66(5):581-592.

34. 中华中医药学会.中医内科常见病诊疗指南·中医病证部分［M］.北京:中医药出版社,2008.

35. LUKE J J,OTT P A.PD-1 pathway inhibitors:the next generation of immunotherapy for advanced melanoma［J］.Oncotarget,2015,6(6):3479-3492.

36. ZIEMER M,KOUKOULIOTI E,BEYER S,et al.Managing immune checkpoint-inhibitor-induced severe autoimmune-like hepatitis by liver-directed topical steroids［J］.J Hepatol,2017,66(3):657-659.

37. CHMIEL K D,SUAN D,LIDDLE C,et al.Resolution of severe ipilimumab-induced hepatitis after antithymocyte globulin therapy［J］.J Clin Oncol,2011,29(9):e237-e240.

38. 张红娟,徐莎,刘亚莉,等.PD-1免疫抑制剂治疗肿瘤的不良反应防护进展［J］.实用临床医药杂志,2017,21(18):231-234.

39. 张引强.中药荣肝合剂对刀豆蛋白A介导的免疫性肝损伤降酶效应的机制研究［D］.北京:中国中医科学院,2010.

40. BARROSO-SOUSA R,BARRY W T,GARRIDO-CASTRO A C,et al.Incidence of Endocrine Dysfunction Following the Use of Different Immune Checkpoint Inhibitor Regimens:A Systematic Review and Meta-analysis［J］.JAMA Oncol,2018,4(2):173-182.

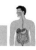

41. EGGERMONT A M, CHIARION-SILENI V, GROB J J, et al.Prolonged Survival in Stage Ⅲ Melanoma with Ipilimumab Adjuvant Therapy［J］.N Engl J Med,2016,375(19):1845-1855.

42. 陈红风.中医外科学［M］.2 版.北京:人民卫生出版社,2012.

43. 张晨曦,朱建明,贡联兵.甲状腺功能减退症中成药的合理应用[J].人民军医,2018,61(8):756-757.

44. VILLADOLID J, AMIN A.Immune checkpoint inhibitors in clinical practice:update on management of immune-related toxicities［J］.Transl Lung Cancer Res,2015,4(5):560-575.

45. ASCIERTO P A, DEL VECCHIO M, ROBERT C, et al.Ipilimumab 10 mg/kg versus ipilimumab 3 mg/kg in patients with unresectable or metastatic melanoma:arandomised, double-blind, multicentre, phase 3 trial［J］.Lancet Oncol,2017,18(5):611-622.

46. IWAMA S, DE REMIGIS A, CALLAHAN M K, et al.Pituitary expression of CTLA-4 mediates hypophysitis secondary to administration of CTLA-4 blocking antibody［J］.Sci Transl Med,2014,6(230):230ra45.

47. CAPPELLI L C, GUTIERREZ A K, BINGHAM C O, et al.Rheumatic and Musculoskeletal Immune-Related Adverse Events Due to Immune Checkpoint Inhibitors:A Systematic Review of the Literature［J］.Arthritis Care Res(Hoboken),2017,69(11):1751-1763.

48. NAIDOO J, WANG X, WOO K M, et al.Pneumonitis in Patients Treated With Anti-Programmed Death-1/Programmed Death Ligand 1 Therapy［J］.J Clin Oncol,2017,35(7):709-717.

49. NISHINO M, SHOLL L M, HODI F S, et al.Anti-PD-1-Related Pneumonitis during Cancer Immunotherapy［J］.N Engl J Med,2015,373(3):288-290.

第十一章

特殊康复问题

第一节　食管癌纵隔／气管瘘康复管理

食管气管瘘是指食管腔与气管腔或支气管腔形成交通，而导致食管、胃内容物能通过瘘口进入呼吸道，是临床上较为少见的疾病。最为常见原因是食管或气管的恶性肿瘤，其次是外伤以及医源性损伤等。食管气管瘘患者由于食管内的消化液及食物易误入气道内，可导致严重肺部感染及化学性炎症。很多患者因感染、化学性肺炎、营养不良、咯血、窒息、进食困难等原因在短期内病情加重甚至死亡。食管癌、肺癌晚期是恶性食管气管瘘的最常见病因。

食管癌导致的食管气管瘘一般表现为吞咽困难、进食呛咳、咯血、呕血、胸痛、气促、发热等。

一、发病机制

（一）食管癌浸润

一般情况下，食管癌向外膨胀性生长，浸润穿透食管壁、气管壁，正常管壁组织结构遭到破坏，被增生的肿瘤组织填充，随着肿瘤增大发生中央坏死，或者溃疡型肿瘤溃疡加深，溃烂后形成瘘口。上段食管癌大多可直接浸润气管后壁或者左主支气管，直接形成食管气管瘘；而中下段食管未与气管、支气管直接毗邻，多先形成食管纵隔瘘，随后出现食管胸膜腔瘘或食管支气管瘘，食管内消化液及食物可经瘘口进入呼吸道引起肺内感染及化学性炎症。上段食管癌往往肿瘤向前方突出生长，压迫侵蚀气管或主支气管，同时造成大气道狭窄。

（二）医源性因素

1. 手术后吻合口发生吻合钉脱落、吻合口不愈合、吻合口感染、吻合口溃疡，加上食管内消化液的腐蚀，直接导致瘘口发生。

2. 食管癌放疗后，放疗使肿瘤组织急性坏死同时损伤周围正常组织，以致放疗后肿瘤组织坏死而正常组织修复障碍，进而形成食管气管瘘。

3. 食管癌导致食管狭窄后置入不合适的支架，支架压迫、切割损伤食管壁，导致瘘口发生。

4. 内镜下局部治疗后损伤　部分食管癌患者食管管腔狭窄，进食困难，内镜下行食管扩张治疗或激光、局部注射或光动力等介入治疗损伤食管壁，导致瘘口发生。

二、食管癌纵隔/气管瘘诊断标准

（一）病史及临床表现

1. 有明确食管癌病史，近期有接受手术、放疗、食管扩张、支架置入、内镜下局部消融、激光治疗等。

2. 最典型的表现为饮水、进食时出现呛咳，其他症状为胸痛、咯血、咳嗽咳痰、呼吸困难、发热等。

（二）影像学表现

1. **食管造影**　食管造影可见造影剂分流入胸腔、纵隔、气管、主支气管和支气管，可见单侧或双侧支气管树状影，纵隔影增宽，边缘模糊，甚至可见单侧肺萎缩及气液平。检查时建议选用溶液型造影剂如泛影葡胺、碘氟醇等，不要使用钡剂如硫酸钡，避免钡剂长期存留于下呼吸道导致化学性肺炎。要注意观察判断瘘口位置，避免造影剂经声门进入气管而导致误诊。

2. **CT检查**　征象有食管周围纵隔的软组织中有含气影，食管周围的纵隔或胸膜腔内有空腔形成，食管内充气伴相邻的纵隔或纵隔旁有积气积液影。

3. **胃镜检查**　经胃镜检查能确诊食管癌病变情况、肿瘤浸润范围、食管狭窄情况、瘘口大小、位置，是食管瘘诊断金标准。

4. **支气管镜检查**　通过支气管镜可判断气道瘘口的位置、大小，以及是否合并肿瘤浸润、压迫气道导致气道的狭窄，对后期的治疗提供帮助。

三、食管癌纵隔/气管瘘的康复管理及策略

（一）预防性康复处理

1. **治疗原发病**

（1）肿瘤的治疗原则在于早发现、早诊断、早治疗，若能早期诊断并积极治疗就有机会获得更好的疗效，减少并发症的发生。

（2）选择正确的治疗方式：早期食管癌以手术为主，可获得更好的治疗效果，减少并发症。对于不能手术的患者，宜根据患者病灶的位置、病理类型、是否转移，选择合适的治疗方法，比如放疗、化疗、靶向治疗等，积极控制原发病。

2. **治疗并发症**　食管癌最常见的并发症为食管梗阻，进食困难，因此除了抗肿瘤治疗以外，还需要进行并发症的治疗。常用的方法为食管扩张、食管支架置入、局部肿瘤消融等内镜下介入治疗。治疗时要注意选择合适的方法，避免在治疗过程中过度损伤食管壁。

3. **避免医源性损伤**

（1）提高外科手术水平，避免发生吻合口不愈合、感染、吻合钉脱落等并发症。

（2）把握好放疗适应证，对食管癌特别是已经侵及气道的食管癌放疗前应充分评估放疗风险，放疗计划应注意对食管、气管的充分保护，尽量减少放疗后食管气管瘘的发生。

（3）食管狭窄后行内镜下治疗应注意避免损伤食管壁全层。对局部扩张、消融、光动力治疗等应该注意密切保护食管壁。

（4）对狭窄需要行食管支架置入的患者，应该充分评估气道是否受累，并选择合适的

食管支架类型及规格。

4. 密切监测　注意识别穿孔的高危患者，二程放疗、囊外淋巴结累及食管、总生物剂量 >100Gy、T4、年龄 <60 岁、同步放化疗、卡氏评分 <70 分等都是穿孔的高危因素。X 射线片提示有穿孔前征象（如尖刺、龛影等）时，放疗剂量在达到肿瘤有效剂量的前提下尽量降低。治疗期间加强抗感染，促进正常组织修复；加强营养支持治疗，纠正贫血，改善食欲；动态观察，每周复查食管造影，观察穿孔征象的变化。对于高危患者，强烈建议早期置入鼻饲管或者胃造瘘。

5. 加强护理

（1）饮食护理：选择高蛋白、高热量、高维生素、易消化的食物，增加维生素 C、维生素 E 摄入，少量多餐。进餐后散步或坐位 30 分钟后再平卧休息，防止食物反流。忌烟、酒、过咸及辛辣刺激性食物，忌粗纤维、硬、油炸食物。适当进食蜂蜜、绿豆浆、红菇汤、香菇汤及水果汁。餐前饮少量清水，润滑食管，餐后服用少量温开水冲洗食管，减少食管内食物残渣滞留，每日饮水 2 000~3 000ml。

（2）心理护理：根据患者的心理、生理特点，通过耐心交谈、印发宣传材料等形式，使患者详细了解抗肿瘤治疗的过程及其不良反应，及时消除患者负面情绪。

（二）西医康复处理

食管纵隔 / 气管瘘虽然不多见，但对患者的危害极大，治疗上比较困难。尤其是食管癌导致的恶性食管气道瘘，处理起来非常棘手，大多患者因感染、化学性肺炎、咯血、窒息、恶病质等原因短期内死亡。

1. 全身治疗

（1）晚期食管癌患者因肿瘤消耗、营养摄入不足、化疗、放疗、感染等因素，多处于营养不良状态，治疗上应通过肠内、肠外多途径增加营养摄入，改善体质，促进健康组织生长、改善机体的免疫力及应激能力。

（2）食管气管瘘的患者因为食管内含腐蚀性消化液及消化道细菌混合食物进入呼吸道，多合并化学性肺炎及感染性肺炎。在瘘口封闭以前，均严格禁止经口进食，需通过留置胃管饮食或者经上消化道造瘘口进食，避免吸入性肺炎。同时要针对消化道菌群使用抗生素，控制感染，改善体质。

（3）应用抑酸药物，减少胃液分泌，保护消化道黏膜，防止瘘口快速扩大。

2. 外科手术治疗　食管癌合并食管气道瘘为晚期病变，常因病灶累及多个纵隔内脏器、局部浸润粘连、全身体质衰竭、瘘口肿瘤组织溃烂、感染等因素，无法行外科手术治疗。仅有少数患者体质好、瘘口小、病变未侵及周边组织可行手术治疗，手术方式一般分为：①食管癌切除、气管瘘口修补、消化道重建术；②食管瘘旷置、胃造瘘术；③食管气管瘘切除、瘘口分别修补术。具体可参考外科章节。

3. 内镜下局部封堵治疗　内镜下通过钛夹和生物胶封堵食管瘘口。对于部分瘘口小、瘘口周围组织未受肿瘤侵及、瘘口局部清洁度高的食管气管瘘口，可通过内镜下用钛夹夹闭瘘口，并在瘘口注入生物胶粘合封堵。但该治疗对患者瘘口大小、类型及局部清洁度有较高要求，而食管癌导致的食管气管瘘大部分是属于瘘口较大或者局部溃烂，或肿瘤直接浸润，肿瘤组织无弹性、质地脆，易出血，一般做内镜下局部治疗的效果有限。

4. 食管覆膜支架置入封堵治疗　经食管置入覆膜食管支架，通过支架隔离消化道和呼吸道，既能解决进食的问题，又能封堵瘘口，既为控制肺部感染创造条件，又改善患者的营养状况并为后续治疗创造条件。因此食管覆膜支架置入术是食管气道瘘姑息治疗的非常有效的方法之一。支架目前以覆膜不锈钢 Z 型食管支架和覆膜镍钛合金食管支架两种为主，多为直筒型，可在支架的开口根据具体情况可设计成喇叭口状或者杯口状，具体做法分两类：

（1）X 光引导下放置食管支架：经口服入少量造影剂，使病变段显影，经口向食管内引入导丝，使导丝远端进入胃腔，如有狭窄先用扩张器或球囊扩张狭窄段后，经导丝尾端插入输送器的中孔，X 线监视下将支架输送到瘘口位置，使支架覆盖至病变段上下各 2cm 以上，释放支架，然后缓慢退出输送器，支架置入完成，经 X 线确认支架位置。该方法存在导丝误入瘘口而导致瘘口扩大、出血的风险，且术中患者及医生需要在放射线下操作，目前较为少用。

（2）经胃镜下放置食管支架：先常规胃镜检查，观察食管病变范围及瘘口情况，选择好支架大小及长度，记录食管病变上缘距门齿距离，计算好输送器插入深度，通过胃镜活检孔留置导丝，确认导丝末端进入胃腔内，沿导丝插入输送器，到达既定的深度后用定位卡尺固定输送器，释放支架，缓慢退出输送器，支架置入完成，经胃镜确认支架位置，必要时做适当调整。

食管覆膜支架封堵瘘口后，有部分病例因食管狭窄不严重或者病变累及贲门，容易出现支架移位，导致封堵失败，手术过程中可在支架上缘留置拉线固定于鼻翼，防止支架向下移位。

5. 气道支架置入封堵治疗 食管癌合并食管气道瘘，部分病例食管已经切除，属于胸腔胃气管瘘，无法行食管支架封堵治疗，需要气道支架来封堵瘘口；部分患者瘘口巨大，单纯食管支架置入仍无法完全封堵瘘口，需要食管覆膜支架联合气道支架来封堵瘘口；部分病例因为食管癌侵及气管，肿瘤外压或侵入已经导致气管狭窄，影响肺通气功能，或者预计在食管支架置入后，食管支架会压迫气管导致气管狭窄，需要同步行食管支架及气道支架置入治疗。比较常用的气道封堵支架有 4 种：① Dumom 硅酮支架；② Ultraflex 镍钛合金覆膜支架；③国产镍钛合金覆膜网状支架；④ Z 型不锈钢覆膜支架。根据支架形状，可分为直筒型、L 型、Y 型。具体置入方法如下：

（1）硅酮支架：硅酮支架管壁结实，弹性好，密封性好，易于位置调整，且支架外壁有防滑钉，在气管内固定良好，且内腔表面光滑，痰液阻塞机会较少，可以根据患者气道内病变情况裁剪加工，做出最佳形状的支架，以获得最好的封堵效果。不过硅酮支架置入需要通过全麻下硬质气管镜进行，对操作人员技术及设备要求比较高。术前先通过影像学及常规支气管镜检查，确定瘘口位置及气道病变范围，事先设计好支架规格尺寸，全麻下通过硬质气管镜将硅酮支架送至病变部分再释放，在硬镜下调整至支架理想位置，尽量让硅酮支架覆盖超过瘘口边缘 1cm 以上，以获得良好封堵效果。

（2）Ultraflex 覆膜支架：该支架适型性好，能较好地贴合气管管壁，可被置入不规则或者凹凸不平的气道内，但受编织方法的影响，支架的横向支撑力稍弱，且支架上下缘为裸露金属丝，容易刺激气管黏膜导致肉芽增生，若支架植入位置不理想后，调整难度较大。置入方法多为捆绑式置入，事先将支架捆绑于置入器，支气管镜直视下通过导丝将置入器送入气管内预设位置，在支气管镜监视下释放支架，再对支架做适当微调，放置前一定要充分做好测量及计划，一旦放置位置不理想，调整难度较大。

（3）国产镍钛合金覆膜网状支架：具有良好的形状记忆功能，又有较好的柔韧性和可压缩性，价格相对便宜，置入手术相对简单。缺点是当支架被置入凹凸不平的或不规则的狭窄段时，支架贴壁效果较差，且该支架覆膜较薄，置入时间长后可能发生覆膜破裂穿孔，影响封堵效果。置入方法相对较简单，支架预装于专用置入器内，支气管镜直视下通过导丝将置入器送至预定位置，缓慢退出外鞘管，释放支架，支架释放后在其未定型前，仍较好调整位置。

（4）Z 型不锈钢覆膜支架：具有良好的支撑性，释放时无长度变化，可回收，覆膜也较厚，但对气道分泌物排出有一定影响，对于患者痰多或排痰能力较弱时，痰液容易粘附于支架表面，需要定期行气管镜下吸痰治疗。置入方法类似于内镜下食管支架置入方法，先常规支气管镜检查，观察气管病变范围及瘘口位置，选择好支架大小及长度，记录气管病变上缘距门齿距离，计算好输送器插入深度，留置导丝至远端支气管腔内，沿导丝插入输送器，到达既定的深度后用定位卡尺固定住输送器，释放支架，缓慢退出输送器，支架置入完成。

气道支架封堵食管气管瘘的手术比较复杂，风险也较高，有条件的单位建议采用全麻下硬质气管镜下治疗，患者舒适度高，不会出现呛咳、躁动等动作影响支架的精准释放，同时又有麻醉机维持通气，安全性更高。对于瘘口靠近隆突的病例，建议尽可能采用 Y 型气管支架，这样才能达到更好的封堵效果，当然这对设备、人员、技术要求更高。大部分经过覆膜支架治疗的患者，由于支架覆盖导致气管黏膜纤毛排痰作用丧失，容易出现痰附着支架内壁，需要定期行支气管镜检查，对排痰困难的患者要定期吸痰，以免合并感染。

综上，食管气管瘘临床上较为少见，但处理棘手，是致死率高的疾病。因此，我们在临床工作中要提高对其认识，做到早发现、早诊断、早治疗，以期延长患者的生存，提高生活质量。

（柯明耀　雍雅智　秦　嗪　余绍斌）

参 考 文 献

1. CHEN H Y, MA X M, YE M, et al.Esophageal perforation during or after conformal radiotherapy for esophageal carcinoma［J］.J Radiat Res, 2014, 55(5):940-947.

2. 曾海燕, 袁双虎, 孟雪, 等 . 食管癌放疗穿孔防治研究进展［J］. 中华肿瘤防治杂志, 2017, 24(7):501-506.

3. 李波, 田永京, 张晓勇, 等 . 食管癌致食管气管瘘 48 例外科治疗分析［J］. 医学论坛杂志, 2011, 32(10): 145-146.

4. 王洪涛, 王国磊, 王文光, 等 . 外科治疗食管呼吸道瘘—附 7 例报道［J］. 中国癌症杂志, 2015, 25(7):549-554.

5. 王正栋, 杨杰, 马宗丽, 等 . 食管支架置入与蛋白生物胶粘堵治疗食管气管瘘的疗效比较［J］. 江苏医学, 2011, 37(6):732-733.

6. 杨迪, 马洪升, 张雪梅, 等 . 食管瘘治疗新进展［J］. 华西医学, 2015, 30(10):1983-1985.

7. 李捷, 屠惠民, 许科斌, 等 . 经胃镜置入食管覆膜支架治疗食管气管瘘 26 例分析［J］. 临床医学, 2014, 34(5):14-16.

8. 王勇, 朱海东, 郭金和, 等 . 支架置入治疗恶性气道狭窄的研究进展［J］. 介入放射学杂志, 2015, 24(2): 172-176.

第二节　老年食管癌康复管理

食管癌为我国好发恶性肿瘤之一，其发病率占第 6 位，死亡率为第 5 位，在全世界范围看，我国食管癌的发病率和死亡率占全球的 50%。研究认为食管癌发病的中位年龄为 68 岁，每年约有 41% 的新病例发生在年龄 ≥ 75 岁的人群中，其中 70 岁以上老年食管癌患者比例高达 30%~40%，并且伴随社会老龄化趋势的加剧，这个比例还在不断增加。

人们通常不愿意让老年患者接受推荐的标准治疗方式，因为可能增加与老年相关的伴随疾病风险。外科切除术是治疗的主要手段，同时最近的新辅助治疗试验表明新辅助治疗降低复发改善了整体生存率，然而对大多数局限性老年食管癌患者来说，结合化疗和放疗的联合疗法通常被认为有太大的毒性。并且临床试验对老年患者的研究并不充分，所以这个年龄段的数据确实缺乏。

一、老年食管癌患者的评估

老年食管癌患者有独特的问题需要仔细考虑，其中包括年龄、预计存活时间、一般情况、老年性基础疾病、发生治疗相关疾病的风险以及接受治疗的意愿。人口老龄化的显著变化使得老年人口越来越特殊，年龄的增长与功能储备的逐步减少、慢性病的流行和称为老年综合征的衰弱情况相关。这种情况会导致对疾病和压力的敏感性增加，从而导致死亡风险的增加。随着年龄的增长，患者功能性障碍和功能性依赖的发生率也在增加。因此，在准备治疗老年癌症患者时，我们不仅要对其临床症状、病情和分期等情况进行评估，另外对患者社会经济环境的评估同样重要。目前，在老年食管癌放疗方面，还没有老年综合评估相关的研究发表。老年综合评估（CGA）是对老年人医学、心理和生理功能等多方面、多维度进行鉴定的诊断过程，据此提出维持或改善功能状态的处理方法，最大限度地提高或维持老年人的生活质量。目前建议所有 70 岁以上的患者至少要进行某种形式的老年筛查，筛查年龄选在 70 岁是因为 70~75 岁之间年龄相关的变化开始急剧增加，应该强调的是 70 岁并不能定义为生理性老龄，只是因为大多数生理性老年人都 >70 岁。

老年性食管癌的评估内容：

（1）健康史及相关因素：初步判断食管癌的发生时间，有无对生活质量的影响，发病特点。①一般情况：患者的年龄、性别、职业、婚姻状况、营养状况等，尤其注意与现患疾病相关的病史和药物应用情况及过敏史、手术史、家族史、遗传病史和女性患者生育史等；②发病特点：患者有进食梗噎、吞咽困难等症状；本次发病是体检时无意发现还是因出现进食梗噎、吞咽困难而就医；不适情况是否影响患者的生活质量；③相关因素：家族中有无食管癌发病者，男性患者是否吸烟，女性患者是否有饮咖啡的习惯等。

（2）全身状态及疾病进展情况：①有无进食后梗噎感加重，其程度、性质如何；②有无口腔慢性疾病或口腔卫生不佳，程度如何；③有无发热，程度如何；④全身症状，如疲倦、食欲下降、体重减轻多少；⑤肿瘤的进展情况，有无转移；⑥生命体征和实验室检查有无异常。

二、老年食管癌患者治疗方式的选择

从回顾性研究结果来看，对于年龄 <75 岁、营养状态较好、无严重基础疾病和手术禁忌证、临床分期为 $T_{1b-4}N_{0/+}$ 期，经外科评估可根治性手术切除的老年患者，依旧可以选择与非老年患者一样的治疗模式。除新辅助放化疗后手术的综合治疗以外，对一部分中晚期病变，经术前同步放化疗后，疗效评估对术前放疗反应较好、肿瘤达到临床完全缓解者也可考虑继续放疗，此部分患者的放疗可能获得与手术同样的生存期，而且正常食管功能的保留可能对后期患者的营养状态提供保证，这对于老年食管癌患者尤为重要。

考虑到老年患者对同步放化疗的耐受情况，根治性放疗或术前放疗时可考虑单纯放疗，毕竟其心肺功能、肝肾储备功能相对较差，尤其是营养状态欠佳以及放疗照射野范围较大的时候。放疗联合双药同步化疗可能带来比较大的不良反应，此时，可考虑将双药化疗方案改为单药化疗方案，如口服氟尿嘧啶类似物。另外，EGFR 单克隆抗体和放疗联合尼妥珠单抗也可能是老年食管癌治疗的一种选择。除此以外，鉴于调强放疗技术可以在保证肿瘤区较高放疗剂量的同时尽量降低周围正常组织受量，在治疗老年食管癌患者时应尽可能应用以调强放疗为基础的先进放疗技术，以降低不良反应发生率和发生程度。

三、老年早期食管癌

手术是治疗食管患者的标准治疗方法。老年患者的主要问题是伴随疾病很多，与年轻患者相比，老年人的术后发病率和死亡率均较高，但此种差异并非是绝对的，有的研究认为老年食管癌患者接受手术后其并发症并不比年轻患者高。因此，年龄不能算作是食管癌患者的一个禁忌证，这得益于微创手术（MIE）的开展。MIE 的引入使术后死亡率和肺部并发症均较开放式手术（OE）有所降低。一项回顾性配对研究对 >70 岁行 MIE 与 OE 的患者进行比较，发现总体术后并发症（37.9% $vs.$ 60.3%，$P=0.016$）和肺部并发症（20.7% $vs.$ 39.7%，$P=0.026$）的发生率显著降低；住院中位时间也明显缩短（10 天 $vs.$ 12 天，$P=0.032$）；MIE 组的围术期死亡率也更低，但差异并无统计学意义（3.4% $vs.$ 8.6%，$P=0.435$）。当然，术后快速康复（ERAS）项目的开展在一定程度上同样减低了术后死亡率和并发症的发生。ERAS 项目包括对影响患者康复的围术期参数的优化，如避免长时间的机械通气，早期活动，早期的营养支持以及有明确时间规划目标的导向型管理途径等。

MIE 创伤小，术后生活质量高，无严重并发症。内镜粘膜切除治疗后的主要问题是残余灶的复发和多发癌的异时性发生。当明确残余病灶局限于黏膜层时，可再次行内镜黏膜切除；如果病变浸润深度超过黏膜下层，则应行外科食管切除治疗。内镜粘膜切除治疗后，辅以光动力或氩激光治疗，可以消除残余病灶，降低肿瘤复发。此外，还应严格遵守肿瘤处理原则，必须充分考虑癌灶边缘和深部的安全边界，亦应估计淋巴结和血管侵犯的危险性，术后的随访更不能忽视。

四、老年局部晚期食管癌

目前，术前放化疗联合手术治疗为可手术及部分潜在可手术切除的局部晚期食管癌患者主要治疗策略，老年患者可能由于合并如心脑血管疾病、慢性肺病等基础疾病，使得术后并发症风险及死亡率增加，而接受术前同步放化疗以后再行手术切除的患者，手术风险更大。因此，外科医生在选择可手术的老年患者时会格外谨慎。目前并没有专门针对老年食管癌患者人群进行的术前新辅助放化疗的前瞻性随机对照研究，因此，在如何选择合适的治疗模式方面还缺乏临床证据。总体来说，根据 NCCN 及 ESMO 指南建议，对于 $T_{3\sim4}N_{0/+}$ 的食管鳞癌患者建议术前同步放化疗联合手术或根治性同步放化疗。从一些老年食管癌综合治疗的回顾性研究看，手术患者的预后好于放疗等其他治疗手段，这可能与手术患者分期相对较早、年龄相对较小、一般情况好等原因有关。当然，不接受任何治疗者预后最差。

老年性食管癌患者在接受新辅助治疗时应该严格掌握其适应证，主要预防术后吻合口瘘、肺部感染和心律失常的发生，因此，临床上应对新辅助放化疗后行食管癌根治术的患者密切监测病情变化，充分有效镇痛，加强术前术后呼吸道及营养管理等措施，加强术后并发症管理，促进患者康复。

五、老年不可切除食管癌

根治性放（化）疗为不可手术食管癌患者的主要治疗方式，随着放疗技术及设备的改进，相比于二维放疗，三维放疗（3DRT）尤其是调强适形放疗（IMRT）的应用，使得老年食管癌接受同步放化疗的比率越来越高。Molena 等对 2 553 例 65 岁以上老年食管癌患者的不同治疗方式进行了对比，2 240 例患者接受了 3DCRT，313 例患者接受 IMRT，结果显示 IMRT 的使用与老年食管癌患者全因死亡率［HR=0.83，95% CI（0.70，0.95）］，心肺源性死亡率［HR=0.18，95% CI（0.06，0.54）］和其他原因死亡率［HR=0.54，95% CI（0.35，0.84）］的降低有关。

然而，同步放化疗的急性不良反应明显高于单纯放疗和单纯化疗，患者在放化疗期间及治疗后后会出现相应的放射性损伤，包括血液和胃肠道反应，其中以放射性食管炎（radiation esophagitis，RE）、放射性肺炎（radiation pneumonitis，RP）、放射性食管穿孔和放射性食管狭窄等最常见，联合化疗时会加重这些放射性损伤的发生，并且，由于老年患者往往合并心血管、肺部等基础疾病，其发生的概率往往会更高，其严重程度与药物剂量和疗程有关；后期不良反应发生增加不明显，主要为食管狭窄和穿孔。对于治疗相关不良反应的处理主要在于预防，治疗前要充分评估患者接受同步放化疗的风险，对于存在慢性支气管炎、间质性肺炎等肺部基础疾病、营养状况较差、体质差、治疗前体重减轻明显等老年患者，临床治疗选择治疗方案一定要谨慎。

（沈文斌　王　鑫　王奇峰　薛冬　陈俊强）

参 考 文 献

1. 王鑫,肖泽芬. 老年食管癌的治疗选择［J］. 中华放射肿瘤学杂志,2018,27（10）:941-944.
2. CHEN W,ZHENG R,BAADE P D,et al.Cancer statistics in china,2015［J］.CA Cancer J Clin,2016,66（2）:115-132.
3. BRACKEN-CLARKE D,FAROOQ A R,HORGAN A M.Management of Locally Advanced and Metastatic Esophageal Cancer in the Older Population［J］.Curr Oncol Rep,2018,20（12）:99-107.
4. WU M,VAN'T V P,ZHANG Z F,et al.A large proportion of esophageal cancer cases and the incidence difference between regions are attributable to lifestyle risk factors in China［J］.Cancer Lett,2011,308（2）:189-196.
5. THEOU O,BROTHERS T D,PEÑA F G,et al.Identifying common characteristics of frailty across seven scales

[J].J Am Geriatr Soc,2014,62(5):901-906.

6. BALDUCCI L.Studying cancer treatment in the elderly patient population [J].Cancer Control,2014,21(3):215-220.

7. RAMOS-SUZARTE M,LORENZO-LUACES P,LAZO N G,et al.Treatment of malignant,non-resectable,epithelial origin esophageal tumours with the humanized anti-epidermal growth factor antibody nimotuzumab combined with radiation therapy and chemotherapy [J].Cancer Biol Ther,2012,13(8):600-605.

8. LIANG J,E M,WU G,et al.Nimotuzumab combined with radiotherapy for esophagealcancer:preliminary study of a Phase II clinical trial [J].Onco Targets Ther,2013,6 :1589-1596.

9. LIN S H,ZHANG N,GODBY J,et al.Radiation modality use and cardiopulmonary mortality risk in elderly patients with esophageal cancer [J].Cancer,2016,122(6):917-928.

10. ZEHETNER J,LIPHAM J C,AYAZI S,et al.Esophagectomy for cancer in octogenarians [J].Dis Esophagus,2010,23(8):666-669.

11. FINLAYSON E,FAN Z,BIRKMEYER J D.Outcomes in octogenarians undergoing high-risk cancer operation:a national study [J].J Am Coll Surg,2007,205(6):729-734.

12. MOSKOVITZ A H,RIZK N P,VENKATRAMAN E,et al.Mortality increases for octogenarians undergoing esophagogastrectomy for esophageal cancer [J].Ann Thorac Surg,2006,82(6):2031-2036.

13. TAPIAS L F,MUNIAPPAN A,WRIGHT C D,et al.Short and long-term outcomes after esophagectomy for cancer in elderly patients [J].Ann Thorac Surg,2013,95(5):1741-1748.

14. MCLOUGHLIN J M,LEWIS J M,MEREDITH K L.The impact of age on morbidity and mortality following esophagectomy for esophageal cancer [J].Cancer Control,2013,20(2):144-150.

15. LESTER S C,LIN S H,CHUONG M,et al.A Multi-institutional Analysis of Trimodality Therapy for Esophageal Cancer in Elderly Patients [J].Int J Radiat Oncol Biol Phys,2017,98(4):820-828.

16. STRAATMAN J,VAN DER WIELEN N,CUESTA M A,et al.Minimally invasive versus open esophageal resection:three-year follow-up of the previously reported randomized controlled trial:the TIME Trial [J].Ann Surg,2017,266(2):232-236.

17. KHAN O,NIZAR S,VASILIKOSTAS G,et al.Minimally invasive versus open oesophagectomy for patients with oesophageal cancer:a multicentre,open-label,randomised controlled trial [J].J Thorac Dis,2012,4(5):465-466.

18. LI J,SHEN Y,TAN L,et al.Is minimally invasive esophagectomy beneficial to elderly patients with esophageal cancer? [J].Surg Endosc,2015,29(4):925-930.

19. FOGH S E,YU A,KUBICEK G J,et al.Do eldly patients experience increased perioperative or postoperative morbidity or mortality when given neoadjuvant chemoradiation before esophagectomy [J].Int J Radiat Oncol Biol Phys,2011,80(5):1372-1376.

20. JING W,GUO H,KONG L,et al.Clinical outcomes of elderly patients(≥ 70 years)with resectable esophageal squamous cell carcinoma who underwent esophagectomy or chemoradiotherapy:a retrospective analysis from a single cancer institute [J].Medicine(Baltimore),2016,95(50):e5630.

21. SMITH G L,SMITH B D,BUEHHOLZ T A,et al.Pattems of care and locoregional treatment outcomes in older esophageal cancer patients:the SEER-Medicare Cohort [J].Int J Radiat Oncol Biol Phys,2009,74(2):482-489.

22. MORENO A C,VERMA V,HOFSTETTER W L,et al.Patterns of care and treatment outcomes of elderly patients with stage I esophageal cancer:analysis of the national cancer data base[J].J Thorac Oncol,2017,12(7):1152-1160.

23. 林宇,张小清,陈玉杉,等.老年食管鳞癌调强放化疗的不良反应及康复对策[J].齐齐哈尔医学院学报,2016,37(30):3757-3759.

24. MOLENA D,STEM M,BLACKFORD A L,et al. Esophageal cancer treatment is underutilized among elderly patients in the USA [J].J Gastrointest Surg,2017,21(1):126-136.

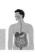

第三节 食管癌术后复发康复管理

目前，食管癌的治疗仍以手术治疗为首选，随着医疗技术水平的提高，早期食管癌的检出率较前明显提高，适合手术的患者也大大增加，但即使是手术技术发达的今天，总体来说，手术治疗远期效果并不令人满意，食管癌术后 5 年生存率仅为 20%~30%，主要原因是术后复发或和远处转移。食管鳞癌患者术后约 34%~79% 出现复发，而腺癌的复发率则高达 50% 以上。患者一旦出现了复发则提示预后不良，2016 年 NCCN 的推荐指南是依据非手术食管癌的治疗模式的间接结果，推荐以氟尿嘧啶或紫杉类为基础的首选同步放化疗方案，或行手术、化疗、姑息支持治疗等，故目前并无明确的治疗术后复发的方法。现就目前对于食管癌术后复发的康复管理情况概述如下。

一、病变部位对食管癌术后患者预后的影响

临床多数研究认为，食管癌病变部位为食管癌术后患者的重要预后指标之一，食管是一个跨越颈、胸、腹 3 个区域的运送食物的通道，而食管不同部位的解剖结构在一定程度上决定了手术时淋巴结清扫程度。相对于胸上段食管癌，由于下颈部及上纵隔神经、淋巴管丰富，大血管、脏器毗邻复杂，手术显露非常困难，淋巴清除不易彻底而残留亚临床病灶，是食管癌术后淋巴结转移复发最多见的部位。因此，临床上目前对胸上段食管癌特别是颈段食管癌最常用的治疗方式还是同步放化疗。临床研究表明，淋巴结转移的趋势与食管癌的部位存在明显的相关性，即胸上段食管癌淋巴结转移主要表现为向上转移，胸中段食管癌淋巴结转移主要表现为向上和向下转移，胸下段食管癌淋巴结转移主要表现为向下转移。但由于食管周围淋巴结网络的特殊性，淋巴结转移也存在一定的跳跃性。食管癌淋巴结转移常涉及颈部、胸部和腹部等多个区域，具有广泛播散的特点。

不同部位的食管肿瘤术后复发模式有所不同。胸上段失败的主要形式为胸腔内复发，以双侧锁骨上、上纵隔淋巴结复发最为常见，其发生率可达 30%~40%，而下纵隔及腹腔淋巴结转移复发的发生率则较低，为 2.5%~9.0%；胸中段食管癌患者由于具有上下淋巴结通道，除上纵隔淋巴结转移比较常见之外（16%~28%），腹腔淋巴结转移（8%~21%）也是不可忽略的一个重要因素，尤其对于术后显示腹腔淋巴结阳性的胸中段食管癌患者更是如此；胸下段癌的腹腔淋巴结转移率（40%）则明显高于胸中、上段癌患者，但部分患者仍会出现上纵隔（10%）甚至是锁骨上区的淋巴结转移（10%）。因此，术后如何选择性进行辅助性治疗是保障食管癌患者预后的一个重要方式。

二、食管癌术后复发的临床表现及诊断

（一）临床表现

1. 呼吸困难与呛咳　这是由于癌细胞的浸润和肿瘤的压迫，患者在吞咽液体时常可产生颈交感神经麻痹征，有食管－气管瘘时，可出现呼吸困难与呛咳等。

2. 呕血、便血　这是由于肿瘤溃破而引起。

3. 因癌转移所引起的不同症状　例如侵犯臂丛神经，引起臂酸、疼痛、感觉异常；压迫上腔静脉，引起上腔静脉综合征；如癌细胞侵犯喉返神经造成声带麻痹和声音嘶哑；

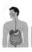

肿瘤压迫和侵犯气管、支气管引起的气急和刺激性干咳；侵犯膈神经，引起膈肌麻痹；侵犯迷走神经，使心率加速；肝、肺、脑等重要脏器癌转移，可引起黄疸、腹水、肝功能衰竭、呼吸困难、昏迷等并发症。

4. 食管穿孔　晚期食管癌尤其是溃疡食管癌，因肿瘤局部侵蚀和严重溃烂而引起穿孔。因穿孔部位和邻近器官不同而出现不同的症状，例如穿入肺引起肺脓疡，出现高热、咳嗽、咳脓痰等；穿通主动脉，引起食管主动脉瘘，可引起大出血而导致死亡；穿入纵隔可引起纵隔炎，发生胸闷、胸痛、咳嗽、发热、心率加快和白细胞升高等；穿通气管引起食管气管瘘，出现进饮食时呛咳，尤其在进流质饮食时症状明显。

（二）诊断

1. 食管造影或胸部 CT　食管造影可以直观观察到黏膜、管壁及吻合口的情况，若有异常或可疑病变，再做增强胸部 CT 可以早期发现可能的复发和转移。

2. 肿瘤标志物测定　CEA（癌胚抗原）、SCC（鳞癌相关抗原）、CA19-9（糖类肿瘤标志之一）等，临床上这些数值的变化可以作为判断预后的指标。

3. 腹部 B 超　主要检查肝、脾、肾、肾上腺和腹腔内淋巴结有否转移，若有可疑，再做腹部增强 CT。

4. 骨扫描　如有骨痛，特别是进行性加剧或伴有压痛的，则有骨转移可能，可先作骨扫描，以了解全身骨情况，再选择重要部位进行 CT 或磁共振检查，以求进一步证实。

5. PET/CT　可以较为全面地发现转移部位、转移病灶，并有助于诊断良恶性。

6. 食管镜或胃镜　根据病情需要采用，无特殊情况，一般一年检查一次，如高度怀疑吻合口复发则强烈建议行食管镜或胃镜检查，并取活检。

7. 同时患者及家属及密切注意患者病情变化，如吞咽情况，有无声嘶、咳嗽、胸痛，食欲和体重的变化等，应及时详细地向医生讲明患者近期情况。

三、预防食管癌术后患者出现复发的策略

食管癌术后局部复发及淋巴结转移后往往生存期较短，预后较差。因此，术后应根据局部复发及转移的规律和特点制定辅助治疗方案，积极预防转移及复发。首先，外科治疗时应根据患者的各项检查结果综合评价患者肿瘤浸润范围、淋巴结转移情况，针对患者个体化选择手术方式及淋巴结清扫范围，尽量避免手术中种植和术后转移。其次，术后预防性放疗是食管癌术后预防复发和淋巴结转移的重要辅助方法。目前认为，术后预防性放疗对预防食管癌术后局部复发及淋巴结转移有益，尤其是淋巴结阳性数目超过 3 个及术后病理提示侵及肌层的患者，但术后预防性放疗的靶区尚存在争议。大量研究均证实食管癌根治术后放疗对预防复发及淋巴结转移有较好疗效，可有效降低患者的复发率，延长患者的生存期，这已经得到大多数临床医师的肯定，应综合淋巴结转移规律、复发的影响因素、患者的病理 TNM 分期、不同术式的淋巴结清扫范围，确定患者术后预防性放疗的靶区，制定个体化放疗计划，降低复发率，改善患者的生存质量，但这只是局部预防手段，无法解决术中癌细胞可能脱落种植、潜在远处转移以及照射野外的亚临床灶等问题。NCCN 食管癌治疗指南中建议：术后治疗方案应依据手术切除范围、淋巴结转移状况及组织学分型而定，对于 R0 切除患者，如果为鳞癌均无需治疗；对于 Tis 及 T1N0 食管腺癌患者无需治疗；对于 T2N0 食管腺癌患者视复发风险而定，对于高复发风险者（组织学分化低、患者

年轻、淋巴管或血管累及），可以予预防性放疗同时配合以 5Fu 类为主的化疗。另外，患者手术后应定期行上消化道钡餐、胃镜及胸腹部 CT 检查，发现新生物及时行活检检查，争取早期发现，早期治疗。

四、食管癌术后复发管理手段

1. 再次手术治疗　再手术治疗是食管癌术后局部复发及淋巴结转移的治疗方法之一，目前建议术后复发再手术应注意以下几点：

（1）病理确诊为复发。

（2）排除复发病灶的显著外侵、广泛的淋巴结转移及远处转移。

（3）肿瘤的分化程度较好，排除恶性程度高的病理类型，如印戒细胞癌、黏液腺癌、未分化癌等。

（4）患者重要脏器功能良好，KPS 评分 ≥ 80 分。

（5）年龄最好大于 65 岁。

对于浅表的锁骨上孤立的肿大淋巴结也可行再次手术切除，而对于位于深部的、纵隔内及腹腔内多发肿大淋巴结，由于解剖位置深且复杂，再手术很困难，手术风险较第一次手术明显加大，且即便手术也无法完全清除转移灶。因此，应严格掌握患者的再手术的适应证，完善相关检查，明确再发病灶的外侵范围及淋巴结转移情况，对于适合再手术的患者，应争取为患者提供最大的生存受益和生活质量。

2. 放射治疗　由于再手术治疗效果不满意及近年来放射治疗技术的发展，医学工作者已把更多的研究精力投向放疗及同步放化疗上。目前国内多项研究均证明三维适形放疗对食管癌根治术后局部复发转移的治疗是安全有效的，可以控制局部复发病灶，延长患者生存期，改善患者生存质量。放疗延缓了局部复发及区域淋巴结转移病灶对重要组织结构的浸润和破坏，从而延长患者的生存期，是食管癌术后淋巴结转移的重要的、有效的治疗手段。目前认为三维适形调强放疗比常规放疗在提高局部放疗剂量、缩小放疗范围、减轻放疗反应方面有明显优势。但食管癌术后局部复发及转移的患者放射治疗后预后仍较差，主要原因考虑术后敏感组织较多，提高局部放疗剂量困难，且手术后血运较差及淋巴结敏感性较低，因此还应不断研究放疗技术，提高局部放疗剂量。

对于既往未接受过放疗的食管癌术后复发患者，放疗剂量应该 ≥ 60Gy。在临床治疗中，对于既往接受过放射治疗的患者，应综合考虑该患者放射治疗后局部复发的间隔时间，复发部位是否接受过照射以及照射剂量，危及器官的剂量是否有所限制等多种因素。相对于未接受放射治疗或局部复发间隔时间较长、复发部位既往未受到照射的患者，更有可能获得 60Gy 以上的根治性剂量的放射治疗，从而改善预后。有研究认为放疗剂量 ≥ 60Gy 患者较 <60Gy 者生存时间明显延长。因此建议在充分考虑患者危及器官限制、食管瘘、大出血等风险的情况下，尽可能提高局部复发病灶的放疗剂量。但有的研究结果却显示放疗剂量是否 >60Gy 并不影响患者生存，而剂量达到 50Gy 才是影响预后的因素。因此，对于食管癌术后复发放射治疗剂量的确定，有待于进一步前瞻性随机对照研究来阐明。

3. 化学治疗　理论上来讲，放射治疗为局部治疗的重要手段，对于局部病灶有较好的控制作用，但对于可能性小及远处转移的组织和器官，还得依靠全身化疗。另外，食管癌术后锁骨上淋巴结转移患者可行肿大淋巴结内局部注射抗癌药物，也可先将较大淋巴结切除再行放疗，但对于单一局部转移治疗效果较好，因此在术前应重视全身检查，排除其他区域的转移。

4. 同步放化疗 目前对于术后复发的多数患者，同步放化疗为其标准治疗治疗手段，两者联合不但兼顾了局部和全身等问题，同时可起到一定的互相增敏作用，化疗可缩小病灶，提高乏氧细胞再氧合，加强放疗的敏感性，因此同步放化疗为治疗食管癌根治术复发及淋巴结转移的重要治疗方案。美国 NCCN 指南推荐复发后再治疗为放化疗同步，但均为小样本的回顾性分析或来源于其他研究的间接证据。临床上多数研究认为，食管癌术后复发患者应用复发局部放射治疗联合全身化疗，不但提高了患者的局部控制率，而且提高了患者的总生存率和无瘤生存率。但是食管癌术后复发患者一般情况较差，两药联合化疗方案或以铂类为基础的同步化疗方案不良反应重，尤其是血液学毒性及胃肠道反应，多数为Ⅲ~Ⅳ度不良反应，患者临床耐受性差，甚至不能耐受放化疗而导致治疗失败，降低了疗效和生存率，因此，临床应依据患者一般情况进行治疗方案的选择。

五、食管癌术后复发的康复护理

1. 心理护理 术后复发的食管癌患者，对治疗的期望值多少会有不同程度的降低。尤其是中老年食管癌患者，该群体由于年龄偏大，各项身体功能处于逐渐老化状态，合并基础疾病，其各方面情况相对较差，术后复发承受的精神压力也相对较高，对于放射治疗是否可以缓解相关症状、解除疼痛感等，存在预后的担忧，加之治疗期间带来的经济负担，致使这部分患者对放疗出现恐惧、焦虑、紧张等不良心理。基于此，护理人员应加强同患者的沟通交流，给予患者更多关怀，细心向患者介绍放射治疗技术、治疗期间可能出现的各种不良反应，以便能够以乐观、积极的心态，积极主动配合治疗。

2. 饮食护理 对食管癌患者来讲，其正常黏膜已经遭到破坏，肿瘤物质表面属于凹凸不平的状态，当患者进食后，食物极易滞留在食管腔的内部，在经过一段时间后，食物会发酵，对食管内正常黏膜产生刺激，导致肿物表面出现水肿、充血等情况，使患者进食困难。再加上放射性食管炎问题的出现，导致患者进食困难问题进一步加剧。因此，日常护理期间，护理人员应指导患者，在饭前、饭后适量饮水，达到冲洗食管、维护食管内部清洁的作用，缓解患者疼痛感。

3. 食管穿孔预防护理 在放射治疗期间，护理人员需要定期观察患者食管的疼痛部位，了解疼痛性质、是否存在剧烈呛咳，尤其是在喝水或使用流质食物后的呛咳。同时做好患者血压、脉搏、体温变化的监测，以便能够及时发现患者食管穿孔问题。若患者在治疗期间发生食管穿孔，必须立即进行禁食处理，给予胃肠减压，并在对症处理后，及时转入到胸外科等相关科室施行食管支架手术。

4. 放射性皮炎护理 对食管癌患者来讲，在放射治疗期间，患者可能会出现色素沉着、皮肤红斑，且少数患者还可能产生糜烂、红肿、水疱等不良反应。此时，护理人员应叮嘱患者，穿着柔软、宽大的纯棉衣物，保证射线照射位置的皮肤保持清洁、干燥的状态。当照射位置出现瘙痒时，不可使用肥皂水擦洗、涂抹含乙醇等刺激性成分的药物，或者是手抓；而是要轻轻拍打，预防瘙痒处受日光暴晒。此外，如果患者照射野出现脱皮问题，则应当使用蛋清、冰片涂抹；如果出现坏死、水疱，则应当将坏死组织清除掉，并使

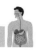

用苯扎溴铵消毒，在水疱出涂抹湿润烧伤膏。

5. 骨髓抑制护理 放射治疗会影响患者骨髓的造血功能，放射治疗期间需每周进行血常规复查，当患者白细胞 $<3.0 \times 10^9$/L 时，应当暂时停止放射治疗，并叮嘱患者遵医嘱服用适量能够提高白细胞的药物，增加患者机体免疫力，配合适当锻炼，以此来使患者体质得以增强。当患者白细胞 $<1.0 \times 10^9$/L 时，需要对患者施行保护性隔离，并禁止家属探视，且患者所住病房需要每天消毒两次，做好通风，必要时给予预防性抗感染治疗。

食管癌术后局部复发及淋巴结转移规律及影响因素目前研究结果尚不一致，术后复发或转移患者治疗模式不统一，放射治疗靶区的设计尚存在争议，这些问题均有待进一步探讨。食管癌术后复发及淋巴结转移的预后较差，如何进一步提高患者的生存率是今后研究的热点。但三维适形放疗配合化疗对控制食管癌术后局部复发及淋巴结转移患者的复发病灶的疗效是肯定的，能降低远处转移率，延长患者的生存期，具有重要的临床应用价值。

（沈文斌　肖泽芬　陈俊强　李惜清）

参 考 文 献

1. LEE S J, LEE K S, YIM Y J, et al. Recmxence of squamous cdi carcinoma of the oesophagus after Curative surgery: Fates and parterre on imaging studies correlated with tumour location and pathological stage [J]. Glin Radiol, 2005, 60(5): 547-554.

2. SEATZ J F, DUFFAUD F, DAHAN I, et al. Adenocarcinomas of the distal esophagus and gastric cardia: what chemotherapy or chemoradiotherapy for recurrent or metastatic disease [J]. Cancer Radiother, 2001, 5 Suppl 1: 107s-112s.

3. 章文成, 王奇峰, 肖泽芬, 等. 胸段食管鳞癌根治术后失败模式对放疗野设计的指导作用[J]. 中华放射肿瘤学杂志, 2012, 21(1): 38-41.

4. 沈文斌, 高红梅, 祝淑钗, 等. 胸上段食管鳞癌根治术后辅助放化疗的疗效分析[J]. 中华放射医学与防护杂志, 2018, 38(5): 355-359.

5. 杨琼, 王玉祥, 何明, 等. 影响Ⅲ期食管癌术后患者预后的因素[J]. 中华肿瘤杂志, 2016, 38(7): 530-537.

6. 沈文斌, 高红梅, 祝淑钗, 等. 胸中段食管鳞癌根治术后腹腔淋巴结复发因素分析及术后放疗指导意义 [J]. 中华放射肿瘤学杂志, 2018, 27(2): 135-139.

7. 于舒飞, 章文成, 肖泽芬, 等. 胸中段淋巴结阳性食管癌术后放疗的临床意义[J]. 中华放射肿瘤学杂志, 2016, 25(4): 332-338.

8. RICE T W, ADELSTEIN D J, CHIDEL M A, et al. Benefit of postoperative adjuvant chemoradiotherapy in locoregionally advanced esophageal carcinoma [J]. J Thorac Cardiovasc Surg, 2003, 126(5): 1590-1596.

9. ZHENG B, ZHENG W, ZHU Y, et al. Role of adjuvant chemoradiotherapy in treatment of resectable esophageal carcinoma: a meta-analysis [J]. Chin Med J (Engl), 2013, 126(6): 1178-1182.

10. HSU P K, HUANG C S, WANG B Y, et al. Survival benefits of postoperative chemoradiation for lymph node-positive esophageal squamous cell carcinoma [J]. Ann Thorac Surg, 2014, 97(5): 1734-1741.

11. XU Y P, LIU J S, DU X H, et al. Prognostic impact of postoperative radiation in patients undergoing radical esophagectomy for pathologic lymph node positive esophageal cancer [J]. Radiat Oncol, 2013, 8(1): 116-123.

12. XIAO Z F, YANG Z Y, LIANG J, et al. Value of radiotherapy after radical surgery for esophageal carcinoma: a report of 495 patients [J]. Ann Thorac Surg, 2003, 75(2): 331-336.

13. 唐鹏, 邓婷, 于振涛. 食管癌术后辅助治疗现况[J]. 中国癌症杂志, 2011, 21(7): 533-537.

14. 刘俊峰. 食管癌与贲门癌术后复发的再手术治疗[J]. 中华外科杂志, 2009, 47(14): 1046-1047.

15. 杨晓峰, 贾琪, 何政, 等. 三维适形放疗用于食管癌纵隔淋巴结转移治疗的疗效评估和分析[J]. 中国实

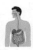

用医药,2012,7(27):79-80.

16. 冯连杰,张庆富.三维适形放疗治疗食管癌术后纵隔淋巴结转移的临床观察[J].中国实用医药,2013,8(4):118-119.

17. 于长华,朱振亚,韩济华,等.食管癌术后纵隔转移灶同时加量调强放射治疗分析[J].现代肿瘤医学,2010,18(3):501-503.

18. 倪文婕,杨劲松,于舒飞,等.218例食管癌根治术后复发再治疗的疗效分析[J].中华放射肿瘤学杂志,2017,26(7):744-748.

19. NEMOTO K,ARIGA H,KAKUTO Y,et al.Radiation therapy for loco-regionally recurrent esophageal cancer after surgery[J].Radiother Oncol,2001,61(2):165-168.

20. SHIOYAMA Y,NAKAMURA K,OHGA S,et al.Radiation therapy for recurrent esophageal cancer after surgery:clinical results and prognostic factors[J].Jpn J Clin Oncol,2007,37(12):918-923.

21. 李博,章文成,赵路军.食管癌根治术后复发的治疗策略[J].中国肿瘤临床,2013,40(24):1553-1557.

第四节 食管癌根治放疗后复发康复管理

由于食管癌发病的隐匿性,早期临床症状不明显,导致临床就诊时有40%~60%的患者已到中晚期而失去手术治疗的机会,同步放化疗为非手术治疗食管癌患者的主要治疗手段。随着放疗技术的发展和化疗药物的更新,越来越多的患者从中获益,然而疗效还是不能令人满意。研究认为食管癌根治性放化疗后5年生存率为10%~30%,其治疗的主要失败原因为复发或和远处脏器转移,其中以复发最为常见,比率可占总失败的40%~80%。患者一旦出现复发则提示预后不良,目前对于复发后的食管癌患者主要治疗手段有手术、放化疗和靶向药物等,但无统一有效治疗方式。

一、放化疗后食管病灶残留或复发的诊断标准

食管内病灶残留或复发的主要诊断方法包括影像学检查(食管造影、胸部CT、EUS和PET/CT等)、胃镜和活检病理等。由于放化疗后残留病灶内存在细胞坏死、组织炎症水肿和纤维化等现象,使得食管癌放化疗后的残留和复发的诊断变得困难。

1. CT和超声内镜(EUS)等形态学检查 CT、EUS等形态学检查手段可以发现食管壁的厚薄和肿瘤体积的变化,但无法分辨仍然具有活性的残留肿瘤细胞、水肿炎症和纤维化等现象,因此在放化疗结束时用CT、EUS预测病理缓解率的准确性并不高。EUS能显示食管壁各个层,对初治食管癌T、N分期的准确性达89%、79%。但是,如在放化疗后进行EUS检查,残留肿瘤阳性预测准确性仅为18%~56%,阴性预测准确性为57%~80%;对放化疗后食管病灶的T分期准确性为29%~60%,N分期准确性为38%~49%。

2. FDG-PET功能影像学检查 功能影像FDG-PET检查能根据肿瘤的代谢情况辨别肿瘤是否具有活性,有利于将有活性的残留肿瘤细胞与纤维化等现象鉴别。

3. 病理学检查 由于放疗后的残留肿瘤细胞外形残破不全、结构模糊不清,显微镜下辨认困难;另外,放疗后肿瘤组织内会出现细胞坏死、反应性不典型增生、肿瘤组织内的急性炎症反应等现象,活检到存活的肿瘤组织的难度增加,降低了活检病理的准确性,因此此时的病理活检准确率也并不高。

二、放化疗后食管复发的治疗

局部晚期食管癌放化疗后仅仅出现食管原发灶或原发灶合并邻近淋巴结转移患者的再程治疗的选择，主要根据复发病灶部位、大小和浸润深度等状况，选择不同的再程治疗方法。最常见方法包括内镜黏膜切除术（EMR）、光动力疗法（PDT）、挽救性食管切除手术、再程放（化）疗或其他的姑息治疗方法（化疗、后装放疗、鼻饲管、胃造瘘、食管支架、静脉营养等支持对症处理等）。

1. 挽救性 EMR 到目前为止，根治性放化疗后复发或残留患者的挽救性 EMR 手术的报道共有 3 个均来自日本，共进行挽救性 EMR 手术治疗患者 83 例，复发后的再次分期均为 T1N0M0 期；EMR 手术的完全切除率为 67%~88%，中位随访 27~54 个月，3 年生存率高达 56%~81%，5 年生存率为 49%；同初治食管癌的 EMR 手术相比，并未明显增加手术并发症。

2. 挽救性 PDT 对于根治性放化疗后食管复发病灶仅仅局限于黏膜下（T1 期）或肌层（T2 期）的患者，如果无法或拒绝 EMR 或食管切除性手术，则 PDT 治疗也是一个选择。目前报道的 8 个回顾性研究中共包括 137 例患者，EUS、胃镜和 CT 分期均为 T1 或 T2 期，PDT 治疗后的 CR 率为 20%~100%，1、3、5 年生存率分别为为 65%~80%、34%~47%、36%。

3. 挽救性食管癌切除手术 挽救性手术是食管癌根治性放化疗后疗效较好的另一个方法。目前多数研究认为，挽救性手术是食管癌根治性放化疗后肿瘤复发或者持续存在的一种治疗选择，但手术并发症发生率高，根治性放化疗后准确的临床分期尤为重要，应避免 ycT4、ycN + 等容易出现 R2 切除的患者；R0 切除及较长的无瘤期后再复发是预后良好的因素。

4. 再程放化疗 尽管 EMR 和食管切除术的疗效较好，但复发患者中能手术完全切除的很少。再程放疗仍然是局部复发患者的常用方法。尽管目前采用了更加精确的、且能减少正常组织照射剂量的 3DRT 技术，但疗效仍然很差。总结现在已经发表的采用 3DRT 技术进行食管癌放化疗后食管局部复发再程放疗的 7 个研究，均为回顾性研究，再程放疗时间为第 1 次放疗后半年以上；采用照射野均为累及野，剂量为 50~60Gy。常规分割（少数为超分割），单纯放疗或同期放化疗。正常组织限量各个单位相差很大，脊髓 $D_{Max} \leq$ 10~20Gy，肺 V20 $\leq$ 20%~25%，多数对心脏未明确限量。1、2、5 年生存率分别为 40%~60%、12%~29%、3%~9%。放疗后最主要的严重不良反应为食管穿孔 11%~30%，$\geq$ 3 级放射性肺炎 1%左右，未观察到明显的放射性脊髓和心脏损伤。由此可以说，再程放疗明显优于其他对症支持治疗（化疗、食管支架、鼻饲管和胃造瘘等）。支持治疗的中位生存时间为 6 个月，1 年生存率一般 $\leq$ 5%。

再程放疗一般在第 1 次放疗后的 6 个月以后进行，技术采用 3DRT，照射范围为累及野，靶区剂量 50~60Gy/5~6 周完成，常规分割，能耐受化疗者可联合同期化疗。再程放疗的正常组织限量应根据第 1 次放疗剂量、放疗后损伤程度、复发间隔时间等因素决定。脊髓再程放疗剂量多采用 Nieder 标准：如果第 1 次脊髓剂量 <50 Gy、2 次放疗间隔 >6 个月，且第 1 次放疗后无明显并发症情况下，两次放疗的脊髓剂量总和 <135Gy［BED=nd (1+d/2)］，脊髓 α/β= 2。简单说，第 2 次脊髓放疗剂量多数采用 $\leq$ 20~30Gy，肺的限量研

究不多，目前多采用双肺 V20 ≤ 20% ~25%。

5. 放射性粒子食管支架置入 放射性粒子可以在半衰期内持续释放射线，从而对肿瘤细胞各期起到不间断的杀伤作用。放射性粒子食管支架的制备是根据胸部 CT 显示的每一层食管的病变情况及总的病变长度，并利用治疗计划系统（TPS）重建肿瘤图像及计算所需放射性粒子数，最后在通金属支架上放置放射性粒子。放射性支架置入是一种可行的治疗恶性食管狭窄的方法，研究表明，单纯支架置入术短期内（1 个月）对患者吞咽困难的缓解优于腔内放疗，远期效果后者优于支架置入术。

6. 最佳支持治疗 通过鼻饲管、胃造瘘或食管支架固定术进行肠内营养灌注，或通过深静脉置管肠外营养，可以改善患者因吞咽困难导致的营养不良状态，但不能取得较好的生存，生存时间一般不超过 1 年。

三、放化疗后食管复发的康复管理及策略

（一）预防

食管癌放化疗后一旦出现复发则提示患者预后不良，大多数可能在 1 年左右死亡，因此如何预防复发非常重要。对于接受了根治性放化疗的食管癌患者，治疗后定期复查非常重要，规律复查可以在一定程度上减少复发的出现或早期发现复发而及时地予以治疗。复查的目的主要是了解肿瘤的治疗效果；尽早发现复发等新问题，尽早治疗；帮助患者解决一些常见的不适症状。首次复查时间建议为放疗后 1 个月，放疗后的第 1~2 年内每三个月复查一次，放疗后的第 3~5 年内每 6 个月复查一次，放疗后 5 年以后则每年复查一次。复查的项目大致包括肿瘤标志物、胸部 CT、腹部 B 超、胃镜等。

（二）挽救性治疗的注意事项

1. EMR 的绝对适应证是直径小于 2cm 的分化型黏膜内癌（cT1a），内镜形态并不重要，但应该不伴溃疡。扩大适应证：不伴溃疡，直径 ≥ 2cm 的分化型黏膜内癌；伴有溃疡，直径 <3cm 的分化型黏膜内癌；不伴溃疡，直径 <2cm 的未分化型黏膜内癌。出血和穿孔是 EMR 最常见的并发症，报道的差异可以归因于定义的不同，其他一些并发症尽管发生率低但也值得注意，包括狭窄、肺部感染、空气栓塞等。

2. PDT 适合于治疗癌前病变、早期浅表肿瘤、早期继发肿瘤和残留复发的晚期癌等，它的好处在于不影响器官完整性和其功能，但激光穿透力有限（1~2cm），对深处肿瘤效果不佳。PDT 不良反应总体比放化疗轻微，没有严重的心脏、肝脏、肾脏及神经毒性，常见并发症包括胸痛、恶心呕吐、进食痛和皮肤的光毒性。

3. 挽救性手术是根治性放化疗后食管癌失败患者唯一可能获得治愈并长期生存的方法，研究显示这类患者术后中位生存时间可达 8.0 个月，1 年、2 年及 3 年生存率分别为29.8%、5.9%、4.0%。但由于手术对患者的要求较高，因此适应挽救性手术治疗的人群较少。手术时机一般选择在接受根治性放化疗完全结束后 3 个月比较合适，因为这一时间组织急性炎症水肿期已经消失，转为机化、融合阶段。最重要并发症包括肺部感染、吻合口瘘、伤口感染和乳糜胸等。

4. 再程放化疗为接受了根治性放化疗后治疗失败的食管癌患者的又一种治疗手段，相比于手术，适应证较广，但疗效不理想，多数报道无 3 年生存率，主要死因为治疗后的并发症，诸如放射性肺炎、食管炎、溃疡、穿孔和出血等。

5. 放射性粒子食管支架置入是有效的姑息性治疗，可以改善了患者吞咽困难，提高患者的生活质量，延长生存期，并为放化疗赢得时间。但内支架置入术有潜在危险与并发症，严重时可致死，故其并发症的治疗需要高度重视。常见并发症有胸痛及异物感、胃食管反流、食物嵌顿、出血、食管穿孔和破裂、支架移位、再狭窄、心律失常与脓胸。对于以下患者应该慎用：①凝血机制障碍未能纠正的；②严重心、肺功能衰竭；③严重恶病质状态；④重度食管胃底静脉曲张。

总之，食管癌全量放疗后复发患者，应根据患者肿瘤情况及营养体质状态等进行多方面评估，权衡生存收益与并发症风险的利弊，选择治疗方案。采用挽救性食管切除术可能取得较好疗效，对于无法手术行再程放化疗者，应联合最佳支持治疗，尽可能减少并发症，提高生存时间和生存质量。

（沈文斌　王奇峰　薛　冬）

参 考 文 献

1. TACHIBANA M，KINUGASA S，HIRAHARA N，et al.Lymphnode classification of esophageal squamous cell carcinoma and adenocarcinoma［J］.Eur J Cardiothorac Surg，2008，34（2）：427-431.

2. UNO T，ISOBE K，KAWAKAMI H，et al.Concurrent chemoradiation for patients with squamous cell carcinoma of the cervicalesophagus［J］.Dis Esophagus，2007，20（1）：12-18.

3. 谭立君，刘晓，肖泽芬，等.592 例食管癌 3DRT 的预后分析[J].中华放射肿瘤学杂志，2015，24（1）：10-15.

4. ZHAO K L，MA J B，LIU G，et al.Three-dimensional conformal radiation therapy for esophageal squamous cell carcinoma：is elective nodal irradiation necessary？［J］.Int J Radiat Oncol Biol Phys，2010，76（2）：446-451.

5. WELSH J，SETTLE S H，AMINI A，et al.Failure patterns in patients with esophageal cancer treated with definitive chemoradiation［J］.Cancer，2012，118（10）：2632-2640.

6. RIBEIRE A，FRANCESCHI D，PARRA J，et al.Endoscopic ultrasound restaging after neoadjuvant chemotherapy in esophageal cancer［J］.Am J Gastreenter，2006，101（6）：1216-1221.

7. KALHA I，KAW M，FUKAMI N，et al.The accuracy of endoscopic ultrasound for restaging esophageal carcinoma after chemoradiation therapy［J］.Cancer，2004，101（5）：940-947.

8. JAST C，BINEK J，SCHULLER J C，et al.Endosonographic radial tumor thickness after neoadjuvant chemoradiation therapy to predict response and survival in patients with locally advanced esophageal cancer：a prospective multicenter phase Ⅱ study by the Swiss group for clinical cancer research（SAKK 75/02）［J］.Gastrointest Endose，2010，71（7）：1114-1121.

9. WISHER S G，MAISH M，ERASMUS J J，et al.Utility of PET，CT，and EUS to identify pathologic responders in esophageal cancer［J］.Ann Thorac Surg，2004，78（4）：1152-1160.

10. YANO T，MUTO M，MINASHI K，et al.Long-term results of salvage photodynamic therapy for patients with local failure after chemoradiotherapy for esophageal squamous cell carcinoma［J］.Endoscopy，2011，43（8）：657-663.

11. YANO T，MUTO M，MINASHI K，et al.Photedynamic therapy as salvage treatment for local failure after chemoradiotherapy in patients with esophageal squamous cell carcinoma：a phase Ⅱ study［J］.Int J Cancer，2012，13l（5）：1228-1234.

12. YANO T，MUTO M，MINASHI K，et al.Photodynamic therapy as salvage treatment for local failures after definitive chemoradiotherapy for esophageal cancer［J］.Gastrointest Endosc，2005，62（1）：31-36.

13. 郭旭峰，孙益峰，杨煜，等.食管癌根治性放化疗后挽救性手术：单一手术组 18 例临床分析[J].中华胸心血管外科杂志，2018，34（2）：76-78.

14. ZHOU Z G，ZHEN C J，BAI W W，et al.Salvage radiotherapy in patients with local recurrent esophageal cancer

after radical radiochemotherapy［J］.Radiat Oncol,2015,10：54.

15. KIM Y S,LEE C G,KIM K H,et al.Re-irradiation of recurrent esophageal cancer after primary definitive radiotherapy［J］.Radiat Oncol J,2012,30(4):182-188.

16. TELI M A,MUSHOOD G N,ZARGAR S A,et al.Comparative evaluation between re-irradiation and demand endoscopic dilatation vs endoscopic dilatation alone in patients with recurrent/reactivated residual in-field esophageal malignancies［J］.J Cancer Res Ther,2008,4(3):121-125.

17. CHEN Y,LU Y,WANG Y,et al.Comparison of salvage chemoradiation versus salvage surgery for recurrent esophageal squamous cell carcinoma after definitive radiochemotherapy or radiotherapy alone［J］.Dis Esophagus,2014,27(2):134-140.

18. 沈文斌,祝淑钗,万钧,等.42例放疗后复发食管癌三维适形放疗的疗效分析［J］.中华放射肿瘤学杂志,2010,19(2):111-114.

19. 贾丽,王仁本,于金明,等.食管癌放疗后复发的再放疗32例疗效观察［J］.中华肿瘤防治杂志,2006,13(11):863-864.

20. 何斌,殷红梅,崔珍,等.食管癌放疗后局部复发45例再程调强放疗分析［J］.蚌埠医学院学报,2015,40(1):23-25.

第五节　食管癌术后快速康复管理

加速康复外科（ERAS）最早由丹麦外科医师Kehlet于1997年提出并践行，是指在术前、术中及术后应用各种已证实有效的方法以降低手术应激、减少并发症、加速术后康复、缩短住院时间和降低住院治疗总费用的一组综合措施。食管术后快速康复是快速康复食管外科理念中的关键环节，主要包括术后诊疗管理、术后护理管理和术后心理管理。

一、术后诊疗管理

（一）术后镇痛

术后镇痛是快速康复的核心因素，充分的术后镇痛可以减少心肺并发症，加速术后康复性活动，减轻手术应激，有利于患者加速康复。目前提倡多模式镇痛方案，即采用硬膜外阻滞麻醉、患者自控镇痛泵和切口自控镇痛泵、腹直肌后鞘和/或腹横筋膜平面阻滞等。食管癌开胸手术患者术毕应用硬膜外镇痛能减低疼痛，镇痛效果显著。多模式镇痛方案的重要原则是NSAIDs类抗炎镇痛药为术后镇痛基础用药，尽量减少阿片类药物的应用以减少阿片类药物的不良反应。非选择性NSAIDs较选择性COX-2抑制剂在节省阿片用量、降低阿片相关不良反应方面更具优势，更适合多模式镇痛。推荐食管癌患者围术期应用多模式镇痛方法，术前给予NSAIDs药物预防镇痛，术中应用肋间神经冷冻、阻滞，关闭切口时应用罗哌卡因进行切口浸润麻醉、术后进行NSAIDs药物联合对氨基己酚等药物镇痛，尽量减少阿片类止痛药物，从而减少由此类药物引起的肠功能延迟恢复，影响患者加速康复。推荐方案：帕瑞昔布（特耐），对乙酰氨基酚（q12h，irrespective of VAS），手术日予40~80mg，术后第一天予40~80mg，术后第二天予20~40mg，术后第三天予20~40mg。

（二）术后引流管管理

1. 胸腔引流管管理　传统观念认为食管切除术后必须放置胸腔引流管以防止肺不张、观察出血和肺漏气以及乳糜胸等的发生，在患者胸管引流量小于300ml/天时拔除胸管。然而，放置胸管会显著增加止痛的费用、限制通气和影响患者的早期下床活动，因此在止血完善的情况下可不予常规留置胸腔引流管，或者尽早拔除。建议食管床留置纵隔引流管，纵隔引流管可替代部分常规胸管引流功能，同时进行纵隔引流，减少术后由于吻合口瘘和残端瘘造成纵隔的感染，由于纵隔管管径小，可以明显减轻置管相关疼痛。

2. 腹腔引流管管理 食管癌手术腹腔无吻合口，放置腹腔引流管多考虑便于观察腹腔出血的情况，推荐术后 3 小时、6 小时、12 小时常规床边 B 超观察腹腔积液或出血情况。在完善止血的情况下不推荐常规放置腹腔引流管；若放置腹腔引流管，第二天引流管无大量引流液排出的情况下可给予拔除腹腔引流管，尽可能减少对患者术后恢复的不良影响。

3. 尿管管理 放置导尿管也将影响患者术后的早期活动，增加感染风险并延长住院时间。留置尿管主要是预防麻醉后尿潴留，术后第 1 天拔除不增加重新置管的风险，还会降低尿路感染风险。因此，在手术后 1~2 天，若没有明显感觉排尿困难或前列腺增大，可予以拔除尿管。

（三）呼吸道管理

麻醉、疼痛等多种原因可导致呼吸道分泌物增多黏稠、咳嗽排痰能力降低，造成食管术后呼吸道分泌物沉积阻塞呼吸道。保持呼吸道通畅是维护和促进术后患者呼吸功能恢复的前提，目前临床所采取的清理呼吸道的措施主要是有效的咳嗽、翻身叩背、机械排痰、雾化吸入等手段，如果患者痰多却咳痰无力，出现呼吸窘迫、伴随血氧饱和度下降时则应立即给予鼻导管深部吸痰以防止窒息。

（四）术后营养支持

在传统观念中，出于食管胃吻合口安全性的考虑，术后经口进食是比较保守的，为促进吻合口愈合并让肠道得以恢复，术后常规禁食 7 天，胃肠减压 5~7 天。但真实世界数据表明，食管癌术后第 1 天经口进食是安全的，并不增加术后吻合口瘘的发生率，相反可以尽快恢复患者的正常生理状态，减少手术应激，加速术后康复。因此，可在加强术后肠麻痹的综合治疗的基础上，在手术后第一天通过管饲给予营养支持，并尽早行经口进食清淡流质饮食，进食量根据胃肠耐受量逐渐增加，有利于降低术后感染的发生率和缩短住院时间。

二、术后护理管理

（一）全程延续护理模式

全程延续护理模式是指由管床医生和护士长以及责任护士组成延续护理小组，并在患者出院后建立健康联系卡，详细记录患者的联系方式及相关病情信息，加强与患者及其家属的有效联系与沟通，落实延续性护理工作。通过随访指导社区护理人员掌握相关病情及突发事件的处理方式，并在此基础之上，以家庭病床方式将延续性护理工作深入患者家中，为患者提供护理服务；同时引导社区护理人员辅助参与家庭随访工作，督促患者的遵嘱行为，建立"医院－社区－家庭"的模式完善延续性护理工作，加强社区和家庭以及患者之间的交流，为患者建立全程监护的护理模式。针对食管癌术后患者采取延续护理干预，能够有效提升患者的生活质量，提高患者的自我保护意识与护理能力，从而减少相关并发症的发生概率，相对提升了患者对本院的护理满意度，更加有利于患者的阶段性康复。

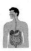

（二）术后早期下床活动干预

食管癌切除患者术后早期活动有利于呼吸道分泌物的咳出，减少肺部并发症，还可促进血液循环，有利于切口愈合，预防静脉血栓的形成，并促进自行排便排尿。

胸外科术后肺动脉栓塞发生率约为1%，后果严重，死亡率高。预防性抗血栓形成措施包括基础预防、机械预防和药物预防。基础预防即早期活动；机械预防常用措施是间歇性空气加压（intermittent pneumatic compression，IPC）；药物预防有普通肝素、低分子肝素（low-molecular-weight heparin，LMWH）。LMWH与普通肝素比较，前者出血风险低，患者依从性高，可有效降低血栓形成风险，比IPC机械抗凝效果更佳。在排除出血风险的情况下，建议使用LMWH至术后可活动甚至直到出院为止。但在实际工作中，患者往往认为手术创伤大，早期活动会引起切口出血，甚至裂开，卧床休息才有利于恢复；加之术后身体虚弱，切口疼痛，术后留置胸腔闭式引流瓶、胃管、肠内营养管、保留尿管等，患者往往不愿意下床活动。因此，应先做好患者的心理护理，对其进行耐心细致的宣教，使其意识到术后早期活动的必要性和重要性，并取得患者及家属的配合。根据患者客观情况每天计划并落实患者的活动量，建立患者的活动日记。目前，关于食管切除术后患者早期活动是否受益尚缺乏文献资料支持，但根据ERAS相关文献资料推荐应在没有禁忌的情况下早期下床活动。

（三）术后心理干预

食管癌是临床上较为常见的一种恶性肿瘤疾病，手术治疗是该疾病最为常用的临床治疗措施，然而，患者受到多种因素的影响易发生不良的心理状态。因此，食管癌手术患者在常规临床护理措施的基础上，接受围术期的心理护理干预，有助于提高患者的术后生活质量，降低不良刺激的影响，控制消极情绪的产生，缓解部分躯体症状，改善不良的心理状态，提高患者的恢复速度，因而具有较高的临床推广和应用价值。

1. 术后第一疗程护理　通常包括应对技术、应激处理、心理支持。护理人员向患者说明术后注意事项以及留置管的方法和重要性，与患者进行沟通，了解患者的心理顾虑，并对其进行心理疏导。

2. 术后第二疗程护理　通常包括行为训练、应对技术与心理支持。护理人员应及时与患者进行沟通，细心解答患者的疑问，询问其术后恢复情况，向患者说明术后可能出现的各项生理反应，并嘱其积极应对，同时鼓励患者积极参与正常的社会活动。

（康明强　林江波　陈舒晨　陈　遂　余绍斌）

参 考 文 献

1. 刘婷婷，曾诗颖，奚凯雯，等.食管癌术后不同镇痛方式的效果和安全性的Meta分析[J].解放军护理杂志，2018，35（22）：7-12.

2. 朱云柯，林琳，廖虎，等.中国胸外科围术期疼痛管理专家共识（2018版）[J].中国胸心血管外科临床杂志，2018，25（11）：921-928.

3. DOKHAN A L，ABD ELAZIZ M E.Influence of timing of chest tube removal on early outcome of patients underwent lung resection [J].J Egypt Soc Cardiothorac Surg，2016，24（1）：86-93.

4. ZAOUTER C，WUETHRICH P，MICCOLI M，et al.Early removal of urinary catheter leads to greater post-void residuals in patients with thoracic epidural [J].Acta Anaesthesiol Scand，2012，56（8）：1020-1025.

5. SUN H B，LIU X B，ZHANG R X，et al.Early oral feeding following thoracolaparoscopic oesophagectomy for

oesophageal cancer［J］.Eur J Cardiothorac Surg,2015,47(2):227-233.

6. 王领会,张艳燕,张杰坤,等.延续护理干预对食管癌术后出院患者的影响［J］.护理实践与研究,2015(1):66-67.

7. 冯娟,朱春燕,陈丽.快速康复理念在食管癌围术期护理应用效果及抗炎作用的 Meta 分析［J］.国际护理学杂志,2018,(4):433-439,446.

8. 陈红芳.心理干预对食管癌患者术后恢复影响的研究［J］.实用临床护理学电子杂志,2016,1(05):39-41.

9. 舒秀琼,陈海丹.综合护理干预对食管癌术后患者康复及生活质量的影响［J］.新中医,2018,50(11):229-232.

第十二章

食管癌全程康复管理的临床实践

第一节　手术全程康复管理的临床实践

食管癌是世界上第 6 位常见的恶性肿瘤，发病率和病死率较高。目前，食管癌的治疗仍以手术和放疗为主要手段，辅以化疗、腔内置管和腔内激光微波切除等治疗，其中早期手术切除 5 年生存率可以达到 90% 以上。我国食管癌外科手术切除率为 90%~97%，死亡率低于 3.5%，5 年生存率 30.0%~55.5%，术后肺部并发症率为 20%~30%，吻合口瘘发生率为 6.3%~20.5%。为促进康复进程，胸外科医师在围术期应采用一系列经循证医学证据证实有效的优化处理措施，减轻患者心理和生理的创伤应激反应，减少并发症，缩短住院时间，降低再入院风险及死亡风险，同时降低医疗费用。临床上要确保食管癌手术疗效，贯彻落实好手术康复的相关措施并形成规范化流程，就应高度重视围术期的全程管理。

一、食管癌手术前准备和患者评估

（一）手术适应证与禁忌证评估

术前通过血生化、消化道内镜、食管造影、胸腹部 CT、心彩超、肺功能、全腹彩超等检查对患者进行全面评估。对复杂、风险大、病情严重或再次手术等情况的患者，应该再进行 PET–CT 检查或 MDT 讨论。由胸外科医师来决定手术切除的可能性和制订手术方案。尽量做到肿瘤和区域淋巴结的完全性切除。

1. 手术适应证

（1）Ⅰ、Ⅱ期和部分Ⅲ期（T3N1M0 和部分 T4N1M0）食管癌。

（2）食管癌放疗后复发，无远处转移，一般情况能耐受手术者。

2. 手术禁忌证

（1）诊断明确的Ⅳ期、部分Ⅲ期（侵及主动脉及气管的 T4 病变）食管癌患者。

（2）心肺功能差或合并其他重要器官系统严重疾病，不能耐受手术者。

（二）术前宣教与护理训练

术前评估患者手术风险及耐受性，加强宣教，有利于患者术后康复。医护人员在术前通过建立多模式、灵活的护理体系，可采取个体化面对面、讲座、墙报、知识手册、微信、视频录像等多种形式相结合的宣教方法，向患者及家属介绍围术期治疗的相关知识及促进康复的各种建议。包括术后体位、适时经口进食或者早期给予管饲肠内营养、早期下床活动、术后进食方法以及颈部吻合患者术后咳嗽排痰时颈部切口按压姿势的注意事项等。缓解患者紧张焦虑情绪，以使患者理解与配合，促进术后快速康复。

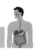

（三）术前营养和风险评估

术前营养不良是术后并发症的独立预后因素。建议术前结合国人 BMI 正常值范围及 NRS 2002 工具评估患者营养状况，对严重营养不良的患者优先选择经口营养或肠内营养的方式进行补充。完善的术前准备可使患者具有充分的心理准备和良好的生理条件，包括预防性应用抗菌药物及抗血栓治疗、个体化的血压和血糖控制及相应的管理方案等。

（四）呼吸道准备

1. 戒烟　对吸烟者，指导患者立即戒烟，并讲解抽烟的危害，让其在心理上能够主动戒烟，术前严格戒烟 2 周。

2. 呼吸功能锻炼　呼吸功能训练对预防术后并发症有显著作用。护士不仅要认真讲解呼吸功能训练是帮助术后排痰、促进肺复张、控制肺感染的重要方法，同时还要加强指导，使患者积极配合练习。主要方法如下：

（1）腹式呼吸训练：指导患者坐卧或平卧于床上，全身放松，一手放于前胸部，一手放于上腹部，用鼻深吸气，置于腹部的手有向上抬起的感觉，但胸部不动，使腹部慢慢膨隆，吸至不能再吸时屏气 2~3 秒后，用口呼气，同时收缩腹部，置于腹部的手有向下降的感觉，使腹部内陷。每日 2~3 次，每次 15 分钟。

（2）缩唇呼吸训练：指导患者经鼻吸气，然后口呼气，呼气时上下唇收拢成吹口哨状，缓慢呼气，呼气与吸气时间比为（2~3）：1，每次训练 15 分钟。

（3）有效咳嗽训练：取半坐卧位，先做 5~6 次深呼吸，依次进行深呼吸、屏住、咳嗽，咳嗽需引起胸腔震动，使痰液到咽部附近，再用腹部的力量做最大咳嗽，保持胸廓相对不动以减少开胸术后的伤口疼痛，避免仅用喉头震动的咳嗽。

（4）吹气球：选体积 800~1 000ml 气球，鼓励患者深吸气把气球吹大，3~5 次 / 日，20 下 / 次，吹气球可使肺充分膨胀，增加肺活量和最大通气量，改善肺功能。

（5）呼吸训练器训练：呼吸训练器作为一种辅助锻炼呼吸功能的用具，其呼吸功能锻炼的效果被越来越多地报道。呼吸训练器具有可视化效果，能直观地观察患者的呼吸过程和训练强度，增强了患者的自信心，从而积极主动进行锻炼，达到呼吸训练目的。具体方法为：将吸气软管与呼吸训练器相连接，通过呼吸训练器上的显示确定肺组织吸气最大容量。指导患者用手托住呼吸训练器，将口唇含住吸管，要求其缓慢吸气，观察白色活塞上抬至目标刻度线（8cm）后，保持吸气状态 2 秒，待白色活塞逐步降低至底端后，将吸管从口腔中取出，指导患者以缩唇的方式缓缓吐出气体。在训练过程中，嘱患者始终保持放松状态，待休息片刻后再行第 2 次训练，每次训练 15 分钟，2 次 / 日。

（6）登楼梯训练及原地下蹲运动：指导患者步行 5 层以上的楼梯，2 次 / 日，开始时步行速度宜慢，以患者不感到心慌气喘为宜，以后逐渐提高步行的速度。针对不方便登楼梯患者，可指导进行原地下蹲运动，5 下 / 次，3 次 / 日，根据患者个人情况，逐渐增加。

3. 雾化吸入　目前，雾化吸入已作为食管癌外科手术后的常规治疗，用以改善患者呼吸功能、防止肺部感染。但近年研究表明，术前 3~5 天即开始雾化吸入能有效改善患者的肺功能，尤其对于呼吸道感染高风险人群，如长期吸烟、合并 COPD、哮喘患者等，在实施食管癌手术前预防性雾化吸入治疗可降低患者术后发生肺炎、肺不张的风险。但目前针对术前是否需要雾化吸入治疗尚无明确定论。

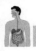

（五）口腔准备

研究发现，牙菌斑上的病原菌是食管癌术后发生肺炎的一个危险因素，因此，术前加强口腔卫生、保持口腔清洁具有重要意义。指导患者按时刷牙，5次／日，分别在晨起，三餐后和睡前。对有龋齿或牙周病者需要先行治疗再进行手术。

（六）皮肤准备

是预防切口感染的重要环节。术前1日指导患者剪短指甲、沐浴及更衣，男性患者剔除胡须。重点加强手术区皮肤准备，剔除或剪去毛发，清除皮肤污垢，尤其注意脐部的清洁，可用液状石蜡清洁脐部污垢。传统的清洁方法是使用松节油去除脐部污垢，但临床观察发现，部分患者使用松节油后出现脐周红肿、刺痛甚至破溃现象；而液状石蜡无刺激性气味，并具有低致敏性和良好的油溶性，故能有效减轻其对脐孔皮肤的不良刺激。手术区皮肤准备范围如下：

1. 后外侧切口 分为左侧和右侧外侧切口。术侧前正中线至后脊柱线，包括腋下，上至锁骨水平线，下至剑突。

2. 食管三切口 左颈部、右胸部（同后外侧切口）、腹部（包括脐部和会阴部、两侧至腋中线，大腿上1/3部）。

（七）术前肠道准备

传统观点认为，非结直肠手术者需术前禁食12小时，术前8小时禁饮。结直肠手术者要求更高，包括术前3天严格流质饮食，口服抗生素，术前12小时禁食，口服泻药洗肠，术前8小时禁饮，术前晚及术晨再分别予清洁灌肠。但目前的研究表明，进食能够降低分解代谢、外科手术的压力反应以及潜在的胰岛素抵抗。术前6小时进食固体食物和术前2小时进食清流质是安全的，能减少术前的口渴、饥饿及烦躁，降低术后肌肉损耗、减轻恶心和呕吐症状，并能显著地降低术后胰岛素抵抗的发生率。患者处于一个更适宜的代谢状态，减少了术后高血糖及并发症的发生，实现早期康复。术前灌肠等传统肠道准备措施对患者特别是老年患者是一个应激刺激，可能导致脱水及电解质失衡。因此，术前机械性肠道准备适用于有严重便秘的患者，对肠道准备要求低的食管癌手术的患者建议术前使用缓泻剂，如乳果糖口服液、果导片等，必要时可给予缓泻剂行肠道准备，不提倡常规机械灌肠。

（八）心理准备

食管癌患者往往因进行性加重的进食困难、日渐减轻的体重而感到焦虑不安，对所患疾病有部分认识，求生的欲望十分强烈，迫切希望能早日手术，恢复进食；但对手术能否彻底切除病灶、麻醉和手术意外、术后伤口疼痛及可能出现的术后并发症等表现出日益紧张、恐惧。护理时应注意加强与患者及家属的沟通，仔细了解患者及家属对疾病和手术的认知程度，了解患者的心理状况；根据患者的具体情况，实施耐心的心理疏导，讲解手术和各种治疗与护理的意义、方法、大致过程、配合与注意事项，尽可能减轻其不良心理反应。为患者营造安静舒适的环境，以促进睡眠，必要时使用安眠、镇静、镇痛类药物，以保证患者充分休息。

（九）备血

食管相邻众多重要脏器，手术复杂，风险较大，解剖时易造成出血，如果肿瘤侵犯心脏、大血管，手术难度更大，术中出血更多。因此术前对手术的难度和范围要有充分的评估，备足血量。

（十）其他准备

教会患者术后翻身及肢体运动的方法；练习床上大小便；告知患者术后可能要留置的引流管的类型、重要性及其注意事项。

（十一）术前预防抗生素的使用

在食管癌手术中预防性地使用抗生素有利于减少感染，但须注意：抗菌药物的选择应同时针对厌氧菌和需氧菌，并根据药物半衰期和手术时间及时补充。应在手术开始前半小时使用，若手术时间超过 3 小时或超过所用药物半衰期的 2 倍以上，或成人出血量超过1 500ml 时，术中应及时补充单次剂量抗菌药物。

二、食管癌手术中的处理决策

（一）手术当日准备

1. 协助患者更换清洁衣服，手术部位标识。

2. 测量生命体征，若体温、血压升高，及时处理。

3. 术前 30 分钟应用抗生素。

4. 与麻醉医生共同核对患者信息，在手术单上签字后交接患者。

（二）麻醉管理

食管癌手术可采用全身麻醉、全身麻醉联合硬膜外阻滞等麻醉方案。关于麻醉过程中气管插管的选择，目前有双腔气管插管、单腔气管插管辅助二氧化碳气胸和单腔气管插管加支气管封堵器。在麻醉过程中应避免术中低体温。低体温多由麻醉药物抑制机体体温调节功能及手术导致热量大量丢失所致。低体温可导致凝血功能异常、心血管事件增加、免疫功能抑制以及药物代谢异常。推荐在术中应常规监测体温及采用必要的保温措施，如保持温暖环境、覆盖保温毯、液体及气体加温等。此外，术中液体管理是加速康复的重要组成部分，直接关系到患者术中安全及术后康复。术中以目标导向为基础的限制性（合理、适度，原则是不过量）容量治疗策略，是减少围术期液体过负荷和心肺过负荷的最佳方法。在手术过程中，优化麻醉、限制补液量和保温等都是非常重要的措施，主要由麻醉医生负责管理，对减少手术后并发症、促进康复起到非常重要的作用。

（三）手术方式的管理

目前，食管外科手术方式的选择应贯彻微创、精准和损伤控制的基本原则，达到减少创伤应激的目的。现常规采用"三段式"胸腹腔镜食管癌切除，先行胸腔镜食管肿瘤切除及胸野淋巴结清扫，再行腹腔镜胃游离及腹野淋巴结清扫，最后行管状胃制作和颈部食管胃吻合术。

1. 常见手术方式　根据手术切口食管癌手术方式大体分：胸腹腔镜联合、Sweet、Ivor-Lewis、右前外侧三切口等术式。

2. 重建食管及吻合方式

（1）重建食管方式大致有：

1）胃代食管。

2）结肠代食管。

3）空肠代胃。

（2）吻合方式大致有：

1）食管胃折叠套入式吻合法。

2）食管胃吻合包埋线缩法。

3）胃腔内食管胃吻合法。

4）食管置入吻合法。

5）隧道式食管胃吻合法。

6）食管胃单层宽边吻合法。

另研究发现，胸段食管癌之所以容易出现颈胸交界和胸腹交接部位的淋巴结转移，主要是由食管胚胎发育和淋巴引流的解剖特点决定的。从食管胚胎发育的角度理解，颈胸交界和胸腹交界就相当于食管系膜的两侧，食管癌的淋巴结引流亦首先发生在食管的两端。食管癌全系膜切除根治手术在达到手术彻底根治的同时，可以更好地保护喉返神经、迷走神经肺支，减少手术后并发症，促进康复进程。通过精准解剖、精确分离及合理方式选择，缩小手术切口，减少术中失血量，避免肠管等内脏在空气中的长时间暴露，使手术时间最小化，达到减少创伤和应激，促进术后康复。

三、食管癌手术后的患者管理

（一）手术后康复护理

患者术毕回病房后，监护室护士要和医生确认手术术式；了解有无特殊注意事项，术中出血、输血、输液、尿量情况，以及带入监护室的液体种类，各种药物的浓度等；检查皮肤完整性，肢端温度较低时，应注意保暖与复温。妥善固定各类管道并做好管道标识。

1. 生命体征监测　术后 1~2 天持续心电监护，严密监测心率、呼吸、血压、血氧饱和度情况，必要时 15~30 分钟监测生命体征一次，并做好记录。观察并记录尿量、引流液颜色、性质、量，出现异常情况及时报告医师处理。

2. 体位　全麻未清醒前予以去枕平卧位，头偏一侧，及时清除口腔、呼吸道分泌物，防止窒息或呼吸道感染。清醒后采取半卧位，即床头抬高 30°~45°。术后半卧位有利于胸腔积液下流至膈肌，使胸腔积液、积气及时经胸腔引流管排出，减少肺不张的发生率。同时半卧位有利于减轻伤口张力，减轻疼痛，提高患者舒适度。食管癌手术由于解剖结构的改变，胸腔胃内容物容易发生反流，而半卧位能够有效防止反流的发生。因此，食管癌术后采取半卧位至关重要，甚至患者出院后卧床时仍需采取半卧位。在采取半卧位的同时可将床尾适当摇高或者在脚底放置脚垫，以防止患者重心下移而下滑。

3. 术后评估

（1）术中情况：了解手术方式、麻醉方式及病变组织切除情况，术中出血、补液、输血情况及术后诊断等。

（2）身体状况：了解患者麻醉是否清醒，生命体征是否平稳；观察呼吸形态，有无呼吸浅快、发绀、呼吸音减弱等，血氧饱和度是否正常。了解患者伤口敷料是否干燥，有无渗液、渗血，各引流管引流是否通畅，引流液的颜色、性质和量等。评估患者是否有压疮、跌倒/坠床、管道滑脱高危风险。针对年龄 ≥ 75 岁、既往有深静脉血栓/肺栓塞病史、有下肢静脉曲张、重度肥胖（BMI ≥ 35）的患者还要评估患者是否有下肢深静脉血栓（DVT）高危风险，针对有高危的患者采取相应措施进行处理。

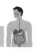

（3）心理-社会状况评估：评估患者有无焦虑、紧张、恐惧等不良心理，能否配合治疗护理工作，能否安静入睡；能否配合康复训练；有无家庭功能失调及对患者支持无力等。

4. 呼吸道管理 常规给予氧气吸入，2~4L/min，若血氧饱和度低于 95%，应加大氧流量（5~6L/min），必要时面罩吸氧，注意观察患者呼吸的频率、节律和深度。术后避免长时间吸入高浓度氧气（氧浓度 >35%），防止氧中毒。呼吸功能锻炼是降低肺部并发症有效措施，术后在给予充分镇痛的情况下，鼓励患者深呼吸，以增加有效通气量，提高血氧饱和度。协助患者进行有效咳嗽、咳痰，避免呼吸道内分泌物潴留，阻塞呼吸道，引起肺不张和肺部感染。咳痰措施主要包括：

（1）深呼吸及主动咳痰：首先要耐心解释咳痰对预防术后肺炎、肺不张的重要作用，鼓励患者做深呼吸及咳嗽咳痰。咳嗽时协助患者取坐位或半坐卧位，用双手按压患者手术侧的胸部，吸气时两手放松，咳嗽时压紧胸部，以减少手术侧胸部震动的幅度，减轻疼痛。

（2）拍背咳痰：每 2 小时给患者叩击胸背一次。方法：握起手心屈曲成碗状，放松手腕，依靠腕部的力量双手轮流有节奏地在引流部位的胸部上叩击，促进受压部位分泌物的松动。叩击时由下向上，由外向内。根据患者情况进行，每次 1~5 分钟。避免叩击背部伤口、前胸及脊椎部，不能在裸露的皮肤上叩击。

（3）雾化吸入：雾化吸入是一种简便易行、效果明确的祛痰方法，同时具有一定的气道湿化作用。目前临床常用的是氧气雾化，频率为 3~4 次 / 日，15~20min/ 次，调节氧流量为 6~8L/min。雾化吸入后，指导患者进行咳嗽训练，注意观察患者痰液的量、颜色及性质。

（4）刺激气管：若患者不配合咳嗽或是没有掌握正确咳嗽方法时，可用手挤压刺激咽喉部气管，引起反射性的咳嗽，促进痰液的排出。具体方法为：一手在背后扶住患者，另一只手的拇指指腹在患者深吸气末用力咳嗽时按压胸骨上窝处气管，咳嗽时松开，刺激气管黏膜引起咳嗽反射。

若患者在上述方法下仍不能自主咳痰，可考虑行环甲膜穿刺刺激咳嗽咳痰；对体弱无力排痰或已有肺不张，可采用纤维支气管镜吸痰；当患者出现呼吸道梗阻或有较严重的呼吸功能不全时，应及早行气管内插管或切开，彻底清除呼吸道分泌物或以呼吸机辅助呼吸。总之，患者排痰遵循由主动到被动、无创到有创的原则。

5. 口腔护理 食管癌手术后由于禁食，患者唾液分泌减少，并由于鼻胃管影响，经口呼吸增加，口腔自洁作用减弱，易引起口腔菌群失调，发生口臭、口腔溃疡甚至导致吻合口瘘的发生。因此，食管癌术后禁食期间做好口腔护理至关重要。胃管留置期间，口腔护理 2 次 / 日；同时每日早晚刷牙 2 次，勤漱口，特别是患者咳痰后要及时给予漱口，及时清理口腔内残余的痰液。结肠代食管的患者，因结肠逆蠕动，患者常闻到大便气味，需向患者解释原因，并指导其加强口腔卫生。

6. 各引流管的护理

（1）胸腔闭式引流管的护理：术后放置胸腔闭式引流管的目的是维持胸腔负压，引流胸腔内积气、积液，促进肺复张。

1）保持管道密闭：①检查引流装置有无漏气，引流管有无脱落，妥善固定，以医用腹带加压保护；②保持水封瓶的长管没入液面下 3~4cm 并直立，以免空气进入；③若引流管连接处脱落，应立即用双钳夹闭引流管，并更换引流装置；④若引流管从胸壁伤口滑脱，应立即顺皮肤纹理方向捏闭伤口处皮肤（注意不要直接接触伤口），并立即通知医师处理。

　　2）严格无菌技术操作，防止上行感染：①定时更换引流装置，更换时严格按照无菌技术操作规程；②保持引流管口处敷料清洁、干燥，出现渗血、渗液时及时更换；③液面低于胸壁引流口 60~100cm，下床活动时，水封瓶放置位置应低于膝关节，防止瓶内液体逆流入胸腔。

　　3）保持引流通畅：①体位：患者取半卧位和经常改变体位，以利于引流；②定时挤压胸腔引流管，防止其阻塞、扭曲、打折和受压；③鼓励患者咳嗽和深呼吸，以便排出胸腔内气体和液体，促进肺复张；④密切观察水柱波动情况，以判断是否阻塞。

　　4）观察和记录：①观察并准确记录引流液的颜色、性质和量：术后 24 小时引流液量 <500ml 属正常范围，颜色呈淡红色。若术后引流液颜色为鲜红色，且 1 小时引流液量 >100ml，连续 3 小时，可考虑为活动性出血；进食后胸腔引流液若为乳白色，应考虑是胸导管损伤所致乳糜胸；若引流液颜色浑浊，可考虑胸腔感染；②观察水封瓶中水柱波动情况：有无波动是提示引流管是否通畅的重要指标。水柱波动幅度间接反映了胸内残腔大小，正常波动在 4~6cm。若水柱波动幅度过大，提示可能存在肺不张；若无波动，提示引流管不通畅，应检查胸腔引流管内是否有血块堵塞、引流管是否受压、打折等，积极采取措施，促使其通畅；如果引流管内不断有气泡逸出，可能是手术造成的肺漏气，应视情况予以处理。

　　5）拔管指征：传统的拔管指针为：术后 24 小时后，查胸片示肺复张良好、无漏气、无明显积液；24 小时引流液量 <50ml，引流液颜色正常，患者无诉胸闷、呼吸困难即可拔管。Cerfolio 等研究发现，24 小时非乳糜性引流液 <450ml 且无肺漏气时拔管不增加相关并发症。张晔等认为，引流量 300ml/24h 时拔管能缩短住院时间，不增加气胸、胸腔积液、管口渗液等并发症的发生率。和传统的拔管标准相比，早期拔管使患者疼痛减轻、下床活动增多、咳痰有效、肺膨胀充分，胸膜残腔减少，残存气液很快通过壁胸膜重吸收消除。

　　6）拔管后护理：拔管后 24 小时内密切观察患者是否有胸闷、呼吸困难、切口漏气、渗液、出血等，密切观察生命体征，若发现异常及时通知医师处理。

　　（2）胃管护理：食管癌术后需留置胃管行胃肠减压，以减少对吻合口的张力。胃管留置期间，应做好：

　　1）妥善固定，防止脱出：胃管固定方法有多种，如胶布固定法、棉带固定法、透明敷料固定法等。无论采取哪一种固定方法，都要告知患者导管留置的相关注意事项，切勿自行拔管。

　　2）每日用 20ml 生理盐水冲洗胃管 1 次并及时回抽，避免管腔堵塞、胃液引流不畅使胃扩张，导致吻合口张力增加而并发吻合口瘘。

　　3）观察胃液颜色、量、性质并准确记录：术后早期胃管内可有少量血性液或咖啡液引出，逐渐变浅。若持续为咖啡色或暗红色或引出大量新鲜血性液，应及时报告医师对症处理。

　　4）胃管脱出后应严密观察病情，不应盲目插入，以免戳穿吻合口，造成吻合瘘。

　　（3）尿管护理：术后尿管持续间断开放，观察并记录尿量、颜色。尿管留置期间，给予会阴擦洗，1 次 / 天。一般术后 24 小时即可拔除。拔管后注意观察患者排尿情况，有无尿频、尿少等尿路刺激症状。针对年老体弱、前列腺肥大的患者可酌情延迟拔除尿管时间。

　　（4）腹腔引流管护理：术后放置腹腔引流管的目的是引流腹腔内积液，观察有无腹腔出血。引流管留置期间，应做好妥善固定，以医用腹带加压保护。避免导管扭曲、受压、打折，保持引流通畅。观察引流液颜色、量、性质并准确记录。

（5）颈部引流管护理：针对术后颈部有切口的患者，会放置颈部负压引流管以引流颈部切口内的积液。引流管留置期间，应做好妥善固定。避免导管扭曲、受压、打折，保持颈部负压引流通畅。观察引流液颜色、量、性质并准确记录。

随着食管癌加速康复外科的推行，提倡术后早期拔管，术后第一天常规行胸片检查后，如胸胃不大，各引流管引流量均不多，于术后第 1 天拔除尿管、颈部引流管、腹腔引流管及胃管。如肺部复张好，没有明显积液，胸腔引流不超过 300ml，术后第 2 天拔除胸腔引流管。

（6）空肠造瘘护理：每周消毒造瘘周围皮肤，保持清洁干燥，观察穿刺及缝线皮肤处有无红肿、渗液、缝线脱落、出血、渗漏、瘘形成、感染等。

7. 饮食护理

（1）一般先开始试饮水，无出现呛咳，次日开始咀嚼馒头，1~2 天后给予半流质饮食，如粥、线面等，逐渐过渡到普食；进食前后饮少量温开水，起到润滑和冲洗食管的作用。

（2）进食不宜过饱，少量多餐，小口慢咽，每日 6~8 次，依据个体情况，以能耐受为宜。

（3）少食豆制品产气食物，防止胃部胀气，鼓励患者每日应 2~3 次吞咽面团等弹性食物，克服吞咽食物时产生的梗噎感，强调弹性食团可有效扩张吻合口，防止吻合口挛缩，避免轻度吻合口狭窄发展为中、重度狭窄。

（4）食管术后由于胃位置、消化道解剖结构发生改变，进食后常感饱胀不适，消化不良，饱餐后偶有胸闷、气急等肺部压迫症状。应注意进食体位，进食时采取半卧位。指导患者饭后 0.5~1 小时保持坐位、直立体位或散步，促进胃部消化和排空，以防呕吐及反酸。睡前 2 小时内避免进食，睡觉时适当垫高枕头或摇高床头。

（二）术后营养支持管理

在传统观念中，出于食管胃吻合口安全性的考虑，术后经口进食是比较保守的。早期主要通过静脉或肠内营养（空肠造瘘或鼻肠营养管）的方式进行营养支持。现有研究表明，早期肠内灌食可以降低术后感染发生率并缩短术后住院时间，在吻合口的近端进行灌食并不增加肠吻合口瘘的危险。但早期肠道灌食可能增加呕吐的发生率，并且在没有多模式抗肠麻痹治疗时，可能会增加肠胀气，并且影响患者早期活动及损害肺功能。因此，需要强调多模式治疗对维持手术营养状态的重要性，建议在手术后第 1 天通过管饲给予营养支持（500ml 肠内营养混悬液 +500ml 葡萄糖），并尽早行经口进食清淡流质饮食，进食量根据胃肠耐受量逐渐增加。

1. 配置营养液的护理

（1）操作前后洗手，配置营养液的器具应严格消毒。

（2）营养液应适当加温，一般为 38~40℃。

（3）营养液现配现用，注明开启时间，未及时饮用，可放入冰箱冷藏，超过 24 小时废弃。

2. 营养液输入的护理

（1）采取半卧位，床头抬高 30°~45°，以防营养液反流。

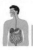

（2）每次输注前要确认营养管位置，评估患者的状态，确定营养液的配方、量、输注的速度，确认通畅后开始输注。

（3）匀速输注，原则上从低浓度、低剂量开始逐渐增加，从 25~50ml/h 开始，每日递增 20ml/h，最大速度为 100~150ml/h，具体输入速度还应根据患者排便情况进行调整。

（4）保持营养管通畅，输注前后用 30ml 温开水冲洗管腔；禁忌在肠内营养剂中添加任何药物，以免产生化学反应；管入固体药物时要充分研磨溶解，给药前后用 30ml 温开水冲管，注意药物之间的配伍禁忌。

（5）输注过程中密切观察患者有无腹胀、腹泻、便秘、恶心、呕吐、反流、误吸、管腔堵塞等，及时对症处理；严密监测患者各项生化指标，特别要关注血糖和水电解质情况。

（6）营养输注管道应每 24 小时更换，接头处保持无菌状态，注意保持营养管外端清洁，及时去除黏渍等。

（三）术后疼痛管理

充分的术后镇痛可以减少心肺并发症，加速术后康复性活动，减轻手术应激，有利于患者康复。食管癌患者围术期应用多模式镇痛方法，术前给予 NSAIDs 药物预防镇痛，术中应用肋间神经冷冻、阻滞，关闭切口时应用罗哌卡因进行切口浸润麻醉、术后进行 NSAIDs 药物联合对氨基己酚等药物镇痛，尽量减少阿片类止痛药物，从而减少由此类药物引起的肠功能延迟恢复，影响患者加速康复。

（四）术后其他康复管理

1. 在有效镇痛的情况下，鼓励患者术后尽早开始活动（常规术后第 1 天），循序渐进地增加活动量，这样有助于术后康复。避免长期卧床引起的胰岛素抵抗，减少心肺、肌肉萎缩等并发症。

2. 术中应尽量减少液体输入，维持合理的液体输入量，避免液体输入过量以减轻可能出现的肠黏膜水肿，促进术后肠功能恢复。此外，实施微创手术、不插鼻饲管、咀嚼口香糖、早期进食和下床活动，也有助于预防术后肠麻痹。

3. 对术后有呕吐风险的患者，应避免使用可能引起呕吐的药物如新斯的明或阿片类药物等，可预防性地使用止吐药如昂丹斯琼或地塞米松等。如果患者发生恶心、呕吐时，可联合使用这些药物。

（五）术后早期活动

一般先指导患者进行床上活动，包括上肢运动：抬臂、曲肘，悬肩，握拳；胸部运动：深呼吸、有效咳嗽咳痰；下肢运动：抬腿、膝关节屈伸、踝部运动；床上全身运动：主动翻身、抬臀运动、手握功能训练带坐起躺下。其次指导患者在床边活动，先采取坐位，床边置椅子，两腿放在椅子上 5 分钟，无自觉头晕、胸闷，然后两腿着地，两手扶床，护士在旁扶稳患者缓缓站起，平稳站立后，嘱患者手扶床栏，原地踏步 5 分钟，然后在床旁缓缓移步。下床活动前后均需监测患者的生命体征，血氧饱和度，询问患者的自觉症状。若血氧饱和度低于 95%，心率大于 120 次 /min，呼吸大于 24 次 /min，或患者自觉胸闷不适应立即停止活动，给予吸氧。病情稳定后，护士根据患者的情况，指导其进行室内和室外活动。

四、食管癌手术患者的出院标准

1. 生命体征正常（连续两天体温低于 37.2℃）。

2. 口服止痛药能够止痛。

3. 恢复进食半流质。

4. 无需静脉补液。

5. 可自由活动。

6. 手术切口恢复良好。

7. 家庭或所在社区有一定的护理条件。

8. 患者愿意并希望回家。

（李　印　孙汉治　康明强　陈龙奇　陈奇勋

朱坤寿　骆惠玉　耿　庆　黄　丽）

参 考 文 献

1. JEMAL A，BRAY F，CENTER M M，et al.Global cancer statistics［J］.CA Cancer J Clin，2011，61（2）：69–90.

2. SHAO L F，CHEN Y H，GAO Z R，et al.Surgical treatment of carcinoma of esophagus and gastric Cardia——A 34–year investigation［J］.Chinese–German J Clin Oncol，2002，1（2）：61–64.

3. 中国医师协会胸外科分会快速康复专家委员会.食管癌加速康复外科技术应用专家共识（2016 版）［J］.中华胸心血管外科杂志，2016，32（12）：717–722.

4. YOUNIS J，SALERNO G，FANTO D，et al.Focused pre–operative patient stoma education，prior to ileostomy formation after anterior resection，contributes to a reduction in delayed discharge within the enhanced recovery programme［J］.Int J Colorectal Dis，2012，27（1）：43–47.

5. HAN–GEURTS I J，HOP W C，TRAN T C，et al.Nutritional status as a risk factor in esophageal surgery［J］.Dig Surg，2006，23（3）：159–163.

6. 郭晓峰，王静，杨海燕.术前呼吸操锻炼对食管癌患者术后呼吸功能恢复的影响［J］.护理学杂志，2005（18）：36–37.

7. 潘丽华.健康教育和呼吸功能训练在心胸外科患者围术期中的应用［J］.齐鲁护理杂志，2015，21（6）：71–72.

8. 练银霞，陈振强，叶生爱.心胸外科手术患者呼吸训练器呼吸功能锻炼效果［J］.护理学杂志，2017，32（8）：40–47.

9. 黄玉贤，张有为.肺癌切除术患者围术期呼吸训练器与腹式呼吸锻炼效果比较［J］.护理学杂志，2017，32（04）：29–31.

10. 殷江敏，樊晓娥，李靖.术前雾化吸入对食管癌病人术后肺部并发症的影响［J］.全科护理，2016，14（34）：3613–3614.

11. 张海平，孙清超，伊力亚尔·夏合丁，等.术前雾化吸入在食管癌手术患者中的应用和效果评价［J］.新疆医学，2017，47（2）：109–111.

12. LEE Y L，HU H Y，YANG N P，et al.Dental prophylaxis decreases the risk of esophageal cancer in males：a nationwide population–based study in Taiwan［J］.PLoS One，2014，9（10）：e109444.

13. AKUTSU Y，MATSUBARA H，SHUTO K，et al.Prevention of postoperative pulmonary complications through intensive preoperative respiratory rehabilitation in patients with esophageal cancer［J］.Surgery，2010，147（4）：497–502.

14. 钟慧敏.石蜡油用于腹腔镜术前脐部清洁的探讨［J］.中国医药指南，2008（2）：200–201.

15. 张彩艳.介绍一种新的脐部清洁方法［J］.护理研究，2008，22（34）：3136.

16. 强万敏，姜永亲.肿瘤护理学［M］.天津：天津科技翻译出版有限公司，2016.

17. BALDINI G，CARLI F.Anesthetic and adjunctive drugs for fast–track surgery［J］.Curr Drug Targets，2009，10（8）：667–686.

18. 中国加速康复外科专家组.中国加速康复外科围术期管理专家共识(2016)［J］.中华外科杂志,2016,54(6):413-418.

19. 张振阳,宋前程,林江波,等.食管系膜悬吊法在胸腔镜食管癌上纵隔淋巴结清扫的应用[J].中华胃肠外科杂志,2016,19(9):999-1003.

20. 李乐之,路潜.外科护理学［M］.北京:人民卫生出版社,2017.

21. 付琦瑞.口腔护理液用于食管癌病人口腔护理的效果观察［J］.全科护理,2013,11(29):2757-2758.

22. 王镇,陈鹏,王枫,等.食管癌加速康复外科实践单中心经验［J］.临床外科杂志,2018,26(9):647-650.

23. 徐敏,赵慧莉,张仪芝.56例食管癌患者术后延续饮食指导的实践［J］.中华护理杂志,2016,51(4):400-403.

24. SUN H,LI Y,LIU X,et al.Feasibility of "no tube no fasting" therapy in thoracolaparoscopicoesophagectomy for patients with oesophageal cancer［J］.Zhonghua Wei Chang Wai Ke Za Zhi,2014,17(9):898-901.

25. VADIVELU N,MITRA S,SCHERMER E,et al.Preventive analgesia for postoperative pain control:a broader concept［J］.Local Reg Anesth,2014,29,7:17-22.

26. CHAU E H,SLINGER P.Perioperative fluid management for pulmonary resection surgery and esophagectomy［J］.Semin Cardiothorac Vasc Anesth,2014,18(1):36-44.

27. GAN T J,DIEMUNSCH P,HABIB A S,et al.Society for Ambulatory Anesthesia.Consensus guidelines for the management of postoperative nausea and vomiting［J］.Anesth Analg,2014,118(1):85-113.

28. 谢家湘,彭纪芳,高梅.临床护理路径在食管癌患者术后早期活动中的应用[J].江苏医药,2014,40(19):2373-2374.

第二节　放疗全程康复管理的临床实践

　　由于食管癌发病的隐匿性,多数患者在临床就诊时病期较晚而失去手术治疗机会,放射治疗(以下简称放疗)联合或不联合化疗为非手术治疗食管癌患者的主要治疗方式。在二维时代,食管癌患者放疗的5年生存率仅为15%左右,随着放疗技术的更新和计算机技术的发展,三维时代的放疗提高了食管癌患者生存率,但放疗不良反应并未见明显减低,尤其对于同步放化疗患者,不良反应仍是临床治疗中治疗的重要限制性因素。因此,同步放化疗前中后的全程康复治疗是临床工作的重要的组成部分,要使患者在得到满意疗效的同时不发生或少发生严重的不良反应也是目前临床医师的关注重点。为达到此目的,我们要在食管癌同步放化疗的适应证、放射治疗方案选择、放射治疗靶区确定和计划评估、放疗前中后检查以及在围放疗期的康复指导等一系列问题上形成规范化流程。

一、食管癌放疗前准备和患者评估

(一)食管癌根治性放疗的适应证和禁忌证

　　食管癌根治性放疗的目的是期望局部肿瘤得到控制,获得较好的效果。放射治疗后不能因放疗所致的并发症而影响生存质量。因此,要求放疗部位准确,肿瘤内剂量分布均匀,正常组织受量少,照射技术重复性好。

1. 适应证

(1)患者一般情况中等以上,KPS评分70分以上。

(2)TNM分期(UICC分期):Ⅰ、ⅡA、ⅡB期不能耐受手术患者。

(3)无明显外侵:肿瘤无明显的胸背部疼痛,CT/MRI示未侵及主动脉或气管支气管树等邻近的组织和器官。

（4）无锁骨上和腹腔淋巴结转移（包括 CT 无明显肿大的淋巴结），无声带麻痹。

（5）病变比较短，一般小于 5cm。

（6）无严重并发症。

（7）无放疗禁忌证。

2. 禁忌证

（1）食管穿孔（食管气管瘘或可能发生食管动脉瘘）。

（2）恶病质。

（3）已有明显症状且多处远处转移者。

（二）食管癌姑息性放疗的适应证和禁忌证

食管癌姑息性放疗的目的是减轻痛苦（如骨转移的止痛放疗，转移淋巴结压迫症状等），缓解进食困难延长寿命。

1. 适应证

（1）一般情况较差。

（2）TNM 分期（UICC 分期）：Ⅲ期无手术适应证者、ⅣA 期。

（3）食管穿孔或有穿孔倾向者，经化疗改善或放置膜支架者。

（4）声带麻痹者。

2. 禁忌证

（1）严重恶病质者。

（2）明显先兆穿孔者或食管瘘者。

（3）远处转移（对症治疗者除外）。

（4）严重的心肺、肝肾疾病。

（三）放疗前的护理宣教

食管癌患者在放疗期间和放疗后会出现程度不一的治疗相关不良反应，例如进食疼痛、全身乏力、食欲下降、吞咽梗阻症状加重、咳嗽、恶性和呕吐黏液等不适症状，为了使患者能了解放疗期间可能出现的不适症状，解除其心理负担，配合治疗的进行，放疗前的护理宣教尤为重要。

首先，我们要帮助患者消除顾虑、紧张不安等不良情绪，可告诉患者放疗损伤小，受食管周围重要脏器和组织的限制较少，是一种很有效的、常用的食管癌治疗手段。其次，还应向患者解释什么是放疗，有没有危害，是否疼痛，具体如何做，画线痕迹如何保护等。另外，在进行放疗前，告知患者食管癌放疗的注意事项，如放疗后患者应平卧休息半小时，夜晚保证睡眠充足，注意保暖，防止感染。在饮食上鼓励患者多进食，多食蛋类、乳制品、豆制品、谷类、肉禽类、动物肝脏、各种蔬菜和水果等，避免进食粗糙、辛辣、油炸、大块的、硬的、带刺激的食物，以免堵塞、刺激食管。患者可少量多餐，进营养丰富的半流质饮食，必要时可从静脉补充营养，为放疗顺利完成创造良好条件。

（四）放疗前的营养和风险评估

食管癌由于肿瘤生长部位的特殊性，直接影响营养的摄入和吸收，营养不良发生率明显高于其他肿瘤。相关研究报道，食管癌患者营养不良发生率可高达 80%，营养不良可导致患者治疗耐受性下降、疗程中断、住院时间延长和治疗费用增加等不良结局，影响患者

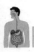

康复效果，因此早期营养干预对改善食管癌患者生存质量和预后意义重大。

营养风险筛查是临床医护人员用来判断患者是否需要进一步进行全面营养评定和制定营养治疗计划的一种快速、简便的方法。由于人力资源和医护人员缺乏专业知识等原因，目前大多数医疗机构并未常规开展食管癌患者的专业营养风险筛查。欧洲营养风险筛查（NRS 2002）是目前临床应用较广的营养分险评估工具。在临床上对食管癌确诊患者应该应用专业的营养风险筛查工具，早期甄别出营养风险患者，进行营养干预，对延缓和减轻营养不良的发生有积极的意义。

（五）放疗前的临床准备

食管癌患者放疗前应该进行常规检查，例如血常规、尿便常规、肝肾功能、凝血功能、肿瘤标记物、心电图等以评估患者耐受情况。对于食管癌患者营养状况较差、贫血的情况，应及时请医生处理，以免影响放疗的效果。

放疗前要进行热塑膜的制作，在制作期间患者应保留姿势固定，不能随意改变姿势以免影响热塑膜的形状，告知患者应该牢记热塑膜制作时的体位，并在放疗期间应尽量保持一致。

在进行 CT 放疗定位前整理个人卫生，定位当日晨起禁食。放疗定位中，告知患者听从医生护士安排，尽量保持体位恒定，以保证定位顺利进行，如有不适应及时告知医生护士。定位结束后，告知患者应该妥善保护定位标记。如出现印记模糊，请及时找医生重新标记，不得自行描画。

二、食管癌放射治疗方案和流程指导

（一）食管癌靶区确定前的准备

1. 模拟 CT 扫描、吞钡造影、食管内超声检查，均可以为靶体积及其边界的确定提供参考，制定最适合的放疗方案，要给患者以及家属交代放疗预期大致能达到怎样的效果，可能出现的一些并发症等，并签署放疗知情同意书。

2. 体位固定及模拟定位通常颈段及胸上段食管癌患者选择颈肩膜固定，而胸中下段食管癌患者选择真空垫或体膜固定，使用 CT 模拟定位和三维计划系统，应该使用静脉或口服对比剂以增进显像。为保证每次放疗时良好的体位重复性，患者须穿统一厚度的紧身低领棉质内衣，减少体位变动误差对精确放疗的影响。

3. 放疗靶区的确定、计划设计优化及放疗计划验证复位。

4. 放疗实施为了确保以后每次治疗精确，第一次摆位需要仔细验证，放疗期间要注意保护体表标记的完整清晰，千万不能洗掉，如有模糊应及时找主治医师重新确定体表标记，照射时患者的手脚姿势要与第一次放疗一致。放射治疗是个复杂的系统过程，需要医生、物理师、技师及患者的相互协调，有机配合才能准确完成，放疗准备工作一般需要一周，最快速度也要 2~3 天，才能保证患者的高质量放疗。每次放疗大约 5~10 分钟，每周5 次，一般为周一到周五，患者应保持通讯通畅，和医生及技术员随时保持联系，以保证及时准确放疗。

（二）食管癌靶区勾画

肿瘤靶区（GTV）的勾画：GTV 应包括肿瘤区及阳性淋巴结，对于肿瘤边界的判定及阳性淋巴结的判定，需要依赖于辅助检查技术。由于 CT、MRI、PET/CT 等检查有各自的优缺点，所以应综合各种检查，不应单一依靠某种影像技术。

临床靶区（CTV）的勾画：CTV 应包含原发病灶及需要治疗的亚临床病灶。目前对于 CTV 的勾画范围国内外标准并不统一，GTV 纵向外扩 3.0cm 能够覆盖大部分亚临床病灶；但在贲门处近端应外扩 3.0cm，远端外扩 5.0cm，这样才能覆盖绝大部分亚临床病灶。另有研究报道，外扩 3.0cm 是比较合适的范围，既不会造成不必要的照射，也不会造成靶区漏照。GTV 上下外扩 2.0cm、轴向外扩 1.0cm，仍可得到较高的局控率，提示将 CTV 的外扩范围缩小并没有降低局控率。目前对于前淋巴结的勾画也存在争议，即进行累及野照射还是选择淋巴引流区预防照射，大多数学者支持累及野照射。临床上应根据肿瘤大小、分化程度、分期等制定个体化放射治疗方案，制定出合理的个体化的 CTV 范围，提高局控率和减少放疗相关不良反应。

计划靶区（PTV）的勾画：PTV 的范围应包含 CTV、器官运动（呼吸、心脏搏动等）、摆位误差等。目前临床上多采用 CTV 外扩 0.5~1.0cm 作为 PTV，但应根据患者的实际情况制定外扩范围。器官运动中尤以呼吸运动所致食管移动的范围更大。应用 4D-CT 可以很好地解决这个问题，4D-CT 定位可以得到各个呼吸相的三维影像。通过 4D-CT 来确定呼吸运动幅度，以此来确定 PTV 外扩范围可以避免靶区漏照和正常组织的误照，达到精准放疗的目的。但是由于 4D-CT 费用较高，目前临床上开展不多。

（三）放疗新技术

1. 调强适形放射治疗（IMRT）　IMRT 的主要剂量学优势在于可以更大程度上减少正常组织和危及器官的受照剂量，即使在靶区形状不规则的情况下。因此，IMRT 可以降低放疗的晚期不良反应。另外，由于其可实现安全剂量，从而进一步提高了肿瘤的局控率，目前已经有许多关于 IMRT 在剂量学等方面优势的报道。IMRT 除了可降低危及器官的受照剂量及提高靶区的剂量外，还可实现对肿瘤高复发区域（原发肿瘤或瘤床）进行同步加量。相比于传统缩野技术，同步加量在靶区适形度方面具有更大的优势。

2. 容积旋转调强放射治疗（VAMT）　VAMT 是在图像引导放射治疗基础上发展而来的，其以旋转照射的动态容积 IMRT 技术为基础，具有高效、快捷、准确的特点，与 IMRT 相比较，在靶区剂量分布方面具有明显优势。

3. 螺旋断层放射治疗　螺旋断层放射治疗是最新的一种调强放射治疗方式，也是当今最先进的放疗技术之一。对中下段食管癌放，螺旋断层放疗计划可以提高靶区剂量均匀性、适形度及降低肺 V20。

4. 质子放射治疗　质子线是低传能线密度（LET）射线，与其他低 LET 射线不同，质子在射程末端释放绝大部分能量，形成 Bragg 峰，而在 Bragg 峰后剂量迅速跌落，这种物理学特性非常利于肿瘤的治疗。质子放疗计划与 IMRT 计划相比可降低心脏及肺的受照剂量。有报道表明，术前进行质子放疗同步化疗可获得较高的术后病理 CR 率。

（四）放疗期间的检查和其他治疗

1. 至少每周一次体格检查。

2. 每周复查血常规。

3. 密切观察病情，针对急性不良反应，给予必要的治疗，避免可治疗的不良反应造成治疗中断和剂量缩减。

4. 监测体重及能量摄入，如果热量摄入不足（<1 500 千卡/日），则应考虑给予肠内（首

选）或肠外营养支持治疗，可以考虑留置十二指肠营养管或胃造瘘进行肠内营养支持。

5. 治疗中根据病情复查影像学检查，酌情对治疗计划进行调整或重新定位。

（五）放疗期间常见不良反应及预防措施

食管癌放疗过程中会出现一些不适症状，例如全身反应、放射性食管炎、放射性肺炎白细胞下降等，应该重视放疗期间的不良反应及预防措施。

1. 全身反应 接受射线治疗后患者通常会出现全身乏力，食欲缺乏，进食疼痛，梗阻加重等反应，尤其是在接受同步化疗的时候。这些表现比较常见，患者应该多休息，一般不需要特别处理。但是当症状较重时，例如出现恶心、呕吐，进食显著减少，体重下降明显时应该给予补液、止吐及增进食欲的药物。绝大多数患者能顺利度过。

2. 放射性食管炎 主要表现为吞咽痛，吞咽梗噎感较治疗前加重，多出现在放疗开始 10 次以后，主要原因是食管黏膜经过射线治疗后出现黏膜充血、水肿、糜烂及渗出等，疼痛症状明显，尤其是进食同时，患者因此产生进食恐惧，有的甚至怀疑自己疾病进展，产生焦虑，摄食减少，体重下降等。首先，要清楚放射性食管炎是食管癌放疗过程中不可避免的正常反应，有的程度轻，有的程度重一点。治疗上给予磷酸铝凝胶，康复新液等保护黏膜、促进修复的药物。对于严重的疼痛可以考虑使用镇痛药物，进食前 10 分钟口服麻醉药物如普鲁卡因等以减轻食管疼痛。必要时给予消炎、静脉营养或鼻饲管营养支持等。经过治疗后绝大多数症状会得到缓解。

3. 进食梗阻加重 患者在治疗期间出现进食梗阻加重，通常出现在放疗 10 次左右。这其实也是放射性食管炎的一种表现。食管黏膜经过射线治疗后出现黏膜充血、水肿，导致原本因肿瘤而狭窄的食管狭窄更明显了。患者会觉得怎么越治越差了，其实不是这样的，当水肿消退、肿瘤退缩时，进食症状会有显著改善。

4. 气管反应 表现为刺激性干咳或痰不易咳出。这是由于射线导致的气管反应（食管和气管毗邻）。轻者无需处理，严重时可以给予止咳药物，雾化吸入等。

5. 放射性肺炎 可能出现在放疗期间，也可能出现在放疗结束后。放射性肺炎是胸腔放疗比较常见的远期不良反应。发生受多种因素的影响，比较重要的包括肺部受照射体积及照射剂量、患者年龄、肺气肿病史、基础肺功能等。放疗科医生需要做的是尽可能降低肺照射体积及剂量，这一点在目前三维适形放疗时代已经得到极大的进步。患者在治疗期间应注意患者在接受胸部放疗期间要注意多休息，不要剧烈运动，不要去人员密集的地方，必须要的话建议戴上口罩。

6. 白细胞降低 放疗可能导致骨髓抑制，表现为白细胞计数、中性粒细胞计数或血小板计数降低。若白细胞低于 $4.0 \times 10^9/L$、中性粒细胞低于 $1.5 \times 10^9/L$ 时应及时联系医生。要求患者在治疗期间每周复查血象，当血象正常的前提下才可以继续放疗。

（六）放疗期间的康复指导

1. 放疗期间心理康复指导 食管癌患者在放疗过程中，心理反应复杂而强烈，既渴望放疗，又惧怕放疗，顾虑重重，情绪多变，往往因进行性加重的进食困难、日渐减轻的体重而感到焦虑不安。且放疗易造成身体某些正常组织的伤害，护理人员应有的放矢地进行心理护理，了解患者心理和情感的变化，深入浅出地解释、耐心细致地介绍放疗的重要性、必要性和所实施的放疗方案、放疗的常见不良反应和应对措施，使患者有效配合放疗的进行。

2. 放疗期间饮食指导

（1）鼓励患者摄取高蛋白、高维生素、高热量、低脂肪、易消化饮食，鼓励患者放疗前口服酸奶，每次100g，可以减轻对食管黏膜的损伤；

（2）定时定量进食，不宜过饱，少量多餐，进餐后散步或坐位30分钟后再平卧休息，以免引起食物反流加重食管黏膜炎症；

（3）进食速度宜慢，食物须捣碎，细嚼慢咽，进食前可喝少许生茶油或鱼肝油，润滑食管，以免块状食物卡在食管狭窄处；忌烟酒、酸食、过咸、辛辣刺激性食物，减少对食管黏膜的化学性刺激；忌粗纤维、硬、油炸食物，防止骨头、鱼刺等损伤食管黏膜，可进软食或半流质、流质；

（4）食物温度40℃左右，以免温度过高烫伤食管黏膜，或使放疗后初愈的黏膜再受损伤；

（5）进食后饮少量温开水以冲洗食管，减少食物残渣滞留食管减轻黏膜的充血、水肿，减轻食管炎症状；

（6）维生素C是水溶性抗氧化剂，维生素E是脂溶性抗氧化剂，两者均可清除自由基，阻止其对DNA的攻击，同时增强机体对电离辐射的耐受性，增加富含维生素C、维生素E的食物摄入量；

（7）放疗后一个月，若没有明显放射性食管炎症状，可逐渐恢复正常饮食，但最后避免硬食及粗纤维食物，以免对食管造成损伤。

3. 气管反应管理指导　患者照射治疗2~3周后，由于气管炎性反应，会产生咳嗽，多为干咳、痰少。一般气管反应较轻，不需特殊处理。严重者予超声雾化吸入，以湿润呼吸道黏膜、减轻症状。

4. 并发症预防的管理　监测患者有无感染症状和体征，每周检查血常规一次，严格执行无菌操作，防止交叉感染，放疗中注意口腔卫生，饭前饭后用一些无刺激性的水漱口，保持口腔清洁，防止感染；刷牙用软毛牙刷，动作轻柔，以免损伤口腔软组织，不吃过酸或过咸的食物，禁用烟酒。对患者疼痛的性质、体温、脉搏、血压等的变化情况认真记录，密切观察有无异常，是否有进食、进水呛咳现象，预防食管穿孔、出血，出现问题及时报告医生。

5. 食管反应管理指导　食管反应是食管癌患者进行放疗时最常发生的一种不良反应。大部分患者在照射治疗1~2周时，常出现轻重不一的放射性食管炎。由于食管黏膜的充血、水肿，临床表现为已经出现的吞咽困难逐渐加重或进食疼痛。严重影响饮食的摄入。许妍等报道，整体护理能够明显地减轻食管癌患者放射性食管炎的发生。

6. 皮肤护理管理　食管癌患者放疗后，皮肤常会变得干燥。放疗结束几周后，多数皮肤反应会消除。指导患者应小心对待自己的皮肤，建议患者使用冷水和温和的肥皂，让水流过接受放疗的皮肤，不要摩擦。衣服在接受治疗的部位不要穿得太紧。不要摩擦、抓敏感部位。不要把烫的或冷的东西，如热毛巾或冰袋放在接受放疗的皮肤上。在接受治疗和治疗结束几周内，不要在接受放疗的部位上擦药粉、护肤霜、香水、除臭剂、药膏、洗液和家用药物。放疗时和放疗结束后一年之内，不要让接受放疗的部位暴露在阳光下。如果想在太阳下多呆几分钟，要穿上有保护作用的衣服（如宽边的帽子和长袖衬衣）以及使用防晒油。

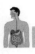

三、放射治疗后的患者康复管理

放疗是治疗食管癌常用的方法，能够帮助患者在短期内快速地杀死一部分癌细胞，抑制肿瘤的生长，缓解患者的症状，但是患者在放疗后也不是就彻底解放了，食管癌放疗结束后的注意事项也需要患者掌握，一般有以下五个方面：

1. 家庭康复护理 食管癌患者在放疗后面临着很多的问题，包括病情、生活、情绪等很多方面，此时患者离不开家人的照顾与陪伴，家属不仅要关注患者的病情，帮助患者减轻不适，出现异常及时去检查，还要照顾到患者的心理情绪，为患者营造一个舒适、温馨、轻松点的疗养环境，尤其是对于一些产生消极、悲观心理的患者，更应该多多鼓励与安慰，帮助患者建立抗癌的信念。

2. 饮食康复管理 食管癌患者在放疗后的饮食十分重要，一般要从平衡膳食、改善口味、增强食欲、补充营养等方面来进行，患者的肠胃功能运行不畅，食欲缺乏，身体虚弱，家属要合理地安排饮食，注重食物的搭配，选择清淡、易消化的食物，同时改善食物的口味，增强患者的食欲和食量，鼓励患者多食用高蛋白、高维生素、有营养的食物，增强体质，提升免疫力。

3. 定期检查 食管癌患者在放疗后面临着肿瘤复发的风险，还需要进行随访，定期去医院检查，出现病变早发现、早治疗，也是预防病情恶化的重要一步。首次复查时间为放疗后 1 个月；放疗后的第 1~2 年，每三个月复查一次；放疗后的第 3~5 年，每六个月复查一次；放疗后 5 年以后，每年复查一次。复查内容包括主要询问最近有无不适症状及体征、进食状况等，复查的项目大致包括血液学检查、食管造影、胸部 CT、颈部/腹部 B 超，必要时应行胃镜等（根据情况增减）。

4. 巩固治疗 对于大多数食管癌患者来说，放疗是难以治本的，因此不少患者在放疗后不久肿瘤就又重新生长，引发病情，患者最好在放疗后及时进行巩固治疗，进一步杀死癌细胞，抑制肿瘤的生长，才能够使治疗效果更加理想，使肿瘤不易复发。手术、化疗等也是治疗癌症常用的手段，但是对于放疗后的癌症患者来说，这些治疗风险高、伤害大，很可能会加重患者的负担，对患者造成更大的伤害，此时患者需要寻求一种比较温和、不良反应小的方法，中医治疗是一个很好的选择。

5. 中医康复指导 在中医辨证施治中，常采用清热凉血、养阴生津、清肺润燥、止咳化痰、活血化淤、理气止痛，以局部为主、整体调理的治疗法则。中药协同治疗目前已经是一种比较成熟的方法。现代药理研究证实，多种中药如灵芝、三七、天冬等可以调理自身抗肿瘤能力，控制放化疗等治疗带来的不良反应，提高生活质量。以灵芝为例，灵芝作为一种真菌，之所以被广泛应用是因为其有灵芝多糖和灵芝三萜两项主要活性成分。现在医学也提到灵芝在抗氧化、护肝、降血脂降血糖、免疫调节、抗肿瘤、辅助放化疗等种种功效，在医学上扮演着非常重要的角色。当然，就目前市场灵芝产品水准来看，多为灵芝子实体的水提取物、破壁灵芝灵芝孢子粉或更为初级的产品，没法达到医学研究上的水准，自然功效大打折扣，因此，最理想的做法是工业化提取灵芝或去壁灵芝孢子粉。

（肖泽芬 韩 春 廖仲星 王绿化 李宝生 陈 明 傅小龙 刘孟忠
陈俊强 赵快乐 袁双虎 王奇峰 骆惠玉 沈文斌 王 晖）

参 考 文 献

1. HOPKINSON J B.Nutritional support of the elderly cancer patient:The role of the nurse〔J〕.Nutrition,2015,31 (4):598-602.

2. 丛明华,李淑姿,程国威,等.肿瘤全营养配方食品在食管癌放疗患者中的应用[J].中国肿瘤,2016,25 (6):491-494.

3. CSCO 肿瘤营养治疗专家委员会.恶性肿瘤患者的营养治疗专家共识[J].临床肿瘤学杂志,2012,17(1): 59-73.

4. 韩大力,于金明,贾慧,等.放射治疗中食管癌临床靶区确认的争议与共识[J].中华肿瘤杂志,2012,34 (1):73-76.

5. GAO X S,QIAO X Y,WU F P,et al.Pathological analysis of clinical target volume margin for radiotherapy in patients with esophageal and gastroesophageal junction carcinoma〔J〕.Int J Radiat Oncol Biol Phys,2007,67(2): 389-396.

6. HAN D,YUAN Y P,SONG X,et al.What is the appropriate clinical target volume for esophageal squamous cell carcinoma? Debate and consensus based on pathological and clinical outcomes 〔J〕.J Cancer,2016,7(2):200-206.

7. BUTTON M R,MORGAN C A,CROYDON E S,et al.Study to determine adequate margin in radiotherapy planning for esophageal carcinoma by detailing patterns of recurrence after definitive chemoradioeherapy 〔J〕.Int J Radiat Oncol Biol Phys,2009,73(3):818-823.

8. ZHAO K L,MA J B,LIU G,et al.Three-dimensional conformal radiationtherapy for esophageal squamous cell carcinoma:is elective nodal irradiation necessary? 〔J〕.Int J Radiat Oncol Biol Phys,2010,76(2):446-451.

9. 沈文斌,高红梅,祝淑钗,等.选择性区域淋巴结照射对临床早期食管癌放疗疗效的影响[J].中华放射医学与防护杂志,2015,35(4):265-269.

10. 丁秀平,李宝生.从胸段食管癌淋巴结转移规律探讨单纯放疗靶区的定义[J].中华放射肿瘤学杂志, 2012,21(1):34-37.

11. HASHIMOTO T,SHIRATO H,KATO M,et al.Real-time monitoring of a digestive tract marker to reduce adverse effects of moving organs at risk(OAR)in radiotherapy for thoracic and abdominal tumors 〔J〕.Int J Radiat Oncol Biol Phys,2005,61(5):1559-1564.

12. STUDER G,HUGUENIN P U,DAVIS J B,et al.IMRT using simultaneously integrated boost(SIB)in head and neck cancer patients 〔J〕.Radiat Oncol,2006,1:7.

13. WELSH J,PALMER M B,XJANI J A,et al.Esophageal cancer dose escalation using a simultaneous integrated boost technique 〔J〕.Int J Radiat Oncol Biol Phys,2012,82(1):468-474.

14. PATIL S S,MAY K S,HACKETT R A,et al.Comparison of VMAT,IMRT,and 3D-CRT in treatment planning of patients with distal esophageal cancer 〔J〕.Radiat Oncol,2011,81(2):324-325.

15. CHEN Y J,LIU A,HAN C,et al.Helicaltomotherapy for radiotherapy in esophageal cancer:a preferred plan with better conformal target coversge and more homogeneous dose distribution 〔J〕.Med Dosim,2007,32(3):166-171.

16. LIN T C,JERRY M.Reducing perioperative cardiopulmonary complications in esophageal cancer patients 〔J〕. Cancers,2014,6:2356-2368.

17. Lin S H,Komaki R,LIAO Z,et al.Proton beam therapy and concurrent chemothery for esophageal cancer 〔J〕. Int J Radiat Oncol Biol Phys,2012,83(3):345-351.

第三节　化疗全程康复管理的临床实践

化疗是食管癌治疗的主要方法之一，通过化疗（或与放疗的联合）既可以提高局部晚期食管癌得以根治手术或放疗的机会（新辅助化疗）、减少根治术后或放疗后复发或转移的可能（术后或放疗后辅助化疗），也可以改善晚期食管癌患者的不适症状并适当延长其生存时间（姑息性化疗）。选择高效低毒的化疗方案是提高食管癌临床疗效的关键。近年来，随着诸如紫杉类药物（紫杉醇、多西他赛、紫杉醇脂质体及白蛋白紫杉醇等）、新型铂类药物（奈达铂）及新型氟尿嘧啶类药物（如替吉奥）等化疗药物在食管癌的广泛应用，食管癌的化疗疗效不但得到显著提高，而且不良反应也得以明显减轻。

一、化疗前评估及准备

（一）化疗适应证

1. 食管癌已有广泛或远处转移，不适应手术切除和放疗者；食管癌手术切除或放疗后复发、播散者，可考虑姑息化疗。

2. 为了提高局部晚期食管癌手术切除率或放疗根治效果，在根治手术或放疗前的新辅助化疗。

3. 食管癌根治术后或根治性放疗后的辅助化疗。

4. 晚期食管癌的体腔积液，包括胸腔、心包腔及腹腔采用腔内注射化疗药物；常可使积液控制或消失。

5. 食管癌转移所致的上腔静脉综合征、呼吸道或消化道梗阻、脑转移所致颅内压增高等缓解症状，为其他局部治疗提供必要的支持。

6. 一些脏器转移的动脉介入化疗，如肝转移等。

（二）化疗禁忌证

1. 白细胞总数低于 $3.5 \times 10^9/L$ 或血小板计数低于 $80 \times 10^9/L$ 者。

2. 肝肾功能异常者。

3. 心脏病、心功能障碍者，不宜选用蒽环类化疗药。

4. 一般状况衰竭者。

5. 有严重感染的患者。

6. 患精神病且不能配合治疗者。

7. 食管、胃肠道有穿孔倾向的患者。

8. 妊娠妇女可先做人工流产或引产。

9. 过敏体质患者应慎重。对所用化疗药过敏者忌用。

10. 有出血倾向。

11. 肾上腺皮质功能不全。

（三）化疗停药指征

1. 白细胞低于 $3.0 \times 10^9/L$ 或血小板低于 $80 \times 10^9/L$ 时，应停药观察。

2. 肝肾功能或心肌损伤严重者。

3. 感染发热，体温在 38℃ 以上者。

4. 出现并发症，如胃肠道出血或穿孔、肺大咯血。

5. 用药两周期，肿瘤病情进展，可停用此方案，改用其他方案。

6. 呕吐频繁影响患者进食或出现水、电解质失衡。

（四）化疗前注意事项

1. 化疗前诊断必须明确。组织病理诊断检查不但能明确诊断，还能指导化疗药物的选择。

2. 化疗药物一般不能用作诊断性治疗，更不应作为安慰剂使用，以免给患者造成不必要的损失。

3. 化疗前要常规检查血常规、尿粪常规、肝肾功能及心电图等。

4. 确定化疗适应证及排除化疗禁忌证后，应制定出化疗的具体方案，选用适合的化疗药物和辅助治疗药物，确定药物的配伍、剂量、途径、方法及疗程。

5. 年龄在 65 岁以上者或一般情况较差者应减用化疗药物或单用化疗药物。

6. 严重贫血的患者应先纠正贫血再使用化疗药物。

（五）化疗前的静脉置管

1. 静脉留置针

部位：四肢浅静脉（首选前臂）；优点：操作难度小；缺点：留置时间短（72~96 小时），浅静脉不适合长期化疗及营养液输注；并发症：皮下血肿；血栓相关风险：低，不严重；感染相关风险：低。

2. 中心静脉导管（CVC）

时间：2~4 周左右，时间长容易感染；部位：右侧颈部，颈内静脉、锁骨下静脉、股静脉；优点：操作难度小；缺点：留置时间短，脱出危险性大，护理不方便，舒适性差；并发症：气胸、血胸、气栓、血肿、臂丛神经、胸导管损伤，导管异位、折管，心肌穿孔、心律失常、动脉穿孔；血栓相关风险：高；感染相关风险：最高。

3. 外周静脉植入的中心静脉导管（Peripherally Inserted Central Catheter，PICC）

PICC 是由外周静脉穿刺插管，头端位于上腔静脉或锁骨下静脉的导管，用于为患者提供中、长期（7 天 ~1 年）的静脉输液治疗。

时间：数月，可长达 1 年；部位：肘部，贵要静脉、肘正中静脉、头静脉；优点：相对便宜，操作护理相对简单，给药方便，不影响正常的活动；缺点：每周换药，容易感染及形成血栓；并发症：心律失常、动脉穿孔、空气栓塞（罕见）、折管、心肌穿孔；血栓相关风险：高；感染相关风险：高。

4. 植入式输液港（Implantable venous access port，PORT）   PORT 是完全植入人体内的闭合输液装置，包括尖端位于上腔静脉的导管部分及埋植于皮下的注射座。

时间：可长期使用，适合 6 个月以上的治疗需要；部位：前胸皮下，锁骨下静脉；优点：长期使用总体费用不增加，可用于血样采集，美观方便，可以正常生活和工作，目前恶性肿瘤化疗包括长期肠外营养治疗患者的最佳方式；缺点：置入成本高，置入和取出都有创伤；并发症：导管异位、导管与港体衔接脱落并造成导管进入上腔静脉或右心房、心律失常、动脉穿孔、空气栓塞、折管、心肌穿孔；血栓相关风险：较低；感染相关风险：低。

二、化疗期间的护理康复及注意事项

（一）心理护理

化疗前耐心向食管癌患者讲解化疗的目的、方法及注意事项，在化疗过程中多与患者沟通，了解其内心想法顾虑，及时消除患者对化疗的恐惧心理，使患者有充分的心理准备

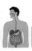

并接受化疗。紫杉类等化疗药物所导致的脱发往往会造成患者极大的心理负担，尤其是对于部分女性患者来说，心理压力更是非常的大，临床上甚至有女性患者因告之她可能要脱发而拒绝化疗的情况。因此在化疗前应告知患者化疗所引起的脱发是可逆的，停药后 1~2 个月，毛发开始再生，且大多会比以前的发质更好，鼓励患者佩戴假发套，并给予赞美。有些化疗药物（如替吉奥）还可能使患者出现明显的色素沉着，使患者外表形象及社交功能明显受损，自信心及自尊心受到打击。要减轻由于自我形象受损而引起的焦虑、恐惧，可以用音乐疗法、自我催眠疗法、适当活动、分散患者的注意力，减轻心理压力。

（二）一般护理

化疗期间应定期检查血常规、肝肾功能及电解质，观察并记录出入量、体重、皮肤弹性、水肿及意识状况等情况。化疗期间，应指导患者进行适当运动；对卧床不能行动者，指导其揉腹按摩，即用自己的手掌于脐部或脐上四指处适当加压，顺时针方向揉动、按摩腹部，每天早晚各 1 次，每次 10 分钟左右，以减少便秘的发生。

（三）饮食指导

鼓励患者进食多样化，少食多餐，多食用高蛋白、低脂肪及富含维生素的食物，食物要温热适中，多食用容易消化的食物，避免过分油腻食品、辛辣和口味重的食物，饮食可适当偏咸，以增进患者的食欲，要鼓励患者适当多进食，让医院或患者家属尽量做患者平时爱吃或喜欢吃的食物，以免对这些食物产生永久性的厌恶。

（四）静脉护理

选择适当的稀释液溶解化疗药物，以免化疗药物浓度过高刺激血管。严格按操作流程配制化疗药物。尽可能选择深静脉置管（如 PICC 或输液港）。严格执行无菌操作，应用浅静脉留置针时，留置时间最好不要超过 3 天；输液过程中，持续热敷穿刺肢体，既能使患者感觉舒适，还能改善患者血液循环，加快静脉回流，有助于血管壁创伤的修复。注射化疗药物前应检查静脉是否有回血，确定有回血后再行输注；输液过程中应加强观察，一旦出现化疗药物渗漏应立即停止输液，并在尽可能短的时间内给予稀释溶液，避免局部组织与化疗药物长时间接触以及药物浓缩造成损伤。如发现渗漏应及时另选注射部位，避免使用同一静脉远端。输入对血管刺激性较强的化疗药物前应用生理盐水冲洗输液管道，输完化疗药物后也应用生理盐水冲洗管道和针头，然后再拔针。特别强调的是，在输注化疗药物前（尤其是第一次化疗前），应向患者及家属讲解化疗药物在输注过程中的注意事项，在出现药物渗漏的临床表现时，嘱患者及家属及时汇报或通知当班医护人员。

（五）化疗常见不良反应的康复护理

1. 恶心、呕吐　预期性恶心和呕吐即治疗前发生的条件反射性呕吐，可以被一些特定的气味、味道和视觉感受激发。发生率在 18%~54% 之间。急性恶心呕吐发生在化疗给药后的几分钟到几小时，可以持续到 24 小时。迟发性恶心呕吐，在化疗后 24 小时发生，可持续六天，其发生的高峰在化疗开始后的第 48 到 72 小时。顺铂的使用可导致迟发性恶心、呕吐的发生率较高。化疗期间注意口腔清洁，少量多餐，避免甜食或油腻食物，进食后保持坐直休息，注意居室通风，避免异味刺激。对于化疗方案中有使用高致吐性药物（如顺铂）的，应于化疗前联合使用五羟色胺受体拮抗剂（如昂丹司琼、帕洛诺司琼等）和皮质激素（如地塞米松）。连续几天化疗的患者每天根据使用化疗药物的致吐危险程度，给予相应的止吐药物。同时联合使用音乐疗法、适度的有氧运动或行为干预如自我催眠、渐进性肌肉放松，引导想象分散注意力等，也能够降低恶心和呕吐的发生率。如果恶心呕吐的持续时间超过 24 小时，或者严重到不能摄入液体，应指导患者应及时通知医护人员。必要时给予补液，维持水电解质平衡。

2. 腹泻　食管癌常用的化疗药物如氟尿嘧啶、紫杉醇、顺铂等，均可能引起腹泻反应。在化疗前应停止所有抗便秘制剂，化疗后避免食用会加速肠蠕动的食物或饮料，如豆制品、果汁、胡椒、辛辣食物等。发生腹泻时，应监测排便的次数、量和黏稠度。补充水分及电解质。遵医嘱选择合适的止泻药物，可以减少排便的频次、量和肠蠕动。饮食上选择易消化、清淡、低纤维的食物，同时补充足够液体，另食物中适当增加含果胶的食物，如煮熟的苹果、甜菜，可以减轻腹泻。进食温热食物，冷的和较热的食物可能会加重腹泻。避免进食对胃肠有刺激的食物，如含酒精、咖啡因的食物、油腻辛辣和油炸食物。避免饮用西梅汁和橘子汁。指导患者保持肛周皮肤清洁，可以便后温水坐浴，涂抹保湿药膏等。

3. 口腔黏膜炎　由于细胞毒性药物产生的活化氧会破坏 DNA，损伤黏膜细胞组织和血管，造成吞咽功能和味觉改变、声音嘶哑。在吞咽和说话时有疼痛感，口腔黏膜颜色改变（如苍白、不同程度的红斑、白斑、病灶或溃疡的颜色改变）、水肿、溃疡等。口腔黏膜炎发生在 30%~40% 接受标准剂量化疗的患者。在食管癌常用化疗药物中，氟尿嘧啶类药物（如卡培他滨、替吉奥等）容易引起口腔黏膜炎。口腔黏膜炎明显的特征在标准剂量化疗后 4~5 天即可显现。应提高患者进行口腔清洁的意识，增加口腔清洁意识，在饭前后、睡前及其他时间漱口，每日使用软毛牙刷刷牙至少两次，如黏膜炎严重可使用棉签清洁。鼓励进食高蛋白质食物和大量的液体（>1 500ml/d）以促进口腔黏膜再生。在氟尿嘧啶类药物治疗期间，可咀嚼冰块预防和减轻口腔黏膜炎。对于黏膜炎所致疼痛明显的患者，需提供镇痛药物。合并感染者需进行细菌或真菌培养，合理使用抗菌药物。

4. 过敏反应　食管癌常用化疗药物如紫杉醇、奈达铂等化疗药物可引起过敏反应，在输注这类药物的时候，必须提前做好预防措施，准备好抢救物品和药品。输注紫杉醇应使用非聚氯乙烯有滤器的输液器，紫杉醇的过敏反应大多发生在用药后 15 分钟内，故在用药前应做好预处理，输注紫杉醇前 12 小时和 6 小时应常规口服地塞米松，前半小时给予苯海拉明、地塞米松和西米替丁。化疗时，可以先小剂量溶解于 0.9% 生理盐水 250ml 中，缓慢静滴，滴注开始后，医护人员应在床边守护 10~15 分钟，并进行心电监护，每 5~10 分钟测血压、心率及呼吸各 1 次，密切观察生命体征变化（建议持续观察 1 小时），如果患者没有不适反应，可逐渐加快滴速至正常滴速；如仍没有不适反应可按正常剂量进行用药，化疗整个过程中都要严密观察病情变化，一旦出现过敏反应应立即停止输注化疗药物，并就地进行抢救。

5. 骨髓抑制

（1）中性粒细胞减少症：一般发生在用药之后的 7~14 天。为降低粒细胞减少症带来的感染风险，医务人员应做到正确执行手卫生，严格无菌操作，防止医源性感染；指导患者及照顾者做好个人卫生，减少探视人员；指导良好的饮食营养摄入，同时保证饮食卫生，如避免吃未煮熟的食物及不洁净的蔬果，避免与他人共餐等；保持病房整洁，温度适宜，在 18~25℃之间，空气清新，湿度在 50%~60% 之间，定期消毒；病室内不宜放置鲜花或干花；指导患者，尽量避免去公共场所，以减少交叉感染机会，若必须外出，应佩戴口罩；不接触或看护小动物；定期检测血象，遵医嘱正确使用升白细胞的药物（一般在使用化疗药物后的 24 小时内应避免使用）。积极处理患者的皮肤及黏膜损伤。

（2）贫血：严重时要卧床休息，限制活动，避免突然改变体位后发生晕厥，注意安全；贫血伴心悸气促时应给予吸氧；给予高热量、高蛋白、高维生素类食物，如瘦肉、猪肝、红枣、花生等，注意色、香味烹调，促进食欲；观察贫血症状如面色、睑结膜、口唇、甲床苍白程度，注意有无头昏眼花、耳鸣、困倦等中枢缺氧症状，注意有无心悸气促、心前区疼痛等贫血性心脏病的症状；输血时护理认真做好查对工作，严密观察输血反应，给重度贫血者输血时速度宜缓慢，以免诱发心力衰竭；化疗所导致的贫血，可使用促红细胞生成素 α 和达促红素 α，但有可能引起血压升高和血栓形成，护理人员应关注患者主诉，监测血压，并告知患者，如果下肢出现疼痛、肿胀或出现气短、气短加重、血压升高、头晕或意识丧失、重度乏力要立即通知医生，必要时可使用抗高血压药和肝素。用药期间，应鼓励患者进食含铁丰富的食物如动物血、动物肝脏、蛋黄、海带、紫菜、木耳等，必要时可口服或静脉输注铁剂，同时注意补充维生素 B_{12}、叶酸等。

（3）血小板减少症：当血小板数量 $<50 \times 10^9/L$ 时，会有出血的危险，应当减少患者活动，防止外伤，禁止从事具有高受伤风险的活动。做好地面防滑处理并使用夜灯，预防患者跌倒。剃须时用电动剃须刀，禁止穿着紧身衣物。擤鼻时动作轻柔，张口擤鼻可预防颅内压增高。刷牙时用软毛刷或海绵棒。不建议患者性交或在经期使用卫生棉条。禁止用力大便，可使用缓泻剂，防止便秘。鼓励患者多饮水，每日 3 000ml 左右。进食蛋白质丰富的软食，避免刺激性食物。当血小板数量小于 $20 \times 10^9/L$ 时，可能发生自发性出血，需要绝对卧床休息，严密观察患者生命体征。血小板 $<10 \times 10^9/L$ 时，输注血小板是首选治疗方法。指导患者及照顾家属，若出现任何部位的出血、新的瘀斑或青紫或突感头痛、意识水平改变等，应立即报告。

6. 脱发　脱发是化疗最为常见且令患者痛苦的不良反应之一。65% 的化疗患者都会有不同程度的脱发。脱发会导致不良情绪。化疗导致的脱发，包括全身各个部位毛发的脱落，影响患者的形象、性欲和自信，甚至会导致其放弃治疗。紫杉醇损伤发根，是强烈导致脱发的药物。目前仍未发现有效的可以预防脱发的措施。头皮冷疗对预防化疗引起的脱发的实用性，有效性及安全性尚需要时临床实验来验证，不推荐使用。米诺地尔的预防性应用虽可减轻脱发的严重程度，缩短脱发的持续时间，但不能完全消除化疗引起的脱发。因此，心理干预尤为重要。

7. 肾毒性　嘱患者在化疗前和化疗过程中多饮水，使尿量维持在每天 2 000 到 3 000ml 以上。使用顺铂前充分水化，每天输生理盐水 3 000ml，生理盐水中的氯离子，可以使细胞内有毒的水化顺铂复合物浓度下降，并补充钾、镁，通过利尿利于其排出。

8. 肝毒性　肝细胞易受化疗药物的损害，表现为乏力、厌食、黄疸、皮肤瘙痒、色素沉着、肝肿大、肝区疼痛、血清转氨酶升高和 / 或胆红素升高等。化疗前检测肝功能，有异常应避免化疗，先保肝治疗。用药过程中，指导禁食高脂食物，加强病情的观察，及时发现异常，对症处理。建议保持舒适状态，保证充足休息。

三、化疗后远期毒性的康复治疗和管理

随着肿瘤化疗疗效的提高，目前已有不少食管癌患者可长期生存甚至治愈。与此同时，临床上应注意，某些化疗药物如紫杉醇、多西紫杉醇、吉西他滨、顺铂、氟尿嘧啶

等，如长期使用超过一定剂量标准时会对人体产生一些远期甚至不可逆的不良反应，如认知功能损害、心肌损害、精神障碍、闭经或无精子、不育症、致畸胎作用、致癌作用等，因此有必要对于癌症幸存者在化疗后给予生活上的康复指导。

（一）认知功能损害及康复管理

化疗所致认知功能障碍（Chemotherapy-induced Cognitive Impairment，CICI）亦被称为化疗脑，通常是癌症患者在思考、反应和心理活动等过程中感受到的一种与正常时相比模糊不清、令人不适的异常变化。这种变化可以在抗肿瘤治疗前、治疗中、治疗后出现，在绝大多数患者中持续数周到数月不等，有些患者甚至持续数年。早在20世纪80年代，癌症患者抱怨化疗后认知功能受损（CICI）引发了研究者对患者认知功能的评估及其相关因素的研究。不同研究对CICI发生率的报道差异很大，大概在17%~75%之间，高于健康人群。通过纵向研究方法显示，多达40%的治疗前癌症患者可能存在CICI，而治疗期间出现认知障碍的比例高达75%，即使在治疗结束后仍有高达60%患者存在认知受损。

认知障碍的评定主要依靠临床神经心理学检查，通过评定可以为诊断、治疗、疗效观察以及判断预后提供客观依据。常用的有认知功能筛查量表有简易精神状态检查量表、认知能力筛查检查量表等。CICI相关研究还处于起步阶段，鉴于脑功能的复杂性，目前还没有规范的诊疗方法，无法做到完全的预防和治疗。但通过采取一些合理的管理方法，可以帮助患者减轻或缓解认知功能受损的程度。

1. 做好每天的计划，制定并经常更新"To-Do"表单，善用智能电子设备（手机、平板等）记录生活琐事。

2. 锻炼大脑思维，比如下棋、听课、猜字谜。

3. 充足的休息和睡眠。

4. 适当的健身活动。

5. 使用具有提示功能的药盒，管理好每天所服用的药物。

6. 一次只做一件事，把全部注意力集中到一项任务。

7. 积极向家人和朋友寻求帮助，同时告知自己的医生。

8. 避免沉浸于不良的情绪。

当出现较为严重注意缺陷障碍（伴多动）、发作性睡病、痴呆等症状时，需要请精神科医生协助治疗，可给予一些对应的精神类药物治疗。

（二）心肌损害及康复管理

紫杉类、氟尿嘧啶类药物在食管癌化疗后引起的远期心脏毒性近年来也引起人们的重视，主要表现为以慢性心肌损伤为主的慢性充血性心力衰竭的临床表现。由于心肌细胞的再生能力有限，所以化疗药物对心脏可发生远期不良反应，对患者的生存及预后发生重要的影响，必须引起临床上足够的重视。一些药物如β受体阻断剂、血管紧张素拮抗剂、他汀类药物以及醛固酮受体拮抗剂，已经显示出对于暴露于紫杉类或氟尿嘧啶类药物的患者存在潜在的心脏保护作用，但由于循证医学证据缺陷，很多研究均为小样本研究，心血管药物防治心脏损伤的证据级别偏低。目前对于心肌损伤的毒性监测有赖于肿瘤学科和心脏学科共同合作，通过肌钙蛋白、NT-proBNP水平和左心射血分数的积极动态监测，将有助于尽早采取措施，防治由于化疗药物带来的心肌损害等远期不良反应。

（三）生殖器官毒性及康复管理

在妇女尤其是年龄较大接近更年期的患者，接受化疗后可有月经不规则或闭经、子宫内膜增生低下、卵巢功能受损，往往导致暂时的不育。目前，有研究显示，促性腺激素释放激素激动剂（GnRHa）类似物可在一定程度上减轻化疗药物对卵巢的损伤，但是在不同瘤种中是否使用 GnRHa 存在争议，并且临床上尚无消除化疗药物对卵巢组织损伤的有效措施。在确定化疗方案之前，应重视对化疗药物的选择和对卵巢功能的保护，预防化疗后卵巢早衰（POF）的发生。化疗药物对卵巢的毒性作用是复杂而长期的，卵巢保护则应贯穿于化疗各阶段始末。

多数抗肿瘤药物已证明在妊娠期的前 3 个月可引起染色体的退行性改变，引起流产或畸胎。因而，从安全角度考虑，妊娠期妇女尤其是妊娠前 3 个月，应尽可能不用化疗；男性患者在用药期间也应节育或避孕；如发现在妊娠头 3 个月内已作了化疗，或必需作化疗时，应考虑中止妊娠；妊娠 6 个月后，根据病情必要时作化疗。

（黄 镜 付 强 郭仁宏 骆惠玉 刘 莺 吴 瑾 庄 武）

参 考 文 献

1. 杨宇飞，陈俊强.临床肿瘤康复［M］.北京：人民卫生出版社，2018.

2. 徐波.肿瘤护理学［M］.北京：人民卫生出版社，2008.

3. BRYANT C L，GONZALES J A，BESTUL D，et al.Guide to the prevention and management of nausea and vomiting in the oncology setting［J］.Oncology Special Edition，2004，7：67-74.

4. TIPTON J，MCDANIEL R，BARBOUR L，et al.Putting evidence into practice：Chemotherapy-induced nausea and vomiting［M］.Pittsburgh，PA：Oncology Nursing-Society，2005.

5. POLOVICH M，WHITFORD JM，OLSEN M.化学治疗与生物治疗实践指南及建议［M］.3 版.丁玥，徐波，译.北京：北京大学医学出版社，2013.

6. GOLDBERG S L，CHIANG L，SELINA N，et al.Patient perceptions about chemotherapy-induced oral mucositis：Implications for primary/secondary prophylaxis strategies［J］.Supportive Care in Cancer，2004，12（7）：526-530.

7. KEEFE D M，SCHUBERT M M，ELTING L S，et al.Updated clinical practice guidelines for the prevention and treatment of mucositis［J］.Cancer，2007，109（5）：820-831.

8. BARTON-BURKE M，WILKES G M，INGWERSEN K C，et al.Cancer chemotherapy：A nursing process approach［M］.Sudbury，MA：Jones and Bartlett，2001.

9. ZITELLA L，FRIESE C，GOBEL B H，et al.Putting Evidence Into Practice：Prevention of infection［J］.Clin J Oncol Nurs，2006，6：739-750.

10. HILTON S，HUNT K，EMSLIE C，et al.Have men been overlooked？ A comparison of young men and women's experiences of chemotherapy-induced alopecia［J］.Psycho-Oncology，2008，17（6）：577-583.

11. DUVIC M，LEMAK N A，VALERO V，et al.A randomized trial of minoxidil in chemotherapy-induced alopecia［J］.J Am Acad Dermatol，1996，35（1）：74-78.

12. JEAN-PIERRE P，WINTERS P C，AHLES T A，et al.Prevalence of self-reported memory problems in adult cancer survivors：a national cross-sectional study［J］.J Oncol Pract，2012，8（1）：30-34.

13. WEFEL J S，KESLER S R，NOLL K R，et al.Clinical characteristics，pathophysiology，and management of noncentral nervous system cancer-related cognitive impairment in adults［J］.CA Cancer J Clin，2015，65（2）：123-138.

14. CURIGLIANO G，CARDINALE D，DENT S，et al.Cardiotoxicity of anticancer treatments：Epidemiology，detection，and management［J］.CA Cancer J Clin，2016，66（4）：309-325.

15. DEMEESTERE I，BRICE P，PECCATORI F A，et al.Evidence for the Benefit of Gonadotropin-Releasing Hormone Agonist in Preserving Ovarian Function and Fertility in Lymphoma Survivors Treated With Chemotherapy：Final Long-Term Report of a Prospective Randomized Trial［J］.J Clin Oncol，2016，34（22）：2568-2574.

16. HICKMAN L C，LLARENA N C，VALENTINE L N，et al.Preservation of gonadal function in women undergoing chemotherapy：a systematic review and meta-analysis of the potential role for gonadotropin-releasing hormone agonists［J］.J Assist Reprod Genet，2018，35（4）：571-581.

第四节　中医康复管理的临床实践

中医认为食管癌属"噎膈""关格"的范畴，病因病机为本虚标实，津枯、血燥、脾肾亏虚等为本虚，气滞、痰阻、血瘀为标实。噎膈病位在食管，由胃气所主宰，所以其病变脏腑主要在胃，又与肝、脾、肾等有密切关系。中药除配合手术、放化疗外，也单独用于食管癌治疗，可以辨证使用中药汤剂、中成药、针灸等治疗方法，也可以根据食管癌基本病机制定基本方，根据转移部位及不同症状随症加减，目的在于缓解症状，促进康复，提高生活质量，防止术后复发。

一、辨证汤药

（一）针对不同分期的治疗

1. Ⅰ期食管癌以痰热瘀结证为主，治以理气化痰散结，选择四逆散、小陷胸汤，加用浙贝母、天龙、山慈菇、莪术、郁金、威灵仙，化痰祛瘀，增加散结抗瘤之力，专攻邪实。可加用陈皮、砂仁顾护脾胃，调整患者脾胃功能，促进机体修复。

2. Ⅱ、Ⅲ期以脾虚、肝胃不和证最多，治以健脾疏肝，选择六君子汤、四逆散，可加用山慈菇、浙贝母、天龙、莪术、冬凌草、郁金、砂仁，解毒化痰散结，祛邪与扶正并用。

3. Ⅳ期则多见气阴两虚证。治以补气养阴，调肝健脾，选择生脉散、六君子汤、四逆散。加用浙贝母、天龙、山慈菇、莪术、冬凌草、郁金，加强活血化痰散结作用。

中医药治疗遵循的基本原则是：早期以祛邪为主，中期则以攻补兼施，晚期以扶正为主。随着分期越来越晚，痰热瘀结证逐渐减少，气阴两虚证在明显增加，而脾虚肝胃不和证和肝胃阴虚证贯穿整个食管癌病程。

（二）针对不同辨证分型的治疗

1. **痰气交阻型**　症见下咽食物不畅，呕吐白色黏液，症状加重与情绪有关，头晕，食欲缺乏，胸背、两胁胀痛，舌质暗红，苔薄黄腻，脉弦细而滑，治以理气降逆，燥湿化痰。用旋覆代赭汤加减：旋覆花9g、代赭石（先煎）9g、生姜10g、姜半夏10g、人参6g、急性子6g、威灵仙9g、甘草6g、大枣4枚（孕妇忌用）。

2. **津亏热结型**　症见下咽食物不畅伴咽干痛，胸背灼痛，心烦，入睡困难，盗汗，大便干，小便短赤，舌红少津，苔黄燥，脉弦细，治以清热解毒，养阴生津，用增液汤加减：玄参20g、麦冬15g、生地15g、银柴胡9g、知母10g、金银花10g、山豆根5g、丹参20g、牡丹皮10g。

3. 痰瘀互结型 症见进食易吐，呕吐黏液，饮水下咽困难，胸骨后疼痛，大便困难，粪质干硬，舌有瘀斑，苔腻，脉细涩或弦滑，治以理气化痰，活血散瘀，用二陈汤合桃红四物汤加减：半夏 10g、陈皮 10g、茯苓 10g、生姜 6g、党参 20g、炒白术 10g、广木香 10g、青皮 10g、白豆蔻 6g^(后下)、麦芽 15g、厚朴 10g、沉香 5g、桃仁 9g、熟地 20g、红花 9g、当归 9g、白芍 15g。

4. 气虚阳微型 症见滴水不进，面色苍白或萎黄，有形寒气短、胸背疼痛、声音嘶哑等症状，形体枯瘦，头晕心悸，呕吐白色黏液，舌质淡，苔薄白，脉细无力，治以健脾益气，化痰祛瘀，用八珍汤加减：人参 10g、白术 10g、茯苓 10g、当归 9g、川芎 9g、白芍 10g、熟地 20g、黄芪 30g、生地 15g、玄参 15g、丹参 15g、生牡蛎 15g、夏枯草 9g、海藻 9g、昆布 9g、炙甘草 6g。

通过基本方辨证治疗：

以益气养阴、化痰解毒为基本治法。采用食管癌基本方，根据转移部位及患者具体症状加减。基本方：熟地黄 30g、砂仁 10g、薤白 10g、莪术 10g、党参 15g、茯苓 15g、麦冬 15g、干姜 10g、黄药子 30g、蜈蚣 3 条、鸡内金 30g、山药 30g、姜半夏 10g、瓜蒌皮 18g、百合 30g、壁虎 30g、当归 20g、黄芪 30g。

1. 按转移部位加减 食管癌出现淋巴结转移者为痰湿流注，治当加强化痰祛湿的作用，可加海藻 30g、海浮石 50g、地龙 15g、烧干蟾 5g；肝转移者可加当归 30g、白芍 30g、山萸肉 30g，加强补肝血的作用；肺转移者重用黄芪 50g 至 120g、知母 20g、白石英 20g、升麻 3g、煅海浮石 30g，加强补肺之气阴、化痰散结的作用，若多个脏腑转移，提示元气大虚，应当大补元气。

2. 根据症状加减 有肿块者加斑蝥 4 只、烧干蟾 5g，软坚散结；胸痛者加乳香 10g、没药 10g、姜黄 10g，活血止痛；胸闷者加檀香 10g、丹参 10g，理气活血；呕吐加生赭石 30g、柿蒂 15g，降逆止吐；痰多者加青礞石 30g、黄芩 10g，涤痰下气；便秘者加酒大黄 10g、焦槟榔 30g，理气通腑；食欲差者加焦山楂 30g、焦神曲 30g、藿香 15g、苏梗 15g，开胃解郁；偏寒者去茯苓、瓜蒌，加白附片 10g、细辛 3g、川椒 10g、吴茱萸 5g、茯苓 10g、泽泻 10g，温阳化饮。

二、中成药

辨证使用中成药，可起到协同抗肿瘤作用，缓解症状，减轻术后并发症及放化疗不良反应，提高生活质量。

1. "祛邪"药 有复方斑蝥胶囊、回生口服液、消癌平注射液、鸦胆子油乳口服液、平消胶囊、复方苦参注射液、艾迪注射液、康莱特注射液。

2. "扶正"药 有贞芪扶正颗粒、养正消积胶囊、参芪扶正注射液、参附注射液等。

三、药膳调理

饮食的基本原则：以软食为主，忌寒凉、鱼腥发物，忌过热、辛辣饮食。食管癌患者术后常出现脏腑虚损、气血不足症状，可选择甲鱼、枸杞、大枣、桂圆、莲子等。放疗后多见伤阴耗津症状，选择雪梨、罗汉果、菠萝、猕猴桃、甘蔗。化疗期间常见恶心呕吐，食欲缺乏等胃肠道反应，选择如山药、扁豆、薏苡仁、芡实、赤小豆等。骨髓抑制选择桂圆肉、莲子、枸杞。

食疗方举例：

1. 阿胶汤　功效：补血止血、滋阴润肺。适用于食管癌贫血以及全身虚弱患者。原料：阿胶 6g，党参 15g，瘦猪肉 100g。制法：将猪肉洗净切块，加水适量，慢火炖至肉熟烂，加入阿胶烊化，低盐调味。食肉喝汤，1 日 1 剂，连服 10 剂。

2. 噎膈饼　功效：滋肾健脾，化痰润燥。适用于阴亏燥结之食管癌，表现为吞咽困难、食后呕吐、日渐消瘦、大便干结。原料：白果仁、核桃仁、蜂蜜、小茴香、黑芝麻、白糖等。制法：制为蜜饼，口中噙化。随时取用。

3. 萝卜蜜汁　功效：祛痰。适用于食管癌吞咽不畅、呕吐痰涎者。原料：萝卜汁 100~150g，蜂蜜 50g。制法：和匀，兑入温开水或米汤一杯，频服。

四、辅助治疗

（一）针灸治疗

与中药饮片联合：吴茱萸 3g、炙甘草 4g、黄连 4g、大黄 6g、木香 6g、党参 9g、陈皮 12g、白芍 12g、茯苓 12g、半夏 12g、白术 20g、瓦楞子 20g、蒲公英 20g，200ml 水煎口服，2 次 / 日。配合针灸取穴：梁门、足三里、中脘、内庭、内关和三阴交。常规消毒后用 0.35mm × 40mm 毫针针刺，得气之后通电针，刺激强度为中等，并以患者具体耐受度适当调节，留针 30 分钟，1 次 / 日，3 周为一个疗程。可改善食管癌进食困难，腹胀腹痛，恶心呕吐症状。

艾灸配合耳豆压穴法：使用王不留行籽贴压贲门、胃、肝、胆等穴位，将其粘牢压紧，并轻轻揉按 1~2 分钟。每日按压 3~5 次，隔 1~2 天更换一次，两耳交替贴用。并予以按压，直至耳郭发热潮红。艾灸：将已备好的鲜姜片（厚度 1.5~2.0mm）在表面扎数个小孔放置于穴位上。将准备好的艾炷依次放置于姜片上。常用取穴：神阙、中脘、双侧足三里。可起到调和气血、疏通经脉，从而减轻食管癌恶心呕吐症状。

（二）推拿

推拿治疗食管癌具有一定效果。推拿食管走行部位体表穴位，如颊车、廉泉、人迎、天突等穴位，上肢穴位如双侧合谷、内关、列缺等穴位，下肢穴位如太冲、足三里、阴陵泉、太溪、三阴交等穴位，以及两胁、中脘、神阙、关元、背俞穴等，可缓解患者吞咽困难症状。

（三）刮痧

选择大椎穴、至阳穴、脊中穴，华佗夹脊穴、足太阳膀胱经，对食管癌进行刮痧治疗，可改善进食困难的症状。

五、食管癌常见症状的中医药治疗

（一）疼痛

1. 中成药　犀黄丸：具有清热解毒、活血化瘀、消肿散结的功效。华蟾素具有清热解毒、消肿止痛、提高患者机体免疫力、抑制肿瘤细胞增殖、促进肿瘤细胞凋亡等功能。六神丸：清热解毒、消肿止痛。用于食管癌各型出现的吞咽困难，胸骨后疼痛，食欲缺乏等症。

2. 外敷止痛　止痛膏药物组成：生附子、天南星、没药、乳香、穿山甲、皂角刺、冰片、山慈菇、守宫。研成末，用食醋调成黏糊状敷于疼痛部位，敷药面积超过疼痛面积的边缘部分 0.3~0.5cm，药末厚度以 2~4mm 为宜，外敷于肿块或疼痛部位相应的阿是穴位，用塑料布覆盖，胶布固定，24 小时换药 1 次。敷药后应注意观察皮肤有无瘙痒、红肿等过敏反应，出现过敏反应暂停敷药。可明显缓解癌痛及中重度疼痛。

3. 拔罐止痛　选大号玻璃罐 4~8 个，镊子夹取酒精棉球，用闪光法拔罐，以痛为腧取穴。胸痛取胸痛点相对应后背正中线上二或三指正中线处拔罐；背痛取痛点及痛点上二或三指正中线处为穴。每次拔 2~6 个罐，留罐时间 10~15 分钟。

（二）梗阻

含化法：参三七 10g、象贝 10g、郁金 10g、川黄 5g，上药研末，加蜂蜜适量制成如枣核大丸，置口中嚼化，每日 4~5 次，每次 1 丸，用以治疗食管癌吞咽困难。

饮片：防己 12g、半夏 12g、佩兰 12g、降香 24g、乌梅 15g、陈皮 9g、炮山甲 9g，水煎服，少量频饮。

针灸治疗：选穴：心俞（双）、膈俞（双）、胃俞（双），针刺入后行强刺激手法，可以缓解哽咽症状。

（三）食欲缺乏

食管癌患者食欲缺乏伴痰涎多。方药：生赭石 60g、生牡蛎 60g、煅海浮石 30g、党参 20g、旋复花 15g、鸡内金 15g、生麦芽各 15g、苏子 10g、竹茹 10g、水蛭 6g，每日 1 剂，水煎早晚温服。

食管癌患者食欲缺乏进食后即腹胀、大便干涩，口不渴。方药：黄连 6~9g、枇把叶 10g、半夏 9g、姜汁 9g、杏仁 9g、枳壳 10g，口服或保留灌肠。

术后胃排空障碍，食欲缺乏：加味大承气汤联合针灸治疗。药用：生大黄^{（后下）} 15g、芒硝 15g、厚朴 15g、枳实 20g、木香 12g、炒白术 15g、炙甘草 6g，每次 50ml，每日 2~3 次胃管注入，夹管 2 小时；同期针刺足三里、合谷、内关、中脘、脾俞、胃俞等穴位，每天 2 次，每次留针半小时。可以预防术后肠管内积气、积液引起的腹胀、肠粘连、伤口裂开、切口疝等并发症的发生，减少术后留置胃管的时间。

针灸治疗：背俞穴：脾、胃、肾、肝、胆及大肠俞刺血拔罐，有利于改善食欲缺乏。

（四）胃食管反流

饮片：半夏泻心汤加味为基础方可以缓解患者临床症状。半夏 12g、干姜 6g、黄连 8g、黄芩 10g、党参 15g、甘草 10g、大枣 10g、海螵蛸 20g、煅瓦楞 30g、白及 15g、代赭石 30g，反流重者在此方剂的基础上加炙旋覆花、姜竹茹；疼痛加重者加延胡索、丹参、三七粉；腹胀者加木香、厚朴；便秘者加大黄；嗳气者加郁金；烧心者加黄连、吴茱萸。水煎，早晚服。

针灸治疗：患者取仰卧位，局部常规消毒后，取 1.5 寸毫针针刺内关、太冲、公孙、中脘、足三里，得气后施平补平泻针法，10 分钟行针 1 次，留针 30 分钟。每日 1 次，治疗 6 天休息 1 天，疗程 4 周。

（五）顽固性呃逆

饮片：旋覆花 20g、代赭石 10g、党参 10g、炙甘草 10g、半夏 10g、生姜 10g、大枣 5 枚、神曲 10g、莱菔子 20g、丁香 6g、枳壳 10g、厚朴 10g、鸡内金 15g、砂仁 6g，每日 1 剂，水煎服。

针灸：取三阴交、太冲穴、足三里、内关穴、膻中穴，快速进针，进针后提插捻转得气，留针 20 分钟。

按摩：术者单手拇指与其余指分开，指以拇指指腹点按太渊穴（人体腕掌侧横纹桡侧，桡动脉搏动处），力度由轻及重，以患者出现酸胀感且耐受为度，平补平泻，每侧持续点按 5 分钟，左右交替。

刺络拔罐法：患者俯卧。双侧膈俞穴常规消毒后以三棱针点刺 3~5 次，施以火罐 5 分钟，每 3 日 1 次。

六、中医护理康复治疗方法

（一）气功治疗

气功可以调息、调气、调神，使人体经络通畅，脏腑功能恢复平衡，使气滞得舒，淤血化解，积聚消散，从而收到防治肿瘤的效果。

引气丹田除积强身法：面东正坐，用鼻深吸气，并用意念引气至丹田（指脐下 1.5 寸的）气海穴，然后缓慢均匀呼吸。共 12 次。

张腹荡涤脏腑法：去枕仰卧位。双眼轻闭，舌抵上腭，闭口暂停呼吸，同时尽量鼓起腹部，两腿用力，然后呼气，使腹部内收，两腿放松，握拳曲腕，拳心向后，自然呼吸，反复重复以上动作。通过调节呼吸，可以恢复气机的升降功能，增强脏腑正气，和畅气血。

（二）情志治疗

正常的情志活动能使机体适应周围环境和四时变化，免受邪气侵害；反之情志异常，精神内伤可使气机升降失调，气血运行紊乱，五脏功能失调，从而引发各种疾病。精神与情绪因素对疾病的治疗和预后有很大的关系。诱导、激励、强化食管癌患者积极的心理状态，保持开朗乐观的思想情绪，可以改善食管癌患者癌性疼痛症状和心理状态，提高患者睡眠质量，提高机体免疫力。

（三）中药泡洗

中药：生白术 40g、玄参 20g、决明子 40g。研制成粉末，置于专用的无纺布袋中，足浴时将中药袋放入盆中，用 90~100℃的热水将药袋浸泡 30 分钟水量约 3 000ml，待温度降为 40~50℃开始足浴。1 次 / 日，20~30min/ 次，足浴过程中配合足三里穴位按摩，可以促进胃肠功能恢复。

药物神经毒性导致的手足麻木：苏木 30g、桂枝 30g、伸筋草 30g、丹参 30g、独活 30g、羌活各 30g。每天 1 剂，水煎后取药汁 300ml 左右，加入 1 200ml 温水中每天浸泡，时长约 30 分钟左右，水温适度，早晚各一次。

手足综合征（阴虚内热型）：可选择黄柏、连翘、薄荷、川芎、白芷、白鲜皮等加水适量，煎煮为液，泡洗。

中医药治疗食管癌，采用辨证论治，根据患者不同分期，患者接受的不同治疗方式（手术、放疗、化疗、靶向、免疫等治疗），选择中医整体治疗和局部治疗相结合的方式治疗，可以改善机体状况，创造手术条件，减少术后复发转移，促进康复，降低放化疗不良反应，提高整体治疗效果，提高免疫，改善患者生活质量，延长生存。

（姚俊涛 舒 鹏 杨宇飞 薛 冬 张海波 王 维 刘 瑜）

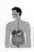

参 考 文 献

1. 郝学羽.王晞星教授治疗食管癌的证治规律研究[J].山西省中医药研究院,2016:1-72.
2. 林洪生.恶性肿瘤中医诊疗指南[M].北京:人民卫生出版社,2014.
3. 姜欣.黄金昶教授中医治疗食管癌经验总结[D].北京:北京中医药大学,2014.
4. 毛德西.中西医肿瘤诊疗大全[M].北京:中国中医药出版社,1996.
5. 张震东,张碎虎.自制阿胶汤治疗长期卧床伴营养不良性贫血患者的临床观察[J].中国民康医学,2016,28(15):48-49.
6. 邓磊,宁敏.中药加针灸辅助治疗老年食管癌、贲门癌术后胃瘫综合征疗效观察[J].现代中西医结合杂志,2017,26(18):1939-1941,1944.
7. 瞿学琴,李军梅,刘洋,等.艾灸配合耳豆压穴法对恶性肿瘤患者化疗所致恶心呕吐的疗效观察[J].甘肃医药,2017,36(4):284-285.
8. 魏刚.浅谈食管癌的按摩治验[J].按摩与导引,2006(7):17-18.
9. 杨帆,贾宁,孟静岩.犀黄丸治疗恶性肿瘤临床和实验研究近况[J].中国中医药信息杂志,2010,17(4):103-104.
10. 缪延栋,全无瑕.华蟾素胶囊治疗癌性疼痛患者的临床观察[J].中成药,2018,40(9):2107-2110.
11. 裴迎霞,郑琦,侯炜,等.六神丸抗肿瘤作用的研究进展[J].中医药导报,2018,24(8):40-42.
12. 张惠玲,杨玉杰,李社改,等.针刺联合中药外敷治疗晚期食管癌疼痛53例临床观察[J].河北中医,2015,(5):742-744.
13. 浦鲁言.拔火罐治疗食管癌胸背痛[J].辽宁中医杂志,1988,(7):40.
14. 龙柳伊,吴晨荻,徐云莹,等.中医外治法在肿瘤治疗中的应用[J].四川中医,2016,34(5):219-221.
15. 郗银田,陈兆修,赵文群.中医药解除食管贲门癌梗阻概况[J].河北中医,1996,6:32-33.
16. 孙家宏,吴梅.针刺治疗食管癌术后食管梗阻1则[J].中国民间法,2017,25(3):16.
17. 乔喜婷,代引海,邱春丽,等.加味大承气汤联合针刺治疗胃癌术后胃瘫综合征32例临床观察[J].中医药导报,2013,19(9):8-10.
18. 李云.中医治疗胃食管反流病疗效观察[J].湖北中医杂志,2018,40(9):32-34.
19. 刘谦,夏兴洲,许晓芳,等.针灸对食管运动障碍NERD患者临床症状及食管动力的影响研究[J].重庆医学,2013,42(17):1929-1931.
20. 牛子长,毛浩萍.旋覆代赭汤加减辨治顽固性呃逆经验[J].上海中医药杂志,2018,52(9):32-33.
21. 刘杰.针灸联合穴位注射治疗顽固性呃逆疗效观[J].实用中医药杂志,2016,32(7):698-699.
22. 王松猫,翁家俊,杨海燕,等.指针太渊穴治疗顽固性呃逆的临床观察[J].中医临床研究,2018,10(23):132-134.
23. 严萍.膈俞穴刺络拔罐治疗顽固性呃逆50例[J].中医外治杂志,2016,25(4):17.
24. 张雪琴,张琼,余闽,等.情志联合中医护理干预对浅表性食管癌患者焦虑、疼痛及睡眠质量的影响[J].护理实践与研究,2018,15(20):107-108.
25. 刘惊涛,邓强.中医外治法对食管癌术后患者胃肠功能恢复的效果观察[J].医学信息,2018,31(11):145-147.
26. 柯燕,莫敏敏,陈楚楚,等.经验外洗方治疗多发性骨髓瘤化疗后周围神经病变20例[J].陕西中医药大学学报,2016,39(1):56-58.
27. 胡凯文.肿瘤绿色治疗学[M].北京:北京科学技术出版社,2017.

第十三章

食管癌的随访指导

第一节　食管癌随访概述

一、随访概述

恶性肿瘤是严重危害人类健康和生命的常见疾病，具有局部复发和全身转移的生物学特性。因此，对任何肿瘤不能仅以患者治疗后的近期恢复即告结束，还应对患者进行长期随访（Follow-up，Surveillance）。

肿瘤随访是指肿瘤患者治疗结束后，通过特定的方式获取患者的人口学资料、肿瘤相关资料以及其他卫生学资料，以了解患者治疗的不良反应、病情变化及康复情况等，指导临床康复方案的制定与调整。规范的随访可以早期、及时发现肿瘤复发和 / 或转移，并给予积极治疗，延长患者的生存，提高肿瘤治疗疗效。

随着社会经济的不断发展，现代肿瘤随访不仅仅是为了了解患者的生存状态、疗效评价、康复指导等，还是对患者及家属进行心理辅导等社会人文关怀的重要组成，有利于改善医患关系，促进社会和谐发展。随访应有一定的制度，对于不同的肿瘤类型、肿瘤分期、治疗模式以及治疗后反应，随访方法、内容可以不尽相同，应当提倡个体化、精准化的肿瘤随访。

二、随访方式

传统的肿瘤随访主要方式有门诊随访、住院随访、登门走访和电话随访。定期门诊复查和住院治疗情况是重要的随访资料，可以准确和及时了解肿瘤是否复发转移以及并发症等情况，但常常受限于患者及家属的经济状况、治疗意愿和当地的风土人情等，并不适合应用于所有患者。

登门走访和电话随访是最主要的随访方式，能明显提高随访效率，获得的资料也较准确、可靠，能有效监测患者的健康状况，并给予患者情感支持和延续性健康知识教育，增进患者对康复知识及注意事项的掌握，减少康复中的疑问，减轻焦虑等心理负担，让患者能坚持正确的生活方式和饮食习惯，保持乐观的心态，提高生存质量。但登门走访和电话随访受客观因素影响较大，如被随访对象因不想再提起或因被随访者的表述不清以及受其周围环境等影响，有时想了解的情况并不能顺利获得，如确切的死亡日期、死亡原因等。

近年来，得益于网络基础设施的不断发展完善和智能终端的快速普及，网络随访，包括短信、电子邮件、网络社交和自媒体、随访 APP 软件等，可以实现信息共享，为肿瘤

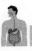

临床、科研提供真实、准确、完整的随访资料，将成为一种全新的、便利的、高效的随访手段，在肿瘤随访中发挥越来越突出的作用。

第二节 不同阶段食管癌患者的随访时间及建议

肿瘤随访最主要目的是及时发现复发或转移病灶，并给予及时治疗以提高患者的生存，因此，基于治疗后复发转移的模式是制定随访策略的主要方法。由于食管癌特殊的解剖位置和生物学行为、错综复杂的治疗模式，其复发转移模式及预后也是千差万别，迄今为止尚缺乏统一的食管癌随访规范和标准。提倡针对不同治疗模式、肿瘤分期以及个体治疗反应等，采取个体化、精准化的随访策略。在实现传统随访功能如疗效评价、康复指导的同时，优化医疗资源配置，促进食管癌的规范化治疗。

一、食管癌根治性手术后的随访

手术切除是食管癌的主要治疗手段。对于极早期食管癌（Tis，T1aN0M0），根治性食管手术切除后的 5 年总生存率（overall survival，OS）高达 100%，5 年无复发生存率（recurrence free survival，RFS）超过 95%。极早期食管癌手术后虽然仍然有 5% 左右的复发率，但均在腔内局部复发而罕见转移，必须依靠胃镜才能获得早期诊断，且有研究认为在出现伴有吞咽梗阻等症状时进行挽救性治疗并不影响其预后。因此，我们认为传统的例行随访并不适合极早期食管切除术后患者。除非进行临床研究，否则对于极早期食管切除术后患者的随访密度和内容，可以适当地宽松一些，可以在出现症状时进行随访。其随访的主要目的是评估生活质量和必要的心理健康指导。然而，对于 T1b 及以上的患者，5 年总生存率明显下降（OS 在 80% 左右），因此，虽然属于早期患者，但建议采取与局部进展期患者相同的随访策略。

另外，虽然 EMR/ESD 均可以用于 T1N0M0 食管癌患者，但由于 EMR/ESD 具有较高的复发率，因此，对于接受 EMR/ESD 治疗的 T1N0M0 食管癌患者随访，建议同 T1b 及以上的患者。

对于局部进展期食管癌，强调以手术为主的综合治疗，包括术前的新辅助放化疗、术后的辅助放/化疗，但总体疗效差，报道 5 年生存率徘徊在 30% 左右，其中局部复发和远处转移是主要的原因。研究认为，经过手术为主的综合治疗后，进展期食管癌 50% 以上的复发和/或转移发生在根治术后 1 年内，75% 以上发生在术后 2 年内，90% 以上发生在术后 3 年内，3 年以后每年发生复发或转移的概率仅为 2%~3%，复发后及时治疗可显著改善患者的生存。因此，根治术后的前 3 年是随访重要时间段，需要密切随访复查，以早期、及时发现复发转移病灶。

对于局部进展期食管癌，根治术后随访主要目的是早期发现复发或新的原发肿瘤，进行手术效果质量评估、营养评估，治疗术后并发症和增强患者信心。随访的建议：

1）术后 1 个月进行第一次随访，内容包括查体、血常规、生化、胸部 CT、上腹 CT 或 B 超检查，主要目的是了解手术及病理情况，建立随访基线数据，并决定是否进行辅助治疗。

2）术后 2~24 个月，每 3 个月随访一次，内容除了常规查体、血常规、生化等检查外，应该根据末次随访结果决定是否进行其他的辅助检查等；但最少每 6 月进行胸（腹）部 CT、上消化道造影、消化道内镜检查一次，必要时进行活检；对于诊断困难者有条件行 PET-CT 检查。

3）术后 25~36 个月，每 6 个月随访一次，随访内容同前。

4）术后 37~60 个月，每 12 个月随访一次；术后 60 个月以上，可以根据患者情况决定是否每年或以上随访一次。

二、食管癌根治性放化疗后的随访

虽然手术是主要的治疗手段，但由于肿瘤位置、分期以及患者的生理条件等原因，初诊只有 40% 患者可以接受根治性手术切除。对于不能手术患者，放化疗是主要的治疗手段。由于放疗的延迟效应，导致接受根治性放化疗患者治疗后的随访比手术切除患者复杂很多。

与根治性手术后以转移为主的失败模式不同的是，局部复发是同步放化疗的主要失败模式。因此，对于接受根治性同步放化疗食管癌患者的随访策略明显不同于手术切除患者。

有相关研究表明，大部分食管癌患者放化疗后在较短时间内即出现肿瘤的复发或转移，>70% 的患者发生在治疗后 1 年内，>90% 的患者发生在治疗后 2 年内。因此，食管癌患者同步放化疗后的前 2 年是随访的重要时间段，应密切随访以便早期、及时发现复发转移病灶，从而提高患者的局部控制率和生存率。但也有研究认为，与手术切除不同的是，根治性放化疗后患者的复发转移不仅与肿瘤分期有关，还与治疗后的近期疗效密切相关。我们的研究发现，放化疗后的肿瘤退缩模式与肿瘤的复发有密切相关，并根据肿瘤退缩模式提出随访策略。

我们建议：对于放疗结束时肿瘤退缩达到 CR（完全缓解）患者，随访策略与局部进展期根治术后类似。

1）第一次随访日期应在放疗结束后 1 个月进行，主要目的是放疗近期疗效评估，决定是否进行辅助治疗，随访内容包括查体、血常规、生化、胸部 CT、上腹 CT 或 B 超、上消化道造影、食管胃镜检查，必要时进行活检。

2）放疗结束后 2~24 个月的随访，建议每 4~6 个月随访一次；最少每 6 个月进行消化道内镜检查一次；对于诊断困难者有条件行 PET-CT 检查。

3）术后 25~36 个月，每 6 个月随访一次，随访内容同前。

4）术后 37~60 个月，每 12 个月随访一次；术后 60 个月以上，可以根据患者情况决定是否每年或以上随访一次。

对于放疗结束时肿瘤退缩没有达到 CR 的患者，除非有挽救性手术机会，否则其预后极差。对于这部分患者的随访，建议：①第一次随访日期应在放疗结束后 6~8 周（最迟不能迟于 3 个月）进行，内容包括查体、血常规、生化、CT 检查、上消化道造影、食管胃镜检查，主要目的是进行放疗近期疗效评估，决定是否可以进行挽救性手术。②鉴于目前辅助化疗的地位尚不明确，因此，对于无手术机会的患者，除非进入临床试验，密切的随

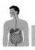

访并不能提高患者生存，随访的重点应该是吞咽功能、营养支持和心理安慰等人文关怀为主。

三、食管癌姑息性治疗后的随访

初诊远处器官转移的食管癌占所有食管癌患者的 10% 左右。虽然这部分患者的预后极差，但有研究认为，对于部分初诊远处器官转移的食管癌患者局部治疗手段（包括手术和放疗）可以获得生存上的获益。因此，我们建议对于这部分患者的随访策略可以根据其初始治疗手段（手术或放疗）采取相对应的随访策略。对于只接受单纯化疗的远处转移患者，中位生存时间明显差于综合治疗（7 个月 *vs.*15.5 个月），除非临床试验，随访的重点应该是吞咽功能、营养支持和心理安慰等。

第三节　食管癌患者随访的具体内容

一、人口学资料

包括患者姓名、性别、年龄、民族、出生年月日、身份证（ID）码、家庭（单位）住址以及配偶（联系人）姓名、住址、联系电话、网络账号等信息。

二、肿瘤相关资料

肿瘤的诊断及初次确诊时间，疾病治疗过程，目前状态以及历次随访资料；治疗及肿瘤相关症状的记录随访，目前心理状况、营养状况，躯体功能状况、社会职业状况等的康复情况，包括以下几个方面：

1. 询问病史关注食管癌患者临床表现，常见的有食欲下降、体重下降、声音嘶哑、胸痛、咳嗽、颈部肿块等。结合患者的症状和主诉，认真询问病史，便于早期发现。

2. 体格检查重点是颈部浅表淋巴结的触诊、腹部的触诊、胸部的听诊等。

3. 实验室检查血常规、大便常规＋隐血、肝肾功能及电解质、肿瘤标志物（CEA、SCCA）等。

4. 影像学检查常规食管 X 线造影、腹部 B 超检查、食管 CT 检查等；高危患者食管及上腹部增强 CT 每 1~3 个月检查一次，低危患者每半年一次；怀疑骨转移时，建议行骨 ECT 检查，必要时行 MRI 检查；对于诊断困难时，应积极考虑行 PET/CT 检查。

5. 内镜对于食管癌根治术后及放化疗获取完全缓解的患者，建议每年进行一次内镜检查。对于行内镜下切除术的 Tis 或 Tla 患者，应在术后 1 年内每 3 个月进行一次内镜监测，1 年以后每年 1 次。

6. 靶点检测虽然我国食管癌患者所占的比例很低，诊断为转移性食管腺癌的患者，建议行 HER2 检测。在随访中，食管腺癌患者复发出现新的病灶，既往无法行原发灶 HER2 检测的患者，建议对转移灶行 HER2 等检测。随着食管癌治疗靶点的确立，以后越来越多的食管癌患者需要对新病灶进行靶点检测。

7. 营养状况评估和监测在食管癌的随访过程中，需要高度重视食管癌的患者营养状态评估和监测，包括体重、体质指数、皮下脂肪、血清学检查（血清白蛋白、前白蛋白、视黄醇结合蛋白）等检查。

8. 生活质量食管癌患者的生活质量常在随访中得不到足够的重视，甚至被忽略，应加强心理指导、生活方式指导和康复知识教育。

三、其他疾病资料

包括既往生活饮食习惯、疾病史及其目前治疗控制情况，以及呼吸、心血管、消化、泌尿系、内分泌、血液、免疫等其他系统新发疾病，平时合并用药情况，尤其是与肿瘤或者其治疗密切相关的疾病以及用药情况。

四、卫生经济学资料

包括患者肿瘤治疗费用（分类别记录）、医疗保险类型、住院天数或者门诊复诊 / 随访次数，随访周期，用药情况等。

五、最终结局资料

包括无效、部分缓解、缓解及治愈等，或者基本自理、参加轻微劳动、正常劳动等；对于生命结局，可以包括健康生存、复发或进展、死亡等项目。

（陈明秋　陈俊强　王奇峰　林　宇　李惜清　刘小红）

参 考 文 献

1. DICKINSON R，HALL S，SINCLAIR J E，et al.Using technology to deliver cancer follow-up：a systematic review［J］.BMC cancer，2014，14（1）：311.

2. CHARLTON B M，RICH-EDWARDS J W，COLDITZ G A，et al.Oral contraceptive use and mortality after 36 years of follow-up in the Nurses' Health Study：prospective cohort study［J］.BMJ（Clinical research ed），2014，349：g6356.

3. 陈海珍，陈建国，张兰凤，等 . 肿瘤随访现状与进展［J］. 中华疾病控制杂志，2015，19（5）：517-523.

4. NCCN.NCCN Clinical Practice Guidelines in Oncology：Esophageal and Esophagogastric Junction Cancers（2018.V2）［S］.2018.

5. KUWANO H，NISHIMURA Y，OYAMA T，et al.Guidelines for Diagnosis and Treatment of Carcinoma of the Esophagus April 2012 edited by the Japan Esophageal Society［J］.Esophagus，2015，12：1-30.

6. LORDICK F，MARIETTE C，HAUSTERMANS K，et al.Oesophageal cancer：ESMO Clinical Practice Guidelines for diagnosis，treatment and follow-up［J］.Ann Oncol，2016，27（suppl_5）：v50-v57.

7. YANG A J，CHOI S H，BYUN H K，et al.Management of Clinical T1N0M0 Esophageal Cancer［J］.Gut and liver，2018.

8. 平育敏 . 食管癌和贲门癌外科治疗经验和远期结果（1952—2005）［R］. 中日肿瘤介入治疗学术会议，2008.

9. MARTETTE C，BALON J M，PIESSEN G，et al.Pattern of recurrence following complete resection of esophageal carcinoma and factors predictive of recurrent disease［J］.Cancer，2003，97（7）：1616-1623.

10. FANG H Y，CHAO Y K，CHANG H K，et al.Survival outcomes of consolidation chemoradiotherapy in esophageal cancer patients who achieve clinical complete response but refuse surgery after neoadjuvant chemoradiotherapy［J］.Dis Esophagus，2017，30（2）：1-8.

11. CHEN M Q，XU B H，ZHANG Y Y.Analysis of prognostic factors for esophageal squamous cell carcinoma with distant organ metastasis at initial diagnosis［J］.J Chin Med Assoc，2014，77（11）：562-566.

第十四章

食管癌的预防

食管癌是我国常见的高发肿瘤。近年来，随着社会发展和生活水平的普遍提高，全国食管癌死亡率有所下降，但年龄标化发病率和死亡率仍远高于全球水平，尤其是在卫生资源欠缺的农村高发区，食管癌仍是当地居民的主要疾病负担。我国食管癌流行的特点是男性高于女性，农村高于城市，高发区主要集中在太行山脉附近区域（河南，河北，山西，山东泰安、济宁、菏泽，安徽，江苏苏北地区）。其他高发区域与中原移民有关，包括四川南充、盐亭，广东汕头，福建福州等地区。对高危人群和高发地区人群的筛查、早期发现和早期治疗，阻断早期食管癌发展成为中晚期食管癌，是提高食管癌生存效果和保证患者生活质量的根本出路，也是减轻我国政府和民众医疗负担的长期有效措施。本章结合目前的研究结果谈一下食管癌的三级预防，以及近些年大家关注比较多的食管癌的药物预防及运动预防。

第一节　一　级　预　防

一级预防也称为病因预防，是减少或消除各种致癌因素对人体产生的致癌作用，降低发病率。总体来说，大量的流行病学和实验室资料证实，不良的生活方式和饮食习惯、某些化学物质（如亚硝胺）的摄取、营养物质的缺乏（如维生素 A 和某些微量元素缺乏）、感染因素、遗传因素等均与食管癌的发生密切相关，由上述多种因素的相互作用形成了食管癌病因的多样性和复杂性。结合食管癌形成的病因，了解其研究进展，从而更好地开展食管癌的一级预防。

一、不良生活方式

（一）饮食习惯

不健康的饮食习惯是诱发食管癌的因素。流行病学调查发现，高发区居民有进食过热、过快、过粗、过硬、咀嚼槟榔、烟丝等习惯，这些不良习惯对食管粘膜有慢性理化刺激，可引起食管上皮增生、突变，最后导致癌变。特别是进食过热的食物，被认为是食管癌的发病诱因。

1. 热茶、烫食　过热的食物直接对食管粘膜造成损伤需要修复，长期吃过热食物，粘膜损伤反复修复容易诱发基因突变，进而增大癌变的可能性。我国南方食管癌高发区有长期饮用热烫的"功夫茶"的习惯，而太行山地区常有喝热粥的习惯，新疆居民喜欢食用高温的食物和饮料，该地区也是我国食管癌的高危地区之一。2011 年 9 月，英国著名杂志《英国医学》刊登了一篇饮热茶与患食道鳞状细胞癌的关系，研究结果显示：饮用70℃茶或温度更高的茶的人群患食管癌的风险比正常人高出了8倍；饮用65~69℃茶的人群，患食管癌的风险是饮用温度低于65℃者的2倍。伊朗的戈勒斯坦地区从2004年开始启动50 000的大型研究，旨在探明热茶和食管癌的发病关系，随访10年结果显示喜欢喝超过60℃热茶的人群，食管癌风险增加41%。鉴于许多研究结果，2016年6月国际癌症研究机构将高于65℃的饮品列为（ⅡA类）致癌物。

2. 辛辣刺激、油炸食物 进食辛辣刺激粗糙的食物增强食管不良刺激及慢性损伤的机会，增加细胞变性的可能性。经常食用油炸食品是食管癌发病的高风险因素。油炸食品在加工过程中绝大部分维生素E被破坏，食品中的维生素B几乎全部损失。油脂反复加热使用还易产生一种有毒物质丙烯醛，动物实验已发现该物质会增加多种癌症发病的风险。

3. 新鲜水果的摄入 食管癌高发区居民新鲜水果摄入量少。国内的中科院团队自1985年3月选取林县年龄为40~69岁受试者79例，随访30年，利用Cox等比例风险模型，估计基线新鲜水果摄入对食管癌死亡风险的长期影响，结果发现与不食用新鲜水果的人群相比，每周摄入新鲜水果1次以上，食管癌的长期死亡风险降低7%，这种现象在男性（11%）和吸烟人群（13%）中尤为明显。新鲜水果的摄入可能降低食管癌的长期死亡风险，究其具体原因可能为：

（1）新鲜水果的摄入可能增加受试者体内微量元素和抗氧化剂的含量，可增加受试者体内黄酮类化合物的含量；

（2）新鲜水果的摄入可能增加受试者膳食纤维的摄入量。微量元素和抗氧化剂通过清除受试者体内的氧自由基降低DNA受损伤的概率，进而降低食管癌的长期发生、死亡风险。膳食纤维可抑制食管上皮细胞的癌变，继而降低食管癌的长期发病、死亡风险。

因此，我们提议居民应增加新鲜水果的摄入量以降低食管癌的发病风险。

（二）吸烟与饮酒

目前普遍认为，吸烟与饮酒是食管鳞癌的主要危险因素。许多流行病学研究已证实吸烟和食管鳞癌发病的关系，大的组群研究表明吸烟者食管鳞癌的患病率较不吸烟者高5倍，而严重吸烟者高出将近10倍。在一项荟萃分析中酒精消费（总OR：2.7）、吸烟（总OR：2.6）增加了ESCC（食管鳞癌）在剂量依赖关系中的风险，吸烟和饮酒存在明显的交互作用。日本的一项研究表明，酒精可能会增加食管鳞癌的风险，尤其是在重度吸烟者中，增加对酒精的反应（OR：3.41）。在口服乙醇之后，吸烟者体内的乙醛含量比不吸烟的人高7倍。同时暴露于酒精和吸烟会导致食管鳞癌达到更高的风险。更多的学者认为控制吸烟、适量饮酒可显著降低我国食管癌疾病负担。

（三）口腔卫生

食管癌高发区居民绝大多数口腔卫生不好，不刷牙或不认真刷牙，造成龋齿或缺齿，口腔内细菌滋生，随吞咽的唾液与食物污染食管，累及食管受损。相比口腔卫生良好的人群，口腔卫生不良的人群口腔内亚硝胺类物质含量增加8倍。山东大学的陈慧研究了泰安地区食管鳞癌新发病例有616例，年龄组性别匹配的对照770例。总的研究结果显示，牙齿脱落会增大食管鳞癌的发病风险；与没有牙齿脱落的人相比，牙齿脱落数多于6颗的人食管鳞癌发生风险增大；每日刷牙一次或少于一次的人食管鳞癌发病风险是每天刷牙两次或两次以上者的1.95倍。Meta分析结果显示牙齿脱落与食管癌发病的关系，合并效应值结果显示牙齿脱落是食管癌发生的可能危险因素，与牙齿脱落数目少的人相比牙齿脱落数较多的人患食管癌的风险大；刷牙是食管癌发生的可能保护因素，与不刷牙及刷牙频率低的人相比刷牙频率高的人食管癌发病风险低。

二、亚硝酸胺病因

亚硝胺类化合物是一种很强的化学致癌物，可诱发多种动物不同器官的肿瘤，其前体物硝酸盐氮、亚硝酸盐氮和二级胺分布于人类生活环境中。陆士新等人用林县膳食中的甲基苄基亚硝胺诱发了人胎儿食管上皮癌。徐致祥等人用亚硝化农肥水诱发出鸡咽食管癌、鸡胃腺癌以及大鼠、小鼠前胃鳞癌及癌前病变。

调查发现，我国食管癌高发区的粮食和饮水中，硝酸盐、亚硝酸盐和二级胺含量显著增高，且与当地食管癌和食管上皮重度增生的患病率呈正相关。林州市居民饮用水水质较差，并且井水中也含有的大量硝酸盐、亚硝酸盐和胺类化合物，明显高于低发区，这些化合物的含量与人食管癌和增生性病变的患病率呈正相关，林县居民唾液、胃液中检出硝酸盐和亚硝酸盐，其含量与当地居民食管癌及食管上皮增生的患病率呈正相关，提示内源性亚硝胺的重要致癌作用。通过口服维生素 C 的人群对照试验研究，证明维生素 C 可阻断亚硝胺的胃内合成。

近年来，内源性亚硝胺与食管癌的关系日益受到重视。内源性亚硝胺与健康的生活方式有关，减少摄入内源性亚硝胺的食物、减少口腔消化道的致病菌等措施有助于减少内源性亚硝胺的合成。干预内源性亚硝胺合成、代谢药物的研发，可为食管癌的病因探索开辟广阔的前景。总之，内源性亚硝胺在人体内形成复杂，作用缓慢而持久，对其体内合成、代谢活化过程抑制的进一步研究，对食管癌的一级预防具有重要意义。

三、感染因素

我国食管癌高发区居民粮食中含有较高的致癌性霉菌毒素。霉菌具有还原硝酸盐为亚硝酸盐，促进亚硝胺形成的作用。很多种类的霉菌都可以使食物中的亚硝酸盐和二级胺的含量增高，为形成亚硝胺提供了前提。在食管癌高发区和低发区的对比研究中发现，食管癌高发区粮食霉菌污染率明显高于低发区。有研究用食管癌高发区粮食中分离出的互隔交链孢霉发霉食物诱发了大鼠前胃乳头状癌；用发霉玉米饼长期饲喂大鼠诱发出了食管癌。

人乳头瘤病毒（human papilloma virus，HPV）是一种易于侵犯黏膜的肿瘤病毒。一些研究证实，HPV 感染是某些高发区食管癌的重要致病因素，且食管鳞癌主要与 HPV16 型感染有关，食管腺癌主要是 HPV18 型感染。Hardefeldt 等 Meta 分析也发现，以我国为代表的发展中国家 HPV 感染率较高，而 HPV 感染者罹患 ESCC 的风险比正常人高出 3 倍。国内外以原位杂交法和 PCR 法为主检测 HPV 感染，大多数高发区的 HPV 检出率明显高于低发区，如高发区中国林州市、安阳市、南非、墨西哥的 HPV 检出率分别为 49%、100%、46% 和 88%，而低发区美国、日本、中国北京的检出率仅为 2.1%、6.7% 和 0%。HPV 可通过口腔传播至上消化道，分层分析结果显示 HPV 在胸部食管各个分段的感染率不尽相同。

四、微量元素缺乏

高发区大量研究证明，多种维生素和微量元素的缺乏与食管癌的发生发展有一定的关系。食管癌高发区土壤中的钼、锌，饮水中的钼、铜、钴、锌、锰和铁，居民的血清、尿液和头发中营养素以及微量元素的含量均低于低发区。进一步的营养干预试验表明，补充多种营养素可以在一定程度上降低食管、贲门、胃等癌症的发病危险性，因此微量元素与食管癌的关系值得注意。

核黄素是一种水溶性维生素，又称维生素 B_2，是黄酶类辅基的重要组成部分。在生物氧化还原中，黄酶起传递氢离子的重要作用，通常动物性食品、绿叶蔬菜及豆类含量较多。核黄素缺乏可导致上消化道上皮组成和皮肤炎症、萎缩、角化过度，甚至溃疡等病变，在此基础上，易为芳香烃和亚硝胺类致癌物诱发各种癌症。

食管癌高发区人群核黄素缺乏明显，核黄素缺乏的人群食管癌前病变发生率明显升高。将核黄素加到食盐中（俗称黄盐），可作为膳食核黄素补充的重要方法。在食管癌高发区河南的林州、河北的磁县和四川的盐亭地区进行数十年干预研究发现，长期膳食补充核黄素能够降低食管癌前病变和癌的发生率，这一现象也见于其他国家食管癌高发区。

维生素 C 对食管上皮细胞增生有一定的逆转作用，其营养状况对肿瘤的发生、发展有一定的影响。维生素 C 可清除和降低亚硝酸盐的含量，维生素 C 的缺乏会影响到细胞基质的完整性，使肿瘤生长失去限制或者影响肿瘤包膜的形成，导致肿瘤生长扩散，并且机体中维生素 C 营养水平的低下还会导致机体的免疫保护和免疫监视能力下降。

维生素 A 类化合物是典型的分化剂，进入细胞核后，与特异性受体结合，调节靶基因表达，进而诱导肿瘤细胞程序性死亡，其对癌前病变如口腔黏膜白斑、外阴白斑、宫颈不典型增生等有逆转及化学预防作用。我国早在 1983 年开始用维生素 A 类化合物维胺酯，对食管癌前病变进行化学预防治疗，证实维胺酯可以使食管癌癌变率明显下降，这也是国内首次大规模样本食管癌化学预防取得成功，确立该类药物在食管癌化学预防中的地位。体外实验研究发现，培养基正常细胞加入致癌剂后，细胞出现鳞状上皮化生、发育不良等癌前病变，而加入维生素 A 类化合物后，可防止癌前病变并使其发生逆转。

硒是人体必需的微量元素，具有广泛的生物学作用，在超营养水平时，其可降低致癌因子的致癌活性、选择性抑制癌细胞生长、有效保护机体 DNA 大分子的结构和功能等。我国林州地区开展的营养干预试验结果显示，在营养缺乏的人群中补充若干年硒、维生素 E、β- 胡萝卜素，可在干预结束后 15 年内有效降低上消化道肿瘤的死亡率。中科院乔友林教授团队进一步研究，基线补充硒、维生素 E、β- 胡萝卜素，干预结束后 27 年内观察人群癌症死亡率的远期滞后效应，结果显示营养干预前 55 岁以下年龄组，停止硒、维生素 E、β- 胡萝卜素干预 10 年后，仍可看到总死亡率、癌症死亡率及食管癌死亡率的降低，随后该保护作用减弱甚至消失，但对胃癌死亡率的降低作用可持续至第 27 年。营养缺乏人群中补充硒、维生素 E、β- 胡萝卜素，对降低上消化道肿瘤的死亡率可能有长期持续效应。

五、遗传病因

食管癌发病的家族聚集性，在许多高、低发区均有表现。在 ESCC 患者中，有与没有家族病史的患者之间，基因表达分析表明，超过 152 个基因的表达差异显著。沈靖等对淮安食管癌高危人群进行了遗传因素的病因评价，结果发现，食管癌一级亲属的遗传度明显高于二、三级血缘亲属，同时一、二级亲属的食管癌发病或死亡水平均高于当地一般人群，提示遗传因素在食管癌发病中的确起到不可忽视的作用。

目前，欧洲和日本地区的 ESCC 全基因组关联分析（gene-wide association analysis，GWAS）结果提示，ADH 基因和 / 或 ALDH2 与 ESCC 风险呈正相关。此外，Wu 等研究也强调了基因对于 ESCC 的直接作用，其交叉结果提示同时有 ADHIB 和 ALDH2 等位基因的中国饮酒者发 ESCC 的风险高于正常人 4 倍。

六、其他

体质指数流行病学调查发现，西方国家体质指数（body mass index，BMI）与食管癌相关，肥胖是食管腺癌的危险因素，BMI>25 的人群中食管腺癌的发病风险升高。然而在我国一项基于人群的前瞻性研究中，对 40~79 岁 2.2 万正常人群随访 10 年后，1 082 例死于食管癌。统计结果表明 BMI 大于等于 18.5 时，BMI 与食管癌死亡率呈负相关，每增加 5kg/m^2，食管癌死亡率下降 25%，低体质指数是患食管鳞癌的一个危险因素，可能与营养和微量元素摄入不足有关。保持正常体重、合理膳食、参加适当的体力活动，发生食管癌的危险性可能降低。因此，应该倡导正确的膳食习惯，如均衡营养、适量摄取蛋白质、减少高热能食物的摄入，采取有益健康的生活方式，如参加更多的体力活动或体育锻炼，维持正常的 BMI 和腰臀比，可以有效预防食管癌的发生。

综上所述，食管癌发病与多种内外因素相关，但有些因素尚无明确定论，仍需进一步研究和探讨。我国是以食管鳞状细胞癌为主的食管癌发病大国，对食管癌病因及危险因素的研究仍需继续加强。明确我国人群尤其是食管癌高发地区人群的食管癌相关危险因素，可以有效提高预防、筛查水平，为我国食管癌的防治提供理论指导。

第二节　二级预防

二级预防即发病学预防，也称为三早预防，即早发现、早诊断、早治疗。主要内容包括设法消除食管癌发生的条件或在癌变过程中某一阶段设法阻断其发展。为了有效降低发病率和死亡率，其核心和关键是对高发区高危人群进行食管癌筛查，可以早期发现食管癌或癌前病变，起到早诊早治和预防的作用。

二级预防从高危人群入手，是对食管癌的癌前病变进行阻断性治疗。根据我国国情和食管癌危险因素及流行病学，对于 40 岁以上，建议符合以下条件之一的作为筛查对象：①来自食管癌高发区；②有上消化道症状；③有食管癌家族史；④患有食管癌前疾病或癌前病变者；⑤有食管癌的其他高危因素（吸烟、重度饮酒、头颈部或呼吸道鳞癌等）。

一、癌前病变及早期癌的筛查

食管癌的发生、发展是一个缓慢的、多阶段、双向转化的过程，历经不同程度的不典型增生，从而使筛查癌前病变以降低发病率成为可能。由于 90% 以上的早期患者均无症状，就诊病例几乎全是中晚期患者，而早期的原位癌及黏膜内癌的 5 年生存率 >95%，中晚期仅为 25%，因此只有进行早诊早治才能真正降低死亡率。采用河北磁县内镜筛查研究队列中 6 825 名居住在该地区年龄为 40~69 岁的目标人群食管癌发病率和死亡率，冯昊等评价了各筛查起始年龄组食管癌发病风险和死亡风险，结果提示食管癌内镜筛查与早诊早

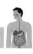

治确能降低食管癌的死亡率与发病率。筛查起始年龄 40 岁组与 50 岁组相比，所获得的额外效果相对较小。综合考虑中国农村食管癌高发地区的实际条件，推荐 50 岁作为筛查起始年龄，对 50 岁及以上的高危人群进行一次内镜筛查，可获得尽可能好的筛查效果。

自 20 世纪 70 年代起，我国食管癌高发现场采用内镜下碘染色辅以指示性活检开展食管癌及其癌前病变的筛查。乔友林团队在 2015 年报道了内镜筛查技术为核心的食管癌筛查及早诊早治的实际干预效果，研究对象为 40~69 岁的高发区居民。选取食管癌发病率较高的乡作为研究人群，干预组中的研究对象接受基线调查及内镜筛查并对发现的癌前病变进行内镜治疗。对照组研究对象，从地理位置上与干预组未毗邻的村中选取，对照组的 1/10 研究对象进行了问卷调查。食管癌的累积死亡率和累积发病率为研究的主要结局，纳入干预组的 6 827 名，对照组 6 200 名，经过 10 年的随访，结果认为以内镜筛查技术为核心的食管癌筛查及早诊早治能降低食管癌的死亡率和发病率。本研究为我国食管癌高发地区防治工作提供了科学依据和实践经验。

在筛查的初期阶段，应用最多的普通白光内镜，因其对可疑病灶内镜下表现不典型，可能会被漏诊，病灶范围亦不清晰，因而检中结合色素或电子染色的方法进行观察有助于提高病变检出率。多点活检是提高早癌检出率的关键。色素内镜是将各种染料散布或喷洒在食管黏膜表面后，使病灶与正常黏膜在颜色上形成鲜明对比，更清晰的显示病灶范围，并指导指示性活检，以提高早期食管癌诊出率。电子染色内镜通过特殊的光学处理实现对食管黏膜的电子染色，比白光内镜更能清楚显示黏膜表面结构、微血管的形态及病变范围，又可弥补色素内镜的染色剂不良反应及染色耗时长等不足。目前筛查优势明显的窄带成像技术（narrow band imaging，NBI）已广泛应用于临床，其对早期食管癌的诊断价值已得到公认。研究发现 NBI 在食管鳞癌筛查方面较普通白光内镜有明显优势，提高了食管癌的检出率。采用窄带成像（NBI）内镜检查和色镜检查与碘染色相结合，对 ESCC 的筛选具有重要意义。在日本和我国台湾，对头颈癌患者的研究中，敏感性和特异性分别为 88.9%~97.3% 和 88.9%~97.2% 的 NBI 内镜检查，用于检测同期和继发的 ESCC。利用 NBI 与放大相结合，可以对上皮乳头状毛细血管袢（IPCLs）的微血管系统进行描述，诊断准确性可进一步提高。当鳞状上皮细胞增生或发生癌变时，细胞内糖原的含量会降低，将成为碘浓染的区域。使用碘染色的体内窥镜检查食管肿瘤的敏感性和特异性范围分别从 80%~97.3% 和 52.2%~72%。当碘浓染区域在 2 分钟内变成粉红色的时候，这是一个特征，表明没有角化层，特异性可以增加到 94%。

激光共聚焦显微内镜（confocal laser endomicroscopy，CLE）将组织放大至 1 000 倍，从微观角度显示细胞及亚细胞结构，在无需活检的情况下即可从组织学层面区分病变与非病变区域，现"光学活检"的效果。CLE 可实时提供早期食管癌的组织学成像，精确度较高，省去了病理活检步骤，大大缩短诊断时间。利用对 CLE 三维重建图像对食管鳞状上皮表面成熟度进行评分，可有效区分鳞状上皮内瘤变和非肿瘤上皮，敏感性为 81%，特异性超过 90%。

综上所述，早期食管癌的内镜精查应以普通白光内镜检查为基础，全面细致地观察食管的各个部分，根据各医院的设备状况和内镜医师经验，综合使用染色内镜、放大内镜、共聚焦显微内镜等特殊技术可进一步突显早期食管癌的内镜下表现，并有助于了解病变范围、浸润深度及病理类型，指导治疗方案的选择。

二、癌前病变及早期癌的治疗

（一）内镜下切除治疗

早期食管癌常用的内镜切除技术，主要包括内镜下黏膜切除术（endoscopic mucosal resection，EMR）、内镜黏膜下剥离术（endoscopic submucosal dissection，ESD）等。

EMR 指内镜下将黏膜病灶整块或分块切除，是一种常用于胃肠道表浅肿瘤诊断和治疗的方法。EMR 也可用于切除结节性异常增生的短片段，以及病变位于食管表面的病患。它是通过在内镜的尖端安装一个盖装置，将需要的组织吸进盖，并在组织的基部放置一个圈套，然后通过这个圈套可以切除组织。帽子可以用来将橡皮筋环绕在所需要的组织的底部，这样就创建了一个类似息肉样突起，然后可以用勒除器进行切除。国外文献报道，EMR 可根除 57.9%~78.3% 的 T1a 期食管癌和癌前病变，整块切除率可达 46%~78.6%，5 年生存率可达 95%。国内报道，EMR 治疗早期食管癌及其癌前病变，整块切除率为 44.1%~84.5%，完全切除率为 44.8%~100%。

ESD 是日本在 20 世纪 90 年代末发展起来的一种技术，目的是为了使浅表病变的内部肿胀切除成为可能。该技术首先用烧灼标记病变的边缘，然后在病变周围形成一个环形的黏膜切口。然后通过内镜烧灼仔细地从黏膜下层解剖黏膜，切除黏膜。ESD 与 EMR 有相似的适应证，但提供了可以向更深层次切除的优势，从而产生更高的整体切除和病灶的治愈的可能性。日本开展 ESD 较多，治疗食管鳞癌可达到 93%~100% 的整块切除率，完全切除率达 88% 以上。而国内 ESD 整块切除率的为 80%~100%，完全切除率为 74%~100%，平均操作时间为 40~95 分钟。

关于 ESD 和 EMR 对胃肠道表面肿瘤的荟萃分析显示，无论病变大小，ESD 与 EMR 相比，总体阻滞和治愈的切除率（OR 分别为 13.87 和 3.53）都要高得多，而且局部复发率也会降低（OR，0.09）。然而，与 EMR 相比，ESD 有更长的手术时间，并且增加了并发症，最常见的是出血。研究表明，在 91% 到 98% 的病例中，在根除重度不典型增生（HGD）或 T1a EAC 上内镜切除是有效的。回顾性研究显示，T1a 疾病的内镜切除治疗和生存率可与手术后的结果相比较，但相对于手术相关的发病率和死亡率则显著降低。随后的内镜切除或消融残余部分 BE 可以显著降低次生 HGD 或 EAC 的风险。

T1b EAC 可导致高达 15% 至 25% 的淋巴结转移风险。一些研究表明，淋巴结转移的风险随着黏膜下浸润深度的不同而有显著差异，只有在黏膜下层的上三分之一（sm1），才有最小的淋巴结血管浸润风险。在此之外的浸润是预测淋巴结可能发生转移的，因此可能不适用于治疗内镜切除。然而，这仍然是一个争议点，因为后续对食管切除术患者的研究并没有显示黏膜下浸润深度与淋巴血管浸润的可能性之间的存在相关性。

（二）内镜下非切除治疗

射频消融术（radiofrequency ablation，RFA）是利用电磁波生物学中的热效应发挥治疗作用，使肿瘤组织脱水、干燥和凝固坏死，从而达到治疗目的。在多发、病变较长或累及食管全周的早期食管癌及其癌前病变的治疗中具有明显的优势，且其治疗的深度控制在 1 000μm 左右，降低了穿孔和术后狭窄的发生率。初步研究结果显示，RFA 可用于 Ⅱb 型病变，且治疗前活检证实为食管鳞状上皮细胞中度异型增生和 / 或重度异型增生及局限于 M2 层的中 - 高分化鳞癌，符合条件早期食管鳞癌及其癌前病变的 RFA 术后 12 个月完全

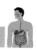

缓解率达 97%。但 RFA 对早期平坦食管鳞癌疗效的大样本量研究尚缺乏，长期疗效尚需进一步验证。环周型消融系统多应用于多发、延伸较长或环周病变的治疗。RFA 可能是早期和扁平的鳞癌的一种替代疗法。在 RFA 之后的 3 个月里，CR 是 86%，在治疗后的 1 年达到了 97%。

内镜下非切除治疗方法还包括光动力疗法（photodynamic therapy，PDT）、氩离子凝固术（argon plasma coagulation，APC）、激光疗法、热探头治疗和冷冻疗法等。这些技术既可单独使用，也可与内镜切除术联合应用。PDT 是利用特定激光，激发选择性聚集于肿瘤组织的光敏剂产生单态氧，通过物理、化学和免疫等复杂机制导致肿瘤坏死的疗法，可用于处理大面积早期多灶病变，应注意光敏反应、术后穿孔狭窄等不良事件。APC 是一种非接触性热凝固方法，可有效处理食管癌前病变，非切除治疗方法致肿瘤毁损，但不能获得组织标本进行精确的病理学评估，也无法明确肿瘤是否完整切除，治疗后需密切随访，长期疗效还有待进一步研究证实。

食管癌内镜筛查的初衷是在高发区高危年龄的人群中筛查出各级癌前病变、早期癌和中晚期癌，分门别类给予合适的干预处理和临床治疗，以期降低死亡率，甚而降低发病率。总之，食管癌的二级预防应该从高危人群入手，在组织病理基础上开展多阶段（中度、重度不典型增生等）、多方式（化学预防、内镜下黏膜切除等）、多学科协作（流行病学、腔镜治疗及病理学等）食管癌的综合防治。

第三节　三　级　预　防

三级预防又称临床预防或康复预防，是在治疗肿瘤时设法预防肿瘤复发和转移，防止并发症和后遗症。目前，肿瘤专科医院都形成了一套综合治疗的方案，针对不同的肿瘤疾病有着不同的治疗方法，如手术切除肿瘤、化疗、放疗、中医、免疫等治疗手段。依据不同的分期、患者的身体状态，选择个体化的综合治疗手段，最终达到延长患者生存期、提高生活质量的目的。依据期别的规范化治疗在相应章节已有详细的介绍，这里不再赘述。

第四节　药　物　预　防

药物预防是指应用天然或人工合成的化合物去阻断、逆转和预防肿瘤发生，也被称为肿瘤的化学预防，目前认为是预防肿瘤发生的一级预防措施。药物预防的目的是对发生癌症的环节进行分子水平的干预，最终达到防治癌肿的形成。食管癌的发展过程使得药物预防成为可能。食管鳞状上皮轻度和中度不典型增生是一个活跃、不稳定和来去无常的发展阶段。大部分病例经过长时间反复进退变化，最终演变成重度不典型增生。从整个发展过程分析，轻度和中度不典型增生可视为癌前状态，它们有自发和被干预逆转的共性，因而是采取阻断或预防措施的最佳阶段，如能在此时期给予药物或环境因素的干预，则可能促其逆向分化、恢复正常，达到预防的目的。研究证明，不少来源于食物的化合物及微量营养元素可阻断食管癌的发生发展环节，近年来也发现，某些中药也可作用于食管癌发生某些环节。

一、人工合成化合物

（一）非甾体类抗炎药（NSAIDs）

非甾体类抗炎药（NSAIDs）的作用机制为非选择性抑制 COX（同时抑制 COX-1 和 COX-2）活性或选择性抑制 COX-2 活性，前者包括阿司匹林、布洛芬等药物，后者包括塞来昔布、罗非昔布等药物，两者可抑制 COX-2 阳性表达的食管癌细胞的增殖效应，且诱导凋亡。COX-2（环氧合酶 -2 酶）是炎症的重要媒介，被认为是通过抑制细胞凋亡和刺激血管生成等多种途径来促进恶性细胞的生长，因此它被作为是许多癌症的重要潜在预防目标。

已有诸多流行病学调查资料表明，阿司匹林、吲哚美辛肠溶片（消炎痛）、布洛芬、塞来昔布等非甾体类抗炎药能降低食管癌的发病率和病死率。如 Li 报道证实了阿司匹林这种抑制食管癌细胞的增殖作用是与时间和剂量呈正相关的。在 EAC 中，COX-2 的表达是升高的，观察到其表达水平随着肿瘤进展到 EAC 也是增加的。因此，也有研究通过使用阿司匹林和非甾体抗炎药来抑制 COX-2，认为阿司匹林和 NSAID 在 ESCC 中可以作为化学预防，但 COX-2 在 ESCC 发病机制中的作用尚不清楚。关于阿司匹林和非甾体抗炎药在食管癌化学预防中的作用的数据是混杂的。观察研究和数据分析的结果表明，任何使用阿司匹林或非甾体抗炎药都可以预防 EAC 和 ESCC 的发生。另一方面，每天服用塞来昔比 *vs.* 安慰剂的随机对照试验显示，在 BE 和低或 HGD 患者中，肿瘤进展或癌症发病率没有减少。一项类似的随机、安慰剂对照试验评估了在中国高危人群中预防 ESCC 的每日 celecoxib 和 / 或 selenomethionine，发现两者都不能有效地减少肿瘤的进展。此外，与非甾体抗炎药和阿司匹林相关的显著潜在不良反应，包括胃肠出血，需要仔细权衡，以避免潜在的化学作用。在 BE 中尤其如此，在 NDBE 中 EAC 的低可能性可能使慢性非甾体抗炎药用于化学预防风险过高；而在 LGD 或 HGD 中，内镜下根除疗法为治疗异常增生提供了比化学预防更有效的解决方案。

（二）他汀类药物

他汀类药物具有竞争性抑制 3- 羟基 -3- 甲基戊二酰辅酶 A（HMG-CoA）还原酶的作用，这是胆固醇生物合成的限速步骤。然而，除了通过降低胆固醇在心血管疾病中的益处外，动物和体外研究还表明他汀类药物在诱导抗增殖、促凋亡和抗血管生成方面具有一定作用。Barrett's EAC 细胞系的 vitrostudy 显示，他汀类药物通过抑制细胞外信号调节激酶和蛋白激酶 B 通路的激活以及抑制 Rasfarnesylation 而抑制这些细胞的增殖并导致细胞凋亡。结合我国以 ESCC 为主，而现有的流行病学和实验室研究主要集中于观察他汀类药物对 EAC 的作用，有关 ESCC 的研究尚少。我国台湾的一项病例对照研究观察了 2000—2009 年 549 例新发食管癌患者与 2 196 例对照人群，结果发现他汀类药物能使食管癌风险降低 34%，阿托伐他汀使用超过 1 年者的风险可降低 86%（OR=0.14，95%CI：0.04~0.56），然而该研究并未能明确其中 ESCC 和 EAC 的比例。鉴于我国台湾地区食管癌以 ESCC 为主的特点，该研究可能提示他汀类药物同样有益于 ESCC 的化学预防。

基于人群的流行病学研究以及体外研究，均支持他汀类药物对包括食管癌在内的多种肿瘤的发生具有保护作用，为肿瘤的化学预防开辟了一条新思路。但其在不同类型肿瘤中的机制可能存在不同。大量证据支持他汀类药物可能通过影响 BE 癌变而发挥 EAC 的化学

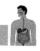

预防作用，但其对 ESCC 的作用尚缺乏深入探讨。同时，他汀类药物化学预防的持续时间和剂量尚未明确，对何种情况应用有益、何种类型的他汀类药物疗效更佳、与 NSAIDs 合用能否获益更大等，上述问题均有待进一步设计合理的研究来论证。

二、天然化合物

中药材是我国的医药宝库，而且大多数中药材都是药食同源，因此从药材中筛选化学预防药物不失为发现癌化学预防有效手段的重要途径。目前对中医药癌化学预防作用的机制探索认为，中医药的癌化学预防作用主要涉及干扰癌症始发机制、干扰促癌机制、抗氧化作用等三个方面。

（一）姜黄素

姜黄中的姜黄素（Curcumin）是一有效的抑制种基因突变剂，也是抗促癌剂。姜黄素可以与炎症信号通路招募的许多分子发生反应，从而抑制癌症启动和发展。肿瘤坏死因子 $-\alpha$（TNF-α）与肿瘤启动、发展和扩散密切相关。核转录因子 $-\kappa$B（NF-κB）活化会导致炎症基因（如 COX-2、5-LOX）、炎症细胞因子和 NOS 过表达，从而介导 TNF-α 的促炎症作用。姜黄素可以在转录水平和转录后水平上抑制 TNF-α 活化。姜黄素预处理可以抑制 TNF-α 诱导的单核细胞对血管内皮细胞的黏附。因此，在体外和体内研究中，姜黄素表现出显著的抗氧化、抗恶性细胞增殖、抗血管生成、抗糖尿病、抗血栓、抗动脉粥样硬化作用。从机制上来说，姜黄素能够阻碍许多与肿瘤增殖相关的细胞内转录因子和第二信使，诱导致癌细胞凋亡。国内徐克平检测姜黄素对人食管癌 A549 细胞增殖和凋亡发现：姜黄素凋亡率为（18.89 ± 0.58）%，明显高于对照组的（4.25 ± 0.19）%，证实姜黄素对食管癌肿瘤细胞的凋亡作用。

（二）多酚类

多元酚是一大类结构各异的化合物，多元酚鞣花酸抑制由含致癌物质饮食诱导的食管癌。已证实有多种水果中含有鞣花酸，黑莓、树莓、草莓、蔓越橘等含量最高。鞣花酸在动物食管癌和大肠癌模型中有一定的预防作用。这些化合物可以抑制前致癌物激活成终致癌物。许多实验表明鞣花酸类化合物具有抗肿瘤、抗突变的效应，在鼠和人组织体外和体内实验均证实其对结肠癌、食管癌、肺癌腺癌等多种肿瘤具有良好的抑制作用。鞣花酸类与前致癌物结合可形成无害物质，其可选择性阻断腺嘌呤 O 位点上的甲基化过程，进而抑 N- 甲基 N- 亚硝基脲与鲑鳟 DNA 的结合。

茶叶特别是绿茶中含丰富的茶多酚，茶多酚是一种强抗氧化剂，可抑制致突变物的突变性，抑制肿瘤细胞增殖及诱导肿瘤细胞凋亡，干预细胞周期等。虽然动物模型研究结果表明，绿茶提取物和绿茶多元酚确实在抗肿瘤形成中起到一定的保护作用，但是，流行病学研究发现绿茶的应用对食管癌和肺癌风险作用还不是很确定。绿茶在食管癌和肺癌方面有一定的益处，但我们仍需要对它进行大规模地研究。

（三）营养成分

流行病学资料表明，给食管癌高发区人群适量补充一些维生素及微量元素，可明显降低其发生率。维生素 A 类化合物具有调节上皮分化、诱导凋亡、抑制细胞增殖等多种生物功能。抗氧化剂能对抗和清除体内代谢产生的自由基和活性氧，从而达到癌化学预防效果，其包括类胡萝卜素、维生素 C 和 E 及微量元素等。叶酸可通过体内代谢反应参与 DNA 的甲基化而调节染色体 DNA 的表达。增加食物中叶酸的摄入量会减少吸烟者和饮酒者罹患食管鳞状细胞癌的风险。硒可有效干预并阻断多类肿瘤的发生发展。人群干预实验表明，该类化合物不仅可以预防肿瘤发生，并且具有肿瘤逆转活性，在食管癌的化学预防中占有重要地位。这一部分的内容在食管癌的一级预防中已经有详细的讲解，此处不再赘述。

食管癌是我国最常见的消化道肿瘤，其预后存活率较差。对食管癌癌前病变采取积极的化学预防治疗，对减低食管癌发生率和病死率有极其重要的意义。通过不断探索研究，食管癌的化学预防取得了明显进展，为食管癌的防治提供了希望。然而，目前大多数的化学预防物多为小样本临床研究或处于基础实验阶段，还缺乏大规模随机对照研究，要根本实现食管癌的防治目标尚有很大的距离。

第五节 运 动 预 防

众所周知，运动可以控制体重，降低血压、血糖、血脂等，能够显著降低死于心血管疾病、糖尿病等的风险。一项最新的研究显示，运动和减少酒精、烟草摄入作用相一致，能够显著降低死于癌症的风险。美国癌症协会（ACS）研究认为，对绝大多数不吸烟的美国人来说，癌症风险最重要的可变决定因素就是控制体重、饮食的选择和身体活动水平。

研究显示，在美国，据估计超重和肥胖导致所有癌症相关死亡率的 14%~20%。超重和肥胖显然与许多癌症增长的风险相关，包括绝经后女性的乳腺癌、结直肠癌、子宫内膜癌、肾癌、食管腺癌和胰腺癌，可能与胆囊的癌症风险增加相关；也可能与肝癌、非霍奇金淋巴瘤、多发性骨髓瘤、宫颈癌、卵巢癌、前列腺癌的风险增加相关。另外，腹型肥胖已经明确与直肠癌相关，并且可能与患胰腺、子宫内膜、绝经后乳腺的肿瘤高风险相关。超重和肥胖被认为通过各种机制影响这些癌症的风险，其中一些特定于特别的癌症类型。

大多数关于能量不平衡和癌症的研究都关注超重和肥胖增加的相关风险。一些探索刻意减肥的研究显示，减肥会减少绝经后乳腺癌和可能其他癌症的风险。大量生活方式和行为干预减肥的研究结果，显示适度地减肥可以改善胰岛素敏感性和激素代谢的生化指标，而恰恰运动可以解决超重和肥胖的问题！

运动可降低某些癌症的发生，包括乳腺癌、结肠癌、子宫内膜癌和晚期前列腺癌，尤其是胰腺癌。常规的运动可以通过平衡摄入的能量和消耗的能量来帮助维持一个健康的体重，并且可能通过直接和间接的影响帮助预防某些癌症的发生，包括调节性性激素、胰岛素和前列腺素，对免疫系统有多种好处，达到抑癌的目的。因此，从运动抑癌的机制来看，它对于癌症的抑制是广谱的，对于食管癌的预防也具有积极的意义。

那么运动抑癌的机制如何？有众多的学者做了多项研究，目前大概有如下的理论。其中，运动疗法被认为是一种通过运动改善肿瘤微环境从而干预肿瘤治疗的方法，已经成为一种应用于肿瘤患者的非药物干预手段，也称为运动肿瘤学。肿瘤微环境是指由细胞外基质、基质细胞（成纤维细胞、浸润性免疫细胞、脂肪细胞等）、肿瘤血管和淋巴管相互作用形成的肿瘤细胞生长的特殊环境。随着研究的深入，发现宿主微环境通过特异因子的作用影响着肿瘤细胞的生物学特性。当前研究认为，运动对癌症患者的肿瘤微环境以及肿瘤细胞存在多项干预机制，可以通过调节宿主—肿瘤之间的相互作用从而调节肿瘤的生长进程，而这种调节作用是相互、复杂、多面、重叠的。

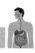

一、有氧运动与肿瘤缺氧微环境

恶性肿瘤在生长过程中，由于组织增殖过快造成了局部组织缺氧以及能量代谢不平衡。缺氧是大多数实体瘤微环境的特征之一，在肿瘤的发生发展中起重要作用。缺氧诱导因子（HIF-1）是肿瘤为适应缺氧而产生的一种核转录因子，可提高血管内皮生长因子（VEGF）等细胞因子表达，诱导多种耐药转运体的激活，与恶性肿瘤的不良预后相关。HIF-1 通过上调 VEGF 的蛋白表达，在肿瘤血管生成、肿瘤细胞生长转移的过程中显示出叠加和协同作用，使肿瘤恶性程度增加。

联系临床实际，有氧运动训练可以通过增加原发肿瘤微环境的血供，从而增加血液中靶向药物的运送，改善缺氧微环境，降低肿瘤细胞的侵袭性。

二、有氧运动与肿瘤相关巨噬细胞

癌症患者体内肿瘤细胞和间质会分泌相关细胞因子，招募血液中的单核细胞至肿瘤处，这类常浸润于肿瘤细胞周围的巨噬细胞被称为肿瘤相关巨噬细胞，是组成肿瘤微环境的重要部分。根据表型和细胞因子 TAM 被分为两种极化类型，即经典活化（classically activated）的 M1 型和选择活化（alternatively）的 M2 型。M1 型抗原呈递能力强，可生成 NO 和活性氧（ROS），被视为病原微生物和肿瘤细胞的杀伤细胞；M2 型抗原呈递能力弱，主要促进组织的修复和血管的生成，在肿瘤发展、转移过程中起着促进作用。

总之，从目前许多研究实验结果看出，长期规律地有氧运动可以减少肿瘤细胞对单核巨噬细胞的招募，改善预后。今后仍需要大量更具针对性的研究来阐明其中机制，并明确有氧运动是否能促进 TAM 由 M2 向 M1 型的转换。

三、有氧运动与慢性炎性反应

早在 1863 年，Rudolf Virchow 就观察到肿瘤部位常有炎性细胞的浸润，提出炎性反应促进肿瘤发展的假说。过去的几十年中，这一假说已被大量证据支持，表明各种癌症可由感染和慢性炎性疾病引发。慢性低度炎性反应是一种非特异性的持续的炎性反应状态。无论基础还是临床研究都已验证，规律地有氧运动可以抑制慢性炎性反应，延缓癌症的进展，但其中的机制尚未完全阐明。多数学者认为，可能与长期运动后脂肪组织减少有关，脂肪减少后随之减少脂肪组织所分泌的促炎因子（TNF-α、IL-6、CRP），并同时减少巨噬细胞在脂肪组织中的富集，甚至改变其极化表型。有氧运动对循环因子水平存在积极影响，但现有的数据还不足以得出更具体更有意义的结论，未来还需要大量的更具针对性的基础及临床研究。

越来越多的临床前和临床研究表明，长期规律地有氧运动训练可以从各方面改善肿瘤的进展。因此，我们认为有氧运动训练可作为新的辅助治疗手段，在癌症的症状控制以及临床转归中发挥治疗潜能。目前，还需规范实验方法及数据报告标准，因为现有的实验数据很大程度上受到实验方法异质性（如动物模型、运动时长、强度、方式，样本量大小）的影响，从而排除了一些有意义结论与比较。加强关于有氧运动对微环境及肿瘤发生发展影响的相关研究，有助于推动运动疗法应用于临床，最终成为抗肿瘤策略的一个有价值的补充。

（王　浩　陈俊强　叶为民　李惜清　刘小红　杨　玲　曹冬旭　梁　玮）

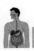

参 考 文 献

1. CHEN W,ZHENG R,BAADE P D,et al.Cancerstatistics in China,2015［J］.CA Cancer J Clin,2016,66(2): 115-132.

2. WEI W Q,YANG J,ZHANG S W,et al.Analysis of the esophageal cancer mortality in 2004-2005 and its trends during last 30 years in China［J］.Zhonghua Yu Fang Yi Xue Za Zhi,2010,44(5):398-402.

3. CHUNG C S,LEE Y C,WANG C P,et al.Secondary prevention of esophageal squamous cell carcinoma in areas where smoking,alcohol,and betel quid chewing are prevalent［J］.J Formos Med Assoc,2010,109(6):408.

4. ISHIGURO S,SASAZUKI S,INOUE M,et al.Effect of alcohol consumption,cigarette smoking and flushing response on esophageal cancer risk:a population-based cohort study(JPHC study)［J］.Cancer Lett,2009,275(2): 240.

5. SALASPURO V,SALASPURO M.Synergistic effect of alcohol drinking and smoking onin vivo acetaldehyde concentration in Saliva［J］.Int J Cancer,2004,111(4):480.

6. CHEN H,NIE S,ZHU Y,et al.Teeth loss,teeth brushing and esophageal carcinoma:A systematic review and meta-analysis［J］.Sci Rep,2015,5:15203.

7. 陆士新,崔小邢,姜伟.硝胺诱发人胎儿食管上皮癌和人食管癌基因的研究[J].中国肿瘤,1992,1(12): 15-17.

8. 徐致祥,谭家驹,陈凤兰.农家肥料污染水源诱发鸡咽食管癌、胃癌和肝癌[J].中华肿瘤杂志,2003,25 (4):12-15.

9. WANG H,WEI H,MA J,et al.The fumonisin B1 content in corn from North China,aging-risk area of esophageal cancer［J］.J Environ Pathol Toxil Oncol,2000,19(12):139-141.

10. LI X,GAO C,YANG Y,et al.Systematic review with meta-analysis:the association between human papillomavirus infection and oesophageal cancer［J］.Aliment Pharmacol Ther,2014,39(3):270-281.

11. HARDEFELDT H A,ESLICK G D.Association between human papillomavirus(HPV) and oesophageal squamous cell carcinoma:a meta-analysis［J］.Epidemiol Infect,2014,142(6):1119-1137.

12. 陈炳卿.营养与食品卫生学[M].3版.北京:人民卫生出版社,1994.

13. 王立东,郭花芹,裘宋良,等.食管癌高发区青少年维生素营养状况[J].河南医科大学学报,1992,27(2): 126.

14. DAWSEY S M,WANG G Q,TAYLOR P R,et al.Effects of vitamin/mineral supplementation on the prevalence of histological dysplasia and early cancer of the esophagus and stomach:results from the dysplasia trial in Linxian,China［J］.Cancer Epidemiol Biomarkers Prev,1994,3(2):167.

15. QIAO Y L,DAWSEY S M,KAMANGAR F,et al.Total and cancer mortality after supplementation with vitamins and minerals:follow-up of the Linxian General Population Nutrition Intervention Trial［J］.J Natl Cancer Inst, 2009,101(7):507.

16. 李纪宾,邹小农,王华余,等.盐亭县核黄素强化盐干预试验人群食管癌前病变与转归的研究[J].中华 肿瘤防治杂志,2009,16(5):325.

17. 王少明,范金虎,杨召,等.补充硒、维生素E和β-胡萝卜素对降低人群上消化道癌症死亡率可能有长 期持续效益:林县营养干预试验27年随访结果[R].全国肿瘤流行病学和肿瘤病因学学术会议论文, 2015.

18. 沈靖,徐耀初,叶本法,等.食管癌病因中遗传因素作用的流行病学评价[J].中国慢性病预防与控制, 1995,3(2):61-62.

19. WU C,KRAFT P,ZHAI K,et al.Genome-wide association analyses of esophageal squamous cell carcinoma in Chinese identify multiple susceptibility loci and gene-environment interactions［J］.Nat Genet,2012,44(10): 1090-1097.

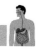

20. SMITH M,ZHOU M,WHITLOCK G.Esophageal cancer and body mass index:results from aprospective study of 220,000 men in China and a meta-analysis of published studies［J］.Int J Cancer,2008,122(7):1604-1610.

21. 冯昊.中国农村食管癌高发区终生一次内镜筛查适宜起始年龄的研究[D].北京:北京协和医学院,2015.

22. WANG G Q,ABNET C C,SHEN Q,et al.Histological precursors of oesophageal squamous cell carcinoma:results from a 13 year prospective follow up study in a high risk population［J］.Gut,2005,54(2):187-192.

23. WEI W Q,CHEN Z F,HE Y T,et al.Long-Term Follow-Up of a community assignment,One-Time endoscopic screening study of esophageal cancer in China［J］.J Clin Oncol,2015,33(17):1951-1957.

24. 汤雅静.消化内镜技术应用于早期食管癌及癌前病变诊断分析中的价值研究[J].东方食疗与保健,2015,1(1):32-33

25. LI M,LOTAN R,LEVIN B,et al.Aspirin induction of apoptosis in esophageal cancer:a potential for chemoprevention［J］.Cancer Epideiol Biomarkers Prev,2000,9(6):545-549.

26. LAI S W,LIAO K F,LAI H C,et al.Atorvastatin correlates with decreased risk of esophageal cancer:a population-based case-control study from Taiwan［J］.Libyan J Med,2012.

27. 徐克平,吴延虎,陈亦江.姜黄素抑制食管癌细胞增殖和诱导细胞的凋亡[J].江苏医药,2007,33(5):469-470.

28. JONES L W,ALFANO C M.Exercise-oncology research:past,present,and future［J］.Acta Oncol,2013,52(2):195-215.

29. NYBERG P,SALO T,KALLURI R.Tumor microenvironment and angiogenesis［J］.Front Biosci,2008,13:6537-6553.

30. BETOF A S,DEWHIRST M W,JONES L W.Effects and potential mechanisms of exercise training on cancer progression:a translational perspective［J］.Brain Behav Immun,2013,(30):75-87.

31. RUAN K,SONG G,OUYANG G.Role of hypoxi in the hallmarks of human cancer［J］.J Cell Biochem,2009,107(6):1053-1062.

32. VAUPEL P,MAYER A.Hypoxia in cancer:significance and impact on clinical outcome［J］.Cancer Metastasis Rev,2007,26(2):225-239.

33. PEDERSEN L,CHRISTENSEN J F,HOJMAN P. Effects of exercise on tumor physiology and metabolism［J］.Cancer J,2015,21(2):111-116.

34. SICA A,MANTOVANI A.Macrophage plasticity and polarization: in vivo veritas［J］.J Clin Invest,2012,122(3):787-795.

35. HUSSAIN S P,HARRIS C C.In ammation and cancer:an ancient link with novel potentials［J］.Int J cancer,2007,121(11):2373-2380.

36. LANDSKRON G,DE LA FUENTE M,THUWAJIT P,et al.Chronic inflammation and cytokines in the tumor microenvironment［J］.J Immunol Res,2014,149-185.

37. KHOO J,DHAMODARAN S,CHEN D D,et al.Exercise-induced weight loss is more effective than dieting for improving adipokine prole,insulin resistance and in ammation in obese men［J］.Int J Sport Nutr Exerc Metab,2015,25(6):566-575.

38. KAWANISHI N,YANO H,YOKOGAWA Y,et al.Exercise training inhibits inflammation in adipose tissue via both suppression of macrophage infiltration and acceleration of phenotypic switching from M1 to M2 macrophages in high-fat-diet-induced obese mice［J］.Exerc Immunol Rev,2010,16:105-118.

39. GLASS O K,INMAN B A,BROADWATER G,et al.Effect of aerobic training on the host systemic milieu in patients with solid tumours:an exploratory correlative study［J］.Br J Cancer,2015,112(5):825-831.

40. ASHCRAFT K A,PEACE R M,BETOF A S,et al.Efficacy and mechanisms of aerobic exercise on cancer initiation,progression,and metastasis:a critical systematic review of in vivo preclinical data［J］.Cancer Res,2016,76(14):4032-4050.

附　录

附录一　患者一般状况评分

一、卡氏（KPS）标准

分值	患者身体状况
100	正常、无症状和体征
90	能进行正常活动、有轻微症状和体征
80	勉强可进行正常活动，有一定症状和体征
70	生活可自理，但不能维持正常活动或工作
60	有时需人扶助，但大多数时间可自理
50	常需人照顾
40	生活不能自理，需特别照顾
30	生活严重不能自理
20	病重，需住院积极支持治疗
10	病危，临近死亡
0	死亡

注：KPS：Karnofsky

二、ECOG 全身状况评估标准

级别	症状
0	无症状，活动没有影响
1	有症状，但几乎完全可自由活动
2	有时卧床，但白天卧床时间不超过 50%
3	需要卧床，卧床时间白天超过 50%
4	卧床不起

附录二　患者放射损伤分级标准

一、RTOG 急性放射损伤分级标准

器官组织	0 级	1 级	2 级	3 级	4 级
皮肤	无变化	滤泡样暗色红斑 / 脱发 / 干性脱皮 / 出汗减少	触痛性或鲜色红斑，片状湿性脱皮 / 中度水肿	皮肤皱褶以外部位的融合的湿性脱皮，凹陷性水肿	溃疡，出血，坏死
黏膜	无变化	充血 / 可有轻度疼痛，无需止痛药	片状黏膜炎，或有炎性血清血液分泌物 / 或有中度疼痛，需止痛药	融合的纤维性黏膜炎 / 可伴重度疼痛，需麻醉药	溃疡，出血，坏死
眼	无变化	轻度黏膜炎，有或无巩膜出血 / 泪液增多	轻度黏膜炎伴或不伴角膜炎，需激素和 / 或抗生素治疗 / 干眼，需用人工泪液 / 虹膜炎，畏光	严重角膜炎伴角膜溃疡 / 视敏度或视野有客观性的减退 / 急性青光眼 / 全眼球炎	失明（同侧或对侧）
耳	无变化	轻度外耳炎伴红斑、瘙痒，继发干性脱皮，无需用药，听力图与治疗前比无变化	中度外耳炎，需外用药物治疗 / 浆液性中耳炎 / 仅测试时出现听觉减退	重度外耳炎，伴溢液或湿性脱皮 / 有症状的听觉减退 / 耳鸣，与药物无关	耳聋
唾液腺	无变化	轻度口干 / 唾液稍稠 / 可有味觉的轻度变化如金属味 / 这些变化不会引起进食行为的改变，如进食时需水量增加	轻度到完全口干 / 唾液变稠变黏 / 味觉发生明显改变	—	急性唾液腺坏死
咽和食管	无变化	轻度吞咽困难或吞咽疼痛 / 需麻醉性止痛药 / 需进流食	持续声嘶但能发声 / 牵涉性耳痛，咽喉痛，片状纤维性渗出或轻度喉水肿，无需麻醉剂 / 咳嗽，需镇咳药	讲话声音低微，咽喉痛或牵涉性耳痛，需麻醉剂 / 融合的纤维性渗出，明显的喉水肿	明显的呼吸困难，喘鸣或咯血，气管切开或需要插管

续表

器官组织	0 级	1 级	2 级	3 级	4 级
上消化道	无变化	厌食伴体重比疗前下降≤5%/恶心，无需止吐药/腹部不适，无需抗副交感神经药或止痛药	厌食伴体重比疗前下降≤5%/恶心和/或呕吐，需要止吐药/腹部不适，需止吐药	厌食伴体重比疗前下降≥5%/或需鼻胃管或肠胃外支持。恶心和/或呕吐需插管或肠胃外支持/腹痛，用药后仍较重/呕血或黑粪/腹部膨胀（平片示肠管扩张）	肠梗阻，亚急性或急性梗阻，胃肠道出血需输血/腹痛需置管减压或肠扭转
下消化道包括盆腔	无变化	大便次数增多或大便习惯改变，无需用药/直肠不适，无需止痛治疗	腹泻，需用抗副交感神经药（如止吐宁）/黏液分泌增多，无需卫生垫/直肠或腹部疼痛，需止痛药	腹泻，需肠胃外支持/重度黏液或血性分泌物增多，需卫生垫/腹部膨胀（平片示肠管扩张）	急性或亚急性肠梗阻，瘘或穿孔；胃肠道出血需输血；腹痛或里急后重需置管减压，或肠扭转
肺	无变化	轻度干咳或劳累时呼吸困难	持续咳嗽需麻醉性止咳药/稍活动即呼吸困难，但休息时无呼吸困难	重度咳嗽，对麻醉性止咳药无效，或休息时呼吸困难/临床或影像有急性放射性肺炎的证据/间断吸氧或可能需激素治疗	严重呼吸功能不全/持续吸氧或辅助通气治疗
生殖泌尿道	无变化	排尿频率或夜尿为疗前的2倍/排尿困难、尿急，无需用药	排尿困难或夜尿少于每小时1次，排尿困难、尿急、膀胱痉挛，需局部用麻醉剂（如非那吡啶）	尿频伴尿急和夜尿，每小时1次或更频/排尿困难，盆腔痛或膀胱痉挛，需定时、频繁地予麻醉剂/肉眼血尿伴或不伴血块	血尿需输血/急性膀胱梗阻，非继发于血块、溃疡或坏死
心脏	无变化	无症状但有客观的心电图变化证据；或心包异常，无其他心脏病的证据	有症状，伴心电图改变和影像学上充血性心力衰竭的表现，或心包疾病/无需特殊治疗	充血性心力衰竭，心绞痛，心包疾病，对治疗有效	充血性心力衰竭，心绞痛，心包疾病，心律失常，对非手术治疗无效
中枢神经系统	无变化	功能完全正常（如能工作），有轻微的神经体征，无需用药	出现神经体征，需家庭照顾/可能需护士帮助/包括激素的用药/可能需抗癫痫的药物	有神经体征，需住院治疗	严重的神经损害，包括瘫痪、昏迷或癫痫发作，即使用药仍每周>3次/需住院治疗

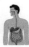

续表

器官组织	0 级	1 级	2 级	3 级	4 级
血液学 WBC（×10³）	≥ 4.0	3.0~<4.0	2.0~<3.0	1.0~<2.0	<1.0
血小板（×10³）	>100	75~<100	50~<75	25~<50	<25 或自发性出血
中性粒细胞（×10³）	≥ 1.9	1.5~<1.9	1.0~<1.5	0.5~<1.0	<0.5 或败血症
血红蛋白（GM%）	>11	9.5~11	7.5~<9.5	5.0~<7.5	—
血沉（%）	≥ 32	28~<32	<28	需输浓缩红细胞	—

二、RTOG/EORTC 晚期放射损伤分级标准

器官组织	0 级	1 级	2 级	3 级	4 级	5 级
皮肤	无	轻度萎缩，色素沉着，些许脱发	片状萎缩，中度毛细血管扩张，完全脱发	明显萎缩，显著的毛细血管扩张	溃疡	直接死于放射晚期反应
皮下组织	无	轻度硬化（纤维化）和皮下脂肪减少	中度纤维化，但无症状；轻度野挛缩；<10 % 线性减少	重度硬化和皮下组织减少；野挛缩 >10% 线性单位	坏死	
黏膜	无	轻度萎缩和干燥	中度萎缩和毛细血管扩张，无黏液	危害萎缩伴完全干燥，重度毛细血管扩张	溃疡	
唾液腺	无	轻度口干，对刺激有反应	中度口干，对刺激反应差	完全口干，对刺激无反应	纤维化	
脊髓	无	轻度 L'Hermitte 综合征	重度 L'Hermitte 综合征	在或低于治疗脊髓水平有客观的神经体征	同侧，对侧象限性瘫痪	
脑	无	轻度头痛，轻度嗜睡	中度头痛，中度嗜睡	重度头痛，严重中枢神经功能失调（行动能力部分丧失或运动障碍）	癫痫发作或瘫痪，昏迷	
眼	无	无症状的白内障，轻微角膜溃疡或角膜炎	有症状的白内障，中度角膜溃疡，轻微视网膜病或青光眼	严重角膜炎，严重视网膜病或视网膜剥脱	全眼球炎，失明	

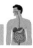

续表

器官组织	0级	1级	2级	3级	4级	5级
喉	无	声音嘶哑，轻度喉水肿	中度喉水肿，软骨炎	重度水肿，重度软骨炎	坏死	
肺	无	无症状或轻微症状（干咳）；轻微影像学表现	中度有症状的纤维化或肺炎（重度咳嗽）；低热，影像学片样改变	重度有症状的纤维化或肺炎；影像学致密性改变	严重呼吸功能不全/持续吸氧；辅助通气	
心脏	无	无症状或轻微症状；一过性T波倒置和ST改变；窦性心动过速，>110次/min（静息时）	轻微劳累时心绞痛；轻度心包炎；心脏大小正常；持续不正常T波和ST改变，QRS低	严重心绞痛；心包积液；缩窄性心包炎；中度心力衰竭；心脏扩大；心电图正常	心脏压塞/严重心力衰竭/重度缩窄性心包炎	
食管	无	轻度纤维化；轻度吞咽固体食物困难；无吞咽疼痛	不能正常进固体食物；进半固体食物；可能有扩张指征	严重纤维化，只能进流食；可有吞咽疼痛；需扩张	坏死/穿孔，瘘	
小肠/大肠	无	轻度腹泻，轻度痉挛，大便轻度直肠分泌物增多或出血	中度腹泻和肠绞痛，大便>5次/日，多量直肠黏液或间断出血	梗阻或出血，需手术	坏死/穿孔，瘘	
肝	无	轻度无力；恶心，消化不良；轻度肝功能不正常	中度症状；肝功能检测有些不正常；血清白蛋白正常	肝功能不全；肝功能检测不正常；低白蛋白，水肿或腹水	坏死/肝昏迷或肝性脑病	
肾	无	一过性白蛋白尿；无高血压；轻度肾功能损害，尿素25~35mg/dl，肌酐1.5~2.0mg/dl，肌酐清除率>75%	持续中度蛋白尿（2+）；中度高血压；无相关贫血；中度肾功能损害，尿素>36~60mg/dl，肌酐清除率为50%~74%	重度蛋白尿；重度高血压；持续贫血（<10g/L）；重度肾功能衰竭，尿素>60mg/dl，肌酐>4.0mg/dl，肌酐清除率<50%	恶性高血压，尿毒症昏迷，尿素>100%	
膀胱	无	轻度上皮萎缩；轻度毛细血管扩张（镜下血尿）	中度尿频；广泛毛细血管扩张，间断性肉眼血尿	重度尿频和排尿困难，重度广泛毛细血管扩张（常伴瘀斑），频繁血尿，膀胱容量减少（<150ml）	坏死/膀胱挛缩（容量<100ml），重度出血性膀胱炎	

续表

器官组织	0 级	1 级	2 级	3 级	4 级	5 级
骨	无	无症状，无生长停滞；骨密度降低	中度疼痛或触痛；生长停滞；不规则骨硬化	重度疼痛或触痛；骨生长完全停滞；致密骨硬化	坏死自发性骨折	
关节	无	轻度关节强直，轻度运动受限	中度关节强直，间断性或中度关节疼痛，中度运动受限	重度关节强直，疼痛伴严重运动受限	坏死 / 完全固定	

附录三　营养风险筛查简表（NRS 2002）

营养风险筛查（nutrition risk screening，NRS 2002）是欧洲肠外肠内营养学会（ESPEN）推荐使用的住院患者营养风险筛查方法。

1. 疾病有关评分：　　　　□ 0 分　　　□ 1 分　　　□ 2 分　　　□ 3 分	
评分 1 分	营养需要量轻度增加：髋骨折□　慢性疾病有并发症□　COPD □ 血液透析□　肝硬化□　一般恶性肿瘤患者□
评分 2 分	营养需要量中度增加：腹部大手术□　脑卒中□ 重度肺炎□　血液恶性肿瘤□
评分 3 分	营养需要量重度增加：颅脑损伤□　骨髓移植□ APACHE 评分 >10 分的 ICU 患者□
2. 营养状态有关评分（下面 3 项取最高分）：　　□ 0 分　□ 1 分　□ 2 分　□ 3 分	
（1）人体测量：□ 0 分　□ 1 分　□ 2 分　□ 3 分 身高_____（m，精度到 0.5cm）（免鞋） 实际体重_____（kg，精度到 0.5kg）（空腹，病房衣服，免鞋） BMI_____kg/m² （≤ 18.5kg/m²，3 分） 注：因严重胸腔积液、腹水、水肿等得不到准确的 BMI 值时用白蛋白来替代（ESPEN 2006）：白蛋白_____g/L（≤ 30g/L，3 分）	
（2）近期（1~3 个月）体重是否下降？　　是□　否□ 若是体重下降_____（kg） 体重下降 ≥ 5%，是在：□ 3 个月内（1 分）　□ 2 个月内（2 分）　□ 1 个月内（3 分）	
（3）一周内进食量是否减少？　　是□　否□ 如果是，较之前减少：□ 25%~50%（1 分）□ 50%~75%（2 分）□ 75%~100%（3 分）	
3. 年龄评分：□ 0 分　　□ 1 分 注：≥ 70 岁为 1 分，否则为 0 分	

注：营养风险总评分 = 疾病有关评分 + 营养状态有关评分 + 年龄评分。总分 ≥ 3 分，提示患者存在营养风险，应立即开始营养支持；总分 ≤ 3 分，应每周用此法复查其营养风险

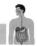

附录四 生活质量测定量表——
EORTC QLQ-C30（V3.0）中文版

我们想了解有关您和您的健康的一些情况，请您亲自回答下面所有问题，这里的答案并无"对"与"不对"之分，只要求在最能反映您情况的数字上画圈。您所提供的资料我们将会严格保密。

请填上您的代号（编号）：

出生日期：_____年_____月_____日

今天日期：_____年_____月_____日

在过去的 1 周内：	没有	有点	相当	非常
1. 您从事一些费力的活动有困难吗，比如说提很重的购物袋或手提箱？	1	2	3	4
2. 长距离行走对您来说有困难吗？	1	2	3	4
3. 户外短距离行走对您来说有困难吗？	1	2	3	4
4. 您白天需要待在床上或椅子上吗？	1	2	3	4
5. 您在吃饭、穿衣、洗澡或上厕所时需要他人帮忙吗？	1	2	3	4
6. 您在工作和日常活动中是否受到限制？	1	2	3	4
7. 您在从事您的爱好或休闲活动时是否受到限制？	1	2	3	4
8. 您有气促吗？	1	2	3	4
9. 您有疼痛吗？	1	2	3	4
10. 您需要休息吗？	1	2	3	4
11. 您睡眠有困难吗？	1	2	3	4
12. 您觉得虚弱吗？	1	2	3	4
13. 您食欲不振（没有胃口）吗？	1	2	3	4
14. 您觉得恶心吗？	1	2	3	4
15. 您有呕吐吗？	1	2	3	4
16. 您有便秘吗？	1	2	3	4
17. 您有腹泻吗？	1	2	3	4
18. 您觉得累吗？	1	2	3	4
19. 疼痛影响您的日常活动吗？	1	2	3	4
20. 您集中精力做事有困难吗，如读报纸或看电视？	1	2	3	4
21. 您觉得紧张吗？	1	2	3	4
22. 您觉得忧虑吗？	1	2	3	4
23. 您觉得脾气急躁吗？	1	2	3	4
24. 您觉得压抑（情绪低落）吗？	1	2	3	4
25. 您感到记忆困难吗？	1	2	3	4
26. 您的身体状况或治疗影响您的家庭生活吗？	1	2	3	4

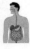
续表

在过去的 1 周内：	没有	有点	相当	非常
27. 您的身体状况或治疗影响您的社交活动吗？	1	2	3	4
28. 您的身体状况或治疗使您陷入经济困难吗？	1	2	3	4

对下列问题，请在 1~7 之间选出一个最适合您的数字并画圈

29. 您如何评价在过去 1 周内您总的健康情况？

1　　2　　3　　4　　5　　6　　7

非常差　　　　　　　　　　　　非常好

30. 您如何评价在过去 1 周内您总的生活质量？

1　　2　　3　　4　　5　　6　　7

非常差　　　　　　　　　　　　非常好

附录五　生活质量测定量表——EORTC QLQ-OES18 中文版

　　患者有时会有以下临床症状。请指出在过去 1 周内您所出现的这些临床症状或问题的程度，圈出最适合您的答案。

在过去的 1 周中：	没有	有一点	有一些	非常多
1. 您能吃固体食物吗？	1	2	3	4
2. 您能吃流质或半流质食物吗？	1	2	3	4
3. 您能喝液体（如水、饮料）吗？	1	2	3	4
4. 您吞咽口水困难吗？	1	2	3	4
5. 您吞咽时曾被噎住吗？	1	2	3	4
6. 您享受吃饭的乐趣有困难吗？	1	2	3	4
7. 您很快就吃饱了吗？	1	2	3	4
8. 您吃东西有困难吗？	1	2	3	4
9. 您在其他人面前吃东西感到不舒服吗？	1	2	3	4
10. 您有过口干吗？	1	2	3	4
11. 您是否感到食物和饮料的味道与平时有所不同？	1	2	3	4
12. 您咳嗽困难吗？	1	2	3	4
13. 您说话困难吗	1	2	3	4
14. 您有过酸性消化不良或烧心吗？	1	2	3	4
15. 您有过胃酸或胆汁（苦味）反入嘴里的情况吗？	1	2	3	4
16. 您吃东西时有疼痛吗？	1	2	3	4
17. 您有过胸口痛吗？	1	2	3	4
18. 您有过胃痛吗？	1	2	3	4

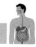

附录六　食管癌相关不良反应——CTCAE-5.0 中文版

不良事件	分级 1	分级 2	分级 3	分级 4	分级 5
血液系统					
贫血	血红蛋白 10.0g/dl~< 正常值下限；6.2mmol/L~< 正常值下限；100g/L~< 正常值下限	血红蛋白 8.0~<10.0g/dl；4.9~<6.2mmol/L；8~<1 000g/L	血红蛋白 <8.0g/dl；<4.9mmol/L；<80g/L；需要输血治疗	危及生命；需要紧急治疗	死亡
骨髓细胞过少	轻微细胞过少或与该年龄段的正常细胞总数相比减少 ≤ 25%	中度细胞过少或与该年龄段的正常细胞总数相比减少 >25% 且 <50%	重度细胞过少或与该年龄段的正常细胞总数相比减少 >50% 且 ≤ 75%	再生障碍持续 2 周以上	死亡
血红蛋白增高	增加 >0~2g/dl	增加 >2~4g/dl	增加 >4g/dl	—	—
INR 增高	>1.2~1.5；>1~1.5 倍基线水平（抗凝时）；只需监测	>1.5~2.5；>1.5~2.5 倍基线水平（抗凝时）；提示剂量调整	>2.5；>2.5 倍基线水平（抗凝时）；出现出血	—	—
淋巴细胞计数降低	800/ml~< 正常值下限；0.8×10^9/L~< 正常值下限	500~<800/ml；0.5×10^9~<0.8×10^9/L	200~<500/ml；0.2×10^9~<0.5×10^9/L	<200/ml；<0.2×10^9/L	
淋巴细胞计数增高	—	>4 000/ml ~20 000/ml	>20 000/ml	—	—
中性粒细胞计数降低	1 500/ml~< 正常值下限；1.5×10^9/L~< 正常值下限	1 000~<1 500/ml；1.0×10^9~<1.5×10^9/L	500~<1 000/ml；0.5×10^9~<1.0×10^9/L	<500/ml；<0.5×10^9/L	
白细胞数降低	3 000/ml~< 正常值下限；3.0×10^9/L~< 正常值下限	2 000~<3 000/ml；2.0×10^9~<3.0×10^9/L	1 000~<2 000/ml；1.0×10^9~<2.0×10^9/L	<1 000/ml；<1.0×10^9/L	—
血小板计数降低	75 000/ml~< 正常值下限；75.0×10^9/L~< 正常值下限	50 000~<75 000/ml；50.0×10^9~<75.0×10^9/L	25 000~<50 000/ml；25.0×10^9~<50.0×10^9/L	<25 000/ml；<25.0×10^9/L	—

不良事件	分级 1	分级 2	分级 3	分级 4	分级 5
胃肠道反应					
腹胀	无症状；仅为临床或诊断所见；无需治疗	有症状；借助于工具的日常生活活动受限	极度不适；自理性日常生活活动受限	—	—
腹痛	轻度疼痛	中度疼痛；借助于工具的日常生活活动受限	重度疼痛；自理性日常生活活动受限	—	—
腹水	无症状；仅为临床或诊断所见；无需治疗	有症状；需要治疗	严重症状；需要侵入性治疗	危及生命；需要紧急手术治疗	死亡
腹泻	与基线相比，大便次数增加每天 <4 次；造瘘口排出物轻度增加	与基线相比，大便次数增加每天 4~6 次；造瘘口排出物中度增加；借助于工具的日常生活活动受限	与基线相比，大便次数增加每天 ≥7 次；需要住院治疗；与基线相比，造瘘口排出物重度增加；自理性日常生活活动受限	危及生命；需要紧急治疗	死亡
食管瘘	无症状	有症状；不需要有创干预治疗	需要有创干预治疗	危及生命；需要紧急治疗	死亡
食管出血	轻度症状；无需治疗	中度症状；需要干预性治疗	需要输血治疗；需要有创干预治疗或者住院治疗	危及生命；需要紧急治疗	死亡
食管梗阻	无症状；仅为临床或诊断所见；无需治疗	有症状；胃肠道功能改变；影响工具性日常生活活动	需要住院治疗；需要有创干预治疗；影响自理性日常生活活动	危及生命；需要紧急治疗	死亡
食管穿孔	—	不需要有创干预治疗	需要有创干预治疗	危及生命；需要紧急手术治疗	死亡
食管狭窄	无症状；仅为临床或诊断所见；无需治疗	有症状；胃肠功能改变	胃肠功能明显改变；鼻饲；住院治疗；需要择期手术治疗	危及生命；需要紧急手术治疗	死亡
食管溃疡	无症状；仅为临床或诊断所见；无需治疗	有症状；胃肠道功能改变；影响工具性日常生活活动	胃肠道功能明显改变；需要全胃肠外营养；需要有创干预治疗；影响自理性日常生活活动	危及生命；需要紧急手术治疗	死亡
食管炎	无症状；仅为临床或诊断所见；无需治疗	有症状；进食 / 吞咽改变；需要经口补充营养	进食 / 吞咽重度改变；需要鼻饲，全胃肠外营养或住院治疗	危及生命；需要紧急手术治疗	死亡
大便失禁	偶尔需要使用垫子	每日需要使用垫子	严重症状；需要择期手术治疗	—	—

续表

不良事件	分级 1	分级 2	分级 3	分级 4	分级 5
医学检查					
活化部分凝血活酶时间延长	>1~1.5 倍正常值上限	>1.5 ~2.5 倍正常值上限	>2.5 倍正常值上限；出血	—	—
丙氨酸氨基转移酶增高	> 正常值上限的 3 倍（基线值正常）；基线值的 1.5~3.0 倍（如基线值不正常）	正常值上限的 3~5 倍（基线值正常），大于基线的 3.0~5.0 倍（如基线值不正常）	5~20 倍（如果基线值正常）；大于基线值 5~20 倍（如果基线值不正常）	大于正常值上限 20 倍（如果基线值正常）；大于基线值 20 倍（如果基线值不正常）	—
碱性磷酸酶增高	大于正常值上限的 2.5 倍（基线值正常）；基线值的 2 ~2.5 倍（基线值不正常）	大于正常值上限的 2.5~5.0 倍（基线值正常）；大于基线值的 2.5~5.0 倍（如基线值不正常）	大于正常值上限的 5.0~20.0 倍（基线值正常）；大于基线值的 5.0~20.0 倍（如果基线值不正常）	大于正常值上限的 20.0 倍（基线值正常）；大于基线值的 20.0 倍（如果基线值不正常）	—
天冬氨酸氨基转移酶增高	大于正常值上限的 3 倍（基线值正常）；大于基线值的 1.5 ~3.0 倍（基线值不正常）	大于正常值上限的 3~5 倍（基线值常）；大于基线值的 3.0 ~5.0 倍（基线值不正常）	大于正常值上限的 5.0~20.0 倍（基线值正常）；大于基线值的 5.0~20.0 倍（如果基线值不正常）	大于正常值上限的 20.0 倍（基线值正常）；大于基线值的 20.0 倍（如果基线值不正常）	—
血胆红素增高	>1.5 倍正常值上限（基线值正常）；大于 1~1.5 倍基线值（基线值不正常）	大于 1.5~3.0 倍正常值上限（基线值正常）；大于 1.5~3.0 倍基线值（基线值不正常）	大于 3.0~10 倍正常值上限（基线值正常）；大于 3.0~10 倍基线值（基线值不正常）	大于 10 倍正常值上限（基线值正常）；大于 10 倍基线值（基线值不正常）	—
心肌肌钙蛋白 I 增高	高于正常值上限，低于制造商定义的诊断心肌梗死的水平	—	达到制造商定义的心肌梗死界定的水平	—	—
心脏肌钙蛋白 T 增高	高于正常值上限，低于制造商定义的诊断心肌梗死的水平	—	达到制造商定义的心肌梗死界定的水平	—	—

续表

不良事件	分级 1	分级 2	分级 3	分级 4	分级 5
肌酸磷酸激酶增高	> 正常值上限 ~2.5 倍正常值上限	>2.5 倍正常值上限 ~5 倍正常值上限	>5 倍正常值上限 ~10 倍正常值上限	>10 倍正常值上限	—
肌酐增高	> 正常值上限 ~1.5 倍正常值上限	>1.5~3.0 倍基线数值；>1.5~3.0 倍正常值上限	>3.0 倍基线数值；>3.0~6.0 倍正常值上限	>6.0 倍正常值上限	—
心电图 QTc 间期延长	平均 QTc 450~480ms	平均 QTc 481~500ms	平均 QTc ≥ 501ms；比基线期 >60ms	尖端扭转型室速；阵发性室性心动过速；严重心律不齐体征 / 症状	—
心电图 T 波异常	T 波平坦	非特异性 ST 段改变	—	—	—
纤维蛋白原降低	0. 75~<1.0 倍正常值下限；如基线值异常，比基线下降 25%	0. 5~<0.75 倍正常值下限；如基线值异常，比基线值下降 25%~50%	0. 25~<0.5 倍正常值下限；如基线值异常，比基线值下降 50%~75%	<0.25 倍正常值下限；如基线值异常，比基线值下降 75%；或绝对值 <50mg/dl	—
用力呼气量降低	FEV$_1$%（FEV$_1$ 实测值占 FVC 预测值的百分比）99%~70% 预测值	FEV$_1$ 60%~69%	FEV$_1$ 50%~59%	FEV$_1$ ≤ 49%	—
γ 谷氨酰胺转移酶增高测值	如果基线正常，>1~2.5 倍正常值上限；如果基线值异常，2.0~2.5 倍基线值水平	如果基线值正常，>2.5~5.0 倍正常值上限；如果基线值异常，>2.5~5.0 倍基线值水平	如果基线值正常，>5.0~20.0 倍正常值上限；如果基线值异常，>5.0~20.0 倍基线水平	如果基线值正常，>20.0 倍正常值上限；如果基线异常，>20.0 倍基线水平	—
血清淀粉酶增高	> 正常值上限 ~1.5 倍正常值上限	>1.5~2.0 倍正常值上限且无症状	>2.0~5.0 倍正常值上限伴体征或症状；>5.0 倍正常值上限但无症状	>5.0 倍正常值上限伴体征或症状	—
尿量减少	—	—	成年人：少尿（8 小时 <80 ml）；婴儿：24 小时内每小时 <0.5ml/kg；儿童：每天 <500ml/1.73m^2 体表面积	成年人：无尿（24 小时内 <240ml）；儿科：12 小时内无尿液输出	—

续表

不良事件	分级 1	分级 2	分级 3	分级 4	分级 5
肺活量异常体重增加	75%~90% 预测值参照基线，增重 <5%~10%	50%~<75% 预测值；影响日常生活工具性活动参照基线，增重 <10%~20%	<50% 预测值；影响自理性日常生活活动参照基线，增重 ≥ 20%	—	—
体重降低	参照基线，体重减轻 <5%~10%，无需治疗	参照基线，体重减轻 <10%~20%，需要给予营养支持	参照基线，体重减轻 ≥ 20%；需要鼻饲或全肠外营养	—	—
医学检查 – 其他，特别说明	无症状或轻微；仅为临床或诊断所见；无需治疗	中度；需要较小、局部或非侵入性治疗；与年龄相当的工具性日常生活活动受限	严重或者医学上有重要意义但不会立即危及生命；导致住院或者延长住院时间；自理性日常生活活动受限	危及生命；需要紧急治疗	死亡

新陈代谢

不良事件	分级 1	分级 2	分级 3	分级 4	分级 5
脱水	增加经口液体摄入；黏膜干燥；皮肤血管充盈不足	需要输液	住院治疗	危及生命；需要紧急治疗	死亡
葡萄糖耐受不良	无症状；仅为临床或诊断所见；无需治疗	有症状；需要饮食调整或口服药物治疗	严重；给予胰岛素治疗	危及生命；需要紧急治疗	死亡
高钙血症	校正的血清钙 > 正常值上限 ~ 11.5 mg/dl；> 正常值上限 ~ 2.9mmol/L；离子钙浓度 > 正常值上限 ~1.5 mmol/L	校正的血清钙 >11.5~12.5mg/dl；>2.9~3.1 mmol/L；钙离子浓度 >1.5~1.6 mmol/L；有症状	校正的血清钙 >12.5~13.5mg/dl；>3.1~3.4 mmol/L；钙离子浓度 >1.6~1.8 mmol/L；需要住院治疗	校正的血清钙 >13.5mg/dl；>3.4mmol/L；钙离子浓度 >1.8mmol/L；危及生命	死亡
高血糖症	血糖水平高于基线水平且无需医学干预	从基线的变化对于糖尿病的日常管理；口服降血糖药治疗；糖尿病的治疗	开始胰岛素治疗；需要住院治疗	危及生命；紧急干预治疗	死亡
高钾血症	> 正常值上限 ~5.5 mmol/L	>5.5~6.0 mmol/L；干预治疗	>6.0~7.0 mmol/L；需要住院治疗	>7.0 mmol/L；危及生命	死亡
高血脂症	需要改变饮食习惯	需求药物干预	住院治疗；胰腺炎	导致危及生命后果	死亡

续表

不良事件	分级 1	分级 2	分级 3	分级 4	分级 5
高镁血症	>正常值上限~3.0mg/dl；>正常值上限~1.23 mmol/L	—	>3.0~8.0mg/dl；>1.23~3.30mmol/L	>8.0mg/dl；>3.30 mmol/L；危及生命	死亡
高钠血症	>正常值上限~150 mmol/L	>150~155mmol/L；干预治疗	>155~160mmol/L；需要住院治疗	>160mmol/L；危及生命	死亡
高磷酸血症	只有实验室发现且无需医学干预	非侵入性干预治疗	严重或有意义的医学事件但非立即危及生命；导致住院或延长住院时间治疗	导致危及生命后果；紧急干预治疗（例如透析）	死亡
高甘油三酯血症	150mg/dl~300mg/dl；1.71mmol/L~3.42 mmol/L	>300mg/dl~500mg/dl；>3.42mmol/L~5.7 mmol/L	>500mg/dl~1 000mg/dl；>5.7mmol/L~11.4 mmol/L	危及生命	死亡
高尿酸血症	>正常值上限，不伴有生理异常	—	>正常值上限，伴有生理性异常	>10mg/dl；>0.59mmol/L；危及生命	死亡
低白蛋白血症	3 g/dl~<正常值下限；30 g/L~<正常值下限	2~3 g/dl；20~30 g/L	<2 g/dl；<20 g/L	危及生命；需要紧急治疗	死亡
低钙血症	校正的血清钙 8.0mg/dl~<正常值下限；2.0 mmol/L~<正常值下限；钙离子浓度1.0 mmol/L~<正常值下限	校正的血清钙7.0~<8.0mg/dl；1.75~<2.0mmol/L；钙离子浓度0.9~<1.0mmol/L；有症状	校正的血清钙6.0~<7.0mg/dl；1.5~<1.75mmol/L；钙离子浓度0.8~<0.9mmol/L；需要住院治疗	校正的血清钙<6.0 mg/dl；<1.5 mmol/L；钙离子浓度<0.8mmol/L；危及生命	死亡
低糖血症	<正常值下限~55mg/dl；<正常值下限~3.0 mmol/L	<55~40mg/dl；<3.0~2.2mmol/L	<40~30mg/dl；<2.2~1.7mmol/L	<30mg/dl；<1.7 mmol/L；危及生命；癫痫发作	死亡
低钾血症	3.0mmol/L~<正常值下限（LLN）	3.0mmol/L~<LLN 且无症状；需要干预	<3.0~2.5 mmol/L；需要住院治疗	<2.5 mmol/L；危及生命	死亡
低镁血症	1.2 mg/dl~<正常值下限；0.5 mmol/L~<正常值下限	0.9~<1.2mg/dl；0.4~<0.5mmol/L	0.7~<0.9mg/dl；0.3~0.4mmol/L	<0.7mg/dl；<0.3mmol/L；危及生命	死亡

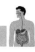

续表

不良事件	分级 1	分级 2	分级 3	分级 4	分级 5
低钠血症	130 mmol/L~<正常值下限	125~129 mmol/L 且无症状	125~129mmol/L 且伴随症状；120~124 mmol/L 不管是否存在症状	<120 mmol/L；危及生命	死亡
低磷血症	只有实验室发现且无需医学干预	口服替代药物治疗具性日常生活活动受限	严重或有意义的医学事件但非立即危及生命；导致住院或延长住院时间治疗住院或者延长住院时间；自理性日常生活活动受限	危及生命	死亡

呼吸系统不良反应

不良事件	分级 1	分级 2	分级 3	分级 4	分级 5
肺不张	无症状；仅为临床或诊断所见；无需治疗	有症状（如呼吸困难，咳嗽），需要医学干预（如胸部理疗、抽痰法抽吸）	辅助给氧，住院或选择性手术干预（支架、激光）	危及生命的呼吸系统或血流动力学障碍；需要插管或紧急治疗	死亡
气管瘘	无症状	有症状；不需要侵入性干预借助于工具的日常生活活动受限	需要侵入性干预治疗	危及生命；需要紧急治疗	死亡
支气管堵塞	无症状；仅为临床或诊断所见；无需治疗	有症状（如轻度哮鸣）；需要内镜检查；肺不张或肺叶萎陷的影像学证据；需要药物治疗（如甾体类，支气管扩张剂）	呼吸短促，伴喘鸣；需要内镜治疗（如激光、放置支架）	危及生命的呼吸系统或血流动力学障碍；需要插管或紧急治疗	死亡
支气管狭窄	无症状；仅为临床或诊断所见；无需治疗	有症状（如干啰音或哮鸣）但没有呼吸困难；需要医学干预（如甾体类或支气管扩张剂）	呼吸短促，伴喘鸣；需要内镜治疗（如激光、放置支架）	危及生命的呼吸系统或血流动力学障碍；需要插管或紧急治疗	死亡
支气管瘘	无症状	有症状；不需要侵入性干预借助于工具的日常生活活动受限	需要住院治疗；需侵入性干预	危及生命；需要紧急手术治疗	死亡
支气管出血	轻度症状；无需治疗	中度症状；不需要侵入性干预	需要输血，需要侵入性干预	危及生命；需要插管或紧急治疗	死亡
支气管痉挛	轻度症状；无需治疗	有症状；需要治疗；影响借助于工具的日常生活活动	影响自理性日常生活活动；需要供氧	危及生命的呼吸系统或血流动力学障碍；需要插管或紧急治疗	死亡

续表

不良事件	分级1	分级2	分级3	分级4	分级5
乳糜胸	无症状；仅为临床或诊断所见；无需治疗	有症状；需要治疗（如限制脂肪的饮食）；需要胸腔穿刺术或引流管	严重症状；需要择期手术治疗	危及生命的呼吸系统或血流动力学障碍；需要插管或紧急治疗	死亡
咳嗽	轻度症状；需要非处方药治疗	中度症状；需要药物治疗；影响工具性日常生活活动	重度症状；影响自理性日常生活活动	—	—
呼吸困难	中度活动时呼吸短促	少量活动时呼吸短促；影响借助于工具的日常生活活动	休息时呼吸短促；影响自理性日常生活活动	危及生命；需要紧急治疗	死亡
呃逆	轻度症状；无需治疗	中度症状；需要治疗；影响借助于工具的日常生活活动	重度症状；影响睡眠；影响自理性日常生活活动	—	—
声嘶	轻度或间歇声音改变；能完全被理解；自愈	中度或持久的声音改变；打电话时可能需要偶尔重复叙述但仍可被理解；需要医学评估	重度声音改变，主要包括低语	—	—
缺氧	—	锻炼后氧饱和度下降（如脉搏氧饱和度 <88%）；需要间歇的吸氧	休息时氧饱和度下降（如脉搏氧饱和度 <88% 或 $PaO_2 \leqslant 55mmHg$）	危及生命的并发症；需要紧急治疗（例如气管切开术或插管）	死亡
纵隔出血	轻微症状；无需干预；仅影像学证据	中度症状；需要干预	需要输血，需要侵入性干预；住院治疗	危及生命；需要紧急治疗	死亡
咽喉疼痛	轻度疼痛	中度疼痛；影响工具性日常生活活动	重度疼痛；影响自理性日常生活活动	—	—
胸腔积液	无症状；仅为临床或诊断所见；无需治疗	有症状；需要治疗（例如利尿剂或胸腔穿刺术）	出现呼吸窘迫和缺氧症状；手术干预包括胸管或胸膜固定术	危及生命的呼吸系统或血流动力学障碍；需要插管或紧急治疗	死亡
胸腔出血	无症状；通过胸腔穿刺术证实存在少量出血	有症状或出现与气胸相关的症状；需要胸腔插管	出血大于 1 000ml；持续出血（150~200ml/h，2~4 小时）；需要持续输血；需要择期手术治疗；住院治疗	危及生命；需要插管或紧急治疗	死亡
胸膜痛	轻度疼痛	中度疼痛；影响工具性日常生活活动	重度疼痛；影响自理性日常生活活动	—	—

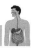

续表

不良事件	分级1	分级2	分级3	分级4	分级5
肺炎	无症状；仅为临床或诊断所见；无需治疗	有症状；需要治疗；影响借助于工具的日常生活活动	重度症状；影响自理性日常生活活动；需要吸氧	危及生命的呼吸障碍；需要紧急治疗（如气管切开或插管）	死亡
气胸	无症状；仅为临床或诊断所见；无需治疗	有症状；需要干预	硬化剂治疗和/或手术治疗；需要住院治疗	危及生命；需要紧急治疗	死亡
排痰性咳嗽	偶尔/轻度咳痰	中度咳痰；影响借助于工具的日常生活活动	持续或大量咳痰；影响自理性日常生活活动	—	—
肺水肿	仅影像学发现；用力时出现轻度呼吸困难	用力时出现中度呼吸困难；需要医学干预；影响借助于工具的日常生活活动	重度呼吸困难或休息时呼吸困难；需要吸氧；影响自理性日常生活活动	危及生命的呼吸障碍；需要紧急治疗或辅助性通气	死亡
肺部纤维化	放射性肺纤维化<25%的肺体积伴有缺氧	存在肺动脉高压证据；放射性肺纤维化为25%~50%伴有缺氧	重度缺氧；存在右心衰竭证据；放射性肺纤维化为>50%~75%	危及生命（如血流动力学或肺部并发症），辅助通气插管，放射性肺纤维化>75%伴重度蜂窝样改变	死亡
肺瘘	无症状	有症状；无需侵入性干预	需要侵入性干预	危及生命；需要紧急治疗	死亡
呼吸衰竭	—	—	—	危及生命；需要紧急治疗，插管或辅助通气	死亡
皮肤反应					
脱发	个体脱发<50%，远距离观察无明显区别，但近距离观察可见。需要改变发型来掩饰头发丢失，但不需要假发或假发簇来掩饰	个体脱发≥50%，症状明显；如果患者想要完全掩饰头发丢失，需要假发或假发簇；伴心理影响	—	—	—
大疱性皮炎	无症状；大疱面积<10%体表面积	大疱覆盖10%~30%体表面积；大疱疼痛；影响借助于工具的日常生活活动	大疱覆盖超过30%体表面积；影响自理性日常生活活动	大疱覆盖超过30%体表面积；伴有体液和电解质异常；需要ICU护理或烧伤科护理	死亡

续表

不良事件	分级 1	分级 2	分级 3	分级 4	分级 5
皮肤干燥	覆盖 < 10% 的体表面积，但是不伴红斑和瘙痒	覆盖 10%~30% 的体表面积，伴有红斑和瘙痒；影响借助于工具的日常生活活动	覆盖超过 30% 的体表面积，伴有瘙痒；影响自理性日常生活活动	—	—
湿疹	无症状或轻度症状；无需基线以外的额外治疗	中度；需要局部或口服治疗；需要基线以外的额外治疗	重度或有医学意义，但不立即危及生命；需要静脉注射药物治疗	—	—
多形性红斑	靶病灶 < 10% 体表面积，不伴有皮肤压痛	靶病灶覆盖 10%~30% 的体表面积，伴有皮肤压痛	靶病灶超过 30% 的体表面积，伴有口腔和生殖器侵袭	靶病灶超过 30% 的体表面积；伴有体液和电解质异常；需要 ICU 或烧伤科护理	死亡
手足综合征	无痛性轻微皮肤改变或皮炎（如红斑、水肿或过度角化）	痛性皮肤改变（如剥落、水泡、出血、皲裂、水肿、过度角化）；影响工具性日常生活活动	重度皮肤改变（剥落、水泡、出血、皲裂、水肿、角化过度），伴疼痛；影响自理性日常生活活动	—	—
瘙痒症	轻度或局部；需要局部的治疗	广泛分布且间歇性发作；搔抓引起皮肤改变（如水肿、丘疹、抓痕、苔藓样变、渗出/痂皮）；需要口服药治疗；影响工具性日常生活活动	广泛分布且持续性发作；影响自理性日常生活活动或睡眠；需要全身性糖皮质激素或免疫抑制剂治疗	—	—
紫癜	损伤 < 10% 的体表面积	损伤占 10%~30% 的体表面积；创伤时出血	损伤 > 30% 的体表面积；自发性出血	—	—
痤疮样皮疹	丘疹和/或脓疱 <10% 体表面积，伴或不伴有瘙痒或压痛症状	丘疹和/或脓疱覆盖 10%~30% 的体表面积，可能伴有/不伴有瘙痒和压痛；伴心理影响；影响工具性日常生活活动	丘疹和/或脓疱覆盖大于 30% 体表面积伴有中到重度症状；影响自理性日常生活活动；伴局部二重感染，需要口服抗生素治疗	危及生命；丘疹和/或脓疱遍布全身表面，可能伴有/不伴有瘙痒和压痛；伴广泛的二重感染，需要静脉给予抗生素治疗	死亡

不良事件	分级 1	分级 2	分级 3	分级 4	分级 5
斑丘疹	斑丘疹覆盖 <10% 体表面积，伴有 / 不伴有症状（如瘙痒、灼烧感、紧绷感）	斑丘疹覆盖体表面积 10%~30%，伴有 / 不伴有症状（如瘙痒、灼烧感，紧绷感）；影响工具性日常生活活动；皮疹覆盖体表面积 >30% 体表面积伴或不伴有轻微症状	丘疹和 / 或脓疱覆盖 >30% 体表面积伴有中到重度症状；影响自理性日常生活活动	—	—
皮肤色素沉着过多	色素沉着过多 < 10% 的体表面积；没有心理影响	色素沉着过多 > 10% 的体表面积；伴有心理影响	—	—	—
皮肤溃疡	溃疡区域 <1cm；红斑不发白，皮肤完整，伴有发热和水肿	溃疡区域在 1~2cm；皮肤层部分缺失，涉及皮下组织或皮下脂肪组织	溃疡区域 > 2cm；皮肤全层缺失，涉及皮下组织破坏或坏死，可能会延伸到筋膜层	任何尺寸溃疡，伴广泛的组织破坏，组织坏死或损害到肌肉，骨头或支撑组织，伴有 / 不伴有全层皮肤缺失	死亡
皮肤硬结	轻度硬结，能够滑动皮肤至同一平面（滑行）和垂直移动（捏起）	中等硬结，能够滑动皮肤，不能够捏起；影响工具性日常生活活动	重度硬结，不能滑动或捏皮肤；限制关节或解剖开口活动（如口和肛门）；影响自理性日常生活活动	全身性硬结，呼吸困难或不易进食相关症状或体征	死亡